W0275213

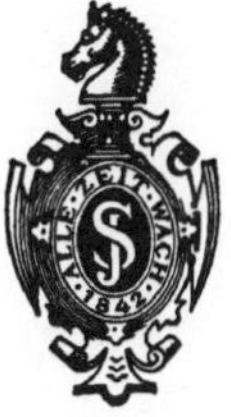

W. Wenz

Abdominale Angiographie

Unter Mitarbeit von
G. van Kaick, D. Beduhn und F.-J. Roth

Mit 183 zum Teil farbigen Abbildungen
in 351 Einzeldarstellungen und 34 Zeichnungen

Springer-Verlag
Berlin Heidelberg GmbH 1972

Priv.-Doz. Dr. D. BEDUHN, Dr. G. VAN KAICK, Dr. F.-J. ROTH,
Prof. Dr. W. WENZ,
Röntgenabteilung der Chirurgischen Universitätsklinik Heidelberg

ISBN 978-3-662-05564-9 ISBN 978-3-662-05563-2 (eBook)
DOI 10.1007/978-3-662-05563-2

Ursprünglich erschienen bei Springer-Verlag Berlin Heidelberg New York 1972
Softcover reprint of the hardcover 1st edition 1972

Library of Congress Catalog Card
Number 72-75725.

Reproduktion der Abbildungen: Reprowerkstätten Wittemann + Küppers, Frankfurt a. M. — Satz

Vorwort

Der geniale, einfache Gedanke, mit Hilfe eines biegsamen Führungsdrahtes einen Katheter perkutan, ohne operative Freilegung, in eine Arterie einzuführen, hat zu einer wahrhaft revolutionierenden Verbesserung der Röntgendiagnostik im Bauchraum geführt (SELDINGER, 1953).

Methoden und Technik, Kontrastmittel in beliebige Gefäßregionen einzubringen, sind inzwischen weitgehend standardisiert; eine unübersehbare Literatur hat sich mit den verschiedensten angiographischen Ergebnissen und ihrer Auswertung befaßt.

Im vorliegenden Buch sollen eigene Erfahrungen mit der Angiographie im Bauchraum vorgestellt werden. Dabei verzichten wir bewußt auf eine systematische Abhandlung des Urogenitaltraktes, der in der entsprechenden Fachliteratur ausreichend auch im Hinblick auf angiographische Ergebnisse berücksichtigt worden ist. Veränderungen im Retroperitonealraum interessieren uns vor allem wegen ihrer differentialdiagnostischen Bedeutung.

In 10jähriger angiographischer Tätigkeit hat sich an unserer Abteilung eine einfache Technik bewährt, die auch am kleinen Krankenhaus durchführbar erscheint. Unser Ziel ist, die hiermit erreichbaren, diagnostischen Möglichkeiten aufzuzeigen, aber auch ihre Grenzen deutlich zu machen.

Grundlage hierzu sind die Erfahrungen an 2804 Angiographien im Bauchraum, die wir sowohl nach ihrer klinischen Fragestellung als auch organbezogen aufgegliedert haben. Ihre diagnostische Aussage wird den operativen bzw. pathohistologischen Ergebnissen gegenübergestellt. Unsere erkannten Fehler mögen andere vor den gleichen bewahren.

Voraussetzung jeder angiographischen Diagnostik ist nicht nur die Kenntnis der normalen Röntgenanatomie, sondern auch die einer genauen angiographischen Pathomorphologie. Wir haben uns bemüht, aus den Einzelbefunden das Typische herauszulesen und unter Zuhilfenahme einfacher Skizzen allgemein gültige Formen abzuleiten.

Als weiteren Beitrag zum Gebiet der visceralen Angiographie betrachten wir die Einführung der Subtraktion und Subtraktion in Farbe, mit welcher die Darstellung der Oberbauchorgane einerseits sowie die Differenzierung verschiedener Gefäßsysteme andererseits erleichtert werden. Eine Reihe unserer Befunde werden durch den Einsatz der elektronischen Subtraktion ermöglicht und entsprechend dargestellt.

Grundlage einiger neuerer Indikationen der menschlichen Angiographie sind Erfahrungen im Tierversuch. Unsere Ergebnisse bei der angiographischen Diagnostik der unklaren Gastrointestinalblutung und während des Schocks werden in den jeweiligen Kapiteln mitverarbeitet.

Das Buch trägt unzweifelhaft den Stempel einer chirurgischen Universitätsklinik, insbesondere was die Zusammensetzung des Krankengutes betrifft. Wir schulden deshalb dem Direktor der Klinik, Herrn Prof. Dr. Dr. F. LINDER für seine von vornherein uneingeschränkte

Unterstützung und für die Förderung der abdominalen Angiographie großen Dank.

Dieser Dank erstreckt sich nicht nur auf unsere Kollegen innerhalb der Klinik, sondern auch auf jene, die uns von außerhalb häufig Patienten zur angiographischen Untersuchung anvertraut haben.

Wir danken den früheren wissenschaftlichen Assistenten der Röntgenabteilung, Herrn Dr. H. CZEMBIREK, Dr. H.-J. ENCKE und Dr. H. LOHÖLTER für ihre aktive Mitarbeit bei der Sichtung des Krankengutes; ferner unserem Sekretariat, unseren technischen Mitarbeiterinnen und Mitarbeitern, ohne deren Einsatzfreude die Durchführung der zahlreichen Angiographien nicht möglich gewesen wäre.

Die Zeichnungen wurden von Herrn H. HEINRICH angefertigt, der es hervorragend verstand, unseren Anregungen graphischen Ausdruck zu verleihen.

Unser Dank gilt nicht zuletzt Herrn Photomeister KRAMER für die unermüdliche Mitarbeit besonders bei der Anfertigung der Farbröntgenbilder.

In dankenswerter Weise ist uns der Springer-Verlag bei der großzügigen Ausstattung dieses Buches entgegengekommen.

Nicht vergessen seien unsere Patienten! Wir haben uns bemüht mit einer neuen röntgenologischen Untersuchungsmethode zu richtigen Diagnosen zu gelangen und damit eine gezielte Therapie einzuleiten. Ohne ihre „passive“ Mitarbeit, die mit mancher, unvermeidbarer Belästigung verbunden war, wäre dieses Buch jedoch nicht zustande gekommen.

Heidelberg, Januar 1972 W. WENZ

Inhaltsverzeichnis

I Einleitung und historischer Überblick

Gemessen an der raschen Verbreitung anderer Methoden innerhalb der Röntgendiagnostik zieht sich ein langer Weg von der ersten angiographischen Darstellung intraabdomineller Veränderungen durch DOS SANTOS (1931) bis zur heute weltweiten Verbreitung röntgenologischer Gefäßuntersuchungen im Bauchraum.

Die Furcht vor Komplikationen durch Punktion der Bauchaorta, aber auch eine Reihe von Zwischenfällen bei Untersuchungen von ICHIKAWA (1936) an den zur Kathetereinführung freigelegten Arterien, haben die routinemäßige Anwendung der Angiographie im Bauchraum zweifellos erheblich beeinträchtigt. Daneben darf nicht verschwiegen werden, daß die klinischen Konsequenzen von maßgebenden Wissenschaftlern nicht erkannt oder zumindest fehlgedeutet worden sind.

So zitieren CORMIER u. Mitarb. (1966) in ihrer Monographie PAUL LECÈNE: „Die Radiographien von REYNALDO DOS SANTOS sind sehr schön und ganz gewiß für einen Anatomen bemerkenswert, aber ich frage mich, ob sie sich jemals einem Chirurgen nützlich erweisen werden."

Diese so völlig verfehlte Einschätzung eines bedeutenden Zeitgenossen ist keineswegs als Einzelfall zu werten, gab es doch bis weit in die 50er Jahre auch in Deutschland noch bedeutende Klinikchefs, die Angiographien — ganz besonders solche im Bauchraum — strikt verboten haben.

Welche Faktoren haben letztlich der röntgenologischen Gefäßuntersuchung zum Durchbruch verholfen?

Drei wichtige Ereignisse sind hervorzuheben:

1. Die erste lumbale Aortographie durch Direktpunktion, mit welcher der Nachweis erbracht wurde, daß sich Bauchgefässe röntgenologisch darstellen lassen (DOS SANTOS u. Mitarb., 1929).

2. Die percutane Katheterisierung mit Hilfe von Kanüle und Führungsdraht ohne Freilegung einer Arterie durch SELDINGER (1953).

3. Die Bemühungen 3er unabhängiger Forschergruppen, den in die Gefäßbahn eingebrachten Katheter in einen beliebigen Gefäßast einzuführen (OEDMAN; MORINO u. Mitarb.; TILLANDER, 1956).

Diesen Autoren ist es schließlich zu danken, daß unsere Kenntnisse über den Verlauf der Coeliaca und Mesenterica superior eine feste Basis erhielten.

Es waren noch verschiedene methodische Etappen bis zur heutigen, standardisierten Technik notwendig.

Entwicklung der Angiographie

1928	FORSSMANN	Kathetereinführung in das menschliche Gefäßsystem
1928	MONIZ	Carotisangiographie
1929	DOS SANTOS	Lumbale Aortographie
1936	ICHIKAWA	Katheteraortographie über freigelegte periphere Arterie
1951	ABEATICI u. CAMPI	Splenoportographie
1951	PEIRCE	Percutane Kathetereinführung durch eine Kanüle
1951	BIERMAN	Selektive, viscerale Katheterarteriographie über freigelegte A. carotis bzw. brachialis mit gezielter Injektion von Chemotherapeutica
1952	KINMONTH	Lymphographie
1953	SELDINGER	Percutane Katheteraortoarteriographie über Kanüle und Führungsdraht
1956	ÖDMAN; TILLANDER; MORINO	Selektive Arteriographie mit gebogenen Kunststoffkathetern
Weiterentwicklung:		Superselektive Technik Pharmakoradiographie Stereoangiographie Vergrößerungstechnik Elektronische Verbesserung der Angiogramme Subtraktion in Farbe

Der Durchbruch zur klinischen Anwendung erfolgte allerdings erst durch den systematischen Einsatz der visceralen Angiographie in der röntgendiagnostischen Abteilung der Universitätsklinik Lund (Schweden) durch Olle Olsson und seine Mitarbeiter. Die von seiner Abteilung erarbeitete Technik wurde nicht nur von den skandinavischen Kliniken übernommen, sondern hatte eine weltweite Ausstrahlung und hat nicht zuletzt auch die Voraussetzungen zu diesem Buch beeinflußt.

Trotzdem wäre die Entwicklung zur klinisch-radiologischen Routineuntersuchung nicht möglich gewesen, hätte die Apparatetechnik nicht Schritt gehalten. Erst die Geräte zur Serienangiographie, Fernsehbildverstärker-Durchleuchtung, Kinematographie und Bildbandspeicher haben diesen Erfolg ermöglicht.

Gleiches gilt für die Entwicklung weniger toxischer Kontrastmittel, deren Applikation nur außerordentlich selten zu unliebsamen Zwischenfällen Anlaß gibt.

In folgerichtiger Fortsetzung des technisch Erreichten und zur weiteren Verbesserung haben ungezählte Autoren Modifikationen angegeben. Sie betreffen Instrumentarium, Durchleuchtungstechnik, Aufnahmedaten, Programmierung, Zugangswege und die pharmakologische Beeinflussung des zu untersuchenden Substrates und nicht zuletzt die Auswertung der Angiogramme durch Subtraktion und Subtraktion in Farbe.

Entscheidende Impulse erhielt die viscerale Angiographie auch durch die experimentelle Radiologie, der wesentliche Beiträge zur Pharmakoangiographie, zur Untersuchung bei Tumoren, Blutungen, Schocksituationen und traumatischen Veränderungen zu verdanken sind.

Über die bisherige Entwicklung und ihre praktische Anwendung in einer Klinik, welche die viscerale Angiographie von Anfang an großzügig gefördert hat, sei im Folgenden berichtet.

II Röntgenanatomie der Abdominalgefäße

Dominierendes Gefäß im Bauchraum ist die abdominale Aorta mit ihren Ästen. Ihre klinisch-angiologische Bedeutung ist beträchtlich größer als die der Venen oder der Pfortader. Trotzdem werden auch diese Gefäßregionen unter bestimmten Umständen wichtige diagnostische Zugangswege; es sei nur an die portale Hypertension erinnert (Abb. 1, 2)[1].

1 Aorta abdominalis

Bei Patienten ohne pathologische Gefäßwandveränderungen verläuft die Bauchaorta gestreckt, glattwandig und ist im Angiogramm wegen des raschen Abflusses gelegentlich weniger kontrastreich dargestellt. Die Verzweigungen erfolgen in einem spitzen Winkel und Kollateralen sind überhaupt nicht oder nur ganz spärlich ausgebildet.

Das Kaliber der Bauchaorta nimmt von zentral nach peripher ab, mißt beim Erwachsenen im Durchschnitt 1,5 cm und kann beim alten Menschen eine Weite von 4—5 cm erreichen (Abb. 10).

Mercier u. Vanneuville (1968) unterscheiden einen „type rectiligne" gegenüber einem „type sinueux", welchen sie älteren Menschen mit Gefäßerkrankungen der verschiedensten Art zuordnen. Die zahlreichen Kurven der Bauchaorta setzen sich auf die Beckenarterien fort und sind im angelsächsischen Schrifttum als „kinking" bekannt (Abb. 22, 23). In diesen gebogen verlaufenden Gefäßrohren ist die Strömungsgeschwindigkeit herabgesetzt, wodurch nicht selten besonders kontrastreiche Aortogramme resultieren. Die Bifurkationswinkel sind meist stumpf und es zeigen sich zahlreiche Kollateralgefäße. Diese sind dann besonders ausgeprägt, wenn Stenosen oder Verschlüsse vorliegen.

Der Verlauf der Bauchaorta in Beziehung zur Wirbelsäule ist für die lumbale Aortographie von ganz besonderer Bedeutung. Die beiden eben zitierten französischen Autoren fanden die Bauchaorta in 44% median vor der Wirbelsäule, in 50% links neben der Wirbelsäule und nur in 6% rechts neben der Wirbelsäule. Diese Angaben gelten jedoch nur für die nicht-skoliotisch verlaufende Lendenwirbelsäule. Bei ausgeprägten Achsenabweichungen — besonders beim Gibbus — spannt sich die Bauchaorta nicht selten sehnenartig über die Krümmung hinweg, wie im Beispiel der Abb. 98 demonstriert werden kann.

Für jede Direktpunktion der Aorta ist die Höhe der Bifurkation von bedeutendem Interesse, da Variationen nicht selten sind. Nach Paturet (1951) liegt die Bifurkation in 70% aller Fälle in Höhe des unteren Drittels des 4. Lumbalwirbels, seltener in Höhe des 5. LWK (tiefe Bifurkation) oder am oberen Drittel des 4. LWK (hohe Bifurkation). Sie ist etwa in einer Höhe von 6 cm cranial des Promontoriums zu vermuten. Im eigenen Krankengut haben wir in 3 Fällen eine Aortenbifurkation in Höhe des 3. LWK gesehen, so daß bei der lumbalen Aortographie die Möglichkeit einer Iliacapunktion bei typischer Nadellage in Höhe des 3. bzw. 4. LWK besteht.

Beträgt der Bifurkationswinkel normalerweise etwa 70°, so verändert sich dieses Maß beim geschlängelten Verlauf der Aorta und der Beckenarterien, so daß besonders beim sog. exzentrischen Sinustyp (Mercier u. Vanneuville, 1968) einerseits Winkel zwischen 10 und 20°, andererseits nahezu rechtwinkelige Abknickungen entstehen. Sie sind bei der Einführung von Kathetern über die A. femoralis gelegentlich ein unüberwindliches Hindernis. Erfahrungsgemäß ist der Zugang von der linken Beckenarterie aus meist weniger behindert als von rechts her.

1 *Zur Beachtung:* Die Abbildungen 1—183 sind am Ende des Textes, S. 121, beginnend mit den farbigen Abbildungen, in einem gesonderten Bildteil zusammengefaßt.

1.1 Symmetrische Aortenäste

Unter den symmetrischen Ästen der Bauchaorta entspringt als erstes Paar — dicht unterhalb des Zwerchfells — die A. phrenica inferior in Höhe des 12. Brustwirbels und dicht oberhalb des Truncus coeliacus. Der Verlauf beider Arterien erfolgt steil in cranial-lateraler Richtung. Zwei bis drei Äste verteilen sich in der Konkavität des Zwerchfells. Nicht selten entspringen beide Arterien aus einem einzigen Stamme; sie geben regelmäßig Äste an die Nebennieren ab (Aa. suprarenales superiores).

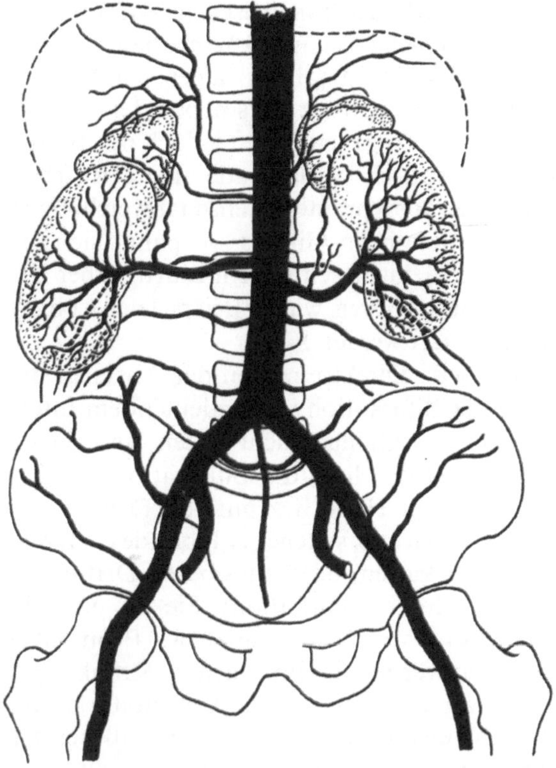

Symmetrische Aortenäste im Angiogramm

Direkt aus der Aorta entspringen die Aa. suprarenales mediales, während die unteren Äste für die Nebenniere im allgemeinen ihren Ursprung aus den Nierenarterien dicht hinter deren Abgang nehmen. Variationen sind allerdings in diesem Bereich außerordentlich zahlreich.

Die Nierenarterien selbst haben ihr Ursprungsgebiet zwischen dem Niveau des 12. Brustwirbels und dem der Zwischenwirbelscheibe LWK 2 und 3. Weitaus am häufigsten gehen beide Arterien zwischen LWK 1 und 2 ab.

Unter mehr als 11000 untersuchten Nieren fanden Merklin u. Michels (1958) in 72% je eine Nierenarterie auf jeder Seite, während in 28% der Untersuchten mehrere Nierenarterien angelegt waren. Meist handelte es sich um bilaterale Mehrfachanlage der Nierenarterien.

Die ebenfalls symmetrisch angelegten, metamerisch angeordneten Lumbalarterien entspringen meist der Hinterwand oder der seitlichen Hinterwand der Bauchaorta in Höhe der einzelnen Wirbel; sie verlaufen meist nicht weiter als $\frac{1}{2}$—1 cm lateral des Psoasrandes, geben aber vorher Äste zum Spinalkanal ab.

Die Versorgung des Rückenmarks unterhalb von C 4 oder C 5 kommt durch Äste der Intercostal-, Lumbal- und Sacralarterien zustande; dabei sind zahlreiche Aa. radiculares anteriores mit mehreren Variationen nachweisbar. Die unterste Radiculararterie ist praktisch immer am kaliberstärksten und wird deshalb A. radicularis magna oder A. Adamkiewicz genannt. Ihr Ursprung wechselt regellos zwischen D 8 und L 3 mit einer gewissen Häufung zwischen D 9 und D 11. Ihre Verletzung führt meist zu schweren neurologischen Ausfallserscheinungen, weshalb dieses Gebiet bei jeder lumbalen Aortographie, aber auch bei der selektiven Sondierung besonders zu berücksichtigen ist.

1.2 Viscerale Aortenäste

1.2.1 Truncus coeliacus

Als oberster Visceralast der Bauchaorta entspringt der Truncus coeliacus dicht unterhalb des Zwerchfells meist in Höhe der Zwischenwirbelscheibe Th 12—L 1. Er geht aus der Ventralseite ab und verzweigt sich in typischer Weise in 3 große Äste, die A. hepatica communis, die A. lienalis und die A. gastrica sinistra (Abb. 24). Unter allen Visceralarterien finden sich hier die häufigsten Gefäßanomalien, die verschiedensten Formen der Verzweigung und die engste Verflechtung mit anderen visceralen und System-Arterien.

Boijsen u. Mitarb. (1965) haben die wichtigsten Ursprungsanomalien des Truncus coeliacus zusammengestellt, der in 2% aller Fälle (Paturet, 1951) gemeinsam mit der A. mesenterica superior entspringt und auf diese Weise einen Truncus coeliaco-mesentericus bildet.

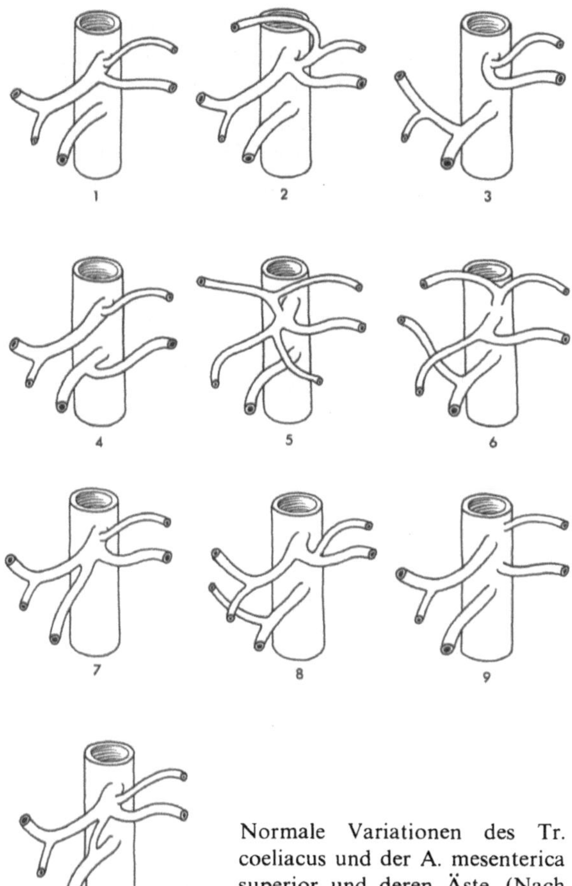

Normale Variationen des Tr. coeliacus und der A. mesenterica superior und deren Äste. (Nach BOIJSEN, 1965)

1. Normale Verteilung des Tr. coeliacus nach links in A. gastrica sinistra (oben) und A. lienalis (unten). Nach rechts führt die A. hepatica communis, die sich nach lateral oben in die A. hepatica propria und nach unten in die A. gastroduodenalis fortsetzt. Caudal des Tr. coeliacus A. mesenterica superior.
2. A. hepatica sinistra aus der A. gastrica sinistra.
3. A. hepatica communis aus der A. mesenterica superior.
4. A. lienalis aus der A. mesenterica superior.
5. A. colica media aus dem Tr. coeliacus.
6. Isolierter Abgang der A. gastrica sinistra und der A. hepatica sinistra aus der Aorta. A. hepatica dextra aus der A. mesenterica superior.
7. Tr. coeliaco-mesentericus.
8. Abgang der A. hepatica dextra aus der Mesenterica superior.
9. Isolierter Abgang aller Coeliacaäste aus der Aorta. Kein Truncus.
10. Kurzschlußverbindung zwischen Tr. coeliacus und Stamm der A. mesenterica superior über die A. pancreatica dorsalis.

Der im allgemeinen nur wenige cm lange Truncus kommt in einem spitzen Winkel von etwa 20° aus der Aorta, liegt der Vorderfläche dieses Ursprungsgefäßes zunächst dicht an und verläuft in caudaler, meist etwas nach rechts weisender Richtung. Sein Kaliber variiert beim Erwachsenen zwischen 5 und 8 mm.

Statt eines gemeinsamen Ursprungs aller 3 Arterien können Milz- und Leberarterie allein einem gemeinsamen Truncus entspringen, während die Gastrica sinistra isoliert aus der Aorta abgeht (10% der untersuchten Fälle von PATURET, 1951).

Die angiographische Differenzierung des Truncus im a.-p.-Bild ist außerordentlich schwierig, weil er bei genauem dorsoventralen Verlauf punktförmig erscheint und bei leichter Schrägneigung zum großen Teil durch die Aorta verdeckt wird, wenn die Untersuchung nicht selektiv durchgeführt ist. Verständlich, daß sich Abgangsstenosen praktisch nur im Seitbild darstellen lassen.

Die aus dem Truncus abgehenden Äste werden bei den einzelnen Organen besprochen. Sie sind verantwortlich für die Versorgung der großen Oberbauchorgane, aber auch für Magen und Duodenum.

1.2.2 Arteria mesenterica superior

Diese Arterie, von den Franzosen „grande mésenterique" genannt, ernährt den weitaus größten Teil des Intestinums (Abb. 2, 25). Sie leitet sich von der fetalen A. omphalo-mesenterica ab.

Ihr Ursprung an der Vorderseite der Bauchaorta, dicht unterhalb des Truncus coeliacus — etwa in Höhe des Isthmus der Bauchspeicheldrüse — liegt meist im Bereich des oberen Drittels des 1. LWK und weist eine Kaliberweite zwischen 8 und 10 mm beim Erwachsenen auf. Nach einem 3 cm langen, senkrecht caudal gerichteten Verlauf verläßt sie die Aorta, wendet sich zum Proc. uncinatus des Pankreas, zieht entlang der pars ascendens duodeni und teilt sich dann imMesenterium in zahlreiche Äste auf.

Die topographische Position der oberen Mesenterialarterie wird nicht zuletzt durch die Stellung der Wirbelsäule bedingt. In der Regel findet sich der Stand des Gefäßes links oder rechts neben der Aorta und zeigt meist eine geringe, nach rechts gerichtete Konkavität. Unter den einzelnen Ästen, die von der Mesenterica superior abgehen, ist wegen der dichten Lage an der Aorta die retropankreatische Partie im Angiogramm praktisch nie zu identifizieren. Die hier abgehenden Kollateralen sind bedeutungslos. Als erste Verzweigungen ventral der Bauchspeicheldrüse finden sich die Aa. pancreatico-duodenales als wichtigste Verbindungswege zum Truncus coeliacus und die beiden ersten Jejunalarterien. Erst der nächste Ast, die allein nach rechts abgehende A. colica dextra liegt mit ihrem Ursprung bereits im Mesenterium eingebettet. Links gehen weitere 4–5 jejunale und ileale Äste zum Dünndarm. Zwischen diesen und der A. ileocolica liegt ein merkwürdig gefäßarmer Bezirk.

Im Seitbild besteht zwischen dem Stamm der A. mesenterica superior und der Aorta ein Winkel von 30—50°, der beim sog. arteriomesenterialen Verschlußsyndrom eine bedeutsame Rolle spielt.

Besonders hervorgehoben sei eine Anastomose zwischen der A. colica dextra und der A. colica sinistra, die nahezu horizontal von der rechten zur linken Seite zieht und beim Verschluß einer der beiden Mesenterialarterien vitale Bedeutung erhält und dann eine erhebliche Kaliberzunahme erfährt, die sog. Riolansche Anastomose.

1.2.3 Arteria mesenterica inferior

Diese nur für das linke Colon zuständige Arterie entspringt ebenfalls aus der Vorderwand der Aorta, 7—8 cm unterhalb der Mesenterica superior und 4—5 cm oberhalb der Bifurkation (Abb. 2, 26). In Projektion auf die Lendenwirbelsäule entspricht ihr Abgang der unteren Partie des 3. Lendenwirbels, entsprechend der Pars inferior horizontalis duodeni. Im Aortogramm wechselt ihr Ursprung zwischen dem 2. und 4. LWK. Sie verläuft praktisch immer schräg nach links unten, wobei die Differenzierung des Gefäßabganges im a.-p.-Bild der Aortographie noch schwieriger ist als bei der oberen Mesenterialarterie. Der Stamm des Gefäßes hat eine durchschnittliche Länge von 3,5 cm und ein Kaliber von durchschnittlich 5 mm. Länge und Lumenweite unterliegen jedoch erheblichen Schwankungen. Ihre wichtigsten Äste sind die A. colica sinistra mit Verbindungen zur A. colica dextra über die Riolansche Anastomose. Weiter distal schließt sich die A. sigmoidea an und schließlich ein besonders langes Gefäß, das in Höhe des 5. Lendenwirbels abzweigt und zum Rectum hinabsteigt, die A. haemorrhoidalis superior. Anastomosen bestehen hier zur A. sacralis media, die der Bifurkation direkt entspringt sowie der A. haemorrhoidalis inferior und damit der A. iliaca interna.

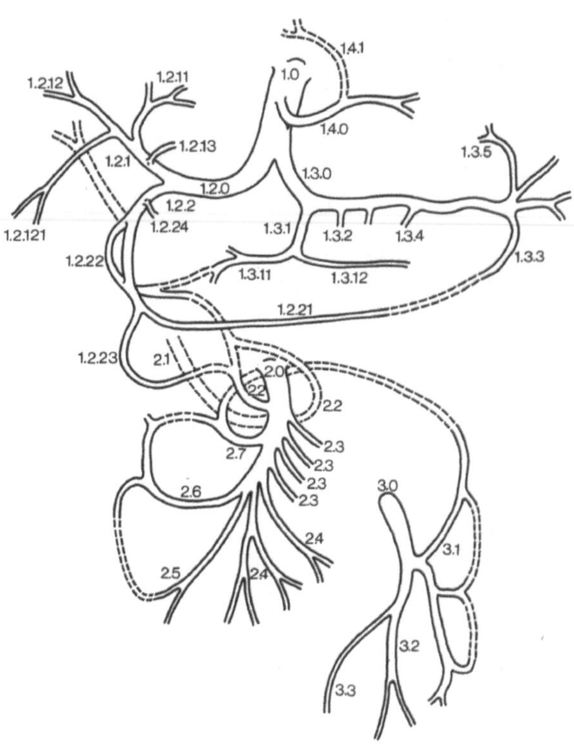

1.3 Nomenklatur der arteriellen Äste des Truncus coeliacus und der Mesentericae

[nach einem Vorschlag von RÜTTIMANN u. BEELER (1970)]

1.0	*Truncus coeliacus*
1.2.0	A. hepatica communis
1.2.1	A. hepatica propria
1.2.11	R. sinister A. hepaticae propriae
1.2.12	R. dexter A. hepaticae propriae
1.2.121	A. cystica (75%). Variante aus 1.2.2 oder 2.1
1.2.13	A. gastrica dextra
1.2.2	A. gastroduodenalis
1.2.21	A. gastroepiploica dextra (Anastomose mit 1.33)
1.2.22	A. pancreaticoduodenalis posterosuperior (Arkade mit 2.2)
1.2.23	A. pancreaticoduodenalis anterosuperior (Arkade mit 2.2)

1.2.24 Rami supraduodenales

1.3.0 A. lienalis
1.3.1 A. pancreatica dorsalis (5% Anastomose mit 1.0 und 2.0)
1.3.11 R. dexter A. pancreaticae dorsalis (mit 1.2.23 „Arkade von KIRK")
1.3.12 A. pancreatica transversa (Variante von 2.0, 1.2, 1.2.2)
1.3.2 Rami pancreatici
1.3.3 A. gastroepiploica sinistra (Anastomose mit 1.2.21)
1.3.4 A. pancreatica magna
1.3.5 A. gastrica brevis

1.4.0 A. gastrica sinistra
1.4.1 A. hepatica sinistra

2.0 *A. mesenterica superior*

2.1 A. hepatica dextra (Variante in 25%)
2.2 A. pancreaticoduodenalis inferior
2.3 Aa. jejunales
2.4 Aa. ilei
2.5 A. ileocolica
2.6 A. colica dextra
2.7 A. colica media

3.0 *A. mesenterica inferior*

3.1 A. colica sinistra
3.2 A. sigmoidea
3.3 A. rectalis superior (haemorrhoidalis superior)

2 Vena cava inferior

Die V. cava inferior wird in der Höhe des unteren Randes des 4. Lendenwirbels durch die Vereinigung der beiden Vv. iliacae communes gebildet. Der Zusammenfluß liegt caudal und rechts der Aortenbifurkation. Cranialwärts folgt die untere Hohlvene der Aorta auf der rechten Seite, entfernt sich jedoch in Höhe des 2. Lumbalwirbels nach ventral und rechts, um das foramen V. cavae im Diaphragma zu erreichen (Abb. 31).

Sie hat auf ihrem Weg enge Beziehungen zur rechten Seite der Lendenwirbel, zur Radix mesenterii, dem Truncus sympathicus, dem Pankreaskopf mit benachbartem Duodenum, sowie rechter Niere und Nebenniere.

Da die Pfortader das Blut des gesamten Magendarmtraktes und der Milz in die Leber führt, gelangen nur die Lebervenen als unpaarige Gefäße in Form von 3 Ästen innerhalb oder dicht unterhalb des Zwerchfells in die untere Hohlvene. Die paarigen Venenwurzeln entsprechen den Verhältnissen an der Aorta.

Die 4 Lumbalvenen stehen durch eine Längsanastomose miteinander in Verbindung, welche als V. lumbalis ascendens bezeichnet wird. Sie entspricht der V. iliaca communis und steigt dann im M. iliopsoas seitlich der Lendenwirbel cranialwärts. Jede Lumbalis ascendens verläßt den Bauchraum durch einen Schlitz im medialen Zwerchfellschenkel bis zur Fortsetzung als V. azygos bzw. hemiazygos.

3 Vena portae

Die Pfortader entsteht hinter dem Pankreaskopf aus ihren 3 Wurzeln: V. mesenterica superior et inferior und V. lienalis (Abb. 32). Hinter ihr liegt im Cavum retroperitoneale die V. cava inferior. Die Pfortader wird cranialwärts von der pars superior duodeni von ventral her gekreuzt und erreicht so das lig. hepatoduodenale. Die Aufteilung in den rechten und linken Ast findet dicht an der Leberpforte statt.

Hier nimmt sie nur kleine Venen wie die Vv. gastricae auf und ganz nahe ihrer Aufteilung die V. cystica. Außerdem münden in das Pfortadersystem der Leber noch kleinste Vv. paraumbilicales, die im lig. teres neben der obliterierten Nabelvene herlaufen.

III Angiographische Technik

1 Allgemeine Voraussetzungen

Die Angiographie ist für den Patienten in jedem Falle durch die Manipulation am Gefäßsystem und die Injektion einer kontrastgebenden Substanz ein belastender Eingriff. Die Indikation zur Gefäßdarstellung muß deshalb grundsätzlich mit der nötigen Kritik gestellt werden. Sie ist nur dann indiziert, wenn weniger eingreifende Maßnahmen diagnostisch oder therapeutisch nicht zum Ziele führen.

Die konventionelle Kontrastuntersuchung des Magen-Darm-Kanals mit Bariumbrei vermittelt nur einen Einblick in das Innenrelief des Lumens, vermag aber nichts über die Wandung und das Innere der parenchymatösen Organe auszusagen. Mit Hilfe der Angiographie gelingt es jedoch, die Darmwand selbst sichtbar zu machen, Informationen über die großen Oberbauchorgane zu sammeln und nicht zuletzt das Gefäßnetz bis in seine feinen Verzweigungen darzustellen.

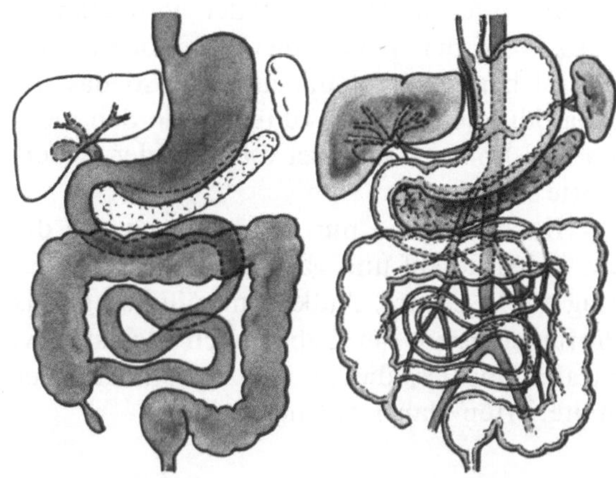

Rö: Barium-Passage   Rö: Arteriographie

Voraussetzung zur Angiographie ist deshalb zunächst die Diskussion mit dem einweisenden Arzt, das Vertrautsein mit den bisher erhobenen klinischen und laborchemischen Befunden. Hierzu gehört die erneute und besonders kritische Durchsicht der vorliegenden Röntgenaufnahmen (Leeraufnahme, Magendarmpassage, Colonkontrasteinlauf, Kontrastdarstellung der ableitenden Galle- und Harnwege).

Über das abdominale Gefäßsystem sagen diese Untersuchungen im allgemeinen wenig oder gar nichts aus. Ausnahmen sind gut abgrenzbare, weichteildichte „Tumoren" beim umschriebenen Aneurysma der Bauchaorta oder Verbreiterungen des Aortenbandes vom Thorax in den Bauchraum beim dissezierenden Aneurysma, die sich u. U. tomographisch noch besser abgrenzen lassen.

Kalkinkrustationen bei Mönckebergscher Mediasklerose, Arteriosklerose, Aneurysmen und Angiomen bringen gelegentlich eindrucksvolle Befunde hervor.

Erwähnt seien besonders die immer wieder bei der Kontrastmahlzeit erkennbaren, kalkdichten Einlagerungen der an der typischen Schlängelung zu differenzierenden Milzarterie. Nicht selten besteht eine erhebliche Inkongruenz zwischen den kugelig angeordneten, manchmal bis zu kindskopfgroßen Kalkschalen äußerer Aneurysmaschichten und dem oft außerordentlich schmalen, offenen Innenlumen, das nur durch die Kontrastdarstellung beurteilt werden kann.

2 Vorbereitung des Patienten, Kontraindikation

Ähnlich wie der Anaesthesist, der am Vorabend der Operation seine „Narkosevisite" macht, sollte sich der Röntgenologe seinen für die Angiographie vorgesehenen Patienten vorher ansehen und dabei bereits das technische Vorgehen festlegen.

Der Zustand der peripheren Gefäße entscheidet letzten Endes über den bestmöglichen Zugangsweg. Gleiches gilt für die Beckenvenen oder die in Aussicht genommene Splenoportographie (Bestimmung der Milzgröße und -lage!).

Die ruhige und sachliche Aufklärung des Patienten ist von nicht zu unterschätzender Bedeutung für das Gelingen der Gefäßdarstellung. Selbst Kinder, die auf die Möglichkeit aufmerksam gemacht werden, die Untersuchung selbst auf dem Fernsehbildschirm mitverfolgen zu können, werden zu mithelfenden Partnern bei der Angiographie. Wir versuchen in jedem Falle, den Patienten von der Notwendigkeit der Kontrastuntersuchung seiner Gefäße zu überzeugen, natürlich entfällt dies im akuten Notfall, bei kleinen Kindern oder Patienten in sehr schlechtem Allgemeinzustand.

Am Vorabend der Angiographie empfiehlt sich die Verordnung eines milden Schlaf- oder Beruhigungsmittels. 30 min vor dem Eingriff wird die *Prämedikation* verabreicht. Wir haben gute Erfahrungen gemacht mit Atropin 0,0005 g und Dolantin 0,05 g i.m.

Die Empfehlung des Boston Children's Hospital Medical Center für die abdominale Kathetertechnik bei Kindern lautet: Cocktail aus Phenergan 6,25 mg, Thorazine 6,25 mg, Demerol 25,00 mg in 1 ml. Dabei gilt: 1 ml/15 kg aber nicht mehr als insgesamt 2 ml. Kinder mit mehr als 40 kg Körpergewicht erhalten Demerol und Nembutal.

Nicht zu vergessen ist eine schriftliche Genehmigung des Eingriffes durch die Eltern Minderjähriger, die vorher ebenso wie erwachsene Patienten über die Notwendigkeit und Art des Eingriffes aufgeklärt werden müssen.

Kontraindikationen zur Kontrastdarstellung der Gefäße sind: Schwere Nierenerkrankungen, insbesondere das multiple Myelom oder andere Dysproteinämien mit Nierenschädigung; stärkere Insuffizienzerscheinungen von Seiten des Herzens oder der Leber; hämorrhagische Diathese (Quickwert mindestens 60%, Thrombocyten mehr als 50000/mm^3); Heparinisierung. Hinzu kommen Infektionen an der vorgesehenen Punktionsstelle und Fieber.

3 Instrumentarium

Wichtigste Voraussetzung ist ein Angiographieraum, der *steriles* Arbeiten ermöglicht, und dem Untersucher die größtmöglichste Ruhe gewährleistet; ferner eine leistungsfähige Röntgenapparatur mit Bildverstärkerfernsehkette und Filmwechsler (Abb. 38).

Die Beschreibung unseres Instrumentariums soll keineswegs bedeuten, daß Art und Anordnung das Optimum seien. Bei einem erheblichen Wechsel an Hilfspersonal aber auch an Lernenden und Gästen hat sich Vieles in langen Jahren als gut herauskristallisiert und bewährt.

Besonders unter dem Aspekt der Notfallangiographie sollte das Instrumentarium jederzeit einsatzbereit sein: In Metallkästen findet sich ein fertiger Instrumentensatz für

1. direkte Aorto-arteriographie oder Venographie,
2. Katheterangiographie (arteriell oder venös),
3. Kinderkatheterangiographie,
4. Splenoportographie.

Einzelheiten sind der Abb. 39 zu entnehmen. Grundsätzlich enthält jeder Kasten 30 bis 50 ml fassende Spritzen mit Luerlock-Ansatz für Kochsalzlösung bzw. Kontrastmittel, Kanülen zur Direktpunktion oder für den Seldingerkatheter, 1 dicke Kanüle zum Aufziehen des Kontrastmittels und bei den Direktpunktionen Verbindungsschläuche. Zur Lokalanaesthesie werden Einmalbestecke verwandt. Novocain 1% wird in einen Meßzylinder eingefüllt, Kochsalz-Heparinlösung in eine kleine Schale und die gleiche Lösung für die Katheter in eine Emailschüssel. 1 steriles Skalpell zur Stichincision und 2 Abdecktücher, davon 1 als langes Schlitztuch, vervollständigen die notwendigen Instrumente.

Katheter und Führungsdrähte werden nach Länge und Applikationsort in langen, an einem Ende verschlossenen Glasröhren in einer siebartigen Halterung aufbewahrt und können mit einer Pinzette jederzeit aus der sterilisierenden Flüssigkeit entnommen werden. Wir verwenden hierzu *Alhydex* (Johnson u. Johnson, Hamburg).

4 Kontrastmittel, Kontrastmittelzwischenfälle

Zur Angiographie im Bauchraum stehen Kontrastmittel zur Verfügung, die bei hoher Kontrastdichte sehr rasch durch die Nieren ausgeschieden werden und wenig toxisch sind. Es handelt sich um trijodierte, wasserlösliche Substanzen (in Deutschland am häufigsten verwendet: *Urografin*, Schering und *Conray*, Byk-Gulden), die sich in größeren Dosen und innerhalb kurzer Zeit injizieren lassen.

Die Kontrastmittelinjektion wird besonders im Ausbreitungsbereich der Extremitätenarterien als rasch einsetzendes vorübergehendes Brennen empfunden. Ähnliches gilt bei der Darstellung der Visceralarterien. Hier wird im allgemeinen ein nicht stärker störendes Wärmegefühl angegeben. Die beruhigende Aufklärung des Patienten über das zu erwartende Hitzegefühl verhindert schreckhafte Bewegungen mit der Gefahr verwackelter Angiogramme.

Allgemeinreaktionen sind selten. Vorsicht sollte man allerdings bei Patienten mit bekannter allergischer Vorgeschichte walten lassen. Der beste Schutz vor unangenehmen Überraschungen ist die langsame Injektion von 2—3 ml Kontrastmittel über Kanüle oder Katheter unter strenger Beobachtung des Patienten. Rötung von Haut und Schleimhäuten, Geschmackssensationen, Kopfschmerzen, Schwindelgefühl und Kreislaufreaktionen sind Warnzeichen einer möglicherweise auftretenden pathologischen Reaktion. In solchen Fällen injizieren wir vor der endgültigen Kontrastdarstellung z.B. 50—100 mg Solu-Decortin (Merck) i.v. und bei Auftreten von Hautquaddeln oder Schleimhautödem ein Antihistaminpräparat oder Calcium (Vorsicht bei digitalisierten Patienten).

Testung auf Kontrastmittelüberempfindlichkeit schützt nicht vor Zwischenfällen und ist deshalb nicht mehr vor der Gefäßdarstellung zu fordern.

Die Dosierung des Kontrastmittels hängt von der zu untersuchenden Gefäßregion ab. Zur selektiven Angiographie einer Nebennierenarterie oder einer A. phrenica inferior genügen oft schon 3—5 ml; die Übersichtsaortographie dagegen erfordert durchschnittlich 50 ml eines hochkonzentrierten Kontrastmittels.

Die Wiederholung einer solchen Untersuchung ist ohne Gefahr möglich. Gleiches gilt für mehrfache Kontrastinjektionen in verschiedene Visceralarterien, wobei wir als Faustregel empfehlen, 100 ml eines 76%igen oder 80%igen, trijodierten Kontrastmittels beim Erwachsenen nicht zu überschreiten. Bei der Suche nach einer Blutungsquelle kamen in unserem Krankengut auch Dosen bis zu 160 ml *Urografin* 76% ohne jede klinisch faßbare Reaktion zur Anwendung.

Für Kinder sollte man sich an die Richtlinien der pharmazeutischen Hersteller halten. 2 ml/kg KG eines 60%igen Kontrastmittels bei Kindern unter 40 kg Körpergewicht sollten nicht überschritten werden. Nur für die Übersichtsaortographie verwenden wir auch beim Kleinkind *Urografin* 76% in Dosen von 15—25 ml.

Wer angiographiert, muß auf den möglichen Kontrastmittelzwischenfall vorbereitet sein!

Vorsichtsmaßnahmen bei Kontrastmittelinjektion. (Nach Just, 1972)

1. Gezielte Anamnese (Allergie?)
2. Injektion am liegenden Patienten
3. i.v. Kanüle belassen (Braunüle verwenden)
4. Patient exakt überwachen, besonders nach der Injektion
5. Bei Allergiken prophylaktisch:
   a) Antihistaminica i.v.
   b) Kortisonderivate i.v.
6. Ausrüstung, Geräte und Medikamente müssen jederzeit griffbereit zur Verfügung stehen

Allergische Hautreaktionen

Symptome	*Therapie*
Rötung	Calcium i.v.
Urticaria	Antihistaminica i.v.
Juckreiz	Cortison-Derivate i.v.
Quaddelbildung	
Lidödem	

Leichte allgemeine Nebenerscheinungen

Symptome	*Therapie*
Übelkeit	Frischluftzufuhr
Brechreiz	Sauerstoffzufuhr
Hitzegefühl	Ärztliche Kontrolle
Niesen	Valium i.v.
Hustenreiz	

Schwere Allgemeinreaktionen

Respiratorisch	*Kardiovasculär*	*Cerebral*
Symptome	*Symptome*	*Symptome*
Tachypnoe	Blässe	Pfötchenstellung
Dyspnoe	Beklemmungsgefühl	Krampfzustände
Broncho-spasmus	Schweißausbruch	Bewußtlosigkeit
	Blutdruckabfall	Tonisch-klonische Krämpfe
Asthmaanfall	Vernichtungsgefühl	
Glottisödem	Schock	

Klinische Symptome bei Kontrastmittelzwischenfällen

System	1. Phase (Erregungsphase)	2. Phase (Lähmungsphase)
Zentralnervensystem	Benommenheit, Unruhe, Wärmesensation, Nervosität, Angst, Pupillenerweiterung, Desorientierung, Zittern, Schwindel, Krämpfe Ohrensausen, Taubheit	Bewußtlosigkeit, Koma komplette motorische und sensible Lähmung
Vegetatives System Autonome Regulation	Exzitation, Blässe, Schweißausbruch, Salivation oder Trockenheit des Mundes und Halses, Nausea, Erbrechen	Lähmung der Antriebe, profuser Schweiß. Patient läßt unter sich. Sphincterlähmung
Kardiovasculäres System	Blutdruckanstieg durch Konvulsionen, Bradykardie oder auch Pulsbeschleunigung	Blutdrucksturz zu Schockwerten, Tachykardie, dann Versagen des Herzens (Myokard und Reizleitung)
Respiratorisches System	Steigerung der Atemfrequenz, Hyperpnoe, Hetzatmung	Cyanose, zunehmende Atemlähmung bis zum Stillstand (zentral und peripher bedingt)

Ausrüstung zur Behandlung von Kontrastmittelzwischenfällen. (Nach JUST, 1972)

Muß	+	Soll	+	Optimal
Guedeltuben		Intubationsbesteck		Narkosegerät
Sauerstoffflasche		Absaugevorrichtung		Dauerbeatmungsgerät
Rubenbeutel		Balgbeatmungsgerät		
Atemmasken, versch. Größen				
Braunülen		EKG-Sichtgerät		Kardioverter
Einmalspritzen		Lange Nadel für i.c. Injektion		Herz-Wiederbelebungsapparat
Plasmaexpander		Herzmittel:		Lungen-Wiederbelebungsapparat
Kreislaufmittel		Adrenalin		
		Calcium 10%		
		Alupent		
Sedativa				
Cortison-Derivate				
Barbiturate				

Therapie bei Kontrastmittelzwischenfällen

Atmung	*Kreislauf*
Atemwege freihalten	Volumensubstitution
Spontanatmung kontrollieren	Macrodex 6%
Sauerstoffzufuhr	Haemaccel
Künstliche Beatmung	Gelifondol
a) Maske	
b) Trachealtubus	

Corticoide

Urbason Solubile
Dexa Scheroson

Sedativa	*Vasopressoren*
Valium	Novadral
Dolantin	Arterenol
Thalamonal	Hypertensin

Barbiturate

Evipan
Trapanal

5 Aorto-arteriographie

Zur Darstellung der Aorta und ihrer abdominalen Äste sind technisch folgende Zugangswege möglich:

1. direkte oder subdiaphragmale Aortographie,
2. Katheteraorto-arteriographie,
3. Gegenstromarteriographie,
4. Intravenöse Aortographie.

Im eigenen Krankengut dominiert die Kathetermethode mit weitem Abstand vor allen anderen Verfahren. Mit ihnen lassen sich sowohl von der Bein- als auch der Armarterie aus die gesamte Aorta, aber auch einzelne Äste 1. und 2. Ordnung sondieren und selektiv darstellen.

Demgegenüber beschränkt sich die direkte Aortographie auf die Darstellung der Aortenveränderungen und Läsionen an den größeren

Ästen: Feinheiten der Peripherie, des Organparenchyms, der Darmwandfüllung oder des venösen Schenkels bleiben wegen zu starker Überlagerung von Gefäßästen verschiedenster Herkunft und wegen der starken Kontrastmittelverdünnung verborgen.

Trotzdem wird man bei fortgeschrittener Verschlußkrankheit immer wieder auf diese Technik zurückkommen, da die Frage nach einer möglichen chirurgischen Gefäßrekonstruktion mit Hilfe der direkten Aortographie und der etagenweisen Verschiebung hervorragend zu beantworten ist. In den skandinavischen Ländern erfreut sich die subdiaphragmale Aortographie offensichtlich wegen der zahlenmäßig erheblich selteneren arteriellen Verschlußkrankheit keiner großen Verbreitung.

Einzige Indikation für die Gegenstromaorto-arteriographie war im eigenen Krankengut lediglich das unklare Aneurysma im Bauchraum bei sehr alten Patienten, denen wir die Narkose nicht zumuten wollten und bei denen primär die Operabilität in Frage gestellt wurde, sowie die Transplantatniere (Abb. 34).

Von der intravenösen Aortographie versprechen wir uns wegen der großen Kontrastmittelverdünnung auf dem Wege über den Lungenkreislauf keine wesentliche Aussagekraft für pathologische Veränderungen im Bauchraum.

5.1 Direkte, subdiaphragmale Aortographie

Zur Verwendung kommen kräftige Kanülen mit einem Außendurchmesser von 2 mm und einer Länge zwischen 12 und 18 cm. (Für einen adipösen Koch [135 kg!] haben wir eine Spezialkanüle von 28 cm Länge zur lumbalen Aortographie anfertigen lassen.) Die Kanülen sind an der Spitze kurz geschliffen; während der Punktion wird ein Mandrin mit eingepaßter Spitze verwandt. Die translumbale Aortenpunktion erfolgt im allgemeinen in Narkose, einige Autoren führen die Untersuchung auch in Lokalanaesthesie durch.

Der Patient liegt in Bauchlage auf dem Angiographietisch. Die Punktionsnadel wird handbreit links von der Mittellinie eingestochen und zwar in der Mitte zwischen der unteren Begrenzung des Rippenbogens und dem Beckenkamm. Dann wird die Nadelspitze für die hohe oder subdiaphragmatische Aortographie gegen den 12. BWK gerichtet; für die tiefe, translumbale Aortographie gilt der 3. LWK als Zielpunkt.

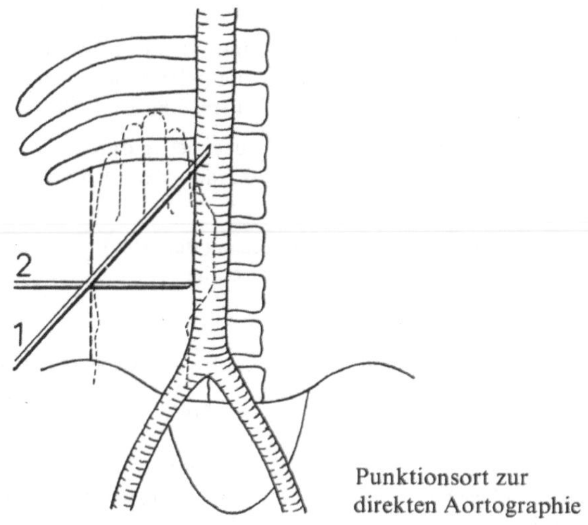

Punktionsort zur direkten Aortographie

Zur Bestimmung der korrekten Lage der Kanülenspitze innerhalb der Aorta können stumpfe Mandrins eingeführt werden. Wir haben auf dieses Hilfsmittel verzichtet und legen größeren Wert auf die Injektion einiger ml Kontrastmittel unter Fernsehbildverstärker-Kontrolle.

Man sollte bei der Punktion der Aorta die Etage zwischen dem 1. und 2. Lendenwirbelkörper, wegen der hier abgehenden großen Arterien, vermeiden.

Außerdem ist die Direktpunktion wichtiger Lumbaläste gefürchtet, auf die wir bei der Besprechung der neurologischen Komplikationen der Aortographie noch näher eingehen werden.

Zwischen den Querfortsätzen wird bei der Punktion die Kanüle bis zur lateralen Wirbelkörperfläche geführt, nach deren Erreichen die Nadel etwas steiler gestellt wird, so daß die

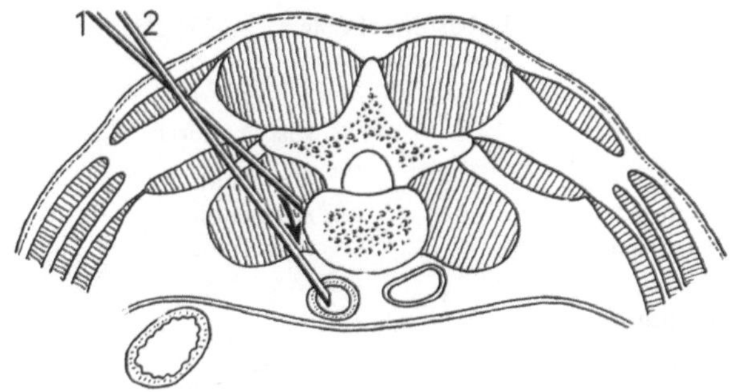

Punktionstechnik zur direkten Aortographie

Nadelspitze am Wirbelkörper vorbei auf die Aorta zu gleitet. Die Pulsationen sind bei einiger Erfahrung mit der Nadelspitze zu tasten.

Die anschließende Punktion des Gefäßes selbst bedeutet die Überwindung eines geringen Widerstandes, wobei darauf geachtet werden muß, daß keine Perforation der Gegenseite auftritt. Wird der Mandrin frühzeitig aus der Kanüle zurückgezogen, d.h. vor der eigentlichen Aortenpunktion, muß nach Erreichen des Lumens das Aortenblut in kräftigem Strahl pulssynchron aus der Kanüle spritzen. Tropft das Blut ohne großen Druck aus der Kanüle, so muß mit einer fehlerhaften Lage gerechnet werden. Wir haben mehrfach erlebt, daß die Nadelspitze in einer Lumbalarterie lag, oder daß eine größere Vene angestochen wurde. Die sofortige Entfernung der Kanüle und Wiederholung der Punktion unter veränderter Nadelrichtung ist in solchen Fällen immer ratsam. Andererseits kann der schwache Blutstrahl aus der Kanüle auf eine narkosebedingte Kreislaufdepression zurückzuführen sein.

Die Injektion des Kontrastmittels kann von Hand erfolgen. Zur einzeitigen Erfassung der Bauchaorta, der Beckenarterien und der Extremitätenverläufe sind sog. Etagenseriengeräte erforderlich. Wegen der notwendigen kurzen Expositionszeiten müssen die Aufnahmen im allgemeinen mit 70—90 kV belichtet werden. Es genügt für die Mehrzahl der visceralen Angiographien eine Bildfolge von 2 Aufnahmen pro sec, um eine übersichtliche Darstellung aller Kontrastmittelabläufe über eine Zeit von etwa 15 sec hinweg zu erzielen. Spätaufnahmen bis zu 25 sec p.i. sind zur Erfassung des venösen Rückflusses über die Mesenterialvenen und die Vena lienalis zu empfehlen.

Unsere Standardbildfolge bei einfachen Fragestellungen lautet: Je 2 Bilder in den ersten Sekunden, 3 Aufnahmen im Sekundenabstand und weitere 3 Aufnahmen im 3 Sekundenabstand. Mit dieser Einstellung haben wir die Mehrzahl unserer Angiographien mit befriedigendem Resultat durchgeführt. Bei der Erfassung von Blutungsquellen aber auch zum sicheren Nachweis der V. lienalis und der Pfortader bei portaler Hypertension ist natürlich eine größere Bildzahl mit einer Registrierzeit bis zu 25 sec erforderlich.

5.2 Indirekte oder Katheteraorto-arteriographie

Zur indirekten Arterio-aortographie nach SELDINGER von der Gefäßperipherie her wird ein Katheter in die Aorta vorgeschoben. Dazu stehen sowohl röntgennegative Polyäthylenals auch röntgenpositive Spezialkatheter (*Oedman, Judkins* u.a.) mit verschiedenen Durchmessern zur Verfügung. In der Regel wird die A. femoralis punktiert und der Katheter gegen den Blutstrom in der Aorta vorgeschoben. Bei Verschluß oder starkem „kinking" der Beckenarterien und der Aorta kann der Katheter auch von einer A. brachialis oder axillaris vorgeführt werden. Nach BOIJSEN (1966) ist dieser Zugangsweg besonders günstig zur superselektiven Arteriographie, da die Katheterspitze in der Verlaufsrichtung der unpaaren Aortenäste bewegt wird.

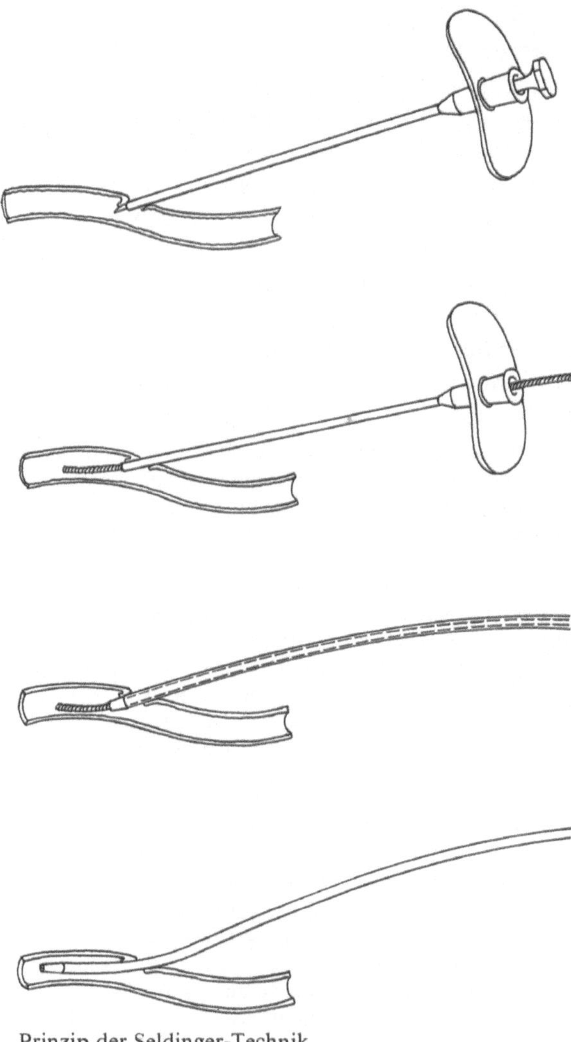

Prinzip der Seldinger-Technik

Die Punktion der A. femoralis mit der Nadel nach SELDINGER (P.E. 160) wird in Lokalanaesthesie durchgeführt. Narkose ist gelegentlich bei Kindern nötig. Das jüngste Kind, das wir in Lokalanaesthesie untersucht haben, war 7 Jahre alt. Die Punktionskanüle wird in typischer Weise gegen den arteriellen Blutstrom eingeführt, und zwar wird die Femoralarterie 2 QF unterhalb des Leistenbandes punktiert, da sich dieser Punktionsort während und nach der Angiographie sehr gut komprimieren läßt. Höher gelegene Punktionen können zu unbemerkt verlaufenden, großen Blutungen ins Retroperitoneum Veranlassung geben.

Nach Einführung der Kanüle wird durch deren Lumen ein Führungsdraht (P.E. 160) behutsam mit dem flexiblen Ende zuerst vorgeschoben. Dazu wird die Punktionskanüle flach und parallel zum Arterienverlauf gehalten. Der biegsame Draht muß ohne jeden Widerstand gleiten; meist gelingt es, selbst stärkere Biegungen im Gefäßverlauf zu überwinden. Als erfreuliche Hilfe dient in solchen Fällen ein J-artig gekrümmter Mandrin, den BAUM (1964) für diese Zwecke empfohlen hat. Wird Gewalt angewandt, so besteht die Gefahr einer Perforation der Gefäßwand, der Loslösung von Plaques oder des Abbrechens der Spitze des Führungsdrahtes.

Liegt das Drahtende oberhalb der Bifurkation in der Aorta abdominalis, wird die Kanüle entfernt und der Katheter über den Führungsdraht in die Aorta eingeführt.

Um das vom Katheter verursachte Gefäßtrauma möglichst gering zu halten, d.h. eine zu breite Punktionsöffnung zu umgehen, wird die Katheterspitze sorgfältig über einer Flamme oder mit Hilfe von Heißluft vor der Untersuchung ausgezogen, so daß sie über eine kurze Strecke dem Führungsdraht eng anliegt.

Da die meisten Katheter mehrfach verwendet werden und die Spitze sehr rasch ausfranst, empfiehlt es sich, wenn nötig, vor dem Neugebrauch das ausgefranste Stück mit einem scharfen Skalpell abzuschneiden. Die Kurvenkrümmung des Anfangsteiles des Katheters richtet sich bei der selektiven Arteriographie nach dem gewünschten Aortenast. Mit der hirtenstabartigen Krümmung lassen sich z.B. die Nierenarterien im allgemeinen ohne Schwierigkeiten sondieren. Eine wesentlich steilere Krümmung ist jedoch für die Coeliaca und die Mesenterica superior erforderlich. Die schwierige Sondierung der Mesenterica inferior setzt — ebenso wie das Aufsuchen von Lumbalästen und kleineren Gefäßabgängen wie der Zwerchfellarterien und der Nebennierenarterien — eine s-förmige Biegung des Katheterendes voraus, wobei darauf zu achten ist, daß die Krümmung etwas größer ist als die Weite des zu erwartenden Aortenlumens; dies bedeutet in praxi, daß bei jungen Leuten die Krümmung relativ eng sein muß, bei älteren Patienten — mit den Zeichen allgemeiner Arteriosklerose — jedoch ein größerer Krümmungsradius erforderlich ist.

Die Katheter nach JUDKINS lassen sich besonders gut dirigieren, erfordern jedoch wegen der relativ wenig ausgezogenen Katheterspitze einen sog. Adaptor, mit dem die Eintrittsöffnung in das punktierte Gefäß dilatiert wird. Das Aufsuchen eines von der Stammarterie abgehenden kleineren Organastes demonstriert Abb. 28 (superselektive Arteriographie).

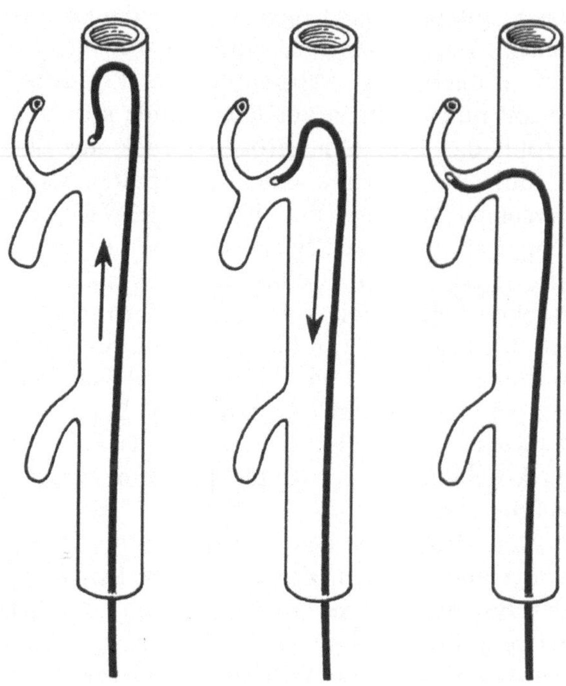

Superselektive Sondierung der A. gastrica sin.

Sobald der Katheter mit seiner Spitze auf dem gewünschten Arterienniveau liegt, entfernt man den Führungsdraht, schließt den Katheter am Verschlußhahn an und spült mit Kochsalzlösung, der Heparin zugegeben wurde (1 ml auf 1000 ml physiol. NaCl-Lösung). Wir haben den Eindruck, daß sich diese Empfehlung aus dem Röntgeninstitut von OLSSON in Lund (Schweden) sehr bewährt hat, und daß sich seltener Blutcoagula an der Katheterspitze bilden.

Die Injektion des Kontrastmittels darf nur dann erfolgen, wenn aus dem Katheter Blut abfließt. Vor jeder diagnostischen Kontrastmittelinjektion muß mit einer Testapplikation von wenigen ml eines Kontrastmittels unter Fernsehbilderverstärker-Kontrolle die richtige Lage geprüft werden.

Mit Hilfe *vollautomatischer Kontrastmittelinjektoren* ist es möglich, den Kontrastmittelfluß der jeweiligen Situation anzupassen und auf diese Weise auch über einen schmallumigen, die Arterie wesentlich weniger traumatisierenden Katheter eine ausreichende Kontrastmitteldosis pro Zeiteinheit einzubringen (vollautomatischer Kontrastmittelinjektor *Contrac*; Siemens-Erlangen; Abb. 38a).

Die Aufnahmeserie kann beliebig während der Kontrastmittelinjektion ausgelöst werden. Zur Feststellung einer Abgangsstenose eines großen Aortenastes sind 2—3 Aufnahmen pro sec bereits mit Beginn der Injektion erforderlich.

Nach der Untersuchung wird der Katheter langsam zurückgezogen unter kontinuierlicher Gabe von 15—20 ml heparinisierter Kochsalzlösung. Es soll dadurch verhindert werden, daß beim Zurückziehen an der Punktionsstelle Thrombocytenaggregate abgestreift werden und Anlaß zu lokalen Thrombosen geben. Die Punktionsstelle wird etwa 10 min von Hand komprimiert, bis die Blutung steht. Bei Hypertonie wird die Kompression bis auf $\frac{1}{2}$ Std ausgedehnt. Anschließend wird ein Druckverband angebracht, der 1—2 Tage belassen wird. Die Punktionsstelle wird mit einem Sandsack für 4—6 Std belastet. Der Patient muß liegend transportiert werden und 24 Std Bettruhe einhalten.

Die nach der üblichen Seldinger-Technik verwendeten Katheter können endständig verschlossen werden, indem kleine, an einem dünnen Draht befestigte Kugeln durch den Katheter bis zur Katherspitze vorgeschoben werden, und auf diese Weise das Kontrastmittel nur aus den Seitöffnungen entweichen kann.

Nachteilig wirkt sich die dadurch verringerte Lumenweite aus, die ihrerseits den Kontrastmittelfluß pro Zeiteinheit beeinträchtigt.

Ist das Vorschieben eines Katheters bei älteren Patienten wegen stenosierender Arteriosklerose unmöglich, so kann nicht selten trotzdem eine gute Darstellung der Aorta abdominalis bis zu den Nierenarterien durch die sog. Gegenstromaortographie erreicht werden.

5.3 Die percutane Kathetermethode nach Hettler

Die bei angiographischen Untersuchungen am Herzen und in der Aorta lange bekannten Vorteile eines endverschlossenen Katheters mit seitlichen Kontrastmittelöffnungen auch bei einem percutanen Katheterverfahren zu nützen, hat HETTLER (1960, 1969) seiner Methode zugrunde gelegt. Mit Hilfe einer besonders konstruierten Einführkanüle wird eine dünnwandige Teflon-Außenkanüle in die Femoralarterie eingelegt, durch welche sich mühelos endverschlossene Katheter in das Gefäßlumen einführen lassen.

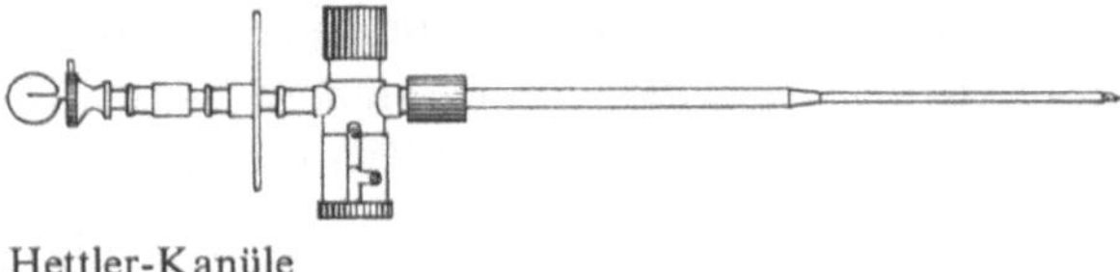

Hettler-Kanüle

Der große Vorteil dieser Technik ist die völlig unbehinderte Möglichkeit eines Katheterwechsels (z.B. für die superselektive Angiographie), die Verwendung endverschlossener Katheter zur sog. Etagenaortographie und der Verzicht auf allzu scharfe Katheterspitzen mit der Gefahr einer Intimaläsion.

Als Nachteil wird der Methode angelastet, daß die durch die Teflonhülle geschaffene Öffnung in der Gefäßwand stets etwas größer ist als bei der Seldinger-Methode. Vergleichsuntersuchungen (HETTLER, 1969) zeigen jedoch, daß Komplikationen nicht häufiger sind als bei der üblichen Seldinger-Technik.

Wir selbst haben mit dieser Technik keine Erfahrungen, sind aber der Auffassung, daß es sich um eine ausgezeichnete Methode handelt. Nur sollte man sich primär auf *eine* Technik einarbeiten, diese dann aber perfekt beherrschen.

5.4 Gegenstromarterio-aortographie

Prinzip der Gegenstromaortographie ist die Einführung einer genügend weiten Nadel (Seldinger-Kanüle) in das Femoralislumen und Injektion des hochkonzentrierten Kontrastmittels mit einer Geschwindigkeit von etwa 10—20 ml/sec, wobei die Kontrastmittelsäule bis zum Abgang der Nierenarterie gebracht werden kann. An Stelle einer Kanüle verwenden einige Autoren Teflon-Katheternadeln, bei denen die Nadel wieder zurückgezogen wird und die Kontrastmittelinjektion über den Katheter erfolgt. Der Rückfluß des Kontrastmittels hängt naturgemäß von dem bestehenden Blutdruck, von Krümmungen und Stenosen der Gefäßbahn sowie von der Lage der Kanüle ab. Die Methode hat den großen Vorteil, daß der Einsatz langer Katheter unnötig ist und zum anderen, der etwas belastendere, translumbale Zugang dem Patienten erspart bleibt. LUDIN u. Mitarb. (1965) empfehlen die Gegenstromaortographie besonders bei ambulanten Patienten, die nach der Untersuchung nur einige Std. ruhen müssen und dann wieder nach Hause entlassen werden können. Die Methode eignet sich speziell für einseitig obliterierende Veränderungen im Bereich der Beckenarterien, wobei von der gesunden Gegenseite die Kontrastmittelinjektion erfolgt und im allgemeinen die distale Bauchaorta mit der Bifurkation so dargestellt werden kann, daß sich auch ein peripheres beidseitiges Angiogramm im gleichen Arbeitsgang anschließen läßt.

5.5 Intravenöse Aortographie

In Ausnahmefällen, wenn die Aorta mit keiner der beschriebenen Techniken darzustellen ist, kann die intravenöse Aortographie vorgenommen werden; sie wird besonders bei Verdacht auf dissezierende Aortenaneurysmen empfohlen und führt zu recht guten Darstellungen der thorakalen Aorta, während die Aorta abdominalis und ihre Äste wegen des abnehmenden Kontrastes meist nur schlecht beurteilbar sind. Voraussetzung für gute Röntgenaufnahmen ist die Verwendung eines schnell arbeitenden Serienwechslers sowie die beidseitige Injektion von je 30—50 ml eines hochkonzentrierten Kontrastmittels in die V. mediana cubiti (STEINBERG, 1965) oder die Kontrastmittelinjektion über einen Katheter, der von der Cubitalvene oder der V. femoralis in das rechte Herz vorgeführt wurde.

5.6 Spezielle Techniken

Die bisher genannten angiographischen Techniken sind von verschiedenen Autoren weiter verbessert oder durch Kombination mit anderen Verfahren erweitert worden. So wurde von NORDENSTÖM (1962) eine Angiographie bei temporärem Aortenverschluß mit Hilfe eines percutan eingeführten Ballonkatheters erarbeitet.

HERNANDEZ u. Mitarb. (1965) verbesserten die Qualität ihrer Kontrastdarstellung durch unmittelbares Nachspritzen von physiologischer Kochsalzlösung mit Xylocain hinter der Kontrastmittelsäule, wodurch eine schnellere und klarere Scheidung zwischen den einzelnen Phasen ermöglicht wird („embol pulsé").

Zur besseren Beurteilung abdominaler Neubildungen empfehlen O'HALLORAN u. KAHN (1969) die simultane Aorto- und Cavographie, wobei am gleichen Bein je 1 Katheter in die A. und V. femoralis gelegt wird. Impressionseffekte durch die Aorta bzw. größere Arterienäste auf die V. cava sollen dadurch identifiziert und gegenüber Tumorimpressionen abzugrenzen sein.

6 Portographie

Zur Darstellung der Pfortader sind zahlreiche Methoden angegeben worden. Durchgesetzt haben sich folgende Zugangswege:

1. Milzparenchym,
2. Milzarterie,
3. Nabelvene.

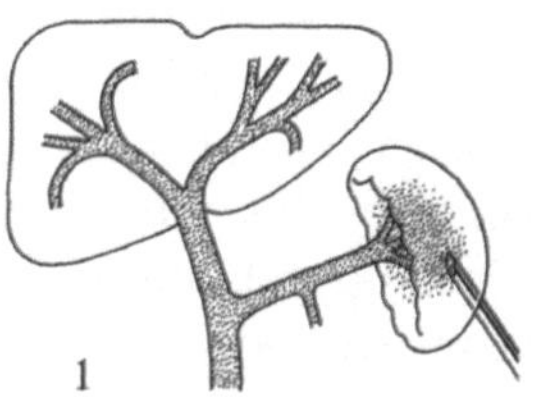
1

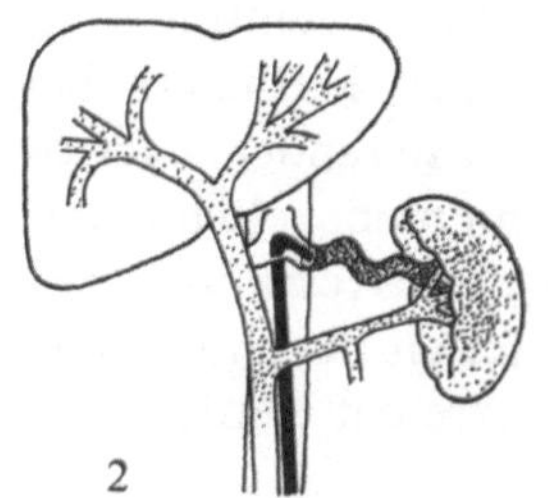
2

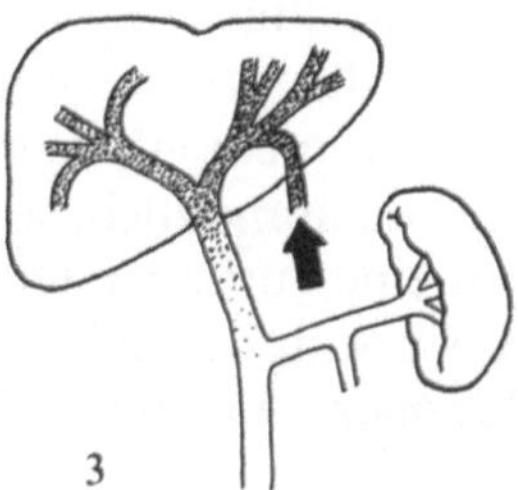
3

6.1 Splenoportographie

Die Technik hat sich seit ABEATICI u. CAMPI (1951) kaum gewandelt: Durchleuchtung und Bestimmung der Milzlage. Lokalanaesthesie im 10. oder 11. ICR links nach Prämedikation, wie sie zur Aorto-arteriographie angegeben wurde. Stichincision der Haut und Einführung einer Kanüle mit Kunststoffkatheter (Longdwel-Katheter, Becton, Dickinson & Co.).

Die Untersuchung erfolgt bei kurzdauerndem Atemstillstand, bis die Kanülenspitze etwa in der Mitte des Milzschattens angelangt ist. Nach Entfernung der Kanüle verbleibt der Kunststoffkatheter *in situ* und der Patient kann weiteratmen. Bei richtiger Lage tropft reichlich Blut ab.

Mit Hilfe eines graduierten, mit heparinisiertem Kochsalz gefüllten Steigrohres wird zunächst der Druck gemessen und dann eine Probeinjektion von etwa 5 ml *Urografin* 76% vorgenommen. Die Katheterspitze liegt dann richtig, wenn sich sofort ein größerer Milzvenenast füllt.

Der Milzinnendruck entspricht auf Grund eigener Vergleichsmessungen an 36 prä- und intraoperativ untersuchten Patienten mit einer Fehlerquote von ±5 cm H_2O dem Pfortaderdruck und ist im Normalfall unter 20 cm H_2O. Werte über 25 cm H_2O entsprechen einer portalen Hypertension.

Die Serienangiographie sollte mit 30 ml *Urografin* 76% — bei einer Injektionsgeschwindigkeit von 10—12 ml/sec — vorgenommen werden. 8 Aufnahmen im Sekundenabstand, dann alle 3 sec noch 2 Aufnahmen (Abb. 32a).

Nach der von WANNAGAT (1959) ausgearbeiteten Methode wird die Milz während der Laparoskopie und Anlegung eines Pneumoperitoneums punktiert. Diese *laparoskopische Splenoportographie* kombiniert die Vorteile der Laparoskopie mit denen einer gezielten Milzpunktion.

Unter den Komplikationen der Methode ist die Blutung zu befürchten, die besonders bei mehrfachen Punktionsversuchen aus den Stichkanälen erfolgt. Unter unseren ersten 50 Splenoportographien, die in Narkose mit starren Kanülen vorgenommen wurden, mußte eine Milz wegen schwerer intraperitonealer Blutung entfernt werden. Seit der Verwendung von Kunststoffkathetern ist keine derartige Komplikation mehr aufgetreten.

BOIJSEN (1968) hat als Spätfolge nach Splenoportographie auf die Möglichkeit der Entstehung von Milzarterienaneurysmen aufmerksam gemacht.

Die Indikation zur Splenoportographie hängt eng mit der Möglichkeit einer intralienalen Druckmessung zusammen: Demnach ist bei der fraglichen oder klinisch sicheren portalen Hypertension mit vorgesehener operativer Intervention diese Technik vorzuziehen.

6.2 Arterioportographie

Auf die Möglichkeit, die Milzvene und damit das Pfortadersystem indirekt über die Kontrastinjektion via Milzarterie darzustellen, haben BOIJSEN u. Mitarb. erstmals 1963 aufmerksam gemacht. Die selektive Darstellung einer arterio-portalen Kurzschlußverbindung zwischen den Gefäßen am Milzhilus mit riesigem Aneurysma gelang WENZ (1965) mit Hilfe dieser Technik (Abb. 138).

Die Technik ist einfach und entspricht der selektiven visceralen Arteriographie, sei es über die Coeliaca oder die Mesenterica superior bzw. inferior in jenen Fällen, in denen die Milz bereits entfernt worden ist.

Die Kontrastdichte der Milzvene und damit der Pfortader hängt bei der Milzarteriographie von der Größe des Organs ab. Bei der Splenomegalie versackt das Kontrastmittel wie in einem riesigen Schwamm. Mangelhafte Kontrastierung der abführenden Venen hat uns in der Anfangszeit zur falschen Annahme eines Milzvenenverschlußes geführt, wie die anschließende Splenoportographie zeigte.

In jedem Falle sind deshalb Kontrastmittelmengen um 40 ml erforderlich, die sich allerdings meist nicht schneller als zwischen 6 und 10 ml/sec injizieren lassen, da bei größeren Drucken die Katheterspitze leicht in die Aorta zurückschnellt.

Von nicht zu unterschätzender Bedeutung ist die Pfortaderdarstellung über eine der beiden Mesenterialarterien beim *Postsplenektomiebluter*. Hier ist die Planung einer Shuntoperation von einer solchen Untersuchungstechnik abhängig.

Indikationen zur Arterioportographie:

1. *Postsplenektomieblutung*. Ohne Milz keine Splenoportographie!
2. *Mißlungene Splenoportographie*. Sehr kleine oder atypisch gelegene Milz!
3. *Milzpunktion kontraindiziert bei entzündlichen oder malignen Milzveränderungen*!

4. *Arterio-venöse Fistel.* Nur die Arterioportographie erlaubt die vollständige Abklärung des arteriellen und venösen Schenkels.

6.3 Omphaloportographie

Die Pfortaderdarstellung über die offene Nabelvene ist beim Neugeborenen einfach, aber hier nur außerordentlich selten vonnöten (Lebertumor, Pfortaderverschluß).

Neuerdings wird sie auch beim Erwachsenen vorgenommen: Incision über dem lig. teres, das freipräpariert wird. Alsdann erfolgt die Desobliteration des Gefäßes, das sich bis über seine Einmündungsstelle in den linken Pfortaderast sondieren läßt. Die Kontrastinjektion (40—50 ml *Urografin* 76%) führt zu Angiogrammen hervorragender Qualität (Abb. 32b). Der Pfortaderdruck kann direkt bestimmt werden.

Der nicht unerhebliche operative Aufwand zur Darstellung des lig. teres und die gelegentlichen Mißerfolge beim Versuch der Nabelvenendesobliteration bilden jedoch eine Barriere gegenüber der routinemäßigen Anwendung dieser Methode.

Indikation der Wahl zur Omphaloportographie beim Erwachsenen ist die Dauerperfusion der Leber mit einem Chemotherapeuticum, also ein therapeutisches Ziel. Wenn alle anderen Methoden versagt haben, das intrahepatische Pfortadersystem sichtbar zu machen, wird man sich auch aus diagnostischen Gründen dieser Technik bedienen. (Näheres über die diagnostische und therapeutische Bedeutung des transumbilicalen Katheterismus der V. portae bei WIRBATZ, 1971.)

7 Cavographie

Methode der Wahl zur Kontrastdarstellung der unteren Hohlvene ist heute die simultane Injektion in die beiden Beckenvenen, die sich von der Leistenbandregion aus leicht punktieren lassen. Man erleichtert sich die Punktion, indem der Patient aufgefordert wird zu pressen. Unter solcher Valsalva-Bedingung trifft die auch zur Femoralisarteriographie benutzte Nadel dicht neben der tastbaren Femoralarterie die medial verlaufende Vene, in welcher die Nadelspitze über ein Federmandrin wenige cm weiter cranialwärts vorgeschoben wird (Abb. 31).

Andere Autoren verwenden grundsätzlich Kunststoffkatheter, die nach der Seldinger-Methode eingeführt werden. Da sich gelegentlich kurz vor dem Zusammenfluß der beiden Beckenvenen an der linken Seite ein sog. Beckenvenensporn findet, geben wir bei der Darstellung der unteren Hohlvene der Injektion in beide Beckenvenen den Vorzug.

Kontrastmittelmenge: Je 30 ml *Urografin* 76%, 10 Aufnahmen, Bildfolge 3 sec lang je 2 Aufn./sec, dann jede sec 1 Aufnahme.

Besteht ein Abflußhindernis unklarer Lokalisation, wird zunächst eine Beckeneinstellung gewählt und nach 4 Aufnahmen so weit cranialwärts verschoben, daß die gesamte untere Hohlvene bis zur Einmündung in den rechten Vorhof mit erfaßt wird.

Die gelegentlich erwähnte transossale Cavographie über eine Dornfortsatzinjektion (ANACKER, 1964) dürfte der Vergangenheit angehören.

Zur Kontrastierung der Vv. lumbales ascendentes ist der Zugang über die linke Leistenvene vorzuziehen. Ein an der Spitze leicht angewinkelter, roter Oedman-Katheter wird innerhalb der Beckenvene vorgeschoben und die Spitze leicht nach links gedreht (Abb. 30). Da die V. lumbalis ascendens in gerader Linie aus der Beckenvene abgeht, rutscht die Katheterspitze meist leicht in das Lumen und läßt sich — bei vorsichtiger Injektion von Hand aus — mit 20 ml *Urografin* 76% darstellen. (Näheres über die Technik bei BÜCHELER u. Mitarb., 1971.)

8 Pharmakoangiographie

Mangelhafte Darstellung mancher Gefäßareale aber auch die Schwierigkeit, zwischen entzündlichen und neoplastischen Veränderungen zu differenzieren, gaben Veranlassung die pharmakologische Beeinflussung kontrastierter Gefäße zu studieren und für die Diagnostik nutzbar zu machen.

Seit ABRAMS im Jahre 1964 die Wirkung des Adrenalins auf Tumorgewebe der Niere untersuchte, haben sich auch in der visceralen Angiographie zahlreiche Autoren mit der Wirkung auf das abdominale Gefäßsystem beschäftigt. Es ging diesen Autoren zunächst um eine bessere Darstellung von Tumorgefäßen (BOIJSEN u. REDMAN, 1966; BOIJSEN u. REUTER, 1967; KAHN u. Mitarb., 1967) mit Vasoconstrictoren vom Typ des Adrenalins.

Daneben sind eine ganze Reihe vasodilatatorischer Substanzen in ihrer Wirkung auf die Eingeweidegefäße erforscht worden, unter ihnen Bradykinin, Histamin, Tolazolin und Glukagon. Sie sollen schlecht vascularisierte Bezirke oder pathologische Veränderungen hervorheben und eine kräftigere Kontrastdarstellung der Mesenterial- und Pfortadervenen in den späten Phasen des visceralen Arteriogramms erbringen (BOIJSEN u. REDMAN, 1966; CHOU u. Mitarb., 1965; DANFORD u. DAVIDSON, 1969; KAHN u. CALLOW, 1965; RÖSCH u. Mitarb., 1969; STECKEL u. GROLLMAN, 1968).

Ein nahezu paradox erscheinender Effekt des Adrenalins wurde 1969 von KAHN u. Mitarb. mitgeteilt: Bessere Pfortaderdarstellung in den Spätphasen der Coeliaco- und Mesentericaarteriographie wahrscheinlich durch poststenotische, venöse Dilatation.

Die Aufzählung inzwischen im Tierversuch und in der Klinik erprobter Pharmaka zur Verbesserung visceraler Angiographien könnte noch sehr weit fortgeführt werden, zumal auch in Deutschland zahlreiche Publikationen zum Thema der Pharmakoangiographie erschienen sind. Erwähnt seien nur die Versuche zur Verbesserung der Pankreasdarstellung mit Hilfe von Sekretin (ROSENBUSCH u. CEN, 1969). Jede Aufzählung wäre aber schon deshalb unvollständig, weil unablässig weitere Arbeiten zu diesem Thema erscheinen. Die nicht endenwollende Flut experimenteller und klinischer Erfahrungen zeigt aber auch, wie wenig man mit den bisherigen Ergebnissen zufrieden ist und weiter nach dem idealen Pharmakon zur visceralen Angiographie sucht.

Eine sehr ausgewogene, auf zahlreichen Tierversuchen basierende Arbeit von STECKEL u. Mitarb. (1971) gibt einen gewissen Überblick über den Stand der augenblicklichen Leistungsfähigkeit der Pharmakoangiographie.

Folgende Probleme wurden untersucht:

Vasoconstrictoren

1. Beeinflussung von Gefäßneubildungen?
2. Bessere Abgrenzung des Randes stark vascularisierter Tumoren?
3. Reaktion tumorverdächtiger Gefäße auf das Pharmakon?
4. Verbesserung der Füllung duodenaler und pankreatischer Gefäße bei undurchführbarer superselektiver Angiographie?

Vasodilatatoren

1. Bessere Darstellung schlecht sichtbarer Tumorbezirke?
2. Reaktion tumorverdächtiger Gefäße?
3. Verbesserung der Parenchymphase von Leber, Gallenblase oder Darmwand?
4. Verbesserung der Pfortaderdarstellung?

Schlußfolgerung: Vasoaktive Substanzen können den Informationsgehalt visceraler Angiogramme ohne Zweifel in besonderen Fällen erhöhen (Abb. 14). Vasoconstrictoren erlauben aber keineswegs neoplastische Veränderungen gegenüber entzündlichen eindeutig abzugrenzen (DOPPMAN u. Mitarb., 1969; KAHN u. WISE, 1967; ROCKOFF, 1966).

Auch die Wirkung von Pharmaka auf die diagnostische Ausbeute bei gastrointestinalen Blutungen ist noch keineswegs vollständig geklärt. Sowohl nach Injektion von Adrenalin als auch von Vasodilatatoren sind vereinzelte Fälle von Lokalisationen gastrointestinaler Blutungsquellen, die vorher keine Kontrastextravasate gezeigt hatten, berichtet worden (STECKEL u. Mitarb., 1971). Die Anwendung gefäßerweiternder Substanzen zeigt jedoch offensichtlich eine bessere Darstellung der Wand von Hohlorganen.

Die Anwendung von Pharmaka in der visceralen Angiographie muß andererseits stets auch Nebenwirkungen berücksichtigen. So verursacht Bradykinin Blutdrucksteigerung und evtl. Rhythmusstörungen des Herzens, Isoproterenol kardiavasculäre Störungen, Glukagon Nausea und Erbrechen, Tolazolin Hypotonie, Schwindelgefühl und synkopale Anfälle.

Daß die Pharmakoangiographie auch zu therapeutischen Zwecken eingesetzt werden kann, ist im Kapitel über die Gastrointestinalblutung, S. 36, dargestellt.

Die bisher mitgeteilten Ergebnisse und eigenen Erfahrungen sind u.E. nicht geeignet, den Effekt der Pharmakoangiographie zum gegenwärtigen Zeitpunkt allzu optimistisch zu betrachten. Wir sind der Auffassung, daß hier vieles im Fluß, aber noch nichts endgültig gesichert ist. Es gilt weitere Untersuchungen sowohl im Experiment als auch in der Klinik abzuwarten.

9 Vergrößerungstechnik

Unter den Fortschritten auf dem Gebiet der abdominalen Angiographie muß auch die Entwicklung der Vergrößerungstechnik genannt werden. Der Wunsch nach einer größeren Informationsausbeute mit der Möglichkeit, kleinere Dimensionen sichtbar zu machen, steht hier Pate.

Die 2fache, primäre Röntgenvergrößerung mit einem 0,3 mm-Focus und Reduktion der Streustrahlenwirkung durch erhöhten Objekt-Filmabstand führen nach Untersuchungen von BOOKSTEIN (1971) zu einer mehr als doppelten Verbesserung des Auflösungsvermögens von Linienpaaren im Vergleich zur konventionellen Aufnahmetechnik mit einem 1 mm-Focus. Für die Qualität der Abbildung entscheidend sind der kleine Focus und die Elimination der Rasterlinien.

Die Vergrößerungstechnik bietet geringere Vorteile, je besser das Auflösungsvermögen der verwendeten Folien/Film-Kombination ist. Die mit der Vergrößerungstechnik einhergehenden Nachteile sind mit einer modernen Apparatur entweder zu vermeiden oder herabzusetzen: Erhöhte Strahlenbelastung des Patienten; Verminderung des Bildausschnittes; Zunahme der geometrischen Unschärfe.

Die Verwendung eines kleinen Focus führt notwendigerweise zu einer Verlängerung der Belichtungszeit (Bewegungsunschärfe!) oder die Erhöhung der Röhrenspannung zu Kontrastminderung. Die Focusgröße von 0,3 mm gilt nur bei niedriger Stromstärke. Bei Stromstärken um 100 mA nimmt die Focusgröße zu (MATTSON, 1968).

Praktische Anwendung hat die Vergrößerungstechnik zunächst bei Nierenangiogrammen gefunden. Vorstellbar wären Indikationen zur Früherkennung von Tumoren, besonders der Differenzierung maligner Gefäßneubildungen. Trotz besserer Darstellung „individueller Gefäße können Gefäße mit einem Durchmesser unter 300 μ auch mit der heutigen Vergrößerungstechnik noch nicht differenziert werden (VOEGELI, 1971)".

10 Abdominale Stereoangiographie

Die Stereoskopie hat in der modernen Röntgendiagnostik ihren Wert als klinisch brauchbare Untersuchungsmethode weitgehend verloren; sie wurde in den vergangenen Jahren kaum mehr diskutiert. Demgegenüber bietet das Gefäßbild seinem Aufbau nach optimale Voraussetzungen für die Entstehung eines räumlichen Eindruckes bei der Betrachtung.

Unseres Wissens hat sich HETTLER (1961) als erster mit einem stereoskopischen Verfahren auseinandergesetzt, das die diagnostischen Möglichkeiten in der abdominalen Angiographie mit entsprechenden Bildbeispielen belegte. Grundprinzip seiner Methode ist die Verwendung einer gebräuchlichen Serienapparatur mit der wechselweisen Abdeckung der einander gegenüberstehenden, simultan geschalteten Röhren.

Die Gefäßdiagnostik des Pankreas mit der komplizierten auch in 2 Ebenen meist sehr unübersichtlichen Gefäßarchitektur stand Pate bei der Überlegung, stereoskopische Serienangiogramme herzustellen ohne zusätzliche Verwendung einer 2. Röhre.

GAJEWSKI u. Mitarb. haben 1971 eine technisch einfache Röntgenstereoeinrichtung beschrieben, bei welcher zur Erzeugung der für die räumliche Wahrnehmung erforderlichen Bildparallaxe des Stereobildpaares bei feststehender Röntgenröhre eine Drehung des Patienten um einen bestimmten kleinen Winkel vorgenommen wird. Bei kontinuierlicher Drehung des Patienten mit bestimmter Geschwindigkeit in einem passend gewählten Winkelbereich, kann mit dem Großfilmwechsler oder der 70 mm-Bildverstärkerphotographie ohne wesentlichen technischen Aufwand automatisch eine Folge solcher Stereobildpaare von hohem diagnostischen Wert aufgenommen werden (Abb. 35, 38 b).

Endgültiges kann über den diagnostischen Nutzen noch nichts gesagt werden. Die bisher erreichten Stereoangiogramme, besonders bei stammnahen bzw. Abgangsstenosen der großen Aortenäste, aber auch bei der Deutung der Coeliacographie oder superselektiver Angiographien in ihrem Ausbreitungsbereich, waren teilweise bestechend und haben die 2. Ebene weitgehend überflüssig gemacht.

Die Angiogramme entweder im Format 70 × 70 mm oder als 35 × 35 cm-Großformat werden in üblicher Weise nebeneinander am Schaukasten oder in einem eigens für den 70 mm-Film angefertigten, einfachen Transportrahmen eingelegt und mit einem Binokel betrachtet und ausgewertet.

Neuerdings hat sich GEORGI (1970) mit der stereoskopischen Auswertung von Angiogrammen in der onkologischen Gynäkologie beschäftigt und ein Verfahren angegeben, aus Angiogrammen im sagittalen Strahlengang auch die Tumorausdehnung nach ventral oder dorsal zu bestimmen.

11 Elektronische Verbesserung der Angiogramme: Subtraktion und Subtraktion in Farbe

Kontrastarme Gefäß- und Organdarstellung können die Beurteilung der visceralen Angiographie erheblich beeinträchtigen. Als Ursachen der schlechten Bildqualität kommen in Frage: Adipositas, ungünstige Katheterlage, zu geringe Kontrastmittelmenge oder zu geringer Kontrastmittelfluß/sec; Versacken des Kontrastmittels im Capillarbett vergrößerter Organe, Kontrastverdünnung in dilatierten Venen u.a. Hinzu gesellt sich die störende Überlagerung von Wirbelsäule, Rippen oder Becken.

1935 gab ZIEDSES DES PLANTES die photographische Bildsubtraktion von Röntgenbildern an, ein Verfahren, das die Wegnahme störender knöcherner Überlagerungen gestattet und gleichzeitig eine Kontrastanhebung interessierender Bildinhalte zuläßt.

Wichtigstes Anwendungsgebiet ist der Sache nach die cerebrale Angiographie (DECKER u. BACKMUND, 1968; u.a.).

Die photographische Bildsubtraktion ist aufwendig und zeitraubend. Das Subtraktionsverfahren fand deshalb erst Eingang in die Routinediagnostik, als es auf elektronischem Wege möglich wurde.

Über den Wert der Bildsubtraktion bei der visceralen Angiographie ist wenig bekannt (WISE u. GANSON, 1966; CHÉRIGIÉ u. Mitarb., 1967; ROTH u. Mitarb., 1969). Wir fanden bei der Beurteilung von 325 selektiven, visceralen Angiographien in 104 Fällen (33%) eine leichtere und bessere Beurteilung der Venen, die in einigen Fällen überhaupt erst durch die Bildsubtraktion ermöglicht wurde. Bei 183 Coeliacographien war 44mal (27%) eine teilweise oder vollständige Parenchymanfärbung des Pankreas zu verzeichnen. 142 Mesentericographien erlaubten in 11 Fällen eine partielle Abgrenzung der Bauchspeicheldrüse. Grundsätzlich waren kontrastarme Gefäße und die kleinen Arterien und Venen leichter zu differenzieren (Abb. 147), (ERNST, 1971).

Als weitere Entwicklung zur günstigeren Auswertung des Röntgenbildes ist die Herstellung farbiger Röntgenbilder aus dem schwarzweißen, subtrahierten Negativ zu nennen. Nach elektronischer Bildsubtraktion wird unter Vorschalten eines Farbfilters das arterielle Bild mit einer Kamera aufgenommen. Anschließend wird in Doppelbelichtung die venöse oder capilläre Phase mit einem andersfarbenen Filter abphotographiert (elektronisch-photographische Methode nach GROH u. HAENDLE, 1968). Durch additive Farbmischung entsteht so auf indirektem Wege ein Farbröntgenbild. Es besitzt gegenüber der schwarzweißen Aufnahme einen unbestrittenen didaktischen Wert, indem es den für die Diagnose entscheidenden Befund in Farbe besonders hervorhebt. Der rein elektronische Weg wurde erstmals von FISCHER u. GERSHON-COHEN (1958) sowie von OOSTERKAMP u. Mitarb. (1966) beschritten.

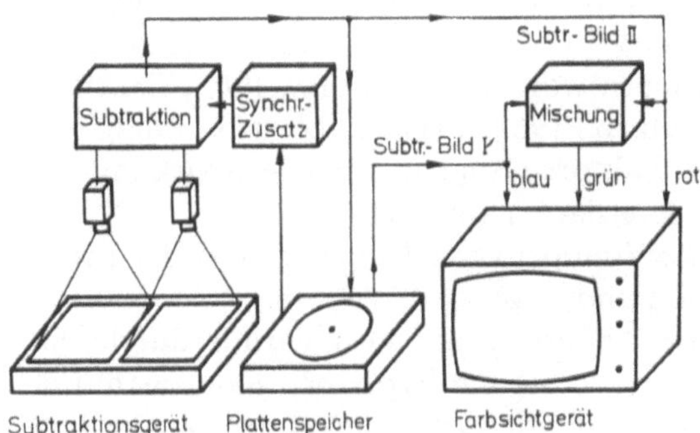

Prinzip der elektronischen Farbsubtraktion

Für die Auswertung des Angiogrammes ergibt sich eine raschere Zuordnung topographischer Beziehungen der Gefäßsysteme, da im Farbbild arterielle und venöse Phase nebeneinander dargestellt werden können. Die Beurteilung der venösen Phase gelingt leichter, Organ- und Tumorabgrenzung können verbessert werden und schließlich wird die globale

Beurteilung der Organdurchblutung im Farbsubtraktionsbild vereinfacht.

Die Diskussion über das farbige Röntgenbild ist im Fluß. Physiologie und Psychologie des Sehens zeigen aber, daß das Farbsehen dem Schwarzweißsehen durch günstigeren Tiefeneindruck und der hieraus resultierenden besseren Detailerkennbarkeit überlegen ist.

Für beide Verfahren, Bildsubtraktion und auf indirektem Wege hergestelltes Farbröntgenbild gilt folgende Einschränkung: *Im elektronisch oder farbig umgewandelten, „verbesserten" Bild ist nie mehr Information enthalten als im Original.* Die für die Diagnose entscheidende Information läßt sich jedoch rascher und sicherer entnehmen (ausführliche Literaturübersicht bei ROTH u. Mitarb., 1971).

12 Hämodynamische Veränderungen bei angiographischen Untersuchungen

Bei der starken Zunahme angiographischer Untersuchungen im Bauchraum stellt sich die Frage nach einer zusätzlichen Gefährdung des Patienten durch die Kontrastmittelinjektion. Unter Berücksichtigung der Dosisgrenzen und abgesehen von seltenen allergischen Reaktionen sind toxische Schäden durch das Kontrastmittel nicht zu erwarten; es muß jedoch mit hämodynamischen Veränderungen gerechnet werden, wie sie nach Kontrastmittelinjektion in Vorhöfe und Ventrikel des Herzens beschrieben worden sind (FODA, 1965; CASTILLO u. Mitarb., 1965; FELIX u. Mitarb., 1969).

2 Faktoren sind in ihrer Auswirkung auf den Kreislauf maßgebend:

1. die Volumenvermehrung am Ort der Injektion und
2. die Änderung der Osmolarität durch das hochviscöse und hypertone Kontrastmittel.

Als Folge der Volumenvermehrung kommt es in Abhängigkeit von der injizierten Kontrastmittelmenge und Injektionsgeschwindigkeit zu einem kurzfristigen, initialen Druckanstieg. Eine in kurzem Abstand folgende Drucksenkung wird von LÖHR u. Mitarb. (1968) als Wirkung des Kontrastmittels auf die Peripherie erklärt: Erweiterung des Capillarbettes und damit Senkung des peripheren Widerstandes.

Das hypertone und stark viscöse Kontrastmittel bewirkt weiterhin einen Flüssigkeitseinstrom in die Gefäßbahn aus dem Interstitialraum (FISCHER, 1965). Damit wird die durch hohe Kontrastmittelosmolarität gestörte Isotonie des Blutes wiederhergestellt.

Untersuchungen von EFSEN u. MUNKNER (1968) beweisen die Auswirkungen der Kontrastmittelosmolarität durch eine meßbare Erhöhung des Herzzeitvolumens. Diese Kreislaufreaktion geht allein zu Lasten der hypertonen Eigenschaft des Kontrastmittels. Als Beweis dienen Injektionen physiologischer Kochsalzlösung, die zwar zum gleichartigen, mechanisch bedingten, initialen Druckanstieg führen, nicht aber die drucksenkende Nachschwankung oder Steigerung des Herzzeitvolumens aufweisen.

In einer aufeinanderfolgenden Serie von insgesamt 102 Angiographien haben wir direkte Druckregistrierungen vor, während und nach der Kontrastmittelinjektion vorgenommen. Verwendet wurde *Urografin* (Schering AG-Berlin) 76%. Die arteriographischen Untersuchungen erstreckten sich auf:

1. thorakale Aortographie
2. abdominale Aortographie } (Katheteruntersuchung)
3. selektive Arteriographie
4. lumbale Aortographie (Direktpunktion)

Die Katheteruntersuchungen wurden über endständig offene und seitlich perforierte Ödman-Katheter mittels Druckspritze vorgenommen. Die Injektionsgeschwindigkeit schwankte zwischen 6,0 und 15,0 ml/sec. Zur selektiven Angiographie wurden endständig offene Katheter verwandt. Es wurde hier ebenso wie bei der lumbalen Aortographie von Hand injiziert. Die Kontrastmittelvolumina schwankten zwischen 10 und 50 ml, bei Übersichtsaortographien zwischen 35 und 60 ml. Die blutige Druckmessung erfolgte über ein Statham-Element mit Registrierung durch einen Hellige-Vierfachschreiber.

Anhand eines repräsentativen Falles soll die charakteristische Blutdruckkurve gemeinsam mit dem zugehörigen Röntgenbild demonstriert werden (Abb. 36).

Die Abbildung zeigt 2 gesondert eingeführte Nadeln. Zur Kontrastmittelinjektion und zur Druckmessung. Während der Injektion kommt es zu einem kurzfristigen Druckanstieg, der von einer nur ca. 20 sec dauernden, hypotonen Nachschwankung gefolgt ist.

Schon nach etwa 40 sec stellt sich der normale Ausgangsdruck wieder ein.

Bei der selektiven Arteriographie ist ein initialer Druckanstieg kaum wahrzunehmen. Auch die Depression des Blutdrucks ist minimal. Diese geringen Schwankungen lassen sich mit der langsameren Injektionsgeschwindigkeit (Injektion von Hand) und der kleineren Kontrastmittelmenge erklären.

Im Gegensatz zu den bisher genannten Untersuchungstechniken wurden lumbale Aortographien in Allgemeinnarkose vorgenommen. Die Druckmessungen wurden erst dann begonnen, wenn stabile Blutdruckwerte nach Einleitung der Narkose und Umlagerung des Patienten in Bauchlage festzustellen waren.

tion hochprozentiger, viscöser Kontrastmittel zur Aorto-arteriographie zu meßbaren, hämodynamischen Veränderungen führt. Nach einem initialen, kurzfristigen Druckanstieg infolge der lokalen Volumenvermehrung (der Durchschnittswert bei der lumbalen Aortographie betrug 12 mm Hg), kommt es nach 20—40 sec zu einer Blutdrucksenkung im Mittel um 27 mm Hg. Wir betrachten diese Senkung als Ausdruck der Reaktion des periphe-

Blutdruckmessung nach Injektion von Urografin 76%

	RR-Durchschnittswert $\left(=\frac{\text{syst.}+\text{diast.}}{2}\right)$ in mm Hg		
	vor der Injektion	während der Injektion	nach der Injektion
Thorakale Aortographie (n = 15)	125	135	89
Lumbale Aortographie (n = 15)	129	141	104
Katheteraortographie (n = 13)	143	152	106
Selektive, viscerale Arteriographie (n = 42)	108	112	98
Injektion von physiol. NaCl-Lösung	124	132	119

Die Tabelle gibt einen Überblick der durchschnittlichen Blutdruckänderungen vor, während und nach Kontrastmittelinjektion. Dabei erkennt man maximale Steigerungen um 12 mm Hg bei der lumbalen Aortographie, während sich die Schwankungen bei selektiver Arteriographie nur in der Größenordnung von 4 mm Hg bewegen. Die hypotone Nachschwankung ist mit Werten um 36 mm Hg bei der thorakalen und 37 mm Hg bei der abdominalen Aortographie sehr ausgeprägt, erreicht aber auch bei der selektiven Arteriographie 14 mm Hg.

Die Kontrolle bei 6 Patienten mit Injektion von physiologischer Kochsalzlösung zeigt dagegen nur eine Steigerung um 8 mm Hg und eine Senkung um 13 mm Hg als Ausdruck des mechanischen Effektes der Druckwelle. Die Einzelwerte sind abhängig von der Injektionsgeschwindigkeit, d.h. bei der selektiven, von Hand durchgeführten Arteriographie sind sie am geringsten. Die nach Kontrastmittelinjektion beobachtete Druckänderung war in dieser Gruppe nie nachzuweisen. Geringfügig angedeutete Schwankungen lagen im Fehlerbereich der Meßmethode.

Zusammenfassend darf aufgrund dieser Untersuchungen gesagt werden, daß die Injek-

ren Gefäßabschnittes auf die erhöhte Osmolarität des Kontrastmittels.

Im Vergleich zwischen Patienten mit und ohne Arteriosklerose konnte kein eindeutiger Unterschied festgestellt werden. Unsere Ergebnisse lassen die Schlußfolgerung zu, daß die Aorto-arteriographie beim kreislaufstabilen Patienten keine Gefährdung im Hinblick auf die Hämodynamik bedeutet, daß aber bei vorbestehender Herz-Kreislaufinsuffizienz und ausgeprägter Hypovolämie Komplikationen anläßlich einer arteriographischen Untersuchung mit größeren Kontrastmittelmengen nicht ausgeschlossen sind (WENZ u. Mitarb., 1970; HALL, 1970).

Blutdruckveränderungen in mm Hg nach Injektion von *Urografin* 76% im Vergleich zu verschiedenen Blutdruck-Ausgangswerten

Systolischer Blutdruck vor der Injektion	Druckminderung nach der Injektion (Durchschnittswerte) systolisch	diastolisch
bis 150 mm Hg	13,7	7,5
155—200 mm Hg	38,1	20,0
über 205 mm Hg	54,4	28,1

Werden die Ergebnisse auf Gruppen verschiedener Blutdruckausgangswerte bezogen, so läßt sich konkret die Aussage machen, daß Hypertoniker in der Gruppe über 200 mm Hg mit einem systolischen Mittel von 54,4 und diastolischen Werten um 28,1 mm Hg die größte Blutdrucksenkung aufwiesen und deshalb wohl besonderer Fürsorge bedürfen.

13 Komplikationen der abdominalen Angiographie

Die Durchführung der abdominalen Angiographie ist an bestimmte Voraussetzungen gebunden (s. S. 8). Absolute Sterilität bei den Eingriffen ist oberstes Gebot. Punktions- und Kathetermaterial müssen durchgespült und einwandfrei sterilisiert sein. Alle Patienten sollten mindestens 24 Std nach Durchführung der Gefäßuntersuchung unter klinischer Beobachtung bleiben. Lumbale Aortographie und Katheteruntersuchung werden stationär durchgeführt.

Die Gefäßuntersuchung im Bauchraum — sowohl direkt mit Hilfe der „Kanülenmethode" als auch indirekt über Katheter — kann Komplikationen nach sich ziehen, die glücklicherweise relativ selten sind. Folgende Aufstellung gibt einen Überblick über einige Arbeiten mit Erfahrungen an mehr als 1000 Untersuchungen, z.T. in Form von Sammelstatistiken (McAfee, 1957; Lang, 1963; Beall u. Mitarb., 1964; Cormier u. Mitarb., 1966).

Postangiographische Letalität und Komplikationen. (Nach Wenz u. Mitarb., 1970)

		Letalität %	Schwere Komplikationen %
Lang (1963)	11402	0,06	0,71
Saur (1964)	6155	0,05	1,7
Halpern (1964)	1000	—	2,4
Seidenberg (1966)	1500	—	1,8
Baum (1966)	1600	—	0,6
Cormier (1966)	5387	0,15	2,0
Folin (1968)	1319	—	1,2
Heger (1969)	1455	—	0,9
Gesamt	29818	0,03	1,41

Fragen wir, wie solche Aufstellungen zustandekommen, dann wird der erste, relativ günstige Eindruck um Einiges getrübt. Im allgemeinen verliert der Röntgenologe seinen angiographierten Patienten außerordentlich schnell aus seinem Gesichtsfeld, nachdem er sich überzeugt hat, daß es aus der Einführungsstelle des Katheters nicht mehr blutet und daß der Fuß- oder Radialispuls gut tastbar ist. Der Patient wird mit einem komprimierenden Sandsack auf seine Station oder in das zuweisende Krankenhaus entlassen und nur, wenn dort etwas Außerordentliches auftritt, wird der Untersucher über Zwischenfälle informiert: Nachblutung, Thrombose, Embolie oder Auftreten eines Aneurysmas am Punktionsort (Abb. 41).

Da Nachuntersuchungen durch den Röntgenologen als Ausnahme gelten, dürften manche der erwähnten Statistiken über postangiographische Zwischenfälle auf recht schwankenden Füßen stehen, denn ohne gezielte Kontrolluntersuchung werden nur jene Komplikationen erfaßt, die chirurgisches Eingreifen erfordern oder mit Dauerschäden einhergehen. Paulin u. Mitarb. haben 1968 diese Problematik aufgegriffen und versuchten durch objektive Registrierung auch klinisch nicht auffallende Thrombembolien zu erfassen. Mit dieser intensiveren und objektiveren Diagnostik konnten bis zu 25% thromboembolischer Ereignisse erkannt werden.

Paulin u. Mitarb. haben 1968 aus ihren Beobachtungen bei insgesamt 880 oscillographisch kontrollierten Angiographien einige Schlußfolgerungen gezogen: Die häufigsten Komplikationen treten nach Übersichtscoronarographien auf, es folgen thorakale Aortographie und Coeliacographie. Keine Zwischenfälle bei der Darstellung der Bauchaorta. Keine Alters- oder Geschlechtsabhängigkeit, kein Zusammenhang mit vorbestandenen Coronarerkrankungen oder malignen Tumoren. Ein deutlicher Unterschied besteht jedoch beim Vergleich der verschiedenen Katheterlängen und -kaliber. Zunahme thromboembolischer Komplikationen bei langen und großkalibrigen Kathetern.

Jacobsson (1968) konnte nachweisen, daß sich — ähnlich einer geschädigten Gefäßwand — auch am Katheter Thrombocyten anlagern in Form einer reversiblen Aggregation. Einwirkung von lokal entstandenem Thrombin vermag dieses strukturlose Aggregat zum irreversiblen Thrombocytenthrombus umzuwandeln. Dieser Mechanismus ist — im Gegensatz zur Entwicklung des sog. roten Thrombus — durch Anticoagulantien nicht zu beeinflussen. Beim Herausziehen des Katheters werden die Thrombocytenauflagerungen an der Öffnung der Arterienwand kragenförmig abgestreift und bilden auf diese Weise den Kern zur lokalen Thrombose.

Ausgehend von diesen Untersuchungen haben wir am eigenen Krankengut eine nicht ausgewählte Serie von Katheterangiographien

Thromboembolische Komplikationen nach Katheteraortographie

Autor	Anzahl	Technik	Häufigkeit %	Untersuchungsmethode
LUKE u. MCGRAW (1963)	271	abdominal	0,4	?
	93	thorakal	4,3	?
KOTTKE u. Mitarb. (1964)	195	abdominal	5,7	Pulspalpation
	44	thorakal	25,0	Pulspalpation
PAULIN u. Mitarb. (1968)	88	abdominal	3,5	Oscillometrie
	32	thorakal	12,0	Oscillometrie
JACOBSSON (1968)	76	thorakal	8,0	Oscillometrie

oscillographisch nachuntersucht. Nach Messungen an 100 Patienten ergab sich eine häufigere Komplikationsquote beim dickeren, gelben Oedman-Katheter und eine Zunahme der pathologischen Befunde mit steigender Katheterlänge. Es fand sich kein Zusammenhang mit der Verweildauer des Katheters im Gefäßlumen (SPÄH, 1971). Ein vorübergehend pathologisches Oscillogramm wurde in 21% registriert. Abb. 37 demonstriert eine thromboembolische Komplikation.

Wenngleich die Komplikationshäufigkeit — bezogen auf das Gesamtkrankengut — einem vertretbaren Risiko im Rahmen einer aussagekräftigen, diagnostischen Methode entspricht, sollte man sich doch um die Voraussetzungen zur Vermeidung solcher Zwischenfälle bemühen.

Unter den Komplikationen der lumbalen Aortographie finden sich paraaortale Injektionen mit dissezierenden Aneurysmen, Blutungen, Nekrosen im Bereich des Darmtraktes, Narkosezwischenfälle, Rückenmarkläsionen, Nierenschäden und seltenere Folgen.

Die Katheteruntersuchung ist gelegentlich kompliziert durch lokale Thrombose, Lösen von Intimaauflagerungen mit peripherer Embolisation, Gefäßwandperforation mit Dissektion, Aneurysma und arteriovenöse Fistel. Die biegsame Spitze des Führungsdrahtes kann ausnahmsweise abbrechen und muß dann operativ entfernt werden. In sehr seltenen Fällen muß der Chirurg ein größeres Hämatom an der Einführungsstelle des Katheters ausräumen.

Blutung, Thrombose und Embolie stehen zahlenmäßig so im Vordergrund der angiographischen Komplikationen, daß einige begünstigende Faktoren genannt seien:

Vorbestehendes Gefäßleiden, weitlumige Katheter, wiederholte traumatisierende Punktionen, lange Untersuchungsdauer (LUKE u. MCGRAW, 1963), Gefäßspasmus, forcierte oder unterlassene Kompression der Punktionsstelle, hämorrhagische Diathese oder Marcumartherapie (DIEMEL u. SCHMITZ-DRAEGER, 1969).

Einer der schwerwiegendsten aortographischen Zwischenfälle ist die temporäre oder permanente Rückenmarkschädigung, die HORNYKIEWITSCH u. BARGON (1962) sowie SCHOEN (1962) aus großen amerikanischen Statistiken mit 0,2% aller Aortographien geschätzt haben. Um so verwunderlicher ist die Tatsache, daß man im deutschen Schrifttum der letzten Jahre keine detaillierten Kasuistiken findet. Neuerdings hat BROY (1971) auf derartige neurologische Zwischenfälle aufmerksam gemacht. Bei seiner Patientin handelte es sich um eine 39jährige Frau, bei welcher wegen schmerzloser Makrohämaturien die Nierenarteriographie durchgeführt wurde. Dabei gelangte die Katheterspitze eines roten Ödman-Katheters in das Ostium der ersten Lumbalarterie, wenige Millimeter caudal-dorsal der Nierenarterie. Nach Injektion von 8 ml Angiografin von Hand in etwa 2—3 sec berichtete die Patientin, daß ihre Beine völlig gefühl- und kraftlos seien. Unbeeinflußbar stieg die bestehende Querschnittslähmung am folgenden Tag bis D 11 an mit Anaesthesie, Analgesie und schlaffer Paraplegie unter Einschluß von Blasen- und Mastdarminkontinenz. Die Paraplegie ist mit Wahrscheinlichkeit irreversibel.

Die Analyse der Aufnahmen zeigte, daß die A. radicularis magna von der ersten Lumbalarterie her kontrastiert war. Die Muskeläste der ersten Lumbalarterie waren überspritzt, was in Form eines dichten, wolkigen, paravertebralen Kontrastmittelextravasates erkennbar war. Die hier beschriebene toxische Myelitis nach Angiographie ist eine verhältnismäßig seltene, auch heute noch unvollkommen erklärbare Komplikation dieser Methode. Mit einem derartigen spinalen Zwischenfall ist zu rechnen, wenn eine Kombination unvorhersehbarer Umstände zusammentrifft: dazu gehört eine Kontrastmittelüberflutung der A. radicularis magna, die schlechte Entwicklung des Tractus arteriosus spinalis anterior, Anomalien des arteriellen Versorgungssystems der Medulla spinalis und eine möglicherweise individuell unterschiedliche Empfindlichkeit der Neuronen auf das Kontrastmittel.

Die seltenen *Todesfälle* — vorwiegend in älteren Statistiken mitgeteilt — lassen sich zum Großteil auf toxische Schäden durch das

Kontrastmittel zurückführen, sind aber auch durch Blutungen, Thrombosen, Rückenmarkschäden, Nierenversagen oder zentrale Ausfallserscheinungen hervorgerufen worden. Sie sind heute im Grunde nur noch dann denkbar, wenn eine Reihe komplizierender Begleiterkrankungen zusammenkommt. Eine eigene Beobachtung möge dies unterstreichen:

Ein 4jähriges Mädchen mit schwerem Hydrocephalus, Zustand nach Myelomeningocele und exzessiver Skoliose der Brust- und Lendenwirbelsäule soll einer Aufrichtungsoperation der Wirbelsäule unterzogen werden. Das Kind ist querschnittsgelähmt und muß in Bauchlage gepflegt und ernährt werden. Durch die Entfernung einiger Wirbel soll das Kind wieder in die Lage versetzt werden, aufrecht zu sitzen. Zur Klärung der topographischen Gefäßverhältnisse in Höhe der vorgesehenen Aufrichtungsoperation wird eine Katheteraortographie veranlaßt, die technisch ohne jede Schwierigkeit verläuft (s. Abb. 100).

Das Kind erwacht nicht mehr aus der Narkose. Die Autopsie vermag die eigentliche Todesursache nicht zu klären. Wir vermuten, daß die Belastung durch Kontrastmittel und Narkose von dem schwerstgeschädigten Organismus nicht toleriert worden ist.

Die aus vitaler Indikation vorgesehene Diagnostik führte bei einem schwerkranken Kinde zu einer präoperativen, abdominalen Angiographie. Ihr Risiko wurde bereits vorher eingehend diskutiert, ohne daß sich bei dieser verzweifelten Situation eine andere Möglichkeit diagnostischer und damit therapeutischer Hilfe hätte finden lassen.

Unter insgesamt 1932 lumbalen Aortographien zur Darstellung der unteren Extremitätengefäße wegen arterieller Verschlußkrankheit haben wir insgesamt 2 Todesfälle erlebt, beide ebenfalls bei erheblich vorgeschädigten Kranken: 1. Notfallaortographie wegen akutem Beckenarterienverschluß im Anschluß an einen Bifurkationsbypaß. Herzversagen am Ende der Narkose bei technisch einwandfreier Angiographie. Sektion: Frische Thrombose an Coronar- und Nierenarterien. 2. Schwere allgemeine arterielle Verschlußkrankheit mit Beckenarterienstenosen beiderseits; Blutung aus dem lumbalen Stichkanal, deshalb operative Revision. Am Tag nach der Operation Tod an einer postoperativen Verbrauchscoagulopathie.

Bei der abdominalen Angiographie hatten wir — außer einigen klinisch stumm verlaufenden Paravasaten während der Aortographie und harmlosen Hämatomen an der Einführungsstelle der Katheter in der Leistenbeuge — folgende ernstere Zwischenfälle:

Alter	Untersuchungstechnik und Indikation	Begünstigende Begleitkrankheit	Komplikation
41 ♂	Katheteraortographie Schrumpfnieren	Hypertonie	Lokales Hämatom (op)
34 ♀	Katheteraortographie Phäochromocytom	Hypertonie	Lokales Hämatom (kons. Therapie)
20 ♀	Coeliacographie Lebertumor?	zu früh aufgestanden	thrombotischer Femoralisverschluß (op)
54 ♂	retrograde Arterio-aortographie Abstoßungsreaktion	Hypertonie, Nierentransplantat	Lokales Hämatom (op)
64 ♂	Coeliacographie Leberabsceß?	Arteriosklerose	embolischer Popliteaverschluß (op)

Die Rolle der Hypertonie ist aus dieser Aufstellung unschwer zu erkennen. Aber auch stärkere Traumatisierung der Arterie zur Einführung des Katheters nach früheren, vorausgegangenen Angiographien sowie fehlerhaftes Verhalten der Patienten nach der Untersuchung müssen angeschuldigt werden.

Ursachen rekonstruierter iatrogener Gefäßschäden an der Chirurg. Univ.-Klinik Heidelberg. (Nach TREDE u. Mitarb., 1972)

Beobachtungszeitraum 1960—1971, n = 26	
Nichtangiographische Gefäßläsion (Femoralisunterbindung, Ulcus radiologicum mit Gefäßarrosion usw.)	7
Thromboembolische Angiographiefolgen auswärtiger Kliniken	14
Thromboembolische Angiographiefolgen Röntgenabt. Chirurgische Univ.-Klinik Heidelberg (Indikation: 1. Ausschluß eines Lebertumors, 2. Carotis communis-Verschluß und Vertebralisstenose, 3. Ausschluß eines Leberabscesses, 4. Subclaviastenose, 5. Subclaviaverschluß)	5

Während sich die 5 thromboembolischen Komplikationen in unserem Krankengut auch auf die thorakalen Angiographien beziehen, gehen zu Lasten der *abdominalen Angiographie* an der Röntgenabteilung der Chirurgischen

Univ.-Klinik Heidelberg folgende schweren Zwischenfälle:
1 Todesfall (0,04 %),
4 ausgedehnte Hämatome (3 × op!) und
2 Thromboembolien (0,3 %).

Die Zahl der Angiographiezwischenfälle läßt sich reduzieren, wenn folgende Grundsätze streng beachtet werden:
Stationäre Durchführung der Untersuchung;
strenge Indikation;
Zumutbarkeit für den Patienten;
therapeutische Konsequenz;
vorausgehende klinische Allgemeinuntersuchung;
EKG, Blutbild, Gerinnungsstatus, Urinanalyse.

Zur Reduzierung des Risikos einer Thrombose fügen wir der physiologischen Kochsalzlösung zum Durchspülen des Katheters Liquemin im Verhältnis 1:1000 bei.

Wegen der Gefahr einer Blutung aus der Einführungsstelle sollte die Punktionsstelle etwa 10 min komprimiert werden, bei Hypertonie etwa 30 min. Wir belasten darüber hinaus die entsprechende Leistenregion für 6 Std mit einem Sandsack. Jeder Patient wird nach der Angiographie wenigstens 1mal vom Untersucher selbst besucht. Dabei wird die Punktionsstelle — ebenso wie der Pulsstatus — kontrolliert.

13.1 Diagnostik und Therapie der Angiographiekomplikationen

Die Erkennung von Zwischenfällen im Anschluß an die Aortendirektpunktion ist im allgemeinen einfach: Extravasate (Abb. 40), falscher Injektionsort (Abb. 42) und Dissektionen (Abb. 43, 44) sind aus dem Angiogramm abzulesen. Größere Hämatome, die sich meist retroperitoneal ausbreiten, verursachen heftige Schmerzen und lumbale Vorwölbung in Höhe der Punktionsstelle. Nicht selten stellt sich innerhalb weniger Stunden als Reaktion auf das Hämatom ein Subileus oder Ileus ein. Kontrolle des Blutbildes und laufende Hämatokritbestimmungen mit Puls- und Blutdruckkontrolle sowie Beobachtung des Patienten auf einer Intensivstation sind sofort zu veranlassen. Kommt die Blutung nicht zum Stehen oder treten klinisch progrediente Zeichen einer Dissektion auf, ist die operative Revision angezeigt.

Schwieriger kann die Diagnose thrombotischer oder embolischer Veränderungen im Anschluß an eine direkte Aortoarteriographie oder eine Katheteruntersuchung sein. In der Regel handelt es sich zwar um einen akuten Arterienverschluß, bei dem mit stärkeren objektiven und subjektiven Hinweisen zu rechnen ist. Eine ganze Reihe solcher Zwischenfälle entgehen jedoch zunächst dem Untersucher, da der Patient nach der Angiographie Bettruhe einhält und die Belastung der Extremität als wichtiger Faktor zur Auslösung einer schmerzhaften Hypoxie wegfällt. Die Symptome einer unzureichenden Blutzufuhr können sich nur langsam entwickeln und werden dann u. U. nach einiger Zeit nicht mehr der Gefäßuntersuchung angelastet.

Im typischen Falle wird der Untersuchte über Schmerzen im Bein oder am Arm klagen und ein deutliches Kältegefühl angeben. Dieser Hinweis muß sofort zur Kontrolle des Pulsstatus Veranlassung geben. Es folgt die Oscillographie, die den Verschluß meist sichert. Zunächst ist über die Dauer von 1—2 Std konservative Behandlung mit Tieflagerung der Extremität und Watteverband sowie Gaben gefäßerweiternder Mittel gestattet. Immer wieder behauptete Arterienspasmen haben wir nie beobachten können, so daß Spasmolytika kaum Aussicht auf Wirksamkeit haben dürften.

Verhalten bei der postangiographischen Thromboembolie. (Nach Kappert, 1969)

Hinweis	Patient gibt Schmerzen und Kältegefühl an
Diagnose	Pulsstatus, Hauttemperatur, *Oscillographie* (erneute Angiographie!)
Therapie bis 2 Std	*Watteverband* *Tieflagerung des Beines* *Schmerzbekämpfung* (in schweren Fällen Morphin, sonst Novalgin + Tranquilizer) *Vasodilatation* (*Complamin* oder *Ronicol* intraarteriell + *Hydergin* 0,5 mg in 500 ml Laevosan 5 % i. v.)
nach 2 Std	*Chirurgische Behandlung* (Fogarty-Katheter) absolut indiziert bei Extremitätenstammarterien *Fibrinolyse* nur bei peripheren Verschlüssen

Beim „Symposium über Gefäßthrombosen nach Katheterangiographie" (1970) zeigte sich, daß keine einhellige Meinung über das Vorgehen beim akuten, iatrogenen Verschluß auf dem Röntgenuntersuchungstisch besteht. Die einen sind für sofortige chirurgische Revision nach Ablauf von 1—2 Std (HASSE u. Mitarb., 1970), die anderen befürworten den Versuch mit der Fibrinolyse (JÜRGENS u. Mitarb., 1970).

Unsere eigenen Erfahrungen mit thromboembolischen Komplikationen sind so gering, daß wir kaum zu dieser Frage Stellung nehmen können. Unsere Patienten wurden sofort dem Gefäßchirurgen vorgestellt und bei eindeutigem Totalverschluß mit bestem Erfolg unverzüglich desobliteriert.

Ob Fibrinolyse oder Operation: Der postangiographische Verschluß muß vom Untersucher selbst diagnostiziert und sofort — gemeinsam mit dem Internisten und Chirurgen — betreut werden.

IV Abdominales Syndrom und Angiographie

1 Viscerale Durchblutungsstörungen

Pathologische Veränderungen an den Visceralarterien können zu klinisch faßbaren Störungen des Magen-Darmkanals und der parenchymatösen Organe führen. In der präangiographischen Ära erfolgte die intravitale Diagnose akuter Verschlüsse meist während der Probelaparotomie, während chronisch obliterative Prozesse in der Regel erst bei der Obduktion beobachtet wurden. Dieses Unvermögen sowohl einer frühzeitigen exakten Diagnostik als auch einer wirksamen Therapie hat dazu geführt, daß dem Kapitel der abdominellen Durchblutungsstörungen lange Zeit hindurch nur sehr wenig Interesse entgegengebracht wurde.

1.1 Historisches

Es sind zunächst Arbeiten einiger weniger Pathologen gewesen, die sich mit Verschlußkrankheiten der Visceralarterien auseinandergesetzt haben (CRUVEILHIER, 1830), ohne daß dem entscheidenden Kriterium, den funktionstüchtigen Kollateralen, Beachtung geschenkt worden wäre.

Eine rühmliche Ausnahme bildet der Heidelberger Anatom FRIEDRICH TIEDEMANN, der in seiner Monographie 1843 „Von der Verengerung und Schließung der Pulsadern" einen chronischen Verschluß der A. mesenterica superior bei einem 60jährigen Bettler beschreibt. TIEDEMANN konnte mit Hilfe einer injizierten Füllmasse beweisen, daß das Blut auf Kollateralwegen die Mesenterica superior erreichte: aus der A. coeliaca über die erweiterte A. pancreaticoduodenalis superior und aus der Mesenterica inferior über den ramus anastomoticus magnus der linken A. colica.

Diese Arbeit darf deshalb mit Recht als fundamentale Grundlage alles dessen angesehen werden, was spätere Generationen — in erster Linie durch den Einsatz der Angiographie — an funktionellen und morphologischen Erkenntnissen beigetragen haben.

Die von TIEDEMANN erwähnte Kollaterale zwischen der A. mesenterica inferior und superior trägt den Namen des Pariser Anatomen RIOLAN D. J. (1580—1657). Dieser hat jedoch nach DIEMEL u. Mitarb. (1964) lediglich den am Innenrand des Dickdarmes gelegenen Gefäßbogen gesehen und seine funktionelle Bedeutung nicht erkannt.

CHIENE konnte 1969 einen Patienten mit Totalverschluß aller 3 Eingeweidearterien beobachten, ohne daß diese Okklusion für die Todesursache verantwortlich zu machen war (siehe auch CEN u. Mitarb., 1972). Auch ROB berichtete 1970 über insgesamt 6 Patienten mit Verschluß der Coeliaca und Mesenterica superior ohne klinische Ausfallserscheinungen.

Die klinischen Äußerungen des Eingeweidegefäßverschlusses sind in erster Linie abhängig von der Wertigkeit des Kollateralsystems. Da dies jedoch keineswegs in allen Fällen ausreicht zur Aufrechterhaltung einer funktionsgerechten Durchblutung, kommt es zu einem klinischen Krankheitsbild, für das folgende Synonyma geprägt wurden: angina abdominalis, angina intestinalis, angina mesenterialis, angina visceralis, abdominal angina syndrome, abdominal intermittent syndrome, claudicatio abdominalis, claudicatio intestinalis, dysbasia intermittens intestinalis, dyspepsia intermittens angiosclerotica intestinalis, intermittierende anämische Dysperistaltik, intermittent mesenteric ischemia, insuffisance artérielle mésentérique, Orthnersche Erkrankung, Orthnersches Hinken, Pal-Syndrom, Palsche Krisen, mesenteric arterial insufficiency.

VOLLMAR (1968) unterscheidet ein akutes und chronisches Verschlußsyndrom der Eingeweidearterien.

1.2 Akuter Eingeweidearterien-Verschluß

Die akute Verlegung einer oder mehrerer Visceralarterien hat nach VOLLMAR (1968) folgende Ursachen:

1. Arterielle Embolie,
2. arterielle Thrombose,
3. Aneurysma der Aorta abdominalis und der Mesenterialgefäße,
4. Kompression der Arterie von außen (Strangulation, Tumoren u.a.),
5. Trauma (Arterienabriß, arterielle Thrombose).

Unter diesen Möglichkeiten halten sich arterielle *Embolie* und *Thrombose* die Waage, während die übrigen Ursachen als seltene Ereignisse angesprochen werden müssen (ZAHN u. GOERTTLER, 1971). Eine Ausnahme bildet vielleicht die *Gefäßverletzung* durch das Bauchtrauma; jedenfalls haben wir solche Veränderungen in zunehmendem Maße — insbesondere bei der Milzruptur — angiographisch nachweisen können (s. Kapitel „Bauchtrauma", S. 45).

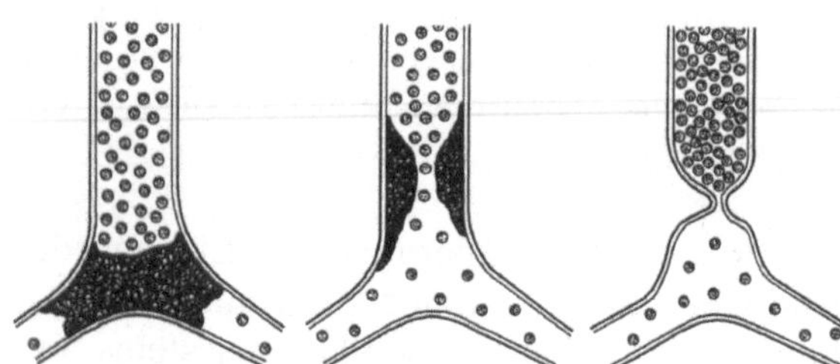

Ursachen des chronischen Eingeweidearterienverschlusses

Im Gefolge des akuten Gefäßverschlusses kommt es zur Ischämie, die abhängig ist von Sitz und Ausdehnung der Blockade. Sie wird dadurch begünstigt, daß 1. ein sofort verfügbarer, suffizienter Kollateralkreislauf fehlt, 2. es sich bei den Visceralarterien um funktionelle Endarterien handelt und 3. die sog. ischämische Toleranzzeit des Magen-Darmkanals und der versorgten Bauchorgane nur 120—180 min beträgt.

Nicht selten kommt es im Gefolge eines Arterienverschlusses zur sekundären Mesenterialvenenthrombose infolge Stagnation des Blutes im venösen Abflußschenkel. Abb. 45 demonstriert eine solche „stehende" Kontrastmittelsäule, die serienangiographisch mehr als 30 sec p.i. in den Mesenterialvenen registriert werden konnte. Ursache der operativ verifizierten Thrombose an der Einmündungsstelle zur Pfortader ist eine frische Embolie im distalen Schenkel der A. mesenterica superior.

Nach GOERTTLER (1968) sind bei der Embolie der Visceralarterien in über 90% die A. mesenterica superior und ihre Verzweigungen betroffen. Der sehr weite Abgangstrichter, in den bei der Sondierung von Ästen der Bauchaorta die Katheterspitze immer wieder regelrecht „hineinfällt" und die Lage am Scheitelpunkt der ventral-konvex verlaufenden Lendenkrümmung der Bauchaorta scheinen hieran wesentlich mitbeteiligt zu sein. Im eigenen Krankengut haben wir unter den akuten Verschlüssen der Visceralarterien nur in einem einzigen Falle eine Okklusion an der Coeliaca nachweisen können.

Voraussetzung für eine zielgerechte und *frühzeitige Therapie* ist die *schnelle Lokalisation des Verschlusses.* Diese topische Diagnose ist vor der Laparotomie nur durch die sofort angeordnete Angiographie möglich. Will der Radiologe mehr sein als technischer Erfüllungsgehilfe des Klinikers, muß er über das klinische Bild und in besonderer Weise über den richtigen Zeitpunkt seines Eingreifens, von der Gesundheit und Leben des Patienten abhängen können, informiert sein.

Der akute Verschluß des Truncus coeliacus stellt ein außerordentlich seltenes Ereignis dar. Plötzlicher Vernichtungsschmerz im Oberbauch, Übelkeit, sanguinolentes Erbrechen und schwerer Schockzustand führen zu Differentialdiagnosen wie: Herzinfarkt, Magenperforation, akute Pankreatitis, incarcerierte Zwerchfellhernie, Cholelithiasis u.a. Dem Röntgenologen kommt schon in der Phase des akuten Geschehens eine verantwortungsvolle Rolle auf dem Wege zur richtigen Diagnose zu. Die Abdomenleeraufnahme kann bereits von entscheidender Bedeutung sein, insbesondere in vorgerückten Stadien, wenn die Retention von Flüssigkeit und Gas im unteren Ileum und in der rechten Hälfte des Dickdarmes einhergeht mit einer ödematösen Verdickung der Dickdarmwände und Zeichen der Peritonitis (AAKHUS u. BRABRAND, 1967). In frühen Stadien des akuten Visceralarterienverschlusses sind jedoch oft keinerlei abnorme Befunde auf dem Übersichtsfilm nachzuweisen.

Bei der A. mesenterica inferior ist nach MCCORT (1960) nur dann eine klinische Symptomatik im Gefolge eines akuten Verschlusses zu erwarten, wenn zusätzliche Verschlüsse im Gebiet der Mesenterica superior, der inneren Beckenarterien links oder konnatale Anomalien der präformierten Gefäßbrücken vorliegen.

Wir haben einen einzigen akuten Verschluß der A. mesenterica inf. im Anschluß an einen aorto-femoralen Bypass mit Unterbindung dieser Arterie erlebt, der zu klinischen Erscheinungen (blutig-schleimige Stuhlentleerungen) geführt hat und bei welchem wir eine segmentäre Stenose des Sigma mit Schleimhautatrophie nachweisen konnten. Angiographisch wurden wir in keinem einzigen Falle beim akuten Verschluß der Mesenterica inferior bemüht.

Anders verhält es sich bei der plötzlichen Verlegung der A. mesenterica superior oder eines Astes derselben. Es resultiert nahezu immer eine Darmnekrose, die das gesamte klinische Bild beherrscht:

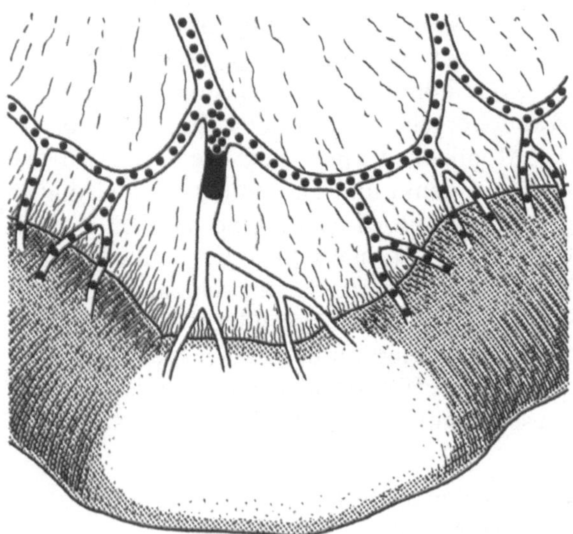

Akuter Mesenterialverschluß. (Nach BURY, 1969)

Initialstadium 1—2 Std	Akuter abdominaler Gefäßschmerz; Brechreiz; Schweißausbruch; Tachykardie; Prostration; gesteigerte Peristaltik; blutige Durchfälle; Leukocytose; Diskrepanz schlechter Allgemeinzustand und geringer objektiver Befund
Latenzstadium 2—12 Std	Uncharakteristische Beschwerden; schlechter Allgemeinzustand; Darmgeräusche verschwinden; Tachykardie
Stadium der irreparablen Darmnekrose über 12 Std	Lokalisierte oder diffuse Peritonitis; Ileus; toxische Kreislaufschwäche

Die meisten unserer Patienten mit Mesenterialverschluß wurden im Latenzstadium angiographiert. Verständlich, daß bei der uncharakteristischen klinischen Symptomatik auch eine größere Anzahl von Ausschlußdiagnosen gestellt wurden. Wir sind aber der Meinung, daß bei den z.Z. noch katastrophalen Behandlungsergebnissen des akuten Mesenterialverschlusses, jede Anstrengung gerechtfertigt ist, die Diagnose so früh wie möglich zu sichern.

1.2.1 Indikation zur Angiographie und Technik

Die Indikation zur visceralen Angiographie ist in erster Linie Sache des Internisten bzw. Chirurgen. Der Röntgenologe kann zu dieser Entscheidung beitragen, wenn er auf zwei Dinge achtet, die uns nicht selten weitergeholfen haben: eine auffällige Tachykardie, welche zur Situation des akuten Abdomens nicht paßt und beginnende Veränderungen im Sinne einer Peritonitis auf der Abdomenleeraufnahme. Nicht selten stellen sich gerade im Intervallstadium einige wenige Dünndarmschlingen übereinander als Ausdruck der bereits eingetretenen Darmwandschädigung.

Beim akuten, unklaren Abdomen wird selbstverständlich zunächst die freie Perforation eines Hohlorgans, ein Hindernis im Magen-Darmkanal, die akute Pankreatitis und der frische Herzinfarkt oder die akute Leberstauung auszuschließen sein. Dem Röntgenologen fällt bei den meisten dieser Ausschlußdiagnosen eine verantwortungsvolle Aufgabe zu. Der Entschluß zur frühzeitigen Angiographie wird erleichtert, wenn mögliche Streuquellen für Embolien bereits bekannt sind oder durch die klinische Untersuchung zutage treten (Vorhofflimmern, Mitralstenose, absolute Arrythmie, Aortenaneurysma).

Da nur in den seltensten Fällen klinische Hinweise auf die anatomische Lokalisation des Gefäßverschlusses gegeben sind, liegt es nahe, zunächst eine orientierende Übersichtsaortographie vorzunehmen. Unsere Erfahrun-

Behandlung und therapeutische Ergebnisse bei 45 Patienten mit akuten Mesenterialarterien und -venenverschlüssen an der Chirurgischen Universitätsklinik Heidelberg 1964—1970. (Nach LAUBACH, 1971)

	Zahl der Patienten	operiert	nicht operiert	Überlebende
Embolie	16	13	3	—
Thrombose	15	13	2	1
venöser Verschluß	9	8	1	2
kombinierter Verschluß	4	4	—	1
ungeklärt	1	1	—	—
	45	39	6	4 (9%)

gen haben jedoch gezeigt, daß die sofortige selektive Arteriographie bessere Ergebnisse liefert; es sei denn, daß im Seitbild der Aortographie ein Verschluß sichtbar wird (Abbildung 46).

Die Gründe hierfür liegen z.T. in der einseitigen Bevorzugung der A. mesenterica superior bei akuten Verschlüssen, zum anderen erlaubt die selektive Arteriographie eine wesentlich exaktere Diagnostik durch die überlagerungsfreie Darstellung umschriebener Gefäßareale, wodurch auch kleine Embolien in der Peripherie sichtbar gemacht werden können (Abb. 47).

Nicht zuletzt ist durch die selektive Arteriographie auch eine Darstellung des venösen Abflusses gewährleistet. Dies ermöglicht die Diagnose eines zusätzlichen venösen Abflußhindernisses.

Der Einwand, die selektive Arteriographie nehme im Vergleich zur Aortographie mehr Zeit zum Aufsuchen der Mesenterica superior in Anspruch, gilt nur bei stark arteriosklerotisch veränderten Gefäßen. Hier wird man im höheren Lebensalter zunächst eine Übersichtsaortographie vornehmen bzw. bei Hindernissen im Verlauf der Beckenarterien sofort der hohen, translubalen Aortographie den Vorzug geben. Da diese letztgenannte Untersuchung in Allgemeinnarkose vorgenommen wird, sollte sich beim Nachweis eines Gefäßverschlusses der operative Eingriff unmittelbar anschließen.

Bei freier Strombahn im arteriellen und venösen Schenkel der A. mesenterica superior schließen wir die Coeliacographie und erst dann eine Übersichtsaortographie an, wenn der klinische Befund einen Gefäßverschluß nahelegt.

Die angiographischen Befunde bei der Mesenterialokklusion sind im Versuch an 18 Hunden experimentell von BONAKDARPOUR (1970) geprüft worden. Es fanden sich folgende Veränderungen nach Unterbrechung der zuführenden Arterienäste in den verschiedensten Abständen vom Aortenabgang:

1. Stagnation des Kontrastmittels in den unterbundenen Gefäßen (stagnation sign).
2. Darstellung des Gefäßstumpfes (stump-sign).
3. Verzögerte Darstellung der Arterien im ischämischen Bezirk.
4. Herabgesetzte Vascularisation der betroffenen Darmpartien.

Die Erfolge der chirurgischen Behandlung sind bislang entmutigend. 1965 berichtete SCHRÖDER in einer Literaturzusammenstellung von insgesamt nur 45 erfolgreich operierten Visceralarterienverschlüssen. Ursache für diese überaus traurige Statistik ist zweifellos die zu spät erfolgte Indikation zur Laparotomie, d.h. die zu spät oder überhaupt nicht diagnostizierte Gefäßkrankheit. Hier kann sich nur ein Wandel ergeben, wenn der Kliniker früher an die Möglichkeit eines Eingeweidearterienverschlusses denkt und die Indikation zur Angiographie so früh wie nur irgend möglich gestellt wird. Das setzt eine sehr aktive Mitarbeit des Radiologen voraus, der an seinem Angiographiezentrum selbstverständlich einen Dauerdienst einrichten muß, um den nicht selten in den späten Nachtstunden eintreffenden Patienten sofort untersuchen zu können (WENZ, 1969).

1.3 Chronischer Eingeweidearterien-Verschluß

1.3.1 Ätiologie

Kongenitale Stenosen der Eingeweidearterien sind selten. Sie zeigen eine symmetrische Einengung des Lumens (*1*). Die seltene fibromuskuläre Wandhyperplasie (*2*) kommt nicht nur an den Nierenarterien vor, sondern wurde von PALUBINSKAS u. RIPLEY (1964) sowie RIPLEY u. LEVIN (1966) auch an den Visceralarterien beschrieben. Auch die externe Arterienkompression (*3*) z.B. im Rahmen eines malignen Tumors (Pankreascarcinom: WEISSLEDER u. Mitarb., 1966) ist bei entsprechenden klinischen Symptomen zu bedenken. Eine Besonderheit ist die sog. reitende Zwerchfellzwinge des Hiatus aorticus (LIPSCHÜTZ, 1917); (Abb. 51).

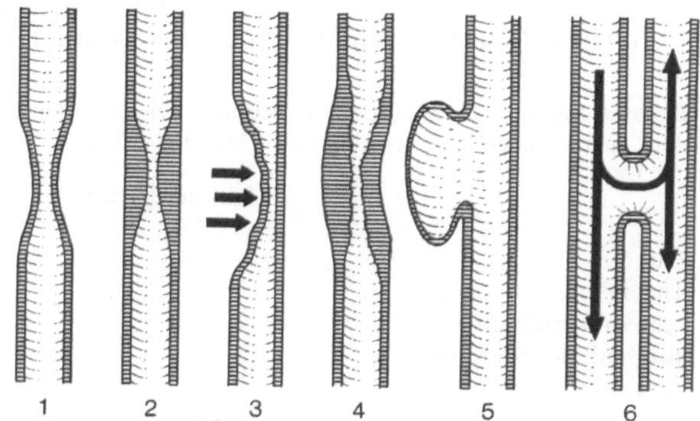

Ursachen des chronischen Eingeweidearterienverschlusses

Zahlenmäßig führt unter den chronisch-stenosierenden Vasculopathien die Arteriosklerose (*4*) auf degenerativer oder gemischt degenerativ-entzündlicher Basis mit ca. 90% vor den Arteriitiden mit ca. 10%. Verkalkungen und Parietalthromben stehen im Vordergrund; mit Abstand folgen Aneurysmen (*5*) und arterio-venöse Kurzschlußverbindungen (*6*) (GOERTTLER, 1969).

1.3.2 Kollateralkreislauf

Die Visceralarterien, Coeliaca, Mesenterica superior und Mesenterica inferior sind in 3 Etagen angeordnet und stehen durch natürliche präformierte Brückengefäße miteinander in Verbindung. Diese Anastomosen sind normalerweise schmalkalibrig und dienen allein der Blutversorgung in ihrem Ausbreitungsgebiet; unter bestimmten pathologischen Voraussetzungen entstehen aber aus diesen unbedeutenden Gefäßbahnen große Kollateralen mit einer oft erstaunlichen Leistungsfähigkeit. Diese kompensatorische Potenz der Kollateralen bildet den Schlüssel zum Verständnis für die meist erhebliche Diskrepanz zwischen dem Grad der gestörten Durchblutung und der vielfach fehlenden klinischen Manifestation (KRIESSMANN, 1967).

Zu unterscheiden ist eine Gruppe von Kollateralen zwischen den genannten 3 Gefäßetagen und solche Brückengefäße, welche „systemfremde" Arterien wie Intercostal- oder Iliolumbalarterien einbeziehen.

Die bedeutendsten intervisceralen Verbindungsgefäße sind in kranio-caudaler Richtung (Abb. 54):

1. Vordere und hintere pancreatico-duodenale Arkade zur Verbindung der Coeliaca und Mesenterica superior. Sie kann sowohl beim Verschluß der Coeliaca als auch der Mesenterica superior einspringen (Abb. 55).

2. Verbindungsgefäße zwischen A. colica media und A. colica sin., welche als Riolansche Anastomose die obere und untere Mesenterialarterie in beiderlei Strömungsrichtung kurzschließen (Abb. 4, 59). Das Kollateralgefäß ist Schaltstelle für Verschlüsse der Mesenterica superior oder inferior. Das Kaliber des normalerweise im Angiogramm kaum zu differenzierenden oder überhaupt nicht sichtbaren Gefäßes kann bis zur Weite einer Mesenterica superior zunehmen.

3. Verbindung zwischen der A. mesenterica inferior und der linken A. iliaca interna über die A. haemorrhoidalis superior (Abb. 58). Die Beckengefäße können bei gut ausgebildetem Kollateralkreislauf dem Mesenterialsystem so viel Blut entziehen, daß eine relative Durchblutungsinsuffizienz des Intestinums bei offenen Visceralarterien resultiert (mesenteric steal syndrom, VOLLMAR u. Mitarb., 1964; iliofemorales steal syndrom, VOLLMAR, 1971).

Während die zahlreichen Anastomosen innerhalb der Dünndarmarkaden für den Kollateralkreislauf nur eine untergeordnete Rolle spielen, sind weitere Kollateralen zwischen A. hepatica communis bzw. sinistra und A. gastrica sinistra zwischen A. gastrica dextra und A. pancreatica dorsalis, zwischen den Aa. gastro-epiploicae und der A. lienalis u.a. beschrieben worden (s. auch DÜX u. Mitarb., 1966).

Zur Gruppe von Kollateralen, die nicht zum Visceralkreislauf zählen, gehören (Abb. 56):

1. Aa. intercostales
2. Aa. diaphragmaticae
3. Aa. epigastricae
4. Aa. lumbales
5. Aa. ilio-lumbales mit Verbindung über die A. iliaca int. zur A. mesenterica inf.

Für die Entstehung solcher funktionell hochwertiger Kollateralen ist die Drucksenkung in der betreffenden Gefäßetage mit Druckgradient zwischen gedrosselter Gefäßzone und benachbarter Arterie maßgebend. Die Flußrichtung verläuft immer zur Gefäßetage mit erniedrigtem Druck.

Wichtig sind auch die Zeitspanne zur Adaption des Kollateralsystems und die Integrität der beanspruchten Gefäße sowie die gesamte Herz-Kreislauf-Situation.

Nach VOLLMAR (1968) nimmt die Funktionstüchtigkeit der Kollateralbrücken zwischen den 3 Visceralgefäßetagen in kaudocranialer Richtung ab. Selbst kombinierte Stenosen und segmentäre Verschlüsse von 2 oder gar 3 Visceralarterien, z.B. Truncus coeliacus und A. mesenterica superior, können toleriert werden, vorausgesetzt, daß sich die Verschlußprozesse sehr langsam entwickeln und die restlichen Gefäßetagen über voll funktionsfähige Kollateralen einspringen (CEN u. Mitarb., 1972).

Eine solche Situation wird in Abb. 4 demonstriert: Offen ist lediglich die zuführende

Arterie einer Solitärniere und die stenosierte Mesenterica inferior. Der 42jährige Mann mit Hochdruck und peripheren Durchblutungsstörungen wog 82 kg und klagte über keinerlei Verdauungsbeschwerden.

Gerade dieser Fall zeigt, daß es unmöglich ist, aus dem Arteriogramm auf das klinische Krankheitsbild zu schließen. Wir haben deshalb unser Krankengut im Hinblick auf Stenosen und Verschlüsse der Visceralarterien durchgesehen.

arkaden als Umgehungsbahnen bei Coeliaca-, Hepatica- oder Mesenterialverschluß vollständig aus. Von besonderer Bedeutung ist auch die Lokalisation des Verschlusses im Hinblick auf die terminale Strombahn: Je weiter peripher der Verschluß, um so geringer ist die Chance einer kollateralen Kompensation.

Auch der Zusammenhang zwischen vorrückendem Lebensalter und damit abnehmender „Durchblutungsreserve" (ZAHN u. GOERTTLER, 1971) darf nicht außer acht gelassen

Lokalisation und Verteilung obliterierender visceraler Gefäßerkrankungen mit klinischer Symptomatik bei 769 konsekutiven Aortographien [Röntgenabteilung der Chirurgischen Univ.-Klinik Heidelberg (1961—1969)]. (Nach WENZ u. Mitarb., 1971). Krankengut: vorwiegend Patienten mit arterieller Verschlußkrankheit der unteren Extremitäten

	Verschlüsse	Abgangs-stenose	periphere Stenose	insgesamt
A. coeliaca	5	4	—	9
A. hepatica com.	—	2	—	2
A. gastroduodenalis	4	3	—	7
A. lienalis	1	1	—	2
A. mesenterica superior	6	7	6	19
A. colica media	—	1	—	1
Aa. jejuni et ilei	1	—	1	2
A. mesenterica inferior	8	3	2	13
	21	21	9	55

Unter unseren ausgewerteten 769 Patienten fanden wir 167 mit Stenosen und Verschlüssen an den Eingeweidearterien, von denen nur die tabellarisch aufgeführten 55 Kranken (7 %) über abdominale Beschwerden klagten. Im gleichen Zeitraum mußten nur 6 Patienten wegen „angina abdominalis" operiert werden!

Im Vergleich hierzu fanden MÜNSTER u. MÜLLER (1967) unter 1200 unausgewählten Aortogrammen in 4% Obliterationen der Coeliaca und Mesenterica superior. Sie traten in $\frac{4}{5}$ jenseits des 40. Lebensjahres auf. Patienten mit Verschlußkrankheiten der Extremitätenarterien waren bevorzugt betroffen. 85% der gefundenen Verschlüsse sind nach Meinung dieser Autoren angiographische Zufallsbefunde. Unter den insgesamt 50 Patienten mit Obliterationen fand sich nur eine einzige Frau mit der Symptomatik einer abdominellen Durchblutungsstörung.

Die Wahrscheinlichkeit klinischer Ausfallserscheinungen beim Verschluß einer oder mehrerer Visceralarterien (Abb. 3) steigt mit dem Vorkommen zusätzlicher Veränderungen an den Kollateralen durch Tumoren (Abb. 61), Entzündungen oder Narbenbildung. So fallen beispielsweise nach Magenresektionen, bei denen die A. gastro-duodenalis primär oder sekundär verschlossen sein kann, die Pankreas-

werden. Das arterielle intestinale Strombett erfährt durch die arteriosklerotischen Veränderungen beim älteren Menschen eine nicht zu übersehende Begrenzung. Dies bedeutet verminderte Stromzeitvolumenzunahme bei Mehrbedarf in der Peripherie, wie er nach den Mahlzeiten in den Bauchorganen gegeben ist (Erhöhung des Durchflußvolumens der Eingeweidearterien nach Nahrungsaufnahme um etwa 30%!).

Daher sollten ältere Menschen hinsichtlich der Anforderungen an ihr Intestinalarteriensystem zurückhaltend sein, indem sie von voluminösen Mahlzeiten mit der erforderlichen hohen Mehrdurchblutung Abstand nehmen (ZAHN u. GOERTTLER, 1971).

Eine 2. Gefahr durch die Eingeweidearteriensklerose besteht in hämodynamischen Störungen, die zu poststenotischen Thrombosen führen können. Ebenso sind Kalksalzinkrustationen mit Proliferation in das Lumen in der Lage als „Thrombocytenfänger" und damit als Kopf eines Thrombus dienen (Abbildung 5).

In diesem Zusammenhang sei ein Problem angeschnitten, das uns noch keineswegs abgeklärt erscheint. Im Anschluß an Arbeiten von Mikkelsen (1957 und 1959) wurde die dort vertretene Meinung weit verbreitet, daß nur der Verschluß oder die Stenose zweier großer Eingeweidearterien zu einer klinisch faßbaren Mangeldurchblutung Veranlassung gebe. In der überwiegenden Zahl der anglo-amerikanischen Arbeiten ist diese Ansicht übernommen. Zweifel sind neuerdings in einer größeren Arbeit von Warter u. Mitarb. (1970) geäußert worden, nachdem die französischen Autoren nicht weniger als 60 isolierte Coeliacastenosen mit teilweise schwerer klinischer Symptomatik auswerten konnten.

Aber auch Einzelbeispiele sprechen dafür, daß der umschriebene Verschluß einer einzigen Visceralarterie zu erheblichen Beschwerden führen kann (Abb. 48). So berichten Léger u. Mitarb. (1967) über eine 52jährige Frau mit postprandialen, epigastrischen Schmerzen und Diarrhoen, bei welcher die Angiographie eine filiforme Stenose am Abgang der A. hepatica ergab. Bei der Operation konnte ein fibröser Ring (fibrose péri-artérielle sténosante) durchtrennt werden, wodurch augenblickliche Beschwerdefreiheit erzielt wurde.

Zweifellos sind solche Einzelbeobachtungen allein noch nicht beweiskräftig. In einer sehr kritischen Arbeit haben sich jedoch Schimanski u. Schmidt (1971) mit der Literatur über Fälle mit klinischer Symptomatik bei Verschluß oder Stenose einer einzigen Visceralarterie beschäftigt und mehrere Literaturangaben nachweisen können (s. dort). Sie selbst haben unter 16 Fällen mit visceraler Durchblutungsinsuffizienz 9 Patienten mit singulärer Hauptstammstenose oder -verschluß einer Eingeweidearterie gefunden. In 7 Fällen waren 2 oder 3 Arterien stenosiert. Außerdem ergaben sich in 8 Fällen — zusammen mit Coeliacastenosen — rezidivierende Magen-Duodenalulcera.

Es scheint erwiesen, daß die Entwicklung einer klinischen Symptomatik nicht von der Zahl der verschlossenen Arterien, sondern vom Grad der Ischämie abhängt.

1.3.3 Indikation zur Angiographie und Befunde

Wenngleich der Großteil visceraler Stenosen und Verschlüsse klinisch asymptomatisch verläuft, ist an der Existenz eines klinischen Krankheitsbildes auf dem Boden der visceralen Durchblutungsstörung nicht zu zweifeln. Die Trias:

Schmerzattacken nach dem Essen
Malabsorptionssyndrom
Gefäßgeräusche im Oberbauch

deutet auf die sog. „angina abdominalis" hin. Obwohl in typischen Fällen die Diagnose rein klinisch gestellt werden kann, kommen die meisten Patienten doch nach zahlreichen ergebnislos verlaufenden anderen Untersuchungen zur Gefäßdarstellung, die den Sachverhalt meist schlagartig klärt.

Das technische Vorgehen besteht in der Anfertigung einer Übersichtsaortographie entweder über einen Katheter oder — bei generalisierter Verschlußkrankheit — als subdiaphragmale Aortographie (Abb. 6).

Eindeutige Klärung über die Flußrichtung innerhalb der Kollateralbahnen erhält man durch die selektive Arteriographie, weshalb wir in den meisten Fällen jedoch versuchen, von vornherein selektiv vorzugehen.

In typischen Fällen fehlt die Kontrastierung des Gefäßabschnittes distal einer stärkeren Stenose oder eines Totalverschlusses und füllt sich mit mehr oder weniger deutlicher Phasenverschiebung über Kollateralen auf.

Diese Kollateralbahnen — im allgemeinen Pankreasarkaden oder Riolansche Anastomose — sind — im Gegensatz zum Aortogramm gesunder Vergleichspersonen — meist so stark ausgeprägt, daß sie sofort ins Auge fallen. Die Kollateralbahnen können dabei das Kaliber eines Visceralarterienstammes annehmen.

Ist im a.-p.-Bild die Phasenverschiebung wesentliches angiographisches Merkmal des Visceralarterienverschlusses oder der fortgeschrittenen Stenose, so läßt sich wegen des nach ventral gerichteten Abganges der unpaaren Visceralarterien die Abgangsstenose oder der Totalverschluß nur im Seitbild sicher nachweisen. Hier muß allerdings einschränkend gesagt werden, daß bei adipösen Patienten die Qualität der Seitangiogramme meist schlecht ist.

2 Gastrointestinalblutung

Unter den Ursachen der Gastrointestinalblutungen stehen peptische Ulcera und die Oesophagusvaricen sowohl in klinischen als auch Sektionsstatistiken weit an der Spitze (DALICHAU u. Mitarb., 1968). Im eigenen Krankengut der Jahre 1963 bis 1967 überwiegen die peptischen Ulcera. Der Anteil der ungeklärten Blutungen betrug 11,7 %, darunter sind 13 Patienten mit Hämatemesis und Melaena, die innerhalb kürzester Zeit symptomfrei wurden und bei denen weder röntgenologisch noch endoskopisch eine Blutungsquelle eruiert werden konnte. Wir dürfen mit großer Wahrscheinlichkeit annehmen, daß bei dem Großteil der Patienten akute Erosionen vorlagen, die sich der Diagnostik zu diesem Zeitpunkt entzogen. 4 Patienten kamen vor eingehender Diagnostik ad exitum und wurden nicht obduziert, und bei 3 weiteren Kranken brachte auch die Laparotomie keine Klärung.

Bei der röntgenologischen Lokalisation intestinaler Blutungen haben konventionelle Untersuchungsmethoden wie Übersichtsaufnahme, Kontrastmahlzeit und -einlauf, eine Fehlerquote von 10 bis 50 % (BERKOWITZ, 1954; BIRKE u. ENGSTED, 1956; JONES u. Mitarb., 1959; PRÉVÔT u. LASSRICH, 1959; WENZ, 1967 und 1969).

Selbst die Probelaparotomie vermag in 6 bis 8 % der Fälle die Blutungsquelle nicht aufzudecken (KELLEY u. Mitarb., 1963; SPENCER, 1964; BRICK u. PALMER, 1964), und gelegentlich hat auch der Pathologe Mühe, sie zu finden.

Es ist zweifellos der Endoskopie zu verdanken, daß die erosive Gastritis heute als Blutungsursache häufiger erkannt wird (vgl. Tabelle auf dieser Seite).

Die Angiographie hat für die Diagnostik der Gastrointestinalblutung grundsätzlich neue diagnostische Ansätze geliefert: 1. durch direkte Kontrastierung der Blutungsursache (Tumor, Ulcusgrund); 2. durch die Markierung des Blutungsbereiches über das in den Darm ausgetretene Kontrastmittel.

Ätiologie der Gastrointestinalblutung. (Nach KATZ u. Mitarb., 1964)

Autor	Endoskopie	Jahr	Fälle	% erosive Gastritis
BROWN u. Mitarb.	nein	1950	324	—
MARTHIN u. Mitarb.	nein	1953	246	5
ATIK and SIMEONE	nein	1954	293	2
BERKOWITZ u. Mitarb.	nein	1956	500	1
ZIMMERMANN u. Mitarb.	nein	1956	200	—
PALMER	ja	1952	121	22
JONES	ja	1956	1910	30
PALMER	ja	1962	650	15
KATZ u. Mitarb.	ja	1963	150	26
HIRSCHOWITZ u. Mitarb.	ja	1963	216	22

2.1 Experimentelle angiographische Voraussetzung

Die Anwendung angiographischer Techniken zur Lokalisation okkulter Gastrointestinalblutungen basiert auf einer Arbeit von RASTELLI u. Mitarb. (1959). Die Autoren versuchen darin, an der Leiche eine Blutungsquelle durch Kontrastfüllung der Aorta und den Nachweis des Kontrastmittelaustrittes in das Darmlumen bei Ulcus duodeni mit Arrosion einer Arterie zu erfassen. Gleiches konnten die Untersucher auch im Tierversuch am Hund nachweisen.

Erste quantitative Untersuchungen zur Feststellung eines unteren Grenzwertes einer angiographisch lokalisierbaren Blutung gehen auf JAFFÉ u. Mitarb. (1964) zurück. Sie legen einen bis in das freie Darmlumen implantierten Mesenterialast an eine Drosselklemme und sind auf diese Weise in der Lage — nach Einstellung variabler Blutungsstärken — serienarteriographisch die Mindeststärke einer mit Kontrastmittel nachzuweisenden intestinalen Blutung zu ermitteln. Die Übersichtsarteriographie erfaßt in diesen Versuchen Blutungen von mehr als 6,0 ml/min, während Blutungen unter 3,0 ml/min in keinem einzigen Fall zu einem erkennbaren, intraluminalen Kontrastmittelaustritt führen.

Kleinere Quantitäten bei intestinalen Blutungen werden in den Versuchen von FREY u. Mitarb. (1967) mit einer Blutungsstärke von nur 0,6 ml/min registriert. Die Verbesserung ist das Ergebnis der selektiven Kontrastdarstellung einzelner Visceralarterien, die von den genannten Autoren zu diesem Zweck erstmals angewandt worden war.

Wenz u. Mitarb. (1969) haben in 62 Versuchen an 8 Hunden bei künstlich geschaffener Blutung aus der A. mesenterica superior folgende Grenzwerte gefunden: geringste, selektiv-arteriographisch nachweisbare Blutungsstärke 1,3 ml/min bei 2,0 ml *Urografin* 76%/kg Körpergewicht (Abb. 69). Bei einem Blutfluß von mehr als 3,0 ml/min reicht eine *Urografin*-Menge von 1 ml/kg Körpergewicht aus. Als optimal erwies sich ein Injektionsdruck von 0,25 kp/cm^2 bzw. eine Injektionsgeschwindigkeit von 1 ml/sec (Abb. 70). Der Viscosität des Kontrastmittels kommt bei der Diagnose unklarer Intestinalblutungen nur untergeordnete Bedeutung zu. Die Abhängigkeit des serienangiographischen Blutungsnachweises von Kontrastmittelmenge und Injektionsdruck bei verschieden starken experimentellen Gastrointestinalblutungen im Tierversuch demonstriert das nachfolgende Diagramm. Bei einem Blutfluß von 3 ml/min genügt 1 ml/kg *Urografin*, bei einem Blutfluß von 3 ml/min oder geringer sind 2 ml/kg *Urografin* erforderlich.

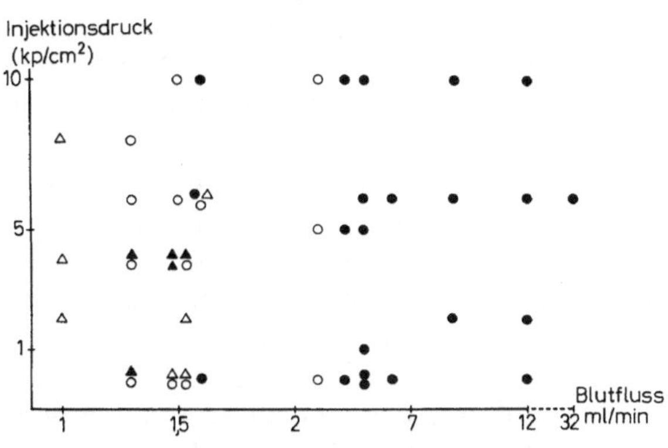

- ● 1 ml/kg Urografin positives Ergebnis
- ▲ 2 ml/kg Urografin positives Ergebnis
- ○ 1 ml/kg Urografin negatives Ergebnis
- △ 2 ml/kg Urografin negatives Ergebnis

Abhängigkeit des serienangiographischen Blutungsnachweises von Kontrastmittelmenge und Injektionsdruck

2.2 Klinische Beobachtung

Die experimentellen Erfahrungen sind Grundlage der angiographischen Blutungslokalisation beim Patienten. Die Zahl der Publikationen über diese Untersuchungstechnik hat sich erst in jüngster Zeit vermehrt:

Margulis u. Mitarb. injizierten 1960 intraoperativ Kontrastmittel zur Lokalisation von Dickdarmblutungen in die entsprechenden Mesenterialäste bei 2 Patienten. Der genaue Ort der Blutung wird durch Austritt von Kontrastmittel in das Darmlumen angezeigt.

1963 erproben Nusbaum u. Baum die Angiographie bei der Suche nach der Ursache intraabdomineller Blutungen. Daneben wird auch eine Gefäßmißbildung in der Duodenalwand festgestellt. Die gleiche Autorengruppe berichtete 1965 (Nusbaum u. Mitarb.) über die angiographische Diagnostik akuter Gastrointestinalblutungen. Unter 8 Patienten werden 2 Magenulcera, bei einem Kranken Oesophagusvaricen und bei einem weiteren Untersuchten ein Mallory-Weiss-Syndrom diagnostiziert. 3 Fälle waren auch durch Laparotomie nicht zu klären. 1 Patient wurde nicht operiert. 1967 erwähnen Baum u. Mitarb. bereits 21 angiographierte Patienten mit unklarer Gastrointestinalblutung, und 1969 ist diese Zahl in einer Arbeit von Nusbaum u. Mitarb. bereits auf 100 Untersuchungen bei akuten und chronischen Magen-Darmblutungen angestiegen. Unter diesen finden sich Blutungen am gastrooesophagealen Übergang, Gastroduodenalulcera, Erosionen, Tumoren, Divertikelblutungen aus dem Colon, postoperative Streßulcera und arterio-venöse Fehlbildungen.

Unter Zuhilfenahme einer Feinfocusröhre ist es den Autoren möglich, Gefäße bis zu einem Durchmesser von 50 bis 90 μ zu differenzieren. Als Resultat dieser Lokalisationsversuche konnte unter 60 akuten Magen-Darmblutungen in 45 Fällen die Ursache aufgedeckt werden. Bei weiteren 40 Patienten mit früherer starker Gastrointestinalblutung oder okkulter Blutung konnte in 12 Fällen entweder eine Gefäßerweiterung oder aber eine arteriovenöse Fehlbildung nachgewiesen werden. Bei 15 Untersuchten gab die Mesentericographie indirekte Hinweiszeichen für die Blutungsquelle. Es konnte auf diese Weise unter insgesamt 100 Patienten in 72 Fällen die Blutungsursache lokalisiert werden.

Frey u. Mitarb. haben 1967 unter 8 angiographisch untersuchten Gastrointestinalblutungen mehrere Dünndarmtumoren nachweisen können. Einzelfälle und ihre teilweise dramatische angiographische Untersuchung nach einer meist langen diagnostischen Odyssee haben folgende Autoren publiziert: Berchtold u. Fuchs (1966) — teleangiektatisches Leiomyom des Dünndarms mit Exulceration in das Darmlumen; Brehm u. Mitarb. (1967) — perforiertes Jejunumkavernom; Wenz u. Krebs (1967) — blutendes Dünndarmneurinom.

Französische Autoren (Debray u. Mitarb.) haben schon 1964 auf die Möglichkeit einer angiographischen Diagnostik blutender Dünndarmtumoren hingewiesen, aber auch auf den Wert der Methode beim blutenden Gastroduodenalulcus (Weill u. Mitarb., 1970). Ausgesprochen seltene Blutungsursachen haben Kanter u. Mitarb. (1968) mit Hilfe der selektiven Arteriographie aufgedeckt: arteriovenöse Anomalie des Jejunum; ulceröse Enterocolitis; Leiomyom des Duodenums; Kaposi-Sarkom des Jejunums und 3 Fälle mit blutenden Colondivertikeln. Auf angiographische Lokalisationserfolge im mittleren Duodenum haben Baum u. Mitarb. (1970) hingewiesen.

Weitere Autoren, die sich um den Ausbau dieser angiographischen Lokalisationsmethode bei intestinalen Blutungen verdient gemacht haben, findet man im angloamerikanischen Schrifttum (Annes u. Mitarb., 1967; Boijsen u. Reuter, 1967; Koehler u. Salomon, 1967; Halpern u. Mitarb., 1968; Reuter u. Bookstein, 1968).

Indikation und Zeitpunkt der Röntgenuntersuchung sind grundsätzlich das Resultat eingehender klinischer Durchuntersuchung in Zusammenarbeit mit dem Röntgenologen. Sind Blutungsschock oder Kollapszustand behoben, wird man sich so bald wie möglich zur röntgenologischen Lokalisation der Blutungsquelle entschließen. Wir haben mit dieser „Frühuntersuchung" die besten Erfahrungen gemacht.

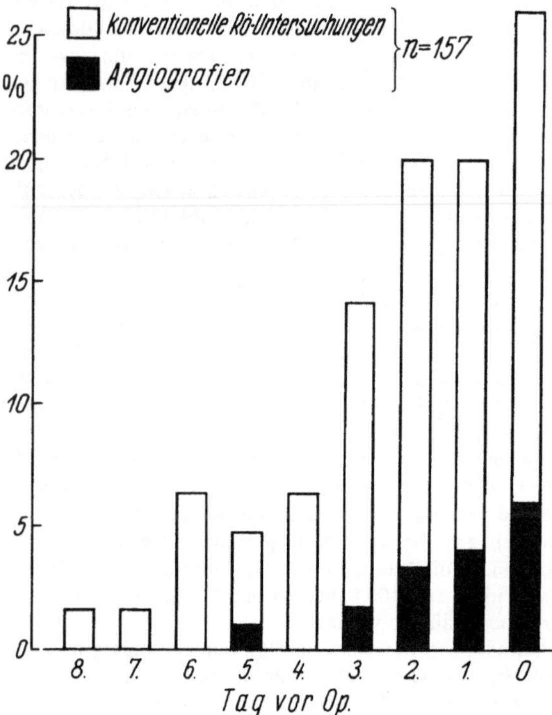

Zeitpunkt der Röntgenuntersuchung bei Gastrointestinalblutung. (Nach WENZ, 1969)

Die besseren chirurgischen Ergebnisse bei der Frühbehandlung der häufigsten Blutungsursache, dem Gastroduodenalulcus (SCHREIBER u. Mitarb., 1965; DALICHAU u. Mitarb., 1968), sollten den Röntgenologen anspornen, so schnell wie möglich eine Blutungsquelle zu lokalisieren (Abb. 68). Je nach vermutetem Blutungsort erfolgen Übersichtsaufnahme, Kontrastmahlzeit oder -einlauf. Es ist dabei zu bedenken, daß mit der Applikation von Barium die Möglichkeit einer sofort anschließenden Angiographie vergeben wird. Man sollte daher bei der schweren Intestinalblutung sofort angiographieren. Die konventionelle Bariumpassage kann bei negativem Befund immer noch angeschlossen werden. Wir haben keine Bedenken, notfalls bei liegender Transfusion unmittelbar vor einer geplanten Operation eine Angiographie zur Lokalisation der Blutungsquelle vorzunehmen.

Im eigenen Krankengut werden wir in unserem aktiven Vorgehen durch Erfahrungen bei Patienten bestärkt, die zahlreiche röntgenologische und endoskopische Untersuchungen ohne Ergebnis durchgestanden haben. Als Beispiel sei eine Frau mit Ileum-Hämangiom angeführt, die nach insgesamt 25 Röntgen- und endoskopischen Kontrollen und nicht weniger als 22 Bluttransfusionen sofort nach Einweisung in unsere Klinik angiographiert wurde. Bei 2 weiteren Patienten war die Arteriographie einzige Röntgenuntersuchung zwischen Laparotomie und Relaparotomie wegen eines blutenden Dünndarmneurinoms bzw. einer Blutung nach Billroth-II Resektion (Abb. 7, 64, 66, 170).

2.3 Angiographische Technik

Vorgehen der Wahl ist die selektive Angiographie wegen der klaren Abgrenzung umschriebener Darmabschnitte und der überlagerungsfreien Darstellung visceraler Gefäßäste. Mit der Übersichtsaortographie sinkt die Chance eines Blutungsnachweises wegen der Kontrastmittelverdünnung bei ungezielter Anwendung und der Überdeckung durch uninteressante Gefäßprovinzen. Trotzdem haben BREHM u. Mitarb. (1967) mit Hilfe der Übersichtsaortographie eine bis dahin verborgene Dünndarmblutung lokalisieren können. Auch für Tumoren, die nicht von Visceralarterien versorgt werden, jedoch invasiv in benachbarte Darmschlingen einwachsen und zur Gastrointestinalblutung Anlaß geben (retroperitonale Sarkome!), kann die Aortographie als Lokalisationsmethode wertvoll sein.

Bei Verdacht auf eine gastrale Blutungsquelle wird mit der Coeliacographie begonnen — also praktisch bei jeder Hämatemesis. Dabei wird in der venösen Phase auf die Darstellung der V. portae und die mögliche Kontrastfüllung varicös erweiterter Kollateralen zum Oesophagus bei portaler Hypertension geachtet.

Deuten Anamnese, klinisches Bild oder mehrfache, ergebnislose endoskopische oder

Untersuchungstechnik bei angiographischem Blutungsnachweis

Coeliacographie	34
Mesentericographie	29
Lienalisarteriographie	1
Gastrica sin.-Arteriographie	1
Aortographie	8
n	73
bei	47 Patienten

röntgenologische Untersuchungen auf eine tiefergelegene Blutungsquelle, so wird zuerst die Mesenterica superior, dann die Mesenterica inferior dargestellt.

Die von uns gewählten Kontrastmittelmengen übersteigen pro Visceralarterie in der Regel 30 ml *Urografin* 76% nicht. Bei akuten, schweren Blutungen ist diese Dosis ausreichend, zumal bei negativem Ergebnis die Injektion in andere Visceralarterien oder gar in Form der Aortographie wiederholt werden muß, und dann zwangsläufig Dosen um oder über 100 ml Kontrastmittel notwendig werden. Wird eine Sickerblutung oder eine Blutung aus einem Tumor vermutet, verwenden wir im Bereich der A. mesenterica superior 50 ml *Urografin* 76% bisher ohne jede Komplikation; an der Mesenterica inferior kommt man mit 30 ml *Urografin* 76% aus. Die Injektionsgeschwindigkeit wird dem Ausmaß der Blutung angepaßt. In praxi wird bei profuser Hämorrhagie von Hand injiziert. Den automatischen Injektor benutzen wir bis zu 8 ml/sec nur bei Blutungen geringeren Ausmaßes oder im Blutungsintervall. Auf diese Weise werden z. B. Dünndarmgeschwülste am sichersten dargestellt.

Alle Tierexperimente machen deutlich, daß eine Mindeststärke der Blutung Voraussetzung für ihren angiographischen Nachweis ist. Im eigenen Krankengut bestand bei allen mit Erfolg angiographierten Patienten eine Blutungsanämie mit deutlich herabgesetzten Hämoglobin- und Hämatokritwerten. Die einzige Ausnahme mit nahezu normalen Hämoglobinwerten betrifft einen 52jährigen, der sofort nach der ersten Darmblutung angiographiert wurde. Bei ihm stellte sich 1 kleiner Jejunumpolyp dar (Abb. 67). Die Zukunft wird zeigen, ob durch weitere Verfeinerung der Untersuchungstechnik auch sog. Mikroblutungen angiographisch zu erfassen sein werden.

Welche Befunde sind im Angiogramm der Gastrointestinalblutung zu erwarten?

1. *Die Blutung* kann direkt lokalisiert werden: Der Kontrastmittelaustritt in den Magen-Darmtrakt über das eröffnete Gefäß führt nur in den seltensten Fällen zur deutlichen Anfärbung von Schleimhautarealen. Weitaus häufiger wird man mit winzigen, persistierenden Kontrastmittelextravasaten rechnen müssen. Sie sind keineswegs immer leicht nachzuweisen.

Nach dem oben Gesagten gilt die Faustregel: je stärker die Blutung, um so leichter der Nachweis (s. experimentelle Ergebnisse!).

2. Es besteht die Möglichkeit, eine *Blutungsquelle* direkt nachzuweisen: Der blutende Tumor (Dünndarmneurinom o.ä.) oder aber die entzündliche Randreaktion eines Ulcuskraters können sich durch vermehrte Vascularisation oder — im Falle des malignen Tumors — durch pathologische Gefäßneubildung verraten. Mit diesen Symptomen vermag die Angiographie auch dann noch diagnostische Hinweise zu geben, wenn selbst die Laparotomie oder Endoskopie ohne Ergebnis geblieben sind.

Die folgende Tabelle zeigt Ergebnisse der selektiven Angiographie bei der Lokalisation von Blutungsursachen am eigenen Krankengut.

Gastrointestinalblutung. Angiographische Lokalisation

sicher	19	(Magenerosion 6; pept. Ulcus 5; Tumor 4; andere 4)
fraglich	11	
falsch	4	(Ulcus duodeni 3; Tumor 1)
keine	15	(Ulcus duodeni 3; Ulcus pep. jejuni 1; Hämangiomatose 1; Erosion 1; Operation ebenfalls ohne Blutungsnachweis 1; nicht operiert 8)

2.4 Applikation vasoaktiver Substanzen zur Behandlung gastrointestinaler Blutungen

Es liegt nahe, den im blutenden Visceralgefäß liegenden Katheter auch zu therapeutischen Zwecken zu verwenden. Erste Hinweise auf die gezielte Applikation blutstillender Substanzen bei gastrointestinalen Blutungen finden sich bei NUSBAUM u. Mitarb. (1968) und STECKEL u. Mitarb. (1968), welche die constrictorischen Wirkungen verschiedener Substanzen auf die Mesenterialgefäße untersuchten und zuerst bei Blutungen infolge portaler Hypertension eindeutige therapeutische Wirksamkeit demonstrieren konnten.

Verwendung findet bei den amerikanischen Autoren fast ausschließlich *Vasopressin*, ein synthetisches Polypeptid, das von BAUM u. NUSBAUM (1971) bereits in 48 Fällen von gastrointestinaler Blutung appliziert wurde. Bei 28 Patienten mit portaler Hypertension und Oesophagusvaricenblutung wurde der Katheter in die A. mesenterica superior eingeführt und *Vasopressin* in einer Dosierung von 0,2 Pressor-Einheiten/ml/min mit einer Motorpumpe instilliert. Nach 10 min kontinuierlicher *Vasopressin*-Gabe zeigte ein Kontrollarteriogramm eine erhebliche Vasoconstriction. In 27 Fällen konnte die akute Blutung zum Stillstand gebracht werden; 24 Patienten wurden anschließend operiert (porto-cavaler Shunt).

Ähnlich gute Resultate brachte die *Vasopressin*-Injektion bei 6 Patienten mit arterieller Blutung (Mallory-Weiss-Syndrom, Magenerosion usw.). Bei 2 Kranken mußte die Dosierung auf 0,3 Pressor-Einheiten/ml/min erhöht werden, wobei die Infusionszeit bis zu 5 Tagen betrug.

Die nach intravenöser Injektion von *Vasopressin* gefürchteten Komplikationen von seiten des Herzens sind bei der selektiven arteriellen Applikation nicht aufgetreten. Da aber ein antidiuretischer Effekt nicht sicher ausgeschlossen werden kann, haben wir uns in Fällen schwerer Gastrointestinalblutung dem *Oxypressin* zugewandt (Sandoz), welches diese Nebenwirkung nicht aufweisen soll. Größere Erfahrungen haben wir inzwischen jedoch noch nicht sammeln können. Immerhin sollte man sich gerade bei der lebensbedrohlichen Magen-Darmblutung, besonders wenn die Indikation zur chirurgischen Intervention wegen des schlechten Allgemeinzustandes kaum zu stellen ist, dieser wirksamen „arteriellen Pharmakotherapie“ erinnern. In die gleiche Richtung einer therapeutischen Anwendung der Katheterangiographie zielen Bemühungen, mit Hilfe eines Ballon-Katheters eine Blutung zum Stehen zu bringen (Wholey u. Mitarb., 1970).

2.5 Viscerale Angiographie und hämorrhagischer Schock

Bei der Indikation zur visceralen Arteriographie im Falle der akuten Gastrointestinalblutung ist mehrfach darauf hingewiesen worden, daß sich die Patienten nicht selten im hämorrhagischen Schock befinden, einem Zustand, mit dem der Röntgenologe normalerweise nicht oder nur außerordentlich selten konfrontiert wird.

Da wir nachgewiesen haben, daß die Chance einer exakten angiographischen Lokalisation der Blutungsquelle u.a. von der Stärke der Blutung abhängt, wird man die viscerale Angiographie gelegentlich beim drohenden oder gerade eben behobenen Schockzustand durchführen müssen (Wenz u. Mitarb., 1969). Über die klinische Symptomatik und die Pathogenese des Schocks hinaus stellt sich dann jedoch die Frage nach röntgenologisch erfaßbaren Veränderungen. Bekannt sind die Engstellung des Gefäßsystems und die Durchblutungsminderung in Geweben und Organen 1. durch Farbstoffverdünnung, 2. durch die Plethysmographie und 3. durch Isotopen. Im Gegensatz zu diesen indirekten Nachweisverfahren sind hämodynamische Veränderungen bisher kaum mit optischen und/oder röntgenologischen Methoden untersucht worden. Bekannt sind auflichtmikroskopische Untersuchungen im Capillarbereich am intravitalen Präparat. Die im Schock verengten Capillaren können direkt sichtbar gemacht werden.

Von röntgenologischer Seite bietet sich als weitere Methode zur direkten Sichtbarmachung der Vaso- und Rheomechanik des Schocks die Serienangiographie an. Wir haben im Tierexperiment bei 6 Hunden im hämorrhagischen Schock Serienangiogramme der A. mesenterica superior angefertigt, um Schockveränderungen im Angiogramm zu untersuchen (Einzelheiten der Methodik bei Czembirek u. Mitarb., 1971).

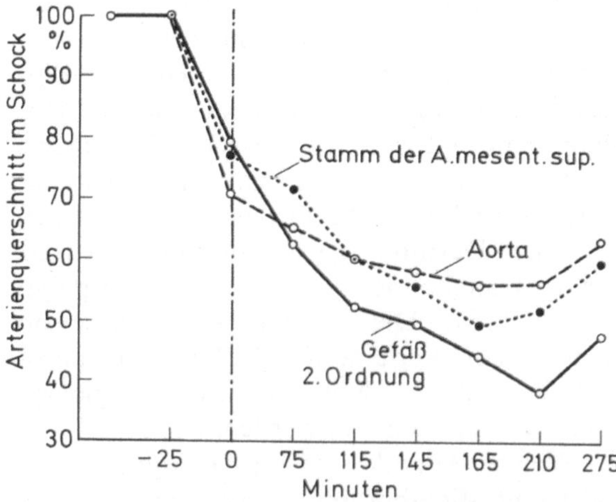

Kaliberänderung visceraler Arterien im Schock

Als Ergebnis finden sich Querschnittsänderungen bei der Darstellung der A. mesenterica superior, die nicht nur die kleinen Gefäße, sondern auch die Aorta und den Stamm der oberen Mesenterialarterien betreffen (Abb. 65). Daneben besteht im Schock eine deutliche Verringerung der Anzahl nachweisbarer Arterien. Während im Frühstadium des Schocks etwa 80% der Gefäße zur Darstellung gelangen, sinkt deren Zahl im kompensierten Schock auf 60%. Eine Zunahme der Gefäßzahl in der späten obligämischen Phase oder nach Reinfusion läßt sich nicht nachweisen.

Die konstant gewählte Bildfolge im Serienangiogramm erlaubt eine exakte Bestimmung der Kontrastmittel-Durchflußzeit. Während des hämorrhagischen Schocks ist die arterielle Phase im Vergleich zum Kontrollangiogramm verlängert. Das Kontrastmittel ist im Durchschnitt 3 sec länger im arteriellen Schenkel nachweisbar. Entsprechend den Veränderungen in den Arterien findet sich in Abhängigkeit vom Schockstadium am venösen Schenkel ebenfalls eine Verengerung des Gefäßlumens bis zu etwa 40% des Ausgangswertes an den großen Venen. Das Kontrastmittel tritt im Schock durchschnittlich 2 sec früher im venösen Schenkel auf. Nachdem trotz Kontrastmittelrückflusses in die Aorta und Engstellung der Arterien eine verfrühte venöse Phase nachzuweisen ist, kann dieser Befund als gesichert angesehen werden.

Da die Veränderungen sowohl den arteriellen als auch den venösen Schenkel betreffen, dürfen sie als Beweis dafür angesehen werden, daß die von uns gemessenen Kaliberänderungen einer aktiven Vasoconstriction entsprechen. Der Angriffspunkt der aktiven Vasoconstriction wird von verschiedenen Autoren an die muskulären Gefäßwandelemente lokalisiert (Fine u. Mitarb., 1962). Die Ursache für aktive Vasoconstriction ist in humoralen Faktoren zu suchen, unter denen Acetylcholin, Histamin und Adrenalin (Katz u. Strenge, 1938) bisher die meiste Beachtung gefunden haben.

Die von uns nachgewiesene stärkere Constriction der Venen stimmt mit den Ergebnissen von Folkow (1961) überein. Danach ist der Venoconstrictorenmechanismus stärker, reagiert aber gegenüber Stoffwechselmetaboliten, die vasodilatatorisch wirken, weniger empfindlich.

Ein optischer Nachweis der in der Literatur (Clara, 1939; Staubesand, 1968 und Watzka, 1936) geforderten „arteriovenösen Kurzschlußverbindungen" konnte noch nicht erbracht werden. Das ist erklärlich, wenn das röntgenologische Auflösungsvermögen mit dem Kaliber der zu vermutenden Kurzschlußverbindungen verglichen wird. Der Querschnitt solcher Kurzschlußverbindungen bewegt sich unter 300 μ (Staubesand, 1968) und damit unter der augenblicklichen röntgenologischen Nachweisgrenze im Serienangiogramm. Wohl aber ist das verfrühte Auftreten von Kontrastmittel im venösen Schenkel ein indirekter Beweis für das Vorliegen von Mechanismen, die es im arteriellen Blut gestatten, schneller in den venösen Schenkel zu gelangen.

Über die Art der Kurzschlußverbindungen können wir aus den dargelegten Gründen angiographisch keine Aussage machen. Immerhin zeigt die praktische Erfahrung bei Angiographien im Anschluß oder während schwerer akuter Gastrointestinalblutungen, daß in der Tat eine deutliche Engstellung des Gefäßsystems beobachtet werden kann. Es war uns vorher mehrfach aufgefallen, daß in diesen Angiogrammen eine verfrühte Darstellung des Pfortadersystems resultierte. Besonders auffällig ist die vorzeitige Pfortaderfüllung bei der Milzruptur im Rahmen des stumpfen Bauchtraumas, wobei allerdings hierfür die Zerreißung der Milzsinus mit der Möglichkeit einer traumatisch entstandenen arteriovenösen Kurzschlußverbindung eine plausible Erklärung abgibt (s. auch Kapitel Milzruptur, S. 79).

Zusammenfassend darf demnach gesagt werden, daß sich die viscerale Angiographie auch zu experimentellen Untersuchungen beim hämorrhagischen Schock eignet. Sie vermag einen Teil der bis dahin bekannten Ergebnisse objektiv zu dokumentieren. Die hier gewonnenen Erfahrungen bekommen dann klinische Bedeutung, wenn die Angiographie beim drohenden oder gerade behobenen hämorrhagischen Schock durchgeführt werden muß. Angiographische Zeichen eines hämorrhagischen Schockzustandes sind:

1. Engstellung der Arterien und Venen
2. Reduzierung des Capillargebietes
3. Vorzeitige venöse Kontrastierung.

Diese Veränderungen sollten bei der angiographischen Diagnose berücksichtigt werden.

3 Portale Hypertension

3.1 Pathophysiologie

Sehr viele Erkrankungen im Pfortadergebiet gehen mit Stauungserscheinungen einher; sie sind bei der Lebercirrhose bereits von VESAL (1514—1564) richtig beobachtet worden. Gestützt auf exakte Druckmessungen hat WHIPPLE (1945) die „portal hypertension" als das gemeinsame und führende Symptom verschiedenartiger Erkrankungen in den Mittelpunkt des therapeutischen Interesses gerückt.

Morphologischer Ausdruck der Abflußbehinderung ist das Sichtbarwerden kollateraler Leitungswege. Solche Anastomosen sind im Retroperitonealraum, im plexus haemorrhoidalis und im lig. teres entlang der obliterierten Nabelvene ebenso bekannt wie Kollateralen an der kleinen Kurve des Magens. Der über die V. azygos an die obere Hohlvene angeschlossene venöse Plexus des unteren Speiseröhrendrittels besitzt einen Abfluß in die oberen Magenvenen, die an der großen Kurve als Vv. gastricae breves in die Milzvene gelangen und sich an der kleinen Kurve zur V. coronaria ventriculi sammeln.

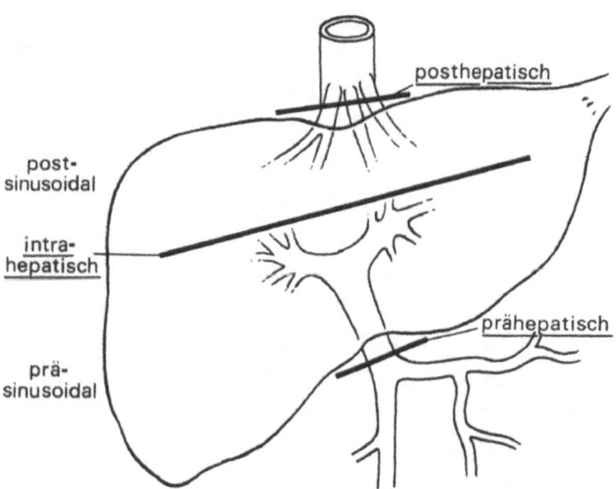

Formen der Pfortaderblockade

Der klappenlose Pfortaderkreislauf erhält seine Strömungsimpulse im wesentlichen durch die Peristaltik des Darmes, durch arterielle Druckstöße über arteriovenöse Anastomosen in den Darmzotten und durch rhythmische Kontraktionen der Milz. Diese Kräfte bestimmen im Wechselspiel mit variablen Widerständen des Abflußgebietes den Druck im Pfortadersystem, der durchschnittlich 100—150 mm H_2O beträgt (BÖRGER, in HELLNER u. Mitarb., 1957).

Aufgabe der Röntgendiagnostik ist es, die Stelle zu ermitteln, an welcher der Pfortaderkreislauf gestört ist. Man unterscheidet seit langem einen prähepatischen, einen intrahepatischen und einen posthepatischen Block.

3.2 Prähepatischer Block

Prähepatische Obstruktionen können extravasal oder intravasal entstehen. Tumoren und entzündliche Veränderungen im Verlauf der Milzvene und der Pfortader, insbesondere von seiten des Pankreas, des Magens oder des Duodenums sowie vergrößerte Lymphknotenpakete im Leberhilusgebiet sind in der Lage, die extrahepatische Pfortader hochgradig bis zur vollständigen Verlegung des Lumens zu stenosieren.

Intravasale Obstruktionen werden durch Thrombosen oder Thrombophlebitiden hervorgerufen, welche das Pfortadergebiet oder die V. lienalis (Milzvenenthrombose) isoliert undurchgängig machen. Thromben können angiographisch sichtbar werden, wenn das Kontrastmittel das Hindernis umfließt oder über Kollateralen vorbeigeleitet wird. Auch nach Traumen sind Stenosierungen der extrahepatischen Pfortader, seltener der Milzvene, beschrieben worden.

Im Kindesalter ist bei der Pathogenese des prähepatischen Pfortaderhochdruckes in erster Linie die Nabelvenensepsis beim Neugeborenen zu nennen (Abb. 74), daneben die Pylephlebitis nach Appendicitis aber auch bei weiter entfernt liegenden Primärherden wie Osteomyelitis, Otitis u.a.

3.3 Intrahepatischer Block

Dem intrahepatischen Block kommt im Kindesalter eine wesentlich geringere Bedeutung zu als beim Erwachsenen; handelt es sich hier doch im wesentlichen um seltene Fälle kongenitaler Leberfibrose und angeborener Erweiterung der intrahepatischen Pfortaderäste. Beim Erwachsenen steht die Lebercirrhose verschiedenster Ätiologie zahlenmäßig im Vordergrund der intrahepatischen Blockbildung (Abb. 72).

Lebercirrhose. Cirrhose-bedingte Oesophagus- und Kardiavaricen können bereits mit der üblichen Bariumkontrastmahlzeit dargestellt werden. Erst die Kontrastierung der Pfortader vermittelt jedoch einen genaueren Einblick in die portale Strombahn. Charakteristisch für die portale Hypertension ist die retrograde Auffüllung der V. coronaria ventriculi. Das Ausmaß des Kollateralkreislaufes entspricht keineswegs immer dem Grad der Leberparenchymschädigung.

Die intrahepatischen Pfortaderverzweigungen zeigen im allgemeinen einen stark variierenden Verlauf. Die Peripherie ist infolge der Bindegewebsentwicklung gefäßärmer, so daß bei der atrophischen Form der Lebercirrhose im fortgeschrittenen Stadium „das Bild des entlaubten Herbstbaumes" resultiert (Abb. 72).

Beginnende cirrhotische Veränderungen sind aufgrund des Portogramms nicht nachweisbar. Es kann kein Zweifel darüber bestehen, daß die Angiographie bei der Frühdiagnose der Cirrhose sowie auch im Hinblick auf die Stadien einer Hepatitis im Vergleich zur Leberbiopsie kaum einen Aussagewert besitzt. Trotzdem besteht eine reichhaltige Literatur zu diesem Thema: Eine ganze Reihe von Autoren hat sich mit Lebergefäßveränderungen bei der Lebercirrhose beschäftigt (Boijsen, 1965; Habighorst u. Mitarb., 1964; Pollard u. Mitarb., 1966; Servello, 1960; Geindre u. Mitarb., 1967; Hales u. Mitarb., 1959; Poper, 1952; Ruzika u. Mitarb., 1959; Tamao, 1966; Rösch, 1959). Im Vordergrund stehen die deformierenden Veränderungen an den zuerst beteiligten *venösen und portalen* Gefäßästen, die über zarte Kaliberschwankungen, Knickbildungen, schließlich bis zur Rarefizierung und dem Vollbild des sog. Herbstlaubbaumes führen.

Arterielle Alterationen treten demgegenüber viel später in Erscheinung. Erst durch den Rückgang portaler Blutzufuhr erweitern sich die Versorgungsarterien der Leber in Spätstadien der Cirrhose (Ney, 1958; Viamonte, 1968). Bleibt das Lumen der Leberarterie im Angiogramm eng, so darf dies als bedenkliches Zeichen für den Erfolg einer porto-cavalen Anastomose gelten.

Sammons u. Mitarb. (1967) fanden im Arteriogramm der frühen Lebercirrhose oder im Stadium der Fettleber gestreckte oder enggestellte Arterienäste, im späten, fibrotischen Stadium zunehmende Schlängelung, fleckige Kontrastdarstellung in der capillären Phase, einschließlich einer Erweiterung der Milzarterie. Im Stadium der Lebercirrhose sieht man gelegentlich arterioportale Kurzschlüsse, wobei schon in der früharteriellen Phase größere Pfortaderstämme kontrastiert werden. Wir können dabei den funktionellen Nachweis jener arterio-portalen Fisteln erbringen, die aufgrund der Arbeiten von V. Becker dem Pathologen längst bekannt sind.

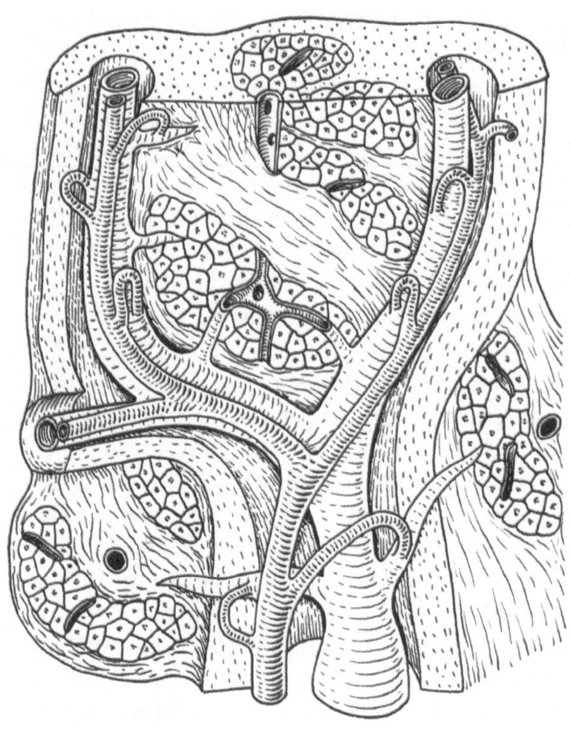

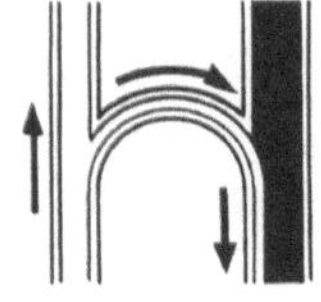

Arterioportaler Kurzschluß bei Lebercirrhose. (Nach V. Becker)

Boijsen u. Mitarb. (1968) ist durch selektive Arteriographie der Leber sogar der Nachweis einer *Pfortaderthrombose* geglückt: Über die arterio-portale Fistel und hepatofugalen Kontrastabfluß wurde ein Thrombus am Übergang zur Milzvene retrograd sichtbar.

Der „normale" Weg zur Darstellung der Pfortader über die Milzpunktion oder Nabelvene und indirekt über die Milzarterie ist bereits im Kapitel über die Technik beschrieben. Erwähnung verdient noch die Darstellung der Pfortader beim sog. „*Postsplenektomiebluter*", entfällt doch nach der Milzentfernung sowohl die Möglichkeit einer Splenoportographie als auch der Arterioportographie über die Coeliaca. In solchen Fällen gelingt es etwa mit 50 ml eines hochkonzentrierten Kontrastmittels, über die Mesenterica superior oder inferior den Stamm der Pfortader darzustellen, der ja für eine evtl. geplante Shunt-Operation von großer Bedeutung ist.

Zur kontrastreicheren Darstellung des Pfortadersystems nach Splenektomie empfehlen BOIJSEN u. Mitarb. (1968), dem Kontrastmittel wenige Mikrogramm *Bradykinin* hinzuzufügen. Dies gilt nicht nur für den Nachweis eines offenen Pfortaderstammes, sondern auch zur Angiographie von Tumoren in einer Cirrhoseleber nach Splenektomie, bei Pfortaderthrombose und zur Prüfung operativ angelegter Kurzschlußverbindungen. Die hierbei zu erhebenden Befunde haben BÜCHELER u. Mitarb. (1971) ausführlich beschrieben.

Wenngleich morphologische Aussagen über die Lebercirrhose aus dem Gefäßbild allein nur bescheidenen Wert besitzen, ist das Serienangiogramm dennoch in der Lage, chirurgisch bedeutsame Aussagen zu ermöglichen. So konnten FUCHS u. Mitarb. (1971) in einer prospektiven Studie an 45 Patienten nachweisen, daß Shunts zwischen Pfortader und Cavasystem die Gesamtdurchblutung der Leber um 30—60% verringern. Die resultierende Minderdurchblutung führt bei reduzierter präoperativer Leberfunktion jedoch zu schlechten Operationsergebnissen mit Leberinsuffizienz. Hingegen sollte man bei Patienten mit vermehrtem arteriellem Durchflußvolumen, erkennbar an einer weiten Arterie — bei reduzierter Lumenweite der Pfortader — die Kurzschlußoperation durchführen.

Die Differenzierung zwischen einem intrahepatischen, in unseren Breiten vorwiegend durch eine Lebercirrhose bedingten, Pfortaderblock und einer prähepatischen Abflußbehinderung durch Thromben und Stenosen ist zwar häufig schon durch Überprüfung von Leberpartialfunktionen möglich. Gesichert wird sie durch das Portogramm vor allem bei den Kranken, bei denen die morphologisch nachweisbaren Leberveränderungen noch zu keiner faßbaren wesentlichen Funktionsstörung, wohl aber schon zur Pfortaderdrucksteigerung geführt haben (SCHRIEFERS, 1968). Die Unterscheidung zwischen dem peripheren Milzvenenverschluß (Splenektomie) und dem zentral gelegenen oder intrahepatischen Verschluß (porto-cavale Anastomose) ist von entscheidender Bedeutung für das chirurgische Vorgehen. Besonders ausgeprägte Erweiterungen der Milzvene bei geringerer Dilatation des Pfortaderstammes geben gelegentlich bei der Cirrhose Veranlassung, eine spleno-renale Anastomose anzulegen. In gleicher Weise bedeutungsvoll ist der Nachweis von flachen, wandständigen Thromben im Pfortaderstamm.

Die Unterscheidung parietaler Thromben von funktionellen Füllungsdefekten im Splenoportogramm kann erhebliche Schwierigkeiten bereiten. Bei Kenntnis der Einmündungsstelle von oberer und unterer Mesenterialvene mit laminaren Unterschichtungseffekten wird die Zahl der Fehlbeurteilungen geringer sein.

Besteht ein dichtes Gefäßgeflecht unmittelbar in Projektion auf die Leberpforte und resultiert noch eine erkennbare Kontrastierung intrahepatischer Pfortaderäste, so sprechen wir von einer *kavernösen Transformation* der Pfortader. In solchen Fällen ist der Stamm der V. portae verschlossen. Die Versorgung intrahepatischer Pfortaderäste erfolgt über ein angiomartiges Konvolut von Kollateralen.

WENZ u. Mitarb. (1971) haben auf kongenitale, intrahepatische Pfortaderstenosen mit poststenotischer Erweiterung (Abb. 73), aber auch auf die aneurysmatische Erweiterung der V. portae mit Verlangsamung des Blutstromes und dadurch bedingter, sekundärer Hypertension aufmerksam gemacht (Portomégalie nach LÉGER) (Abb. 71). In beiden Fällen fanden sich weder Zeichen einer abgelaufenen Entzündung noch einer Cirrhose im Leberparenchym.

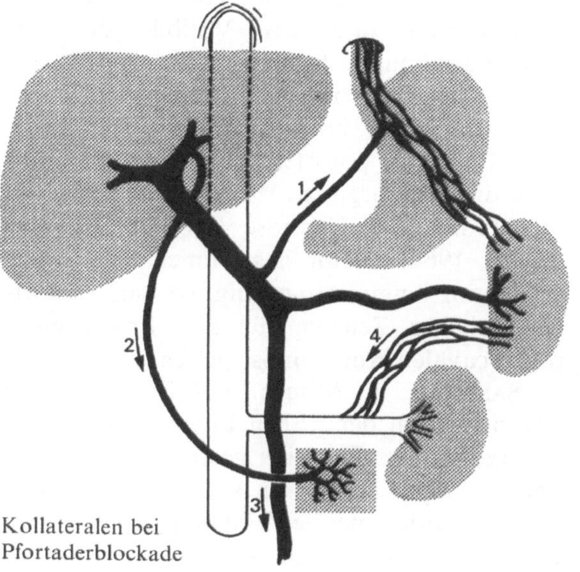

Kollateralen bei Pfortaderblockade

Die wichtigsten venösen Kollateralen bei Pfortaderblockade sind: V. coronaria ventriculi (*1*); Nabelvene (*2*); Verbindungen zwischen Mesenterial- und Systemvenen (*3*); splenorenale und spleno-gastrale Verbindungen (*4*).

3.4 Posthepatischer Block

Gemessen am intrahepatischen Block ist die posthepatische Abflußbehinderung als Ursache einer portalen Hypertension ausgesprochen selten. Im Kindesalter sind beschrieben die angeborene Tricuspidalinsuffizienz, Concretio pericardii, angeborene Lebervenenstenose und die angeborene Cavastenose.

Beim Erwachsenen kommen posttraumatisch Stenosen an der Lebervene und unteren Hohlvene zwar vor, sind aber extrem selten. Gelegentlich wird als Ursache ein Panzerherz gefunden, am häufigsten aber die Endophlebitis der Lebervenen (Budd-Chiari-Syndrom) (Abb. 76, 77), die gelegentlich auch durch Tumorkompression vorgetäuscht werden kann.

Die klinische Diagnose ergibt sich aus dem Nachweis einer großen, gestauten Leber bei allen Zeichen der portalen Hypertension.

Angiographisch findet sich sowohl im Arteriogramm als auch im Portogramm ein z.T. erheblich reduzierter Kontrastmittelabtransport, so daß die Leber sich elfenbeinartig kontrastiert (Abb. 76). In schweren Fällen ist der retrograde Abtransport des Kontrastmittels bei intraarterieller Injektion über die Pfortader und Kollateralen zu Systemvenen nachgewiesen worden.

3.5 Angiographische Technik und Indikation

Die Wahl der Untersuchungsmethode zur Darstellung der Pfortader ist dann nicht schwierig, wenn die Grenzen und Aussagefähigkeit der einzelnen Techniken bekannt sind. Zweifellos am häufigsten angewandt und in ihrer diagnostischen Aussage allen anderen Methoden überlegen ist die *Splenoportographie* in Form der percutanen oder laparoskopischen Kontrastmittelinjektion. Neben einer kräftigen Darstellung des Pfortadersystems ist hier die Druckmessung oft einziger objektiver Hinweis für das Bestehen der portalen Hypertension und ein nicht zu übersehender Faktor bei der Beurteilung von Abflußhindernissen im Bereich des Pfortadersystems.

Aufgrund unserer bisherigen Erfahrungen gibt es zur *Arterioportographie* folgende Indikationen:

1. Postsplenektomieblutung. Ohne Milz — keine Splenoportographie!
2. Mißlungene Splenoportographie — sehr kleine oder atypisch gelegene Milz.
3. Kontraindikationen zur Milzpunktion bei entzündlichen oder malignen Organveränderungen.
4. Arteriovenöse Fistel — nur die Arterioportographie erlaubt eine vollständige Abklärung des arteriellen und venösen Schenkels.

Die *umbilicale Portographie* ist beim Neugeborenen einfach, wird aber auch gelegentlich beim Erwachsenen nach Freilegung und Desobliteration der Nabelvene angewandt (Abb. 32b). Der nicht unerhebliche operative Aufwand, der zur Freilegung der Nabelvene erforderlich ist, bildet jedoch eine Barriere gegenüber der routinemäßigen Anwendung dieser Methode; sie ist dann indiziert, wenn die Leber z.B. mit einem Chemotherapeuticum über längere Zeit hindurch selektiv durchflutet werden soll. Auch hier ist die direkte Bestimmung des Pfortaderdruckes möglich.

Unseres Erachtens rechtfertigt schon der Verdacht auf eine portale Hypertension die Gefäßuntersuchung, insbesondere wenn die Gefahr einer Varicenblutung droht oder bereits eine Gastrointestinalblutung mit Hämatemesis stattgefunden hat. Die Darstellung des Pfortadersystems ist zur Operationsplanung unabdingbar und sollte mit der Druckmessung und der damit möglichen Objektivierung des Pfortaderhochdruckes kombiniert werden. In diesem Zusammenhang muß auch die Rolle der Portographie zur Beurteilung der Funktion einer operativ angelegten Kurzschlußverbindung (porto-cavaler Shunt, Abb. 75) erwähnt werden.

4 Bauchtrauma

Scharfe Verletzungen mit Eröffnung der Bauchhöhle erfordern eine sofortige operative Revision, so daß sich eine präoperative Diagnostik meist erübrigt. Demgegenüber läßt das stumpfe

Bauchtrauma noch alle Möglichkeiten einer intraabdominellen Organverletzung offen, und die Indikation zur Operation sowie zur Art des chirurgischen Vorgehens hängen von den diagnostischen Hinweisen ab.

Unter 175 stumpfen Bauchtraumen in einem Zeitraum von 6 Jahren fanden sich an der Chirurgischen Univ.-Klinik Heidelberg 128 Patienten mit retroperitonealen Hämatomen und Nierenkontusionen. In 47 Fällen — das ist etwas mehr als $\frac{1}{4}$ — waren die parenchymatösen Organe und der Verdauungstrakt verletzt. Die Letalität der Milzverletzung betrug isoliert 26%, als Kombinationsverletzung 85%; der isolierten Leberruptur 33%, im Rahmen einer Mehrfachverletzung 100% (GÖGLER, 1962).

Keine Frage, daß bei solchen schwerwiegenden Verletzungsfolgen jede Anstrengung gerechtfertigt ist, durch exakte Diagnostik zum frühest möglichen Zeitpunkt bessere therapeutische Erfolge zu erzielen. Die typische Ruptur eines Abdominalorgans ist ohne Zweifel mit klinischen Mitteln zu diagnostizieren: Entscheidende Indizien für die Ruptur eines parenchymatösen Organs sind die Zeichen der inneren Blutung; für die perforierende Verletzung eines Hohlorgans die der Peritonitis.

In der Mehrzahl der Fälle ist die endgültige Klärung der geschlossenen Bauchverletzung keineswegs einfach. Die an den meisten angiographischen Zentren im allgemeinen noch recht geringen Erfahrungen mit der posttraumatischen abdominalen Angiographie haben aber in den letzten Jahren eindeutig gezeigt, daß es möglich ist, mit Hilfe der Kontrastmitteldarstellung der Abdominalgefäße Ort und Ausdehnung einer Verletzung zu lokalisieren (Abb. 13, 14).

Die Angiographie wird besonders bei folgenden differentialdiagnostisch schwierigen Konstellationen verlangt:

1. Erscheinungen des Schocks unter den Zeichen der intraabdominellen Verletzung.
2. Differenzierung von Mehrfachverletzungen im Abdomen.
3. Gedeckte Organverletzungen mit der Gefahr der sekundären zweizeitigen Ruptur.

An jenen Zentren, wo die Angiographie in der Diagnostik des Bauchraumes zur Routinemethode geworden ist, wird sie in zunehmendem Maße auch beim Abdominaltrauma angewandt. Dies gilt nicht nur für vorgesehene rekonstruktive Eingriffe an den Gefäßen, sondern in erster Linie für die Frage der Ruptur eines parenchymatösen Organs. Nach FREEARK (1969) werden an Kliniken in Chicago monatlich über 100 Angiographien wegen Verletzungsfolgen durchgeführt. Die Untersuchung hat sich offensichtlich besonders für die anschließende chirurgische Therapie in hohem Ausmaß bewährt.

Man sollte so früh wie möglich angiographieren. Dabei hat die Angiographie Vorrang vor anderen Kontrastuntersuchungen, nicht aber vor der Abdomenleeraufnahme bzw. Durchleuchtung.

Grundsätzlich sollte jedes unklare posttraumatische Abdomen Anlaß zur Angiographie sein. Es gibt praktisch keine Kontraindikation zur Gefäßuntersuchung. Selbst unmittelbar nach Behebung eines Schockzustandes sind wir in der Lage, ohne Schaden für den Patienten zu angiographieren.

4.1 Angiographische Technik

Methode der Wahl ist die Katheterangiographie von der Femoralarterie aus. Sie soll möglichst selektiv vorgenommen werden, wenn der klinische Befund bestimmte Organe in den Vordergrund stellt.

Bei negativem Angiogramm sollte — zum Ausschluß einer Verletzung von Nachbarorganen — die Übersichtsaortographie angeschlossen werden. Ist der Zugang über die Beckenarterien verwehrt, wird der Katheter transaxillär vorgeführt oder man bedient sich der hohen, subdiaphragmalen Aortographie.

Untersuchungstechnik beim stumpfen Bauchtrauma

Übersichtsaortographie (lumbal und Katheter)	44
Coeliacographie	65
Mesentericographie	20
Selektive Nierenarteriographie	72
Selektive Milzarteriographie	10
Selektive Leberarteriographie	2
Selektive Gastrica sin.-Arteriographie	1
Aorto-arteriographie	214

Röntgenabteilung Chirurgische Univ.-Klinik Heidelberg

4.2 Angiographische Pathomorphologie und Ergebnisse

Die nachfolgende Tabelle zeigt die möglichen angiographischen Befunde und ihr pathomorphologisches Korrelat von der Gefäßverletzung bis zum totalen Abriß eines Organs. Die Vielfalt der möglichen posttraumatischen Organverletzungen läßt sich zwanglos in dieser Systematik einordnen. Dabei wird stillschweigend vorausgesetzt, daß in den meisten Fällen eine Kombination mehrerer angiographischer Befunde nach stumpfem Bauchtrauma registriert werden kann (Abb. 78—81).

Pathomorphologisches Substrat und angiographischer Befund bei Organverletzung im Bauchraum

Schädigung	*Befund*
Gefäßverschluß	Gefäßabbruch Defekte der Parenchymphase
Gefäßeröffnung	K.M.-Extravasate
Traumat. a.-v. Shunt	Vorzeitige venöse Kontrastierung
Intraparenchymatöse Hämatome	Glatte Parenchymaussparung mit Gefäßspreizung
Subcapsuläre Hämatome	Unscharfe laterale Organbegrenzung; Gefäßabdrängung
Pericapsuläres Hämatom	Verlagerung von Organ und Hauptgefäß
Klaffende Ruptur	Organfragmentation
Organabriß	Fehlende Organanfärbung

Am Beispiel der Milzruptur lassen sich die angiographischen Symptome eindrucksvoll demonstrieren: Einrisse der Milzpulpa — fleckförmige Kontrastmittelansammlungen (*a*). Einrisse kleinerer Milzgefäße — arterio-venöse Shunts (*b*). Blutung, Spasmus, Kompression — Füllungsdefekte (*c*). Subcapsuläres Hämatom — ovalärer Füllungsdefekt (*d*). Tiefreichende Ruptur — keilförmige Organfragmentation (*e*). Hämatom in der linken Zwerchfellkuppel — Abdrängung der Milz (*f*) (nach VAN KAICK u. Mitarb., 1970).

Einige charakteristische Angiogramme sollen die Zuordnung der pathologischen Veränderung zum angiographischen Befund unterstreichen. Weitere Einzelheiten über angiographische Befunde nach Trauma finden sich in den einzelnen Organkapiteln.

Fassen wir unsere bisherigen Erfahrungen in einigen Zahlen zusammen. Untersucht wurden 117 Patienten mit einem Durchschnittsalter von 30 Jahren, der älteste Patient war 73, der jüngste 3 Jahre alt. Männer überwiegen mit 99 gegenüber 18 Frauen.

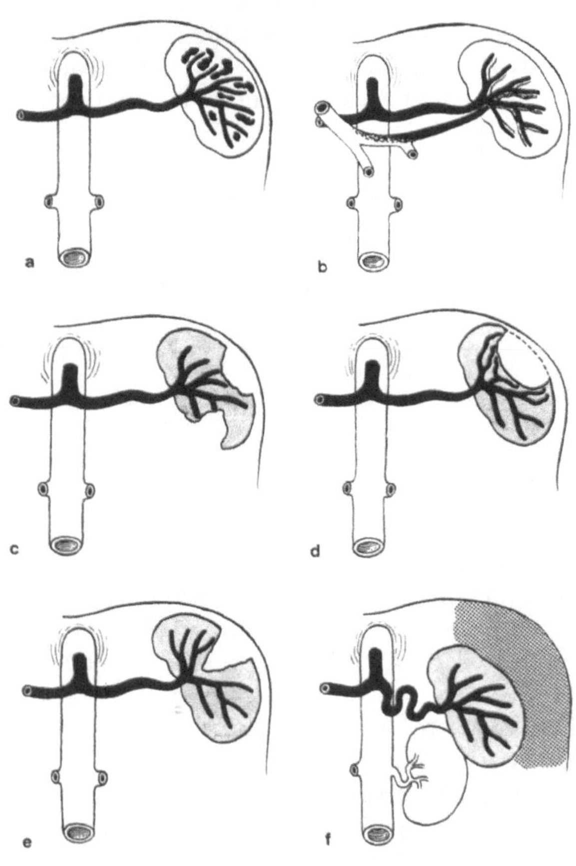

Angiographische Befunde bei Milzruptur

Bei der Indikation zur angiographischen Untersuchung steht die Niere im eigenen Krankengut (48) weit an der Spitze, gefolgt von Milz (20), Leber (12), Gefäßen und Blutungen (16), Darm (4), Pankreas (2) und anderen (6) bei insgesamt 97 auswertbaren Fällen z.T. mit Mehrfachtrauma (NIKOLAUS, 1972).

Art der Verletzung	Niere	Milz	Leber
Kontusion	22	6	3
Ruptur	17	13	7
Sonstiges	9	1	2

Die diagnostische Treffsicherheit ist hoch. In allen Fällen bei denen angiographisch eine Organverletzung ausgeschlossen worden war, konnte die Probelaparotomie unterlassen werden, da der weitere Verlauf unter stationärer Beobachtung die Diagnose bestätigte. Alle

Organrupturen im Angiogramm wurden bis auf 2 angenommene Milzverletzungen operativ bestätigt (s. Kapitel „Milz", S. 79). Eine Milz und eine Niere wurden trotz unauffälligen intraoperativen Befundes wegen des eindeutigen Angiogramms exstirpiert. Pathoanatomisch fand sich ein großes, intralienales Hämatom und ein ausgedehnter traumatischer Niereninfarkt.

Diagnostische Treffsicherheit bei Organruptur

Angiographie	Operationsbefund								
	Niere			*Milz*			*Leber*		
	+	–	?	+	–	?	+	–	?
+	16	–	–	13	2	–	4	–	–
–	1	–	–	–	–	–	4	–	–
?	–	–	–	–	–	–	–	1	–

Wegen eines schweren Schockzustandes und außerordentlich schlechtem Allgemeinzustand konnte bei einer fraglichen Zwerchfellruptur nur die Übersichtsaortographie durchgeführt werden, welche den später operativ verifizierten Milzeinriß nicht erkennen ließ. Die selektive Milzarteriographie wäre hier sicher erfolgreicher gewesen.

Die hohe diagnostische Ausbeute der visceralen Angiographie beim stumpfen Bauchtrauma ist 1969 auch von Redman u. Mitarb. bestätigt worden. Unter 18 angiographierten Milz-, 7 Leber- und 7 Nierenverletzungen wurde nur bei einer Milzverletzung eine falsche angiographische Diagnose gestellt.

4.3 Zwerchfellruptur

Die Angiographie beim stumpfen Bauchtrauma kann auch wertvoll sein zur Erkennung der Zwerchfellruptur. Bei der Verletzung des Zwerchfells kommt es im allgemeinen zum Prolaps von Baucheingeweiden. Die prolabierten Organe ihrerseits können zur Beeinträchtigung von Lungen- und Herzfunktion führen. Wesentlich gefährlichere Komplikationen sind Incarceration, Perforation und Ruptur der vorgefallenen Hohl- bzw. parenchymatösen Organen.

Die klinisch vermutete Diagnose einer Zwerchfellverletzung kann primär nur röntgenologisch gestellt und gesichert werden. In vielen Fällen reicht allein die Lungenübersichtsaufnahme aus, um thoraxfremde, aus dem Abdomen stammende Strukturen differenzieren zu lassen. Die weitere Klärung ist durch Kontrastmitteluntersuchung möglich, wobei für Magen und Dünndarm die Kontrastmahlzeit, für die Darstellung des Colons der Kontrasteinlauf infrage kommen. Eine wichtige Hilfe zur Erkennung prolabierter Organe ist auch die Szintigraphie, die den angiographischen Befund hervorragend zu ergänzen vermag.

Diagnostische Schwierigkeiten können auftreten, wenn besonders auf der rechten Seite die Rupturstelle nicht eindeutig dargestellt werden kann, oder wenn prolabierte Parenchym- oder Hohlorgane gleichzeitig rupturiert sind. Der innerhalb kurzer Zeit auftretende, reaktive Pleuraerguß oder das Empyem erschweren in erheblichem Maße die rasche Differenzierung prolabierter Organe und deren zusätzliche Verletzung. In solchen Fällen besteht die Möglichkeit einer angiographischen Untersuchung, die sich uns in mehreren Fällen besonders im Hinblick auf die Lokalisation der Verletzung und die Identifizierung des Bruchinhaltes bewährt hat (Abb. 83, 84).

Da bisher über die Anwendung der Angiographie bei der Zwerchfellruptur im Schrifttum kaum Angaben vorliegen, sei ein Beispiel angeführt:

Der 27jährige Patient erleidet bei einem Verkehrsunfall 1967 eine Fraktur des 3. LWK. Stumpfes Brust- und Bauchtrauma mit Zwerchfellhochstand links. Nach einer mehr als 3jährigen Latenzzeit zunehmendes Völlegefühl, Aufstoßen, epigastrische Schmerzen während und nach den Mahlzeiten, sowie Luftnot bei Belastung und in gebückter Haltung.

An Hand der Lungenübersichtsaufnahme, die neben einem linksseitigen Zwerchfellhochstand Magen- und Dickdarmstrukturen in der hinteren Thoraxhälfte erkennen läßt, kann bereits röntgenologisch die Diagnose einer traumatischen Zwerchfellverletzung mit intrathorakaler Verlagerung des Magens und Dickdarms gestellt werden.

Zum Ausschluß bzw. Nachweis anderer prolabierter Abdominalorgane wird eine Angiographie vorgenommen: Das Mesentericogramm (Abb. 83) zeigte eine nach links angehobene und gespannt verlaufende A. mesenterica superior mit steil nach links cranial ziehenden Jejunalästen, die bis in Höhe des mittleren Thoraxdrittels links sichtbar sind. Einen steilen nach links verzogenen Verlauf nimmt auch die A. colica media. Im Übersichtsangiogramm findet sich die Milz an typischer Stelle. *Angiographische Diagnose:* Hochgradige Verlagerung und Verziehung des Mesenterialstammes und seiner Verzweigungen einschließlich der A. colica media mit intrathorakalem Prolaps von Dünndarmschlingen und Dickdarm bei posttraumatischer Zwerchfellruptur. Die Diagnose wird operativ bestätigt.

Der Prolaps von Eingeweiden im Thoraxraum bei Zwerchfellruptur führt nicht nur zu einer Verlagerung der beteiligten Abdominalorgane, sondern auch zu einer Lage- und Formveränderung der visceralen Gefäße. Hierauf beruht der angiographische Nachweis eines Eingeweideprolapses. Die zu den prolabierten Organen hinziehenden Arterienstämme verlaufen cranialwärts, vornehmlich gestreckt und gespannt, entsprechend der auf sie einwirkenden Zugkraft der vorgefallenen Organe. Gefäßunterbrechung, Kontrastmittelaustritt und fehlende parenchymatöse oder venöse Phase sind weitere Kriterien, die für eine zusätzliche Organverletzung (Blutung, Ruptur) sprechen (Abb. 84).

Die Angiographie, am besten in Form der Coeliacographie unter möglicher Mitdarstellung der Zwerchfellarterien, kann wesentlich zur Frühdiagnostik und damit zur raschen Einleitung der zweckmäßigen chirurgischen Therapie beitragen. Zwerchfellverletzungen mit Eingeweideprolaps als kommunizierende Verletzungen im Grenzgebiet zwischen Thorax und Abdomen sind auch heute noch mit einer hohen Mortalitätsquote belastet. Bei akuten Fällen beträgt diese 25%, im Stadium der Strangulation und Perforation 75% (MILLER u. HOWIE, 1968). Damit wird der Wert der rechtzeitigen Angiographie in diagnostischen Zweifelsfällen auch bei Zwerchfellverletzungen unterstrichen.

Es fehlen bisher größere Erfahrungen auf dem Gebiet der posttraumatischen Angiographie. Die bisher publizierten Fälle, insbesondere auf dem Gebiet der Nieren- und Milzruptur (POTEMPA u. WENZ, 1968; VAN KAICK u. Mitarb., 1970) sollten uns jedoch veranlassen, bei den meist jüngeren Patienten, bei denen sich die Untersuchungen innerhalb einer halben Stunde durchführen lassen, sehr früh zu angiographieren, um Mehrfachverletzungen oder gedeckte Organrupturen — aber auch bis dahin nicht bekannte Gefäßverletzungen — auszuschließen (Abb. 85—87). Für die operative Indikation ist die sichere und rasche posttraumatische Abdominalangiographie zentrale Schaltstelle für eine organerhaltende Operation oder konservativ zuwartende Therapie (WENZ, 1970).

5 Abdominale Tumoren

Die Vorherrschaft der konventionellen Röntgenuntersuchung bei der Tumorsuche im Bauchraum ist in den letzten Jahren durch Endoskopie und Angiographie, aber auch durch nuclearmedizinische Methoden erschüttert worden. Während sich letztere vorwiegend zur Darstellung von Leber und Milz eignen, erlaubt die Endoskopie die direkte Besichtigung und Gewebsentnahme innerhalb weiter Strecken des Magen-Darmtraktes. Für die Angiographie ist Indikationsgebiet der Wahl das Gefäßsystem, die von diesem versorgten Wände der Hohlorgane und die parenchymatösen Organe insbesondere deren Innenstruktur.

Zählen wir zu den konventionellen Röntgenuntersuchungen des Abdomens Leeraufnahme, Kontrastmahlzeit und -einlauf, Cholegraphie und Ausscheidungsurogramm, so läßt sich zwar aus der geschickten Kombination der einzelnen Techniken ein Tumor in abdomine bereits weitgehend differentialdiagnostisch einengen; offen bleibt jedoch nicht selten die Organzugehörigkeit, seine wahre Ausdehnung, sichere Hinweise auf die Malignität und mögliche Metastasen.

Hier vermag die Angiographie in vielen Fällen entscheidend weiterzuhelfen. Als Gefäßbahnen bieten sich — neben der Aorta und ihren Ästen — die Pfortader und die Venen an. Die Diagnostik der intestinalen Lymphgefäße spielt noch keine praktische Rolle, da deren routinemäßige Darstellung bisher nicht möglich ist. Auf die Bedeutung der Lymphographie für die Diagnostik des Retroperitonealraums sei jedoch besonders hingewiesen.

5.1 Angiographische Technik

Die Indikation zur Angiographie bei der intraabdominellen Tumorsuche ist dann gegeben, wenn klinische, endoskopische oder konventionell-röntgenologische Untersuchungen beim Nachweis eines vermuteten Neoplasmas versagt haben oder aber Zweifel an der exakten Lokalisation oder Ausdehnung geäußert werden. Kontraindikationen bestehen nur dann, wenn Störungen der Blutgerinnung nachgewiesen worden sind. Auch kann die Katheteruntersuchung von der Femoralarterie her durch Veränderungen an der Beckenarterie so sehr erschwert sein, daß ein Vorgehen über die Brachialis oder mit Hilfe der subdiaphragmalen Aortographie notwendig wird. Vorsicht gilt bei pulsierenden Tumoren, um Perforationen beim Aneurysma zu verhindern.

Die Entscheidung ob Übersichtsaortographie oder gezielte Arteriographie ist im Einzelfall nicht immer leicht. Wir halten es jedoch für überflüssig, in jedem Falle einer Tumorsuche zuerst mit der Aortographie zu beginnen und dann die selektive Arteriographie anzuschließen. Läßt sich die Geschwulst klinisch einem bestimmten Organ zuordnen (Leber, Milz, Magen usw.), sollte man sofort gezielt mit der Coeliacographie beginnen und erst bei negativem Ergebnis — oder wenn sich ein Pankreasneoplasma darstellt — die nächste Etage — also Mesenterica superior — und erst dann die untere Mesenterialarterie sondieren und darstellen.

In der überwiegenden Mehrzahl der Fälle deuten klinische Hinweise wenigstens grob in eine bestimmte Richtung, so daß nicht selten auf die wenig aussagefähige Aortographie und damit auf unnötige Kontrastmittelapplikationen verzichtet werden kann.

5.2 Angiographische Tumorkriterien

Die Durchblutung des Tumorgewebes ist bei vielen Tumoren vermehrt, bei einem großen Teil indifferent und bei einigen — meist bedingt durch Nekrosen — vermindert. Je nach Vascularisation, Lokalisation und Ausdehnung kommen folgende Befunde zur Beobachtung:

1. Tumorgefäße;
2. Tumoranfärbung (positiver Kontrast);
3. a.-v. Shunts;
4. Tumoraussparung (negativer Kontrast);
5. Zeichen der Expansion;
6. Zeichen der Infiltration.

Selbstverständlich kann sich eine Geschwulst durch mehrere angiographische Veränderungen verraten. Schwierig wird die Beurteilung bei singulären Zeichen, und es stellt sich die Frage nach deren Spezifität.

Faßt man die kritischen Stimmen der Literatur zusammen, so ist man sich darüber einig, daß als sicherstes Kriterium nur der eindeutige Nachweis von Tumorgefäßen gelten kann.

5.2.1 Tumorgefäße

Mit den Tumorgefäßen verhält es sich z.T. wie bei einem gesuchten Übeltäter: alle Welt spricht von ihm, aber keiner weiß genau, wie er aussieht! Eine gute Charakterisierung der sog. „pathologischen Gefäße" hat STRICKLAND (1961) gegeben:

> "A typical pathological vessel ... is deployed seemingly without purpose, keeps to no set course and shows no progressive diminution in calibre. As it runs through the mass of the tumour, its walls may be lined by tumour cells, and ... it ends its haphazard journey in amorphous spaces in the midst of areas of necrotic tumour tissue."

Zum besseren Verständnis von Morphologie und Funktion der Tumorgefäße sei ein kleiner Exkurs in die Entwicklungsgeschichte und Pathologie gestattet.

Alle Gefäße unseres Körpers machen im Laufe ihrer Entwicklung drei Phasen durch. In einem ersten Stadium wird das Blut in reinen Endothelrohren geleitet, denen sich in einem zweiten ein Mesenchymmantel zuordnet. In der dritten Phase kommt es schließlich zur Differenzierung verschiedener Gewebe aus diesem Mesenchymmantel, so daß die fertig gebildete Gefäßwand aus Endothel, Bindegewebe mit kollagenen und elastischen Fasern sowie glatter Muskulatur aufgebaut ist. Die Anordnung der einzelnen Elemente sowie ihr relativer Volumenanteil ist in verschiedenen Gefäßen jedoch unterschiedlich (RICKENBACHER, 1971).

Auch beim Aufbau von Granulationsgewebe beginnt die Vascularisation mit der Bildung solider, von den Capillaren ausgehender Endothelsprossen, die erst später ein Lumen freigeben. Es erscheint wichtig, darauf hinzuweisen, daß diese Capillarsprossen *nicht* von größeren Arterien oder Venen ausgehen können. Die Weiterentwicklung solcher Capillaren erfolgt durch Größenzunahme und induzierte Entwicklung des umgebenden Bindegewebes.

Der morphologische Aufbau der Tumorgefäße spricht dafür, daß der Differenzierungsprozeß in der Ausbildung der Wandschichten gestört ist: die Gefäße sind im Vergleich zu ihrem Kaliber dünnwandig; glatte Muskelfasern und elastische Lamellen sind nur spärlich in abnormer Anordnung vorhanden oder werden völlig vermißt. Auch eine nervale Versorgung wurde bisher nicht nachgewiesen. Die großen Tumorgefäße zeigen oft einen der

Tumorhistologie entsprechenden Differenzierungsgrad. So können z. B. bei rasch wachsenden Sarkomen große Gefäße nur aus einer Endothelmembran und einer dünnen Bindegewebsschicht bestehen (LINDGREN, 1945).

Auch die gesamte Anordnung der Tumorgefäße ist vergleichsweise abwegig. Die normale Organvascularisation vollzieht sich meist innerhalb der von SPALTEHOLZ (1889) angegebenen Regel: In Hohlorganen verlaufen die Arterien über der Organwand, die von ihren Ästen durchbrochen wird; solide Organe werden dagegen von einem Hilus aus vascularisiert, wobei sich die Gefäße baumartig verzweigen.

Entgegen dieser Regel werden solide und cystische Tumoren von allen Teilen der Peripherie aus versorgt. Die Gefäße innerhalb des Tumors sind auffällig durch eine irreguläre Verteilung sowie eine abnorme Abzweigung, häufig auch durch einen korkenzieherartig gewundenen Verlauf. Ihr Kaliber zeigt nicht die physiologische Abnahme, sondern wird oft von spindel- oder sackartigen Erweiterungen durchsetzt.

Bei der unorganischen Verzweigung, der unproportionalen Kalibrierung und dem pathologischen Gefäßwandaufbau läuft verständlicherweise auch die Blutzirkulation unphysiologisch ab. Der Tumorgefäßstatus wird außerdem noch durch Bildung von Thromben, intravasculäre Ausbreitung des Tumors, tumorbedingte Kompression, Blutung und Nekrosen kompliziert.

Der Gefäßanschluß des Fremdgewebes zur Umgebung vollzieht sich in den Anfängen immer über Capillaren. Eine Arterie kann also nicht in einen Tumor „hineinwachsen". Vorgebildete größere Gefäße werden von Tumorgewebe meist eingeschlossen oder zerstört, nur selten übernommen, indem sie Anschluß an die Vascularisation des Tumorgewebes finden. Sie unterscheiden sich dann von den eigentlichen pathologischen Gefäßen sowohl durch ihren Verlauf als auch durch ihre Struktur (LINDGREN, 1945).

Will man sich auf Grund der beschriebenen pathologischen Eigenschaften um eine genaue angiographische Definition der Tumorgefäße bemühen, so ist man über die unvermeidbare Ungenauigkeit enttäuscht: zwecklose Anordnung, bizarre Erscheinung, fehlende Kaliberabnahme, Randunregelmäßigkeiten, sackartige Erweiterungen, gewundener Verlauf (YU, 1967). Es wird vor allem deutlich, daß für die „sichere" Erkennung eines Tumorgefäßes dieses bereits eine beträchtliche Größe aufweisen muß, was wiederum bedeutet, daß auch der zugehörige Tumor nicht zu klein sein darf. Die kleineren „neugebildeten" Gefäße verraten sich eher durch ihre ungewöhnliche Lokalisation und Anordnung als durch ihre Form; die Abgrenzung gegenüber der Hypervascularisation und Gefäßneubildung im Rahmen einer Entzündung kann hierbei allerdings schwierig werden.

Die Bemühungen der Pharmakoangiographie zur besseren Tumordiagnostik sind nur auf dem Hintergrund dieser Gefäßpathomorphologie verständlich. Durch die intraarterielle Injektion pharmakologischer Substanzen (z. B. Norepinephrin) kommt es zu einer Vasoconstriction der „normalen" Arterien, jedoch nicht jener Tumorgefäße, die über eine neuromuskuläre und humorale Reaktionsmöglichkeit durch ihre mangelhafte Wandstruktur nicht verfügen. Während daher die Summe der Gefäßquerschnitte im Bereich der regulären Arterien durch Kontraktion abnimmt, verändern die Tumorgefäße ihr Kaliber nicht, so daß der Blut- bzw. Kontrastmitteldurchfluß in ihnen relativ vermehrt wird. Dieser Effekt ist selbstverständlich abhängig vom Differenzierungsgrad der betreffenden Tumorgefäße; d. h. bei gut bzw. leidlich differenzierten Gefäßen wird er nicht oder nur schwach zu erzielen sein.

5.2.2 Tumoranfärbung

Eine kontrast-positive Abhebung des Tumorgewebes im Angiogramm ist möglich, wenn seine Strahlenabsorption größer ist als die des nachbarschaftlichen Gewebes, wobei die Differenz ein bestimmtes Mindestmaß erreichen muß, um optisch wahrnehmbar zu sein (Abb. 88 a, 89). Dabei können sowohl die Anzahl der Gefäße als auch deren Querschnittszunahme den Kontrastmitteldurchfluß erhöhen. Es ist möglich, einzelne Gefäße bei genügender Kontrastdifferenz zum Hintergrund bereits von einem Querdurchmesser von 300 μ an zu erkennen. Capillaren, Arteriolen und Venolen sowie Sinusoide dieser Größenordnung liegen in der Regel unterhalb des angiographischen Auflösungsvermögens. Die homogene Kontrastierung eines Tumors muß sich daher durch eine Vermehrung der Gefäßzahl pro Raumeinheit bei einer Querschnittszunahme unter 300 µ ereignen! Eine Aussage über die Art der Gefäße und damit auch über die Ursache der Hyperämie ist dabei angiographisch nicht möglich. DOS SANTOS zeigte schon 1950 unter seinen Angiographien von Knochentumoren eine Kniegelenkstuberkulose mit der vorsichtigen Bemerkung: "there is hyperemia rather than vascular neoplasia".

Es sei daran erinnert, daß sowohl bei der akuten als auch bei der chronischen Entzündung neben dem Exsudat in der Regel eine Hyperämie vorhanden ist. Nur das Narbengewebe, welches evtl. nach Abklingen der Entzündung entstehen kann, ist in der Regel faserreich und gefäßarm. Morphologische Grundlage für die Kontrastmittelanreicherung bei der Entzündung ist ein dichtes Netz erweiterter Capillaren, die einen Querschnitt meist unter 100 µ aufweisen. Ebenso finden sich arteriovenöse Kurzschlüsse, die einen raschen Kontrastmitteldurchfluß verursachen können (DOERR, 1970).

LAGERGREN u. Mitarb. (1958) haben nachweisen können, daß die Hypervascularisation nicht nur bei Neubildungen vorkommt, sondern auch bei chronisch-entzündlichen Prozessen beobachtet wird. Als histologisches Substrat findet sich Granulationsgewebe, das neben Rundzelleninfiltraten dichte Capillargebiete aufweist. Durch eine Entzündungsreaktion des ortsständigen Bindegewebes in der Umgebung des Tumors können sich auch schlecht vascularisierte Geschwülste im Angiogramm bemerkbar machen (WENZ u. Mitarb., 1971).

Differentialdiagnostisch sind bei der Tumoranfärbung außer der entzündlichen Hypervascularisation anatomische Varianten (z.B. Nebenmilz) und Besonderheiten der Kontrastmittelverteilung wie z.B. die Fundusanfärbung des Magens unter dem Bild eines Tumors zu bedenken (CHAVEZ u. Mitarb., 1967).

Zur Tumoranfärbung gehört auch das Phänomen des *Kontrastmittelpoolings*, das durch eine umschriebene Ausweitung der Gefäße hervorgerufen wird. In diesen Bezirken kommt es entsprechend dem Strömungsgesetz

$$c = \frac{Vt}{\pi r^2}$$

zu einer Strömungsverlangsamung; dadurch tritt eine Phasenverschiebung des Kontrastmitteldurchflusses auf, d.h. während das Kontrastmittel in den normalen Gewebsabschnitten bereits abgeflossen ist, befindet sich das kontrasthaltige Blut noch in den erweiterten Gefäßbahnen. Vor allem die Tumorgefäße mit ihren sackartigen Auftreibungen können so zu einer Verzögerung des Kontrastmittelflusses führen (Abb. 89). Extremes Beispiel dafür ist das Hämangioendotheliom, in dessen erweiterten Gefäßarealen das Kontrastmittel noch in der venösen Phase zu stehen scheint.

5.2.3 Arteriovenöse Shunts

Mehrere Autoren weisen auf die vermehrten arteriovenösen Kurzschlußverbindungen im Tumorgewebe hin. Diese bewirken im Angiogramm eine vorzeitige venöse Kontrastierung. Da diese Anastomosen einen Durchmesser unter 300 µ aufweisen (STAUBESAND, 1968), sind sie als einzelne im Angiogramm nicht zu erkennen. Durch die Kurzschlüsse wird der Capillarwiderstand umgangen und der Blutdurchfluß — damit aber auch der Kontrastmittelzustrom — vermehrt. Abgesehen vom erhöhten Tumorstoffwechsel dürfte hier die wichtigste Ursache für die oft gewaltige Kaliberzunahme der den Tumorbereich versorgenden Hauptarterie zu suchen sein (MORINO u. Mitarb., 1967).

5.2.4 Tumoraussparung

Cystische Gebilde mit fehlender Vascularisation lassen bei genügender Größe eine Parenchymaussparung entstehen, vorausgesetzt, daß eine genügende Kontrastierung in der Parenchymphase resultiert (Abb. 88). In Niere und Milz, deren Parenchym am kontrastreichsten zur Darstellung kommt, sind sie daher auch am besten zu beurteilen. Die runde, glatt begrenzte Aussparung wird meist als echte Cyste angesehen; der „Parenchymzwickel" am Rande gilt als Hinweis für die Benignität des Prozesses (Abb. 90).

Tumoren mit zentralnekrotischem Zerfall oder älterer Einblutung erzeugen ebenfalls avasculäre Areale, die als Defekte in der Parenchymphase sichtbar werden können. Am schwierigsten sind solche Zonen minderer Durchblutung in der Leber oder gar im Pankreas nachzuweisen, da es hier zu einer relativ geringen Kontrastdichte in der Parenchymphase kommt. Dies betrifft in erster Linie die schlecht vascularisierten Lebermetastasen, wobei außerdem schwach arterialisierte Regeneratknoten bei Lebercirrhose differentialdiagnostisch zu berücksichtigen sind (BÜCHELER u. Mitarb., 1971).

5.2.5 Expansion und Infiltration

Durch den *raumfordernden Prozeß* können Gefäßverlagerungen (Abb. 95a), d.h. bogige Abdrängung, Spreizung, Streckung und dichteres Zusammenrücken von Gefäßbündeln hervorgerufen werden (Abb. 96). Genaue Kenntnis der Anatomie und vor allem der Variationsbreite des Normalen ist Voraussetzung, um bei diesen mittelbaren Tumorindizien eine diagnostische Aussage machen zu können. Liegen nur Zeichen der Verdrängung vor, so ist ein annäherndes Urteil über die Dignität des Tumors nicht möglich und auch die Bestimmung der Organlokalisation oft schwierig (Abb. 92, 93).

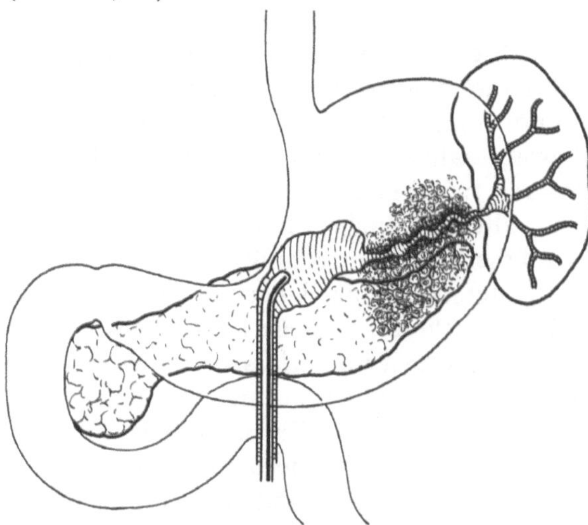

Ummauerung der Milzarterie durch Pankreasschwanzcarcinom

Die *Infiltration* — Kriterium der malignen Neubildung — kann zu einer Durchsetzung der Gefäßwand führen (Abb. 95b, 97). Der Tumor bricht selbst in das Gefäßlumen ein oder durch die Läsion der Intima erfolgt die Bildung wandadhärenter Thromben bzw. einer vollständigen thrombotischen Obliteration. Als typisch sind daher kurzstreckige arterielle oder venöse Gefäßstenosen bzw. Verschlüsse im mutmaßlichen Tumorbereich anzusehen, wobei die arteriellen Stenosen meist eine auffällig unregelmäßige — wie angenagte — Wandbegrenzung zeigen, wie das Beispiel der Milzarterie bei einem Pankreasschwanzcarcinom zeigt.

Es ist unschwer einzusehen, daß der Angiologe *nicht jede Gefäßstenose im Bauchraum als tumorbedingt* ausgeben kann. Den wenigen — durch Geschwülste hervorgerufenen — Gefäßveränderungen steht das Heer der arteriosklerotischen Gefäßprozesse gegenüber. Meist finden sich dann allerdings an mehreren anderen Stellen außerhalb des verdächtigen Tumorgebietes gleiche sklerotische Gefäßalterationen. Auch die seltenere Angitis ist in der Regel durch den generalisierten Befall gekennzeichnet. Eine weitere Differentialdiagnose zur tumorbedingten Gefäßstenose ist der zunächst extravasal gelegene Entzündungsherd, der auf benachbarte Gefäße übergreifen und zur thrombotischen Obliteration führen kann — man denke an die Pankreatitis. Ferner sei noch der Gefäßspasmus als Reaktion auf die Kontrastmittelinjektion genannt. Eine Gefäßinfiltration ist jedoch nur dann möglich, wenn der Tumor sich in der Nähe der angiographisch erkennbaren Hauptgefäße ausbreitet (Abb. 97). So gibt es begreiflicherweise „stumme Zonen", meist peripher gelegen, z.B. im linken Leberlappen, in denen sich ein Tumor lange Zeit auch im Angiogramm verbergen kann.

Hingewiesen sei schließlich noch auf den „Feind Nr. 1" des Angiographen, den relativ kleinen, indifferent vascularisierten Tumor, der noch zu keiner Gefäßinfiltration geführt hat und auch keine faßbaren Verdrängungserscheinungen hervorgerufen hat. Er ist in der angiographischen Maske des „Normalen" untergetaucht und entzieht sich dem angiographischen Nachweis. An ihn muß bei allen negativen Befunden gedacht werden, und das klinische Gesamtbild sollte in diesen Fällen für das weitere diagnostische und therapeutische Vorgehen den Ausschlag geben.

5.2.6 Wertigkeit der angiographischen Tumorzeichen

Ein großer Tumor ist auch mit der palpierenden Hand zu diagnostizieren! So muß die Angiographie sich vor allem in der *Früh-*

diagnostik von Tumoren bewähren bzw. in der Diagnostik solcher Geschwülste, die bislang meist nicht präoperativ zu erkennen waren, wie z.B. Leber- und Pankreasneubildungen. Das „Auflösungsvermögen“ des Angiogramms wird in der Regel um 2 cm Tumorgröße angegeben (BOIJSEN u. Mitarb., 1968). Entscheidende Faktoren sind dabei die Anfärbbarkeit der Geschwulst sowie ihre Lokalisation und Beziehung zur Umgebung — und nicht zuletzt das Auge des Betrachters.

Praktisch alle bisher erwähnten angiographischen Symptome, die zur Tumordiagnostik herangezogen werden, können auch — einzeln oder in Kombination mit anderen Zeichen — bei chronisch-entzündlichen Veränderungen vorkommen, weshalb gerade an der Bauchspeicheldrüse die Differenzierung zwischen chronischer Pankreatitis und Carcinom so außerordentlich schwierig ist. Es muß deshalb unzweideutig festgestellt werden: *es gibt kein den malignen Tumor beweisendes angiographisches Zeichen!* Nur die Kombination mehrerer Symptome im Zusammenhang mit anderen klinischen, endoskopischen und konventionell-röntgenologischen Veränderungen erlaubt in vielen Fällen die so schwerwiegende Diagnose eines Malignoms.

Tabellarisch angeordnet ergibt sich folgende Reihenfolge in der Wertigkeit einzelner angiographischer Hinweise für die Geschwulstdiagnostik:

Neubildung abnormer Gefäße
Tumor-„Anfärbung“
Gefäßverschluß, -stenose, -abdrängung
Tumoraussparung
Arteriovenöse Kurzschlüsse

Über das Einzelsymptom hinaus ist der Nachweis einer Geschwulstinfiltration in benachbarte Gewebe oder Organe sowie die Darstellung von Metastasen beweisend für den bösartigen Charakter des Tumors.

Damit ist zum Ausdruck gebracht, daß die angiographische Tumordiagnose nur eine Wahrscheinlichkeitsdiagnose sein kann, und daß sie nie — auch nicht beim „typischen“ Hypernephrom — die histologische Diagnose zu ersetzen vermag.

6 Abdominale Angiographie im Kindesalter

In der abdominalen Röntgendiagnostik haben sich die angiographischen Untersuchungen im Kindesalter erst in den letzten Jahren vermehrt durchgesetzt. Konventionelle Röntgenuntersuchungsmethoden wie Leeraufnahme, Magen-Darmpassage, Kontrasteinlauf und Ausscheidungsurographie erfahren durch die Aorto-arteriographie der Bauchorgane eine wertvolle Ergänzung.

Seit 1962 wurden an der Röntgenabteilung der Chirurgischen Universitätsklinik Heidelberg 235 Gefäßuntersuchungen an Kindern unter 14 Jahren vorgenommen; davon entfallen 101 Angiographien auf die abdominale Röntgendiagnostik. Es muß berücksichtigt werden, daß 75% dieser Untersuchungen in den letzten 4 Jahren durchgeführt wurden. Das Durchschnittsalter beträgt 9,4 Jahre. Das jüngste Kind war erst wenige Tage alt. Die männlichen Patienten stellen $\frac{2}{3}$ des Krankengutes.

PORSTMANN (1968), MCDONALD u. Mitarb. (1968), DEBRUN u. Mitarb. (1967), SCHIEFER (1967), KERK u. Mitarb. (1969) u.a. Autoren haben gezeigt, daß die Gefäßuntersuchungen im Kindesalter kein größeres Risiko als beim Erwachsenen aufweisen. HALPERN (1968) fand, daß Komplikationen nach einer Angiographie proportional zum Alter ansteigen und bei den jüngsten Jahrgängen am seltensten sind. Nach unserer Erfahrung ist die Komplikationsrate nicht altersabhängig. Im wesentlichen kommt es auf die Punktionstechnik und die Erfahrung des Untersuchers an. Übertriebene Kompression einer Punktionsstelle kann ebenso nachteilig sein, wie der unterlassene Druckverband nach der Katheterentfernung. Im einen Falle resultiert eine örtliche Thrombose, im anderen kann es zu der bei Kindern allerdings seltenen Blutung oder Hämatombildung kommen.

Bei einem 6jährigen Mädchen mußte — 3 Tage nach einer thorakalen Aortographie — eine Thrombendarteriektomie an der Einführungsstelle des Katheters in die Femoralis wegen lokaler Thrombose vorgenommen werden.

Sieht man von dieser Komplikation unter 92 Gefäßuntersuchungen ab, so darf dies als Zeichen dafür gewertet werden, daß die abdominale Aorto-arteriographie auch dem Kinde zugemutet werden kann (s. auch Kapitel „Komplikationen“, S. 24).

6.1 Besonderheiten der angiographischen Technik im Kindesalter

Erschwert wird die abdominale Angiographie beim Kinde durch die relativ kleinen Gefäßdurchmesser. Vorbereitung und technische Durchführung der Angiographie unterscheiden sich nicht grundsätzlich von dem beim Erwachsenen Gesagten. Mit dem in Abb. 39 demonstrierten, einfachen Besteck haben wir percutan die Übersichts- und selektive Angiographie bis zu einem Alter zwischen 2 und 3 Jahren vornehmen können. Nur in seltenen Ausnahmefällen mußte die Femoral- oder Brachialarterie freigelegt werden.

Eindrucksvolle Angiographien auch im Neugeborenen- und Säuglingsalter sind z.B. von FELLOWS auf dem 3. Davoser Diagnostikkurs, 1971 demonstriert worden. Kanülen und Führungsdrähte sowie das Kathetermaterial, wie es am *Boston Children's Hospital Medical Center* benutzt wird, sind detailliert aufgezählt (s. Tabelle S. 58).

Mit Hilfe eines solch subtilen Instrumentariums kann man sich auch der percutanen Technik beim unter 2 Jahre alten Kinde zuwenden, sollte aber folgende Besonderheiten nicht außer acht lassen:

Einverständniserklärung der Eltern. Ausreichende Prämedikation und genügende Fixation des Kindes auf dem Untersuchungstisch. Hautquaddel mit Novocain $\frac{1}{2}$% ohne Adrenalin (!); Infiltration auf beiden Seiten des Gefäßes, ohne daß durch das Lokalanaestheticum der Puls unterdrückt wird. Die Hautincision wird etwas länger als beim Erwachsenen gewählt und dann das subcutane Gewebe mit chirurgischen Klemmen auseinandergezogen. Unter dem vorsichtig palpierenden Finger wird die in einem flachen Winkel gehaltene Kanüle in das Gefäß eingeführt. *Wegen des engen Lumens ist beim Kinde unter 2 Jahren kein pulsierender Blutaustritt zu erwarten.* Die hellrote Farbe des austretenden Blutes ist entscheidend.

Der Führungsdraht wird vorsichtig eingesetzt und muß sich *ohne jeden Widerstand* im Gefäß vorschieben lassen bis etwa zur Höhe des 1. LWK. Nach Entfernung der Kanüle ist ein Dilatator notwendig, ehe der vorgesehene Katheter eingeführt werden kann.

Das Kathetersystem muß laufend mit heparinisierter Kochsalzlösung durchgespült werden. Im Gegensatz zum Erwachsenen kann aber ein häufiges Ansaugen von Blut zu hypovolämischen Schockzuständen beim Neugeborenen führen.

Vor Entfernung des Katheters muß geprüft werden, ob kein artefizieller Verschluß vorliegt, damit der noch liegende Katheter für eine noch evtl. erforderliche Angiographie zur Verschlußlokalisation benutzt werden kann. Es gelten folgende Regeln:

Bei Kindern unter 2 Jahren soll die Hauttemperatur an beiden Beinen gleich sein. Bei über 2jährigen muß der periphere Puls kurz vor dem völligen Herausziehen des Katheters zu tasten sein.

Besteht ein iatrogener Verschluß oder eine Stenose, sollte der Versuch mit einem intraarteriell applizierten Vasodilatator gemacht werden. Falls sich nichts an der Situation ändert, erfolgt die sofortige Thrombendarteriektomie.

Die Nachbehandlung beginnt mit der langsamen Entfernung des Katheters unter kontinuierlicher Injektion heparinisierter Kochsalzlösung. Man sollte auch ruhig eine geringe Menge Blut aus der Stichstelle austreten lassen, wenn die Katheterspitze sichtbar wird. Alsdann vorsichtige Kompression für 5 bis 10 min, ohne daß hierbei der Puls vollständig unterdrückt wird. Wir führen unsere einzige lokale Thrombose an der Kathetereinführungsstelle auf zu intensives Komprimieren zurück.

Das Kind wird mit einem Druckverband, jedoch ohne Sandsackkompression o.ä., auf Station zurückverlegt und sollte für einen Tag Bettruhe einhalten. Die Schwester ist angewiesen, Punktionsstelle und periphere Pulse — unter Aufsicht des Röntgenologen — über 8 Std hinweg halbstündlich zu kontrollieren.

Für selektive Untersuchungen (Nierenarterie, Visceralarterien) sind zwischen 3 und 25 ml, für eine Übersichtsaortographie bis zu 30 ml eines 60%igen Kontrastmittels erforderlich. Maximale Gesamtdosis 3 ml/kg Körpergewicht (BURGENER u. Mitarb., 1971). Beim über 40 kg schweren Kind verwenden wir *Urografin* 76%.

Die Bildfolge muß beim Kleinkind etwas schneller gewählt werden als beim Erwachsenen. Je 3—4 Aufnahmen für die ersten 3 sec und für die Spätphasen je 1 Aufnahme/sec sind im allgemeinen ausreichend.

Die bisher geschilderte Technik kann ohne große Umwandlung auch auf die Venographie und damit für die Darstellung der unteren Hohlvene übertragen werden. Bei der Injektion von beiden Leistenvenen aus läßt sich die untere Hohlvene beim etwa 2jährigen Kinde mit je 10 ml eines 60%igen Kontrastmittels ausgezeichnet darstellen (Abb. 101).

Auch für die Splenoportographie im Kindesalter — wir haben Erfahrungen bei jetzt insgesamt 15 Kindern unter 14 Jahren sammeln können (WENZ u. Mitarb., 1971) — verwenden wir Kanülen mit Kunststoffkathetern (*Longdwel-Catheter*). Nur führen wir diese Untersuchung grundsätzlich in Narkose durch, um ungestüme Atembewegungen beim Einstich der Nadel in die Milz zu vermeiden.

Wir haben den Eindruck, daß die Milzpunktion im Kindesalter einfacher ist als beim Erwachsenen, da sich das Organ meist hervorragend während der Durchleuchtung abgrenzen läßt. Kontrastmittelmengen: 15—25 ml *Urografin* 60%. Bildfolge 1 Aufnahme/sec über 10 sec.

Außer den Katheteruntersuchungen kann in sehr seltenen Fällen an der Aorta auch eine Direktpunktion notwendig werden.

Bei einem 7jährigen Jungen war im Alter von 13 Monaten bei einer schwierigen Nephrektomie wegen infizierter Nierencyste links die Aorta verletzt worden. Die Einweisung erfolgte zur Abklärung eines intermittierenden Hinkens unter der Verdachtsdiagnose eines teilweisen Verschlusses der Aorta. Bei der subdiaphragmalen Aortographie fand sich ein Totalverschluß der Bauchaorta im Niveau der rechten, erhaltenen Nierenarterie und ein reichverzweigtes Kollateralsystem, das über lumbale, spinale und vertebrale Äste die distal gelegenen Beckenarterien wieder vollständig auffüllte (Abb. 6).

6.2 Indikationen und Ergebnisse

Von 235 kindlichen Gefäßdarstellungen wurden 101 zur Abklärung abdominaler Erkrankungen vorgenommen. Neben 7 lumbalen Aortographien wurde in 50 Fällen eine Katheterübersichtsaortographie durchgeführt. Unter den selektiven Arteriographien finden sich 18 Darstellungen der Nieren, 8 Coeliacographien und 15 Splenoportographien. Die Aufschlüsselung der Gefäßuntersuchungen nach Diagnosen zeigt, daß Gefäß- und Organmißbildungen, Trauma und Geschwülste nahezu gleichmäßig an unserem Krankengut beteiligt waren. Die Gruppe der postoperativen Kontrollen bezieht sich auf Untersuchungen im Anschluß an plastische Gefäßoperationen. Hierzu gehört auch die präoperative Angiographie bei Nierenspendern, eine Untersuchung, die mit Zunahme der Nierentransplantationen aktuell geworden ist. Die genaue Kenntnis des arteriellen und venösen Gefäßsystems des zu transplantierenden Organs ist für diesen Eingriff von entscheidender Bedeutung (BEDUHN u. Mitarb., 1970).

Die Ergebnisse angiographischer Untersuchungen im Bauchraum seien im folgenden anhand einer Unterteilung in die Gruppen Tumor, Trauma und Gefäßanomalie demonstriert.

Bei den *Abdominaltumoren* im Kindesalter handelt es sich zumeist um Neuroblastome oder Wilmstumoren. Bei der schlechten Prognose dieser Erkrankungen müssen alle Anstrengungen auf die Frühdiagnose gerichtet sein. Die Angiographie kann hier durch den Nachweis pathologischer Gefäße, Kontrastmittelansammlungen oder -aussparungen und arteriovenöse Kurzschlußverbindungen, einen wichtigen Beitrag liefern (Abb. 101—106).

Tumorhistologie bei abdominaler Angiographie im Kindesalter

MCDONALD u. Mitarb. (1968)	58 Arterio- und Cavographien: 14 Neuroblastome 12 Wilmstumoren
HILLER u. Mitarb. (1969)	100 Abdominale Angiographien: 28 Wilmstumoren 26 Neuroblastome 7 Hepatome 7 Cystische Nierenveränderungen 4 Lymphosarkome

Andere als die bisher genannten Tumoren im Kindesalter werden nur selten gefunden; sie seien nach ihrer Topographie kurz aufgezählt (s. Tabelle S. 57).

Ein 3jähriger Junge fiel durch sein stilles Verhalten und besondere Müdigkeit auf. Gleichzeitig wurden intermittierende Durchfälle beobachtet. Außer einer vergrößerten Leber ergaben klinische und konventionelle Röntgenuntersuchungen keinerlei pathologische Befunde. Die Angiographie zeigt einen gefäßreichen Tumor mit größeren Aussparungen in der gesamten Leber. In der Parenchymphase finden sich zahlreiche rundliche Kontrastmittelanfärbungen (Abb. 12). Die Histologie ergibt ein malignes, metastasierendes Teratom der Leber.

Im Kindesalter vorkommende abdominale Tumoren, die angiographisch erfaßt werden können

Nieren, Retroperitoneum	Wilmstumor Neuroblastom Cystische Erkrankung der Nieren
Leber	Hepatom Hämangiom, Hämangioendotheliom Metastasen (Teratom, Insulinom usw.) Cysten (Absceß)
Milz	Neoplasma Milzcyste Fehlende oder überzählige Milz
Pankreas	Cystadenom Pseudocyste Insulinom (evtl. dystop)
Nebenniere	Carcinom

In zunehmendem Maße erobert sich die Angiographie auch einen festen Platz in der Abklärung *intraabdomineller Verletzungsfolgen.* Von den inneren Organverletzungen des Kindesalters sind die Nieren am häufigsten betroffen (LAMESCH, 1964). Beim Vorliegen der Symptomtrias Flankenschmerz, Hämaturie und Flankenschwellung bereitet die Diagnose einer Nierenruptur keine Schwierigkeiten. Ungewiß ist in vielen Fällen aber die Frage einer Mitverletzung der Leber oder der Milz und das genaue Ausmaß der Nierenläsion (Abb. 80, 99, 100).

Die Aorto-arteriographie ermöglicht in solchen Fällen meist eine eindeutige Klärung der Situation. Besondere Beachtung verdient dabei die Milzruptur, deren Häufigkeit beim stumpfen Bauchtrauma nach AAKHUS u. ENGE (1964) in verschiedenen Statistiken mit 15 bis 42% angegeben wird.

Ein 14jähriger Junge wird nach einem Verkehrsunfall mit akuter Oberbauchsymptomatik links bei Hämaturie eingeliefert. Bei der Angiographie findet sich im selektiven Nierenarteriogramm eine Querruptur des Organs. Die anschließende Coeliacographie deckt gleichzeitig noch eine Milzruptur auf mit Vergrößerung des Organs, Hämatombildung, keilförmig-gefäßfreier Zone am oberen Pol und fehlender Parenchymdarstellung.

Es gelten ähnliche Kriterien für die Gefäß- bzw. Organverletzung im Kindesalter wie beim Erwachsenen. Die wichtigsten angiographischen Hinweise seien nochmals zusammengefaßt (Abb. 99, 100):

1. Verschluß, Abriß, Stenose oder Verlagerung der Gefäße.
2. Parenchymdurchtrennung, Kontrastmittelaustritt, Organverlagerung.
3. Vorzeitiger venöser Kontrastmittelrücktransport.

Mit der Angiographie wird nicht nur die Organverletzung objektiviert, sondern gleichzeitig die Ausdehnung des Parenchymdefektes bestimmt sowie Auskunft über die arterielle Versorgung der restlichen Organabschnitte gegeben. Schließlich entscheidet der Chirurg aufgrund des Angiogrammes, ob sich der Defekt durch Vereinigung der Fragmente beheben läßt, eine Teilresektion durchgeführt werden muß, oder ob bei Nieren- oder Milzruptur das gesamte Organ geopfert werden muß. In 70% der Fälle konnte in den letzten Jahren die verletzte Niere durch organerhaltende Operation teilweise belassen werden (POTEMPA u. WENZ, 1968).

Die von uns inzwischen durchgeführten 47 abdominalen Gefäßuntersuchungen im Kindesalter wegen Trauma (BEDUHN, 1972) gliedern sich auf in:

16 selektive Nierenangiographien;
8 Coeliacographien;
1 Mesentericographie;
14 Übersichtsaortographien;
4 lumbale Aortographien;
4 Beckenarteriographien.

Alle Organverletzungen im Angiogramm wurden durch die anschließende Operation bestätigt. In den restlichen Fällen konnte mit dem angiographischen Ausschluß einer Organverletzung den kleinen Patienten eine Laparotomie erspart werden. Ähnlich günstige Erfahrungen mit der hohen diagnostischen Treffsicherheit der Angiographie beim abdominalen Trauma werden auch in der Literatur angegeben (s. Kapitel Bauchtrauma, S. 45).

Eine seltene Indikation für die abdominale Angiographie im Kindesalter sind *Gefäß- und Organanomalien* (Abb. 107, 108). Der Nachweis solcher Anomalien bedeutet heute keineswegs therapeutische Resignation, sondern kann gerade auf dem Gebiet der Gefäßfehlbildung Ausgangspunkt einer außerordentlich wirksamen chirurgischen Intervention werden.

Die Coarctatio aortae am thoracoabdominalen Übergang bei einem 14jährigen Jungen ist ein eindrucksvolles Beispiel. Neben vermindertem arteriellen Blutdruck an den unteren Extremitäten bestehen bei dem Kind Verdauungsstörungen, die lange Zeit ungeklärt bleiben. Die Aortographie zeigt die langstreckige Stenose der Aorta und den massiven Kollateralkreislauf über intercostale und lumbale Äste zum Truncus Halleri. Die stenosierte obere Eingeweidearterie bezieht einen großen Teil ihres Blutes über die Riolansche Kollaterale von der A. mesenterica inferior (Abb. 108). Die Aortenstenose kann durch eine Kunststoffprothese überbrückt werden (Prof. VOLLMAR). Über diesen Bypass sorgt eine weitere Prothese zur A. mesenterica superior für eine bessere Eingeweidedurchblutung.

Eine der seltenen Indikationen zur unteren Hohlvenendarstellung beim Lebertumor im Kindesalter ist in Abb. 101 dargestellt, während die Indikationen zur Splenoportographie mit den Besonderheiten in den ersten Lebensjahren im Kapitel über die portale Hypertension, S. 42), aufgeführt sind.

Die konventionellen Untersuchungsverfahren werden bei abdominalen Erkrankungen im Kindesalter immer den Vorrang behalten. Trotzdem darf schon heute die abdominale Angiographie als eine wertvolle Bereicherung der röntgenologischen Untersuchungsmethoden in diesem Lebensabschnitt betrachtet werden.

Abdominale Arteriographie im Kindesalter. (Technische Vorschläge aus dem Boston Children's Hospital Medical Center)

Injektion und Bildfolge

Gefäß	Kontrastmittelmenge	Injektionsgeschwindigkeit	Bildfolge
A. renalis	3 bis 7 ml	5—6 ml/sec	4/2:1/10
A. coeliaca u. Mes. sup.	10 bis 30 ml	10—20 ml/sec	3/3:1/12
Aorta	15 bis 35 ml	15—25 ml/sec	3/3:1/4

Gesamtkontrastmittel pro Patient maximal 3—4 ml/kg Körpergewicht.

Kathetermaterial für die Arteriographie im Kindesalter

FORMOCATH blau, dünnwandig	Kathetergröße Innendurchmesser (mm)	Kathetergröße Außendurchmesser (mm)	Führungsdraht Durchmesser (Zoll)
RPX × 025	0,97	0,63	.021/.023
RPX × 037	1,22	0,44	.021/.025
RPX × 045	1,57	1,14	.025/.035
RPX × 055	1,90	1,40	.035
RPX × 062	2,08	1,58	.035
KIFA rot			
dünnwandig (rot 1)	2,20	1,15	.035
extrem dünnwandig (rot 7)	2,20	1,40	.035

Empfehlungen für Kanülen und Führungsdrähte

Alter des Kindes	Kanüle (gauge)	Führungsdraht (Zoll)
3 Tage—6 Monate	20 (Paul-New)	.021/.023
6—18 Monate	20/19 (Paul-New)	.021/.023/.025
18 Monate—5 Jahre	19/18 (Paul-New)	.025/.035
5—10 Jahre	18 (Paul-New)	.035
10 Jahre und älter	18 (Paul-New)	.035

V Spezielle abdominale Angiographie

1 Aorta abdominalis

Klinisch und röntgenologisch bedeutsam sind folgende pathologische Veränderungen im Bereich des Stammes der Bauchaorta:
1. Anomalie;
2. Verschluß und Stenose;
3. Aneurysma;
4. Aorto-cavaler Kurzschluß.

1.1 Anomalie

Hier handelt es sich im wesentlichen um die angeborene Aortenstenose, die als Coarctatio aortae abdominalis bezeichnet wird. Sie wird nach ihrer Lokalisation von VOLLMAR (1968) in eine supra-, inter- und infrarenale Form eingeteilt.

Das Krankheitsbild ist erst in den letzten Jahren näher bekannt geworden. In rund $\frac{1}{5}$ der Fälle liegt eine langstreckig-hypoplastische Enge vor; die meisten Stenosen sind kurzstreckig.

Aus der Lokalisation ergeben sich das klinische Krankheitsbild und die aortographisch zu erfassenden Kollateralkreisläufe, die zumeist aus Intercostalarterien und dem Truncus coeliacus gespeist werden. Das Blut wird in caudaler Richtung vorwiegend über die Mesenterica superior, inferior, lumbale und Beckenarterien weitergeleitet.

Im Falle einer typischen Coarctatio aortae abdominalis, bei welcher der Truncus coeliacus und die A. mesenterica superior miteinbezogen waren, erfolgte die Kollateralisation über systemfremde Kollateralen (Abb. 108). Klinisch standen im Vordergrund Ermüdungserscheinungen von seiten der unteren Extremitäten und postprandiale Leibschmerzen.

Auch das in Abb. 107 demonstrierte thoracoabdominale Aortenaneurysma bei einem 6jährigen Jungen kann als Mißbildung im Sinne eines sog. Aortendivertikels aufgefaßt werden. Hinweis für diese pathogenetische Überlegung ist die knospenartige Ausstülpung, die sich dicht oberhalb der aneurysmatischen Aussackung erkennen läßt.

Viele Aortenanomalien werden als Zufallsbefund entdeckt. Das technische Vorgehen besteht in den meisten Fällen aus der Katheteraortographie von femoral her. Stenosen zwingen zur hohen lumbalen Aortographie oder zur transbrachialen Übersichtsaortographie.

Die zu erwartenden angiographischen Befunde bestehen in Lageveränderungen der Aorta, glattbegrenzten, segmentären Stenosen mit überbrückenden Kollateralen bei Fehlen arteriosklerotischer Veränderungen oder umschriebenen aneurysmatischen Aussackungen.

1.2 Verschluß und Stenose

Der *suprarenale* Verschluß der Bauchaorta ist nur dann mit dem Leben vereinbar, wenn ein ausreichender Kollateralkreislauf zu den Nierenarterien besteht. Experimentelle Untersuchungen zur Nierendurchblutung nach subtotalem und totalem Verschluß der linken Nierenarterie sowie die Beeinflussung durch intrarenale Implantation der Milzarterie bei Nephrektomie rechts wurden von BEDUHN u. HALLWACHS (1970) an unserer Klinik erfolgreich durchgeführt (Abb. 60).

Die *infrarenale* Unterbrechung der aortalen Strombahn betrifft in der Regel auch die Mesenterica inferior, deren Ausbreitungsgebiet über die Riolansche Anastomose gespeist wird. Von hier aus können über lumbale Äste und Bauchwandarterien die Becken- und Beinarterien u. U. noch überraschend gut versorgt werden.

In den Abb. 57 und 59 wird ein infrarenaler Aortenverschluß auf arteriosklerotischer Grundlage einer postoperativen iatrogenen Okklusion der Bauchaorta im frühen Kindesalter gegenübergestellt, wobei im letzten

Fall besonders eindrucksvoll die verschiedenen Umgehungskreisläufe sichtbar werden. In allen bisher von uns untersuchten Fällen infrarenaler Aortenverschlüsse bestanden keine Insuffizienzerscheinungen von seiten visceraler Gefäßäste. Methode der Wahl zur Darstellung solcher Stenosen und Verschlüsse ist u. E. die direkte Aortographie (Abb. 109, 110).

1.3 Aneurysma und Dissektion

Aneurysmen der Bauchaorta sind zumeist arteriosklerotischen Ursprungs. Sie erstrecken sich oft über die Bifurkation hinaus auf die Beckenarterien (Abb. 111) und sind nur zu 4—5% suprarenal lokalisiert (VOLLMAR, 1968). Der gleiche Autor gibt an, daß rund 40% der abdominalen Aneurysmen mit klinischen Symptomen einhergehen: intermittierender Bauchschmerz und pulsierende Sensationen, weniger häufig chronische Obstipation, Appetitlosigkeit, Übelkeit, Erbrechen, Blutstühle (HEBERER u. Mitarb., 1966).

Die Diagnose kann meist palpatorisch gestellt werden. Bei adipösen Patienten vermag der Nachweis eines Kalksaumes nähere Hinweise zu geben. Rund $\frac{1}{10}$ der Patienten erreichen den Arzt im Stadium der Ruptur (DE BAKEY u. Mitarb., 1964), die durch einen massiven Dauerschmerz charakterisiert ist. Es bildet sich entweder ein retroperitoneales Hämatom, oder es kommt zur Blutung in die freie Bauchhöhle oder in den Magen-Darmkanal (Duodenum!). Selten kommt es zum Einbruch in die untere Hohlvene (BEALL u. Mitarb., 1964).

Nicht alle Chirurgen sind von der Notwendigkeit einer angiographischen Untersuchung des tastbaren Aneurysmas der Bauchaorta überzeugt. Entschließt man sich jedoch zur Aortographie, so ist der ungefährlichste Weg vom Arm her. Wir haben allerdings sowohl bei subdiaphragmaler als auch Katheteraortographie von der Femoralis aus nie Komplikationen gesehen.

Aufgabe der Aortographie ist es, das Aneurysma genau zu lokalisieren, für die operative Intervention Auskunft über den arteriellen Zu- und Abfluß zu geben und die Diagnose gegenüber paraaortalen Tumoren zu gewährleisten. Als Faustregel muß hier gelten, daß praktisch immer nur ein bescheidener Teil des Aneurysmalumens zur Darstellung kommt, da thrombotische Massen oft nur eine schmale Restlichtung freilassen. Auf nicht allzu harten Aufnahmen läßt sich der umgebende Aneurysmasack allerdings in den meisten Fällen gut abgrenzen.

Die *akute, spontane Dissektion* der Aortenwand ist eine Seltenheit (Abb. 112). Wegen der hohen Letalität ist sie in den Todesursachenstatistiken der Pathologen immerhin mit einer Häufigkeit von 1,1% vertreten (MOTE u. CARR, 1942).

Pathogenetisch wird der Dissektion meist eine Medianekrose zugrunde gelegt (GSELL, 1928; ERDHEIM, 1929; CELLINA, 1931; GORE u. SEIWERT, 1952). In den cystisch

Aneurysmen (1959—1971). Röntgenabteilung Chir. Univ.-Klinik Heidelberg. 327 Aneurysmen bei n = 230 Patienten. (Nach NEUER, 1972)

Gefäße	Total	Kongenital	Arterio-sklerose	Trauma	Iatrogen	Andere (mykotisch, Lues etc.)
A. pulmonalis	1	1				
Obere Extremität	20	5	2	13		
Untere Extremität und Beckenarterien	185	8	111	15	44	7
Aorta thoracica und Äste	35	1	11	13	2	8
Aorta abdominalis	66		56	1	6	3
A. coeliaca	1		1			—
A. lienalis	8		7			1
A. hepatica	4		2			2
A. mesenterica inferior	1	1				—
A. renalis	5		4		1	—
A. lumbalis	1	1				—
Zusammen	327	17	194	42	53	21

veränderten Mediabezirken kommt es zur Blutung aus den vasa vasorum. Intimaeinrisse wären danach als Folgeerscheinung anzusehen.

Demgegenüber nimmt eine andere pathogenetische Vorstellung primär eine traumatische Zerreißung der Intima, Eindringen des Blutes mit Zerstörung und Dissektion der Media an. BRAUNSTEIN (1969) konnte nachweisen, daß in mehr als der Hälfte seiner Fälle die Intimaperforation mit einem Atherom zusammenfiel.

Da die gesunde Aorta erst bei einem mehr als 10fachen des physiologischen, systolischen Druckes zerreißt, kann der Hypertonie nur eine sekundäre Rolle zukommen.

Klinisch lassen sich nach DE BAKEY die Dissektionen in 3 Lokalisationstypen einteilen:

Typ 1: Beschränkung auf die Aorta ascendens;

Typ 2: Dissektion von der Aorta ascendens nach distal über den Aortenbogen hinweg;

Typ 3: Ausgang von der Aorta descendens im Bereich der linken A. subclavia und Ausdehnung auf die gesamte descendierende Aorta.

Regelmäßig findet sich eine charakteristische, descendierende Symptomatologie: Nach akutem Retrosternalschmerz folgen Ischämie des rechten Armes, transitorische Hemiplegie mit Bewußtseinsverlust, Sehstörungen, Ischämie des linken Armes, uncharakteristische Intercostalschmerzen, akutes Abdomen, Anurie und schließlich die Symptome eines akuten Bekkenarterienverschlusses. Obwohl etwa 50% der dissezierenden Aneurysmen die Bauchaorta erreichen, erfolgt nur etwa bei 2% in diesem Bereich eine Ruptur nach außen. Im günstigsten Falle kann es zu einer Wiedereinmündung des äußeren Kanales in das eigentliche Aortenlumen kommen. Diese Spontanheilung geht mit der Ausbildung eines zweiten Aortenkanales (double barrel aorta), der sich später endothelisieren oder in wenigen Fällen wieder thrombotisch verschließen kann, einher. Zur angiographischen Darstellung bevorzugen wir die Katheteraortographie möglichst vom Arm her. Die dabei zu erwartenden Befunde zeigt die nachfolgende Aufstellung:

Angiographische Kriterien des Aneurysma dissecans

1. Doppellumige Aorta mit abgrenzbarer Trennwand
2. Reduktion und Deformation des ursprünglichen Aortenlumens
3. Elongierter und torquierter Aortenverlauf
4. Inhomogene und diskontinuierliche Kontrastierung der Dissektion
5. Verbreiterung der Aortenwand um mehr als 5 mm (normale Aortenwandbreite 2—3 mm) (HÄRTEL, 1971)

Der Einteilung von DE BAKEY möchten wir die Sonderform der *retrograden Aortendissektion* anfügen.

Wir hatten Gelegenheit, einen solchen Fall unter dem Bild des akuten Abdomens zu beobachten (GRUSS u. Mitarb., 1971).

Eigene Beobachtung: 77jährige Frau aus völligem Wohlbefinden heraus stärkster Schmerzanfall im Epigastrium mit nachfolgendem, bohrendem Dauerschmerz, Kreislaufkollaps und vorübergehende Bewußtlosigkeit. Zunächst Ausschluß eines Myokardinfarkts, dann Verlegung in die chirurgische Klinik unter der Verdachtsdiagnose: Mesenterial- bzw. Nierenarterienembolie.

Aufnahmebefund: Sehr adipöse Patientin. Diabetes mellitus. Absolute Arrhythmie. Abwehrspannung im Oberbauch. Konstanter Druckschmerz im Epigastrium. RR 100/60 mm Hg, nach Schockbekämpfung 120/60 mm Hg. Leukocyten 15800. Hb 13,6 g-%. Hämatokrit 39. Urinproduktion in 24 Std 400 ml, spez. Gewicht 1026.

Katheteraortographie: Nach Injektion von 40 ml *Urografin* 76% in Höhe des 1. LWK kontrastreiche Darstellung der abdominalen Aorta mit diskreten arteriosklerotischen Konturveränderungen und leichtem Kinking. Im Gegensatz zur kräftigen Kontrastierung der Nierenarterien besteht eine geringe Phasenverzögerung der Kontrastmittelpassage im Bereich des Truncus coeliacus. *Doppelkonturierung* der distalen thorakalen Aorta bis knapp oberhalb des Coeliacaabganges auf der linken Seite des Gefäßes. Zur Klärung der Phasenverzögerung innerhalb des Truncus coeliacus Katheterwechsel und Einführung eines gebogenen roten Ödmann-Katheters in den Truncus coeliacus. Abgang in Höhe des 1. LWK atypisch nach links. Regelrechte Aufteilung in Leber- und Milzarterie und A. gastrica sinistra. Unregelmäßig begrenzte Kontrastmittelaussparung am Abgang des Truncus aus der Aorta, weshalb ein Teil des Kontrastmittels während der Injektion in die Aorta zurückfließt. Vollständiger Verschluß der A. gastroduodenalis unmittelbar hinter ihrem Abgang aus der A. hepatica communis. Nach Injektion von 25 ml *Urografin* 76% erkennt man von der spätarteriellen Phase bis zum Schluß der Serie, 16 sec p.i., einen dreieckförmigen Kontrastmittelaustritt oberhalb der Coeliaca. Das Kontrastmittel persistiert mehrere Minuten. Daneben findet sich eine zarte Kontrastanfärbung, bandförmig, 15 cm weit in zentraler Richtung entlang der Aorta descendens.

Angiographische Diagnose: Abgangsstenose des Truncus coeliacus, Verschluß der A. gastro-duodenalis, Aneurysma dissecans der descendierenden Aorta, unklarer Kontrastmittelaustritt mit Persistenz am Abgang des Truncus coeliacus.

Bei der Laparotomie läßt sich das dissezierende Aneurysma nicht nachweisen. Es wird eine offene Ausschälplastik der Coeliacaanfangsstrecke durchgeführt, trotzdem kommt die Patientin wenig später im irreversiblen Herzstillstand ad exitum. Bei der Autopsie findet sich eine dreieckig geformte, querverlaufende, 2 × 1 cm messende Laceration, direkt oberhalb des Abganges der A. coeliaca. Von dort beginnend und proximalwärts ziehend ist die gesamte Wand der Bauch- und Brustaorta gespalten und aufgespleißt. Die Abgänge der Mesenterial- und Nierenarterien sind frei durchgängig. Sämtliche anderen großen Arterien zeigen mehr oder weniger stark ausgeprägte atheromatöse Veränderungen.

Aufgrund des angiologischen Befundes und der Ergebnisse der histologischen Studien ist es als sicher anzunehmen, daß die Intimalaceration in der Aorta descendens die Eintrittspforte des Blutstroms und so den Ausgangspunkt der Dissektion bildete. Die Frage, warum das Aneurysma dissecans seinen Ausgang von der Aorta abdominalis genommen hat und die Dissektion gegen die Blutstromrichtung erfolgte, kann nur spekulativ beantwortet werden. Die Intimalaceration befand sich genau proximal über dem Abgang der A. coeliaca; dadurch war der Weg für das eindringende Blut nach distal möglicherweise durch die Wandtextur versperrt. Außerdem könnte die Lokalisation der Intimaverletzung direkt unterhalb des Zwerchfells dazu beigetragen haben, daß die Sogwirkung des durch den hier noch wirksamen niedrigen Druck im Thorax die Dissektion in diese atypische proximale Richtung verlief. Wenn auch nur außerordentlich selten, so zeigt diese Beobachtung doch, daß bei der akuten Verschlußsymptomatik einer Visceralarterie auch an die Möglichkeit einer ortho- oder retrograden Aortendissektion gedacht werden muß.

1.4 Aortocavale Fistel

Heftige Bauch- und Rückenschmerzen, zunehmende venöse Stauung der unteren Körperhälfte mit rasch einsetzender Herzinsuffizienz begleitet von cerebralen Ausfallserscheinungen sind Symptome einer seltenen Komplikation des abdominalen Aortenaneurysmas: Es handelt sich um den Cavaeinbruch, den BEALL u. Mitarb. (1964) unter 130 rupturierten Aneurysmen der Bauchaorta nur viermal beobachtet haben.

Im eigenen Krankengut sahen wir lediglich 2 traumatische aortocavale Fisteln.

Im einen Fall wurde eine Kassiererin bei einem Überfall auf eine Kinokasse angeschossen. Das Geschoß blieb zwischen Aorta und unterer Hohlvene unter Ausbildung einer Kurzschlußverbindung stecken. Es konnte später unter Beseitigung der Fistel operativ entfernt werden.

Die 2. Beobachtung betrifft eine 43jährige Frau, bei welcher 19 Jahre vorher eine Nephrektomie rechts vorgenommen worden war. Zunehmende Ermüdungserscheinungen und ein eigenartiges, pulssynchrones Geräusch führten die Patientin zum Arzt. Durch Katheteraortographie konnte — ausgehend vom Stumpf der rechten Nierenarterie — eine breite Kurzschlußverbindung zwischen Aorta abdominalis und der aneurysmatisch erweiterten unteren Hohlvene nachgewiesen werden (Abb. 113).

Im Farbsubtraktionsbild (Abb. 11), in dem arterielle (rot) und venöse Phase (grün) farbdifferent dargestellt sind, kommen die Verhältnisse besonders eindrucksvoll zur Darstellung, insbesondere lassen sich die Zonen des arteriovenösen Mischblutes und die eigentliche Fistel wesentlich besser als im Schwarzweißbild differenzieren.

Die Entstehung der Kurzschlußverbindung nach Nephrektomie erwies sich während der Operation (Prof. LINDER) als Folge einer Sammelligatur. Im Laufe der Jahre kam es offensichtlich zum Durchschnüren der Gefäßwände und damit zur Kurzschlußverbindung. Shuntverbindungen dieser Art werden technisch am einfachsten durch eine Katheteraortographie nachgewiesen. Nach Lokalisation der Fistel läßt sich der Kurzschluß u. U. selektiv sondieren (Druckmessungen!).

1.5 Vena cava inferior

Außer einigen seltenen Mißbildungen, unter denen auch die Beckenvenensperre (WANKE, 1957) zu nennen wäre, sind an pathologischen Veränderungen der unteren Hohlvene hauptsächlich zu erwarten:

1. intravasale Prozesse (Thrombosen),
2. extravasal bedingte Lumeneinengungen.

Sie sind angiographisch nicht immer leicht voneinander abzugrenzen!

Obwohl thrombotische Verschlüsse vorwiegend die vorgeschalteten Beckenvenen betreffen, können Thromben gelegentlich bis zur Hohlvene vorwachsen oder lokal durch entzündliche bzw. neoplastische Prozesse inszeniert sein (Abb. 114). Diese Mechanismen werden auch beim Budd-Chiari-Syndrom (Endophlebitis obliterans hepatica) zugrunde gelegt, wobei nicht selten die untere Hohlvene am Lebervenen-cava-Winkel in den thrombotischen Prozeß miteinbezogen ist (s. Kapitel „Portale Hypertension", S. 42).

Eine wichtige Aufgabe für die Angiographie ist der Nachweis von Tumorthromben beim Hypernephrom. Der Abfluß der Nierenvene ist dabei in der Regel nicht vollständig verlegt; der Thrombus kann in die Hohlvenen prolabieren. Für das operative Vorgehen sind diese Befunde von entscheidender Bedeutung.

CEN u. Mitarb. haben deshalb 1970 vorgeschlagen, bei gefäßreichen Tumoren mit arteriovenösen Kurzschlüssen die *indirekte Nephrophlebographie* durch selektive Pharmakoarteriographie mit Adrenalin vorzunehmen (6—8 µg Adrenalin in die Nierenarterie). In allen anderen Fällen, also auch bei Nierenvenenthrombose anderer Pathogenese und zur Beurteilung der V. cava inferior selbst, bevorzugen die Autoren die Cavographie: Injektion von 50 ml *CONRAY 70* in eine oder beide Beckenvenen bei einem Kontrastmittelfluß von 11 ml/sec Bildfolge: 2 Bilder/sec während der ersten 4 sec, 1 Bild für weitere 7 sec.

Die angiographische Abklärung von Thrombosen ist immer mit der Gefahr ihrer Ablösung verbunden! Vorsichtiges Einführen des Katheters mit „leichter Hand" und Kontrastmittelinjektion möglichst weitab der vermuteten Abflußbehinderung lassen solche Komplikationen vermeiden. Noch wichtiger als bei anderen Untersuchungen sind hier zur Vororientierung Probeinjektionen schon bei Lage der Katheterspritze in der Beckenvene. Zur Vermeidung eines zu starken „jet" sollte das Katheterende auch seitlich perforiert sein.

In ihrem Verlauf durch das Spatium retroperitoneale rechts neben der Aorta wird die untere Hohlvene vor allem durch raumfordernde Prozesse der unmittelbar benachbarten Organe beeinträchtigt: paraaortale Lymphknoten, Aorta, rechte Niere und Nebenniere, Duodenum, Pankreaskopf und Leber.

Glatt begrenzte Impressionen sind meist bei extravasalen Veränderungen zu erwarten. Aus Form und Begrenzung solcher Impressionseffekte kann nicht immer auf die Natur der zugrundeliegenden Raumforderung geschlossen werden.

So demonstriert Abb. 94 eine hühnereigroße Kontrastaussparung im mittleren Drittel der unteren Hohlvene, die sich bei der Operation als isolierte Metastase eines teratoiden Carcinoms herausstellte. In gleicher Weise können Befunde durch maligne, generalisierte Erkrankungen des Lymphsystems wie etwa bei der Lymphogranulomatose entstehen.

Kommt es zu Konturunregelmäßigkeiten und stellenweiser Destruktion der Venenwand, so ist mit maligner Infiltration zu rechnen (Abb. 103c, d).

Vergrößerungen des Pankreaskopfes und Veränderungen am Duodenum können ebenfalls Verdrängungserscheinungen an der unteren Hohlvene hervorrufen. Es ist aber fraglich, ob sich durch die Cavographie in Frühfällen eine Differenzierung zwischen benignen und malignen Prozessen erreichen läßt.

Wir haben bei einem 2jährigen Kind mit primärem, ausgedehntem Lebertumor eine vollständige Obstruktion der unteren Hohlvene nachweisen können (Abb. 101).

2 Leber

2.1 Topographie

Als größtes Organ des Körpers wiegt die Leber etwa 1500 g und liegt mit ihrer Hauptmasse im rechten Hypochondrium.

Das Lig. falciforme hepatis, welches die Grenze zwischen dem rechten und linken Lappen angibt, setzt an der facies diaphragmatica etwas rechts der Medianebene an.

Furchen an der facies visceralis haben die Form eines „H". Der Querbalken, porta hepatis, markiert den Eintritt von Nerven und Gefäßen und den Austritt des Ductus hepaticus und der Lymphbahnen. Die linke, senkrechte Furche, fissura sagittalis sinistra, trennt den rechten vom linken Leberlappen und enthält im vorderen Teil, im lig. teres hepatis, die obliterierte Nabelvene. Die hintere Hälfte enthält das lig. venosum, den Rest des Ductus, der beim Embryo einen Teil des Blutes der V. umbilicalis unter Umgehung der Leber direkt in die V. cava inferior weiterleitet, durch Verbindung des linken Astes der V. portae mit der V. hepatica sinistra. In der rechten, senkrechten Furche des „H" liegt die Gallenblase ventral, während dorsal der sulcus venae die untere Hohlvene umschließt. Die Nachbarorgane führen zu zahlreichen Impressionen an der Leberoberfläche: Nieren, Nebennieren, Magen, Duodenum und Colon. Pylorusteil des Magens und der Übergang ins Duodenum liegen dem lobus quadratus an, während die Par superior duodeni am Hals der Gallenblase und an den anschließenden Abschnitten des rechten Leberlappens die seichte impressio duodenalis hervorruft (HAFFERL u. THIEL, 1969).

2.2 Gefäße

Blutzirkulation. Der portale Blutstrom beträgt etwa 1000—1200 ml/min. Etwa $\frac{3}{4}$ der totalen Blutversorgung der Leber erfolgt über die Pfortader, $\frac{1}{4}$ über die Leberarterien. Der O_2-Bedarf der Leber wird zu 70% über das Pfortaderblut gedeckt (MARTINI, 1970). Von den beiden zuführenden Gefäßen der Leber bringt die V. portae das funktionelle, die A. hepatica das nutritive Blut. Der in den Lebersinus vermischte Blutstrom wird über die Vv. hepaticae in die V. cava inferior abgeleitet.

Arterie. Die Leberarterie — A. hepatica communis — stammt aus dem Truncus coeliacus, verläuft entlang des oberen Randes des

Pankreas nach rechts bis zum Lig. hepatoduodenale, wo sie sich oberhalb des Pylorus in die A. gastroduodenalis und A. hepatica propria teilt. Die A. hepatica propria zieht im Lig. hepatoduodenale aufwärts; sie liegt dabei links von der V. portae aber so oberflächlich wie der Ductus choledochus und teilt sich meist ehe sie die Porta hepatis erreicht, in einen R. sinister und R. dexter. Der R. sinister tritt zum linken Leberlappen, der R. dexter gibt die A. cystica zur Gallenblase ab.

Im extrahepatischen Abschnitt zeigt die Leberarterie in etwa 40% der Fälle *Verlaufs- und Ursprungsanomalien* (SCHORN u. Mitarb., 1957).

Eine A. hepatica accessoria kann als Ast der A. gastrica sinistra zum linken Leberlappen verlaufen. Wichtiger ist die A. hepatica accessoria, die als Ast der A. mesenterica superior am oberen Rand der Pars superior duodeni in das Lig. hepatoduodenale eintritt, zwischen Choledochus und Pfortader aufsteigt und — wenn sie diesen Verlauf nimmt — die Versorgung des rechten Leberlappens und der Gallenblase übernimmt. Die A. hepatica propria versorgt dann allein den linken Lappen. Statt aus der A. mesenterica superior kann die akzessorische Leberarterie auch aus der A. gastroduodenalis kommen. Die A. hepatica accessoria aus der A. mesenterica superior ist die ursprüngliche Leberarterie, während die A. hepatica propria eine Neubildung darstellt. Die Leberarterie mündet über Arteriolen und arterielle Capillaren in die periportale Sinusregion und die zentrizonalen Sinusoide sowie die Intermediärzone der Läppchen.

Pfortader. Als zweites zuführendes Gefäßsystem bezieht die *Pfortader* ihr Blut aus den großen Zuflußvenen, V. mesenterica superior, V. mesenterica inferior, V. lienalis und V. gastrica sinistra. Der Pfortaderstamm tritt an der Leberpforte mit 2 großen Hauptästen, einen für den linken und einen für den rechten Lappen, in die Leber ein. Der Druck in der Pfortader beträgt normalerweise 3,5—13,5 mm Hg bzw. 5—18 cm H_2O (MARTINI, 1970).

Zwischen den Ästen der Pfortader und der Lebervenen bestehen im präsinusoidalen Gefäßabschnitt normalerweise Kurzschlußverbindungen (POPPER u. SCHAFFNER, 1961).

Arterioportale Anastomosen gibt es nur unter pathologischen Bedingungen. Die Aufteilung der Pfortader in ihren rechten und linken Ast findet ganz nahe der Leberpforte statt.

Während ihres Verlaufs im Lig. hepatoduodenale nimmt sie nur kleine Venen auf, so die Vv. gastricae und — ganz nahe ihrer Teilung — die V. cystica. Außerdem münden in das Pfortadersystem der Leber noch kleinste Vv. paraumbilicales, die entlang des Lig. teres hepatis vom Nabel herkommen; innerhalb des Bandes kann noch ein venöser Restkanal enthalten sein, der für die umbilicale Portographie Bedeutung erhält. Diese Venen erweitern sich bei portaler Hypertonie.

Lebervenen. Der Abfluß d. Vv. hepaticae aus dem rechten Leberlappen erfolgt über die Vv. hepaticae dextra et media, im linken Lappen über die V. hepatica sinistra, welche in die V. cava inferior gerade unterhalb oder auch innerhalb des Zwerchfells ausmünden; akzessorische Venen treten auch selbständig an die V. cava heran.

2.3 Konventionelle Röntgenuntersuchung

Technik. Äußere Form der Leber, ihre Größe und Lage lassen sich auf einer *Abdomenübersichtsaufnahme* in 2 Ebenen — evtl. verbunden mit *Schichtaufnahmen*, einer *Magen-Darmpassage* oder einem *Dickdarm-Kontrasteinlauf* — feststellen. Beim diagnostischen *Retropneumoperitoneum* oder *Pneumoperitoneum* können zusätzlich die Nachbarorgane (Pankreas, Niere, Milz) abgegrenzt und zur Leber in topographische Beziehung gesetzt werden. Das Organ selbst erscheint auf der Übersichtsaufnahme des Abdomens als homogener Schatten ohne wesentliche Verdichtungsbezirke.

Aussage. Mit diesen Untersuchungsmethoden lassen sich leicht Lebervergrößerung oder Lageanomalie (Situs inversus abdominalis, Chilaiditi-Syndrom, Hepatoptose, Wanderleber, Schnürleber, Atrophie des linken Leberlappens u.ä.) nachweisen. Von differentialdiagnostischer Bedeutung ist die Verlagerung der Leber bei Zwerchfellruptur in den Thoraxraum; es lassen sich aber auch vorgetäuschte Lebervergrößerungen durch Unterlappenatelektase oder basalen Pleuraerguß sowie Zwerchfell- oder Nebennierentumoren ausschließen. Als pathologischer Befund sind auch umschriebene Aufhellungen, die durch Gasansammlungen in Leberabscessen oder im

Gallengangs- oder Pfortadersystem entstehen, anzusehen. Ebenso lassen sich Verkalkungen (Hepatolithen, Lebercysten, Hämangiome, Metastasen usw.) auf der Übersichtsaufnahme nachweisen.

Spezielle radiologische Methoden. Zur modernen Leberdiagnostik gehört heute die Szintigraphie, ein Verfahren, das sich besonders zur Erkennung raumfordernder Prozesse sowie zu Funktionsstudien der Leber eignet. Neben oraler, intravenöser und intraoperativer Gallenwegsdarstellung, hat sich beim Verschlußikterus die percutane oder laparoskopische Cholangiographie vielfach bewährt.

2.4 Angiographische Technik

Die Leberarterie läßt sich bei der Übersichtsaortographie in Form der subdiaphragmalen Aortographie oder der Katheterübersichtsaortographie sichtbar machen. Überlagerungsfrei kann sie durch die selektive Coeliacographie dargestellt werden. Dabei kommt es gleichzeitig zur Kontrastierung der Gastrica sinistra und der Milzarterie, soweit keine Anomalien vorliegen. Nicht selten werden die beiden unteren Zwerchfellarterien gleichzeitig mit Kontrastmittel gefüllt, wenn ihre Ostien in unmittelbarer Nähe liegen.

Durch geeignete Katheter gelingt es ohne größere Schwierigkeiten, die A. hepatica communis superselektiv darzustellen.

Serienarteriogramme der A. hepatica lassen zu 70% mehr oder weniger kontrastreich die A. cystica und in der Spätphase — neben dem Leberparenchym — auch die Wand der Gallenblase erkennen. In der venösen Phase kommt es nur außerordentlich selten zu einer genügenden Kontrastmittelansammlung in den ableitenden Lebervenen.

Als Vorteil erweist sich die Coeliacographie gegenüber der selektiven Hepaticographie, indem durch die gleichzeitige Kontrastierung der Milz — über die im allgemeinen gut zu erkennende Milzvene — auch das Pfortadersystem innerhalb und außerhalb der Leber sichtbar wird (Arterioportographie).

Die Darstellung der *Lebervenen* wird nur bei wenigen Erkrankungen notwendig werden. Leider kommen die Lebervenen weder bei der Arteriographie noch bei der Kontrastierung der Pfortader genügend deutlich zur Darstellung. Methode der Wahl ist deshalb die retrograde Füllung der Lebervenen entweder über einen Armvenenkatheter oder von der V. femoralis aus. Die Sondierung der meist multipel angelegten Lebermündungsvenen — sowohl über die obere als auch die untere Hohlvene — ist relativ einfach.

Indikationsgebiet der Wahl ist die Lebervenenthrombose, die zum sog. Budd-Chiari-Syndrom (s. dort) führt. Bei retrograder Kontrastmittelinjektion lassen sich meist thrombotische Aussparungen innerhalb des Venenlumens nachweisen (Abb. 76d).

Coutinho u. Mitarb. (1967) empfehlen die sog. Segment-Leberangiographie mit einem Venenkatheter, der über die linke mediane Cubitalvene am rechten Vorhof vorbei in die Peripherie eines Lebervenenastes vorgeführt wird. Mit dieser Technik sollen sich präsinusoidale Veränderungen des Leberparenchyms gut darstellen lassen.

Die gleiche Technik erlaubt auch Aussagen über einen evtl. bestehenden portalen Hochdruck.

Lebervenen können auch mit Hilfe der percutanen, transhepatischen Kontrastmittelinjektion sichtbar gemacht werden. Statt der Gallengänge wie bei der transhepatischen Cholangiographie können Lebervenenäste punktiert werden. Eigene Erfahrungen, z.B. beim Budd-Chiari-Syndrom, haben wir noch nicht. Die Indikation liegt jedoch nahe.

2.5 Angiographische Leberdiagnostik

Allgemeine Bedeutung. Nachdem der Röntgenologe — mit Ausnahme der Gallenwegserkrankungen — bisher kaum bei primären Leberaffektionen Wesentliches zur Diagnose beitragen konnte, dürfen die Anforderungen an die angiographischen Möglichkeiten demgegenüber nicht extrem hoch geschraubt werden.

Folgende Techniken stehen zur Verfügung:

1. Coeliaco- oder Hepaticographie zur Darstellung des arteriellen Gefäßsystems und des Leberparenchyms.
2. Portographie zur Untersuchung des Pfortadersystems und des Leberparenchyms.
3. Retrograde Lebervenographie.

Mit der Lebervenographie haben wir persönlich nur sehr geringe Erfahrungen und sehen als Indikation vorwiegend die Lebervenenthrombose im Rahmen des Budd-Chiari-Syndroms an und die möglichen Druckmessungen bei der portalen Hypertension. Im Gegensatz dazu sind die arteriellen und portalen Angiographien in den folgenden Ausführungen bei einer ganzen Reihe von Indikationen berücksichtigt.

Es kann nicht Sache der Gefäßdarstellung sein, Stadien einer Hepatitis oder einer Lebercirrhose beurteilen zu wollen. Bewährte Laboruntersuchungen und die Möglichkeiten der percutanen Leberbiopsie lassen kaum diagnostische Wünsche offen. Selbstverständlich wird die Angiographie in klinischen Zweifelsfällen wie z. B. der Differenzierung zwischen einem parenchymatösen und Verschlußikterus oder einem auf dem Boden einer Cirrhose entstandenen Tumor von außerordentlichem Wert sein.

Indikationen. Für die Angiographie der Leber haben sich folgende Indikationen herausgeschält und sollen im einzelnen besprochen werden:

1. Primäre, maligne Lebertumoren.
2. Lebermetastasen.
3. Gutartige Lebererkrankungen.
4. Parasitäre Lebererkrankungen.
5. Subphrenischer, intrahepatischer und subhepatischer Absceß.
6. Lebercirrhose und portale Hypertension.
7. Lebertrauma.
8. Aneurysma der Leberarterie.
9. Arterioportaler Kurzschluß.
10. Verschlußikterus.

2.6 Arterieller Kollateralkreislauf der Leber

Verschluß einer Leberhauptarterie. Nach operativer Ligatur einer *Leberhauptarterie* kann es zu einer komplexen Kollateraldurchblutung des Organs über akzessorische Leberarterien und interarterielle Anastomosen bzw. Schaltarterien kommen. Auch eine deutliche Erweiterung von Ästen proximal der ligierten Hauptarterie ist nachzuweisen.

Nach Düx u. Mitarb. (1966) kann die Ligatur eines primär stark ausgebildeten Leberhauptastes ohne nachfolgende Organnekrose toleriert werden. Dabei beweist die retrograde Füllung eines zentral ligierten Hauptastes die hämodynamische Wirksamkeit der Kollateralgefäße.

Verschluß des Truncus coeliacus und weiterer Visceralarterien: Im Gegensatz zur Ligatur eines Leberarterienhauptastes, ist der angiographische Befund bei zentralem *Verschluß der A. hepatica communis* bzw. des *Truncus coeliacus* relativ einheitlich. Die Ersatzdurchblutung der Leber erfolgt über die pankreaticoduodenale Kollaterale (s. Kapitel: Chron. viscerale Durchblutungsstörungen, S. 29). Bei *gleichzeitigem zentralem Verschluß des Truncus coeliacus und der A. mesenterica superior* erfolgt die notwendige Durchblutung der visceralen Bauchorgane von der A. mesenterica inferior aus über die bereits erwähnte, stark ausgebildete Riolansche Kollaterale vom Typ II und die pankreaticoduodenale Arkade. Die Schwere des klinischen Krankheitsbildes hängt ausschließlich von der Leistungsfähigkeit der entwickelten Kollateralen ab, so daß klinische Symptome völlig fehlen können.

2.7 Angiographische Pathomorphologie

2.7.1 Primäre, maligne Lebertumoren

Allgemeine Charakterisierung der Tumoren. Die klinische Bedeutung der primären malignen Lebertumoren ist gering, da sie in unseren Breiten zu den seltenen malignen Geschwülsten zählen. Nach Reifferscheidt (1969) ist ihr Anteil an der allgemeinen Tumorrate 1,5 %. Bevorzugt ist die Altersklasse zwischen 40 und 60 Jahren; in der Regel entstehen die Tumoren auf dem Boden einer Lebercirrhose. Vorwiegend betroffen ist der rechte Leberlappen. Die Tumoren bleiben lange Zeit auf Segment und Lappengrenzen beschränkt und metastasieren spät. Man unterscheidet solitäre grobknotige sowie multilokuläre, disseminierte Wachstumsformen. Die wichtigsten histologischen Tumorarten sind:

Carcinome

a) hepatocelluläre Carcinome;
b) cholangiocelluläre Carcinome.

Sarkome

a) Rund- und Spindelzellsarkome;
b) Hämangioendothelsarkome;
c) Reticulumzellsarkome.

Klinische Diagnostik. Die klinischen Symptome der primären malignen Lebertumoren sind uncharakteristisch: Leistungsabfall, Anämie, Druckschmerzen im Oberbauch etc. Wenn der Tumor palpiert werden kann, ist er bereits inoperabel. Die Diagnose wurde bis vor wenigen Jahren meist auf dem Operationstisch oder im Sektionssaal gestellt. Erst die Angiographie und Szintigraphie haben eine frühzeitige intravitale Diagnostik ermöglicht (Abb. 15, 115—118). Auch die Laparoskopie hat dabei einen gehörigen Anteil; jedoch entstehen die Geschwülste nicht selten inmitten der Leber, so daß sie selbst bei einer Laparotomie sich dem Auge des Betrachters entziehen können (DÜX, 1968; BOIJSEN u. Mitarb., 1968).

Angiographische Befunde. Während die Leberszintigraphie den raumfordernden Prozeß anzeigt, ermöglicht die Coeliacographie in beschränktem Maße eine Artdiagnostik (YU, 1967; STECKENMESSER u. Mitarb., 1971). Im Gegensatz zu den später zu besprechenden Metastasen, sind die primären malignen Lebertumoren meist reichlich vascularisiert und daher im Angiogramm gut zu erkennen (BOIJSEN u. ABRAMS, 1965; BARTLEY u. Mitarb., 1967). Hypervascularisation, Tumorgefäße, Kontrastmittelpooling und arterioportale Shunts kennzeichnen vor allem das hepatocelluläre Carcinom sowie die Sarkome. Gemeinsam ist allen Tumoren der Verdrängungseffekt im Portogramm. Das cholangiocelluläre Carcinom erscheint in der Regel weniger kontrastreich; es macht sich mehr durch infiltratives Wachstum und Verschluß von Gefäßen bemerkbar (BIERMAN u. Mitarb., 1951); jedoch kann auch dieser Tumor mit weiten Gefäßen ausgestattet sein, was wir an einem eigenen Beispiel erfahren haben. Das Besondere an diesen Tumoren ist ihre Eigenart, gelegentlich die Basalmembranen der Gefäße als Leitschiene für das Wachstum des Tumorepithels zu benutzen (WENZ u. Mitarb., 1971).

Das Hämangioendothelsarkom (Abb. 117) wurde als thorotrastinduzierter Tumor berüchtigt; es entsteht jedoch auch ohne dieses radioaktive Cancerogen gelegentlich in der Leber. Die außerordentlich späte klinische Manifestation dieses Tumors ist bemerkenswert. Wir sahen einen Patienten, bei dem erst die Blutung aus einem kapselnahen Herd in die Bauchhöhle zur ärztlichen Behandlung führte. Bei der späteren Autopsie war mehr als die Hälfte der Leber von der Neubildung durchsetzt (WENZ u. OTT, 1965).

Das angiographische Bild ist charakterisiert durch eine bis über die venöse Phase hinwegdauernde Retention des Kontrastmittels in teilweise träubchenförmigen, unregelmäßig großen, oft amorphen Kontrastpfützen. Verdrängung und Verschluß von Arterienästen, insbesondere aber die früherkennbaren Zeichen einer Pfortaderastverdrängung vervollständigen den angiographischen Befund.

In seltenen Fällen vermag der Radiologe sogar die Ursache einer Kohlenhydratstoffwechselstörung aufzudecken durch den angiographischen Nachweis eines großen, hypoglykämisierenden Lebersarkoms (HEGER u. Mitarb., 1969).

2.7.2 Lebermetastasen

Wertigkeit des angiographischen Nachweises. Die in der Literatur dargelegte Meinung über die angiographische Darstellung von Lebermetastasen ist — wenn man von besonders eindrucksvollen Fällen absieht — eher enttäuschend (Abb. 118). Die Ursache dafür ist in der Regel die schlechte Vascularisation der meisten Lebermetastasen. Gefäßreiche Absiedelungen gehören zu den Ausnahmen; zu ihnen zählen die wenigen bisher publizierten Fälle von hormonal aktiven Tumoren, z. B. Insulinom, Karzinoid, Nebennieren- und Schilddrüsentumoren (LUDIN u. Mitarb. 1966; HERNANDEZ u. Mitarb., 1967; KIDO u. Mitarb., 1968). Hypernephrommetastasen können ebenfalls kontrastreich dargestellt werden.

Angiopathologische Voraussetzungen. Histologische Untersuchungen an Injektionspräparaten bei primären und sekundären Lebertumoren zeigten, daß sowohl für den Menschen als auch für das Tier die Blutversorgung der Tumorknoten zu 90—100% aus der A. hepatica erfolgt, und zwar auch bei jenen Tieren, deren Tumoren durch Inoculation der Tumorzellen in die Vena portae erzeugt worden waren. Der Ausfall der Pfortaderversorgung war histologisch meist durch Tumorinvasion in die einstrahlenden Pfortaderäste zu erklären. Die Zweige der A. hepatica waren dagegen nur selten okkludiert. Die Coeliacographie könnte demnach theoretisch zu einer guten Anfärbung der Metastasen führen. Die Studie von BREEDIS und YOUNG (1954) ergab jedoch eine deutlich verringerte Vascularisation der

Metastasen im Vergleich zum umgebenden Lebergewebe, so daß die Geschwulstabsiedelungen im arteriellen Ausgußpräparat als „Höhlen" imponierten. Es ist bemerkenswert, daß *Regeneratknoten* zu 60% aus Ästen der V. portae versorgt werden; sie können daher aufgrund der relativ verminderten Arterialisation bei genügender Größe als Aussparungen in der Parenchymphase erscheinen. Diese Tatsache hat sich uns bei einer Patientin mit Thorotrastleber bestätigt; eine tumorverdächtige Aussparung in der Parenchymphase entpuppte sich bei der Laparotomie und histologischen Untersuchung als außergewöhnlich großer Regeneratknoten.

Das Gros der sekundären Lebertumoren aus dem Magen-Darmtrakt, der Mamma und dem Bronchialbaum macht sich nur durch Auseinanderdrängung von Arterienästen und unregelmäßige Kontrastverteilung in der Parenchymphase bemerkbar. Hierdurch erklärt sich, daß nach BOIJSEN (1965) Metastasen von weniger als 2 cm Durchmesser, die in der Leberperipherie gelegen sind, nicht dargestellt werden können (BENNET u. Mitarb., 1964; DEBRAY u. Mitarb., 1965; NEBESAR u. Mitarb., 1966; WEISSLEDER u. Mitarb., 1966; STECKENMESSER u. Mitarb., 1971).

BIERMAN u. Mitarb. (1961), KAHN u. CALLOW (1965), STULBERG u. BIERMAN (1965) haben zur Verbesserung dieser Ergebnisse die Anwendung vasoaktiver Substanzen empfohlen. Nach BOIJSEN u. Mitarb. (1968) scheint lediglich die Applikation geringer Mengen (5—10 mg Epinephrine) in die Leberarterie von Nutzen zu sein.

Anders ist der Nachweis bei reich vascularisierten Lebermetastasen. Hier hebt sich insbesondere während der Parenchymphase die dichtere Region der Tochtergeschwulst gegenüber dem normalen Lebergewebe mehr oder weniger deutlich ab.

Wir selbst haben bei einem 2jährigen Jungen mit unklarem Lebertumor angiographisch zahlreiche stark vascularisierte Absiedelungen nachweisen können, die sich als teratoides Carcinom histologisch ausgewiesen haben (Abb. 102). Ähnliches gilt für maligne, hormonal aktive Tumoren des weiblichen Genitale, wie das Chorionepitheliom.

2.7.3 Gutartige Lebertumoren

Benigne Neubildungen innerhalb der Leber sind selten und früher meist in Form von Nebenbefunden während Laparotomie oder Autopsie beobachtet worden. Ihr klinischer Wert ist außerordentlich gering.

Von seiten der Angiographie erwächst ihnen jedoch eine gewisse Bedeutung, weil sie in manchen Fällen das Bild eines Malignoms sehr täuschend wiedergeben.

Zu benignen Lebertumoren zählen
Hamartom;
Adenom;
Hämangiom.

Nach SCHWARTZ (1964) ist es jedoch angiographisch nicht möglich, einen dieser gut vascularisierten Tumoren einem bestimmten histologischen Typ zuzuordnen. Lediglich der Nachweis einer Tumorkapsel kann gegenüber einem Malignom differentialdiagnostisch entscheidend sein. BOIJSEN u. Mitarb. (1968) konnten allerdings eindeutige Kapselbildungen auch bei Metastasen angiographisch nachweisen, so daß diesem Symptom keine allein entscheidende Bedeutung zukommt.

Im Falle des kavernösen Hämangioms weisen größere oder kleinere Kontrastpfützen auf die Diagnose hin. Eine sichere Unterscheidung gegenüber dem malignen Hämangioendotheliom gelingt allerdings erst dann, wenn sichere Zeichen der Infiltration und des Einbruches in benachbarte Gewebe oder Organe nachgewiesen worden sind (BERDON u. Mitarb., 1969: Riesiges Leberhämangiom mit Herzinsuffizienz beim Neugeborenen. RANNIGER u. Mitarb., 1963: Multiple arteriovenöse Anastomosen bei familiärer Teleangiektasie).

Ein kurzer Hinweis gilt den meist wohl angeborenen, cystischen Lebertumoren, bei denen angiographisch nur ein gefäßloser Raum nachzuweisen ist. Im Gegensatz zur parasitären Cyste — aber auch zum Leberabsceß — ist die fehlende Anfärbung einer Kapsel differentialdiagnostisch bedeutsam (CAPLAN u. Mitarb., 1966: nicht parasitäre Cysten). BERT u. Mitarb. (1968) empfehlen bei der polycystischen Leberdegeneration (UELNICK, 1955) die Kombination: Splenoportographie + Szintigraphie oder Arteriographie + Szintigraphie, um die rundlichen Parenchymdefekte einwandfrei zu erfassen.

2.7.4 Parasitäre Lebererkrankungen

Unter den parasitären Lebererkrankungen unserer Breiten kommt nur dem *Echinococcus* praktische Bedeutung zu. Zur Diagnose der solitären oder aber multipel vorkommenden Echinokokkenblase ist die Arteriographie nicht unbedingt erforderlich, leistet hier doch die Tomographie — aber auch die Szintigraphie — oft Erstaunliches (MARTELLA u. Mitarb., 1968). Sobald jedoch die Möglichkeit einer operativen Intervention diskutiert wird, sollte — neben der Darstellung der intrahepatischen Gallengänge — auch das Gefäßsystem und die Zuordnung der Blase durch Kontrastmittelinjektion sichtbar gemacht werden. Die Coeliacographie mit Kontrastierung der Arterien und in der Rückflußphase des Pfortadersystems ist hier von besonderer Bedeutung (MCLOUGHLIN u. HOBBS, 1971).

Im eigenen Krankengut verfügen wir lediglich über angiographische Erfahrungen bei 3 Fällen von Leberechinococcus, von denen 2 operiert wurden, der eine durch Entfernung des linken Leberlappens.

Pathomorphologisch handelt es sich um gefüllte Hohlräume, die nur bei Verbindung zum Gallengangsystem lufthaltig sind, und denen gegenüber das gesunde Lebergewebe eine kräftige Pseudomembran mit reicher Vascularisation aufgebaut hat. Angiographisch ist deshalb — neben den Zeichen der einfachen Raumforderung — ein gefäßfreier Raum zu erwarten, kreisrund, um den sich ein mehr oder weniger dickes Gespinst eines außerordentlich capillarreichen Gewebes wie eine Membran bemerkbar macht.

Die genaue angiographische Lokalisation ist für den vorzunehmenden chirurgischen Eingriff Voraussetzung (Lobektomie, Teilresektion). Besonders bei subcapsulärer Lage besteht die große Gefahr einer Verletzung der Blase mit Ausbreitung des Inhaltes in den Bauchraum.

2.7.5 Subphrenischer, intrahepatischer und subhepatischer Absceß

Nicht jeder Absceß unterhalb der rechten Zwerchfellkuppel (Abb. 126) kündigt sich durch die typische Spiegelbildung mit Lufthaube an, so daß immer wieder einmal erst durch den Pathologen die Diagnose eines Abscesses im rechten Hypochondrium oder innerhalb der Leber gestellt wird. Die Klärung zum Teil steiler Temperaturanstiege, die durch Antibiotica nicht selten verschleiert werden, ist angiographisch durch den Nachweis eines Abscesses möglich (JACOBS u. Mitarb., 1969).

Die typische Erscheinungsform des Leberabscesses ist die rundliche Aufhellung im „Hepatogramm", d.h. während der Parenchymphase (Abb. 119). Außerdem kann eine hyperämische Randzone genügend kontrastreich zur Darstellung kommen.

Angiographische Methode der Wahl zur Darstellung des Leberabscesses ist die Coeliacographie bzw. superselektive Hepaticographie. Wegen der höheren Kontrastmittelkonzentration in der Parenchymphase sollte man aber auch an die Möglichkeit einer Splenoportographie denken.

Ohne klinische Angaben dürfte es nahezu unmöglich sein, den Leberabsceß im Angiogramm gegenüber einer Echinococcuscyste abzugrenzen.

2.7.6 Lebercirrhose und portale Hypertension

Siehe „Portale Hypertension" (S. 42).

2.7.7 Lebertrauma

Theoretisch scheint das Lebertrauma eine sehr seltene Indikation zur Angiographie abzugeben. Handelt es sich um eine scharfe oder stumpfe Bauchverletzung, so wird unter dem klinischen Aspekt des akuten Abdomens aus vitaler Indikation sofort operiert, um eine intraabdominelle Verblutung zu verhindern. Die leichten Fälle von Lebertrauma, bei denen der Chirurg sich abwartend verhält, konnten bisher im Detail kaum abgeklärt werden. Im Gegensatz zur Milz sind hier allerdings sog. zweizeitige Rupturen eher selten.

Wir sind aufgrund eigener Erfahrungen in der Praxis allerdings der Meinung, daß die Vorteile der Arteriographie bei der Leberverletzung für den behandelnden Arzt so groß sind, daß die Arteriographie als dringliche Indikation bezeichnet werden muß.

Im Kapitel über das „Bauchtrauma" sind die einzelnen Möglichkeiten der Verletzungsfolgen und ihres pathomorphologischen Substrates im Angiogramm dargelegt worden. Danach sind sowohl an den Lebergefäßen als auch im Hepatogramm Veränderungen zu erwarten (Abb. 14).

Als Beispiel sei ein Patient mit stumpfem Bauchtrauma genannt, bei dem klinisch — außer einem umschriebenen Druckschmerz über der Leberpforte — kein krankhafter Befund nachzuweisen war. Die Angiographie allein führte zur Laparotomie. Abb. 82 demonstriert den traumatischen Einriß der rechten Leberarterie, der sich intraoperativ lediglich durch ein kleines Hämatom oberhalb der Leberpforte kundtat. Die Verletzung war ein pulsierendes, arterielles Aneurysma, das ohne Unterbindung der rechten Leberarterie zu einer schweren intraabdominellen Blutung hätte führen können.

Bei der Laparotomie ist jede Verletzung der Leberunterseite und der vorderen Leberpartien leicht nachzuweisen. Schwierigkeiten entstehen jedoch dann, wenn sich ein zentrales Hämatom oder aber eine Verletzung in den dorsocranialen Anteilen gebildet hat. Von der üblicherweise gewählten oberen, medianen Laparotomie aus sind solche Lokalisationen manchmal überhaupt nicht zu erkennen. Den Wert der Angiographie bei einer solchen zentralen Leberruptur und bei einem subcapsulären Hämatom dokumentieren Abb. 81 u. 120.

Die Indikation zur Leberarteriographie im Rahmen einer stumpfen Verletzung kann auch gegeben sein, wenn es sich um ein laterobasales Thoraxtrauma gehandelt hat. Hier besteht mit der Angiographie die Möglichkeit, nicht nur die Leberverletzung, sondern die gleichzeitige Zwerchfellruptur nachzuweisen (Abb. 84). Auf diese Indikation wurde u. W. in der Literatur noch kaum hingewiesen (s. Kapitel Zwerchfellruptur, S. 48).

Die angiographischen Hinweise für die Leberruptur sind die gleichen, wie die bereits im Kapitel „Bauchtrauma“ beschriebenen Alterationen an Gefäßen innerhalb sowie außerhalb des Parenchyms. Es sei hier nur festgehalten, daß die Indikation zur Angiographie dann gegeben ist, wenn auch nur der leiseste Verdacht auf eine Organverletzung klinisch erhoben wird. Besteht ohne größere Transportschwierigkeit die Möglichkeit zur Szintigraphie, so ist diese als weniger eingreifend zuerst vorzunehmen, sie ist aber ohne Zweifel ungenauer und informiert den Chirurgen in keiner Weise über die topographische Zugehörigkeit der Läsion und den Zustand der versorgenden Gefäße.

Auf eine seltene, erstmals von dem Schweden Sandblom 1948 beschriebene Komplikation der Leberverletzung sei an dieser Stelle aufmerksam gemacht, weil die Arteriographie Entscheidendes zur Diagnostik beitragen kann, die *Hämobilie*.

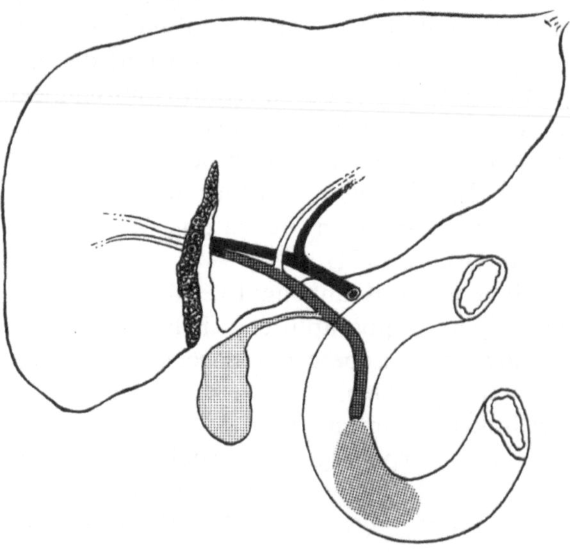

Hämobilie nach Leberruptur

Leitsymptom der Hämobilie ist die mehr oder weniger schwere Gastrointestinalblutung, die ihre Ursache in einer Blutung in die Gallenwege hat. Durch die Zerreißung von Lebergewebe kommt es besonders bei der zentralen Ruptur zur gleichzeitigen Läsion von Blutgefäßen — meist Arterienästen — und Gallengängen, so daß infolge der bestehenden Druckdifferenz sich das Blut über die Gallenwege in das Duodenum ergießt.

Das Auftreten einer Gastrointestinalblutung nach stumpfem Bauchtrauma mit möglicher Leberverletzung oder nach gesicherter Leberruptur muß deshalb sofort an die Möglichkeit einer solchen Hämobilie denken lassen.

Methode der Wahl zur Diagnostik ist die möglichst selektive Angiographie der Leberarterie, wie es Hernandez (1968) in eindrucksvollen Bildern gezeigt hat. Pathomorphologisch ist die Kontrastdarstellung der Gallenwege in der spätarteriellen Phase zu erwarten.

HERNANDEZ hat in der gleichen Arbeit Beispiele mit Kontrastierung der Gallenblase publiziert.

2.7.8 Aneurysmen der Leberarterien

Häufigkeit und Ursache. Die klinische Bedeutung der Aneurysmen an der Leberarterie ist wesentlich geringer als die der Milzarterie. Nach BENNET und MUSSY (1970) sind insgesamt 160 Aneurysmen der Leberarterie in der Literatur veröffentlicht worden. Davon sind nur etwa 10 mit Hilfe der Arteriographie entdeckt worden.

Häufigste Ursache der Leberarterienaneurysmen ist die Arteriosklerose. Das stumpfe Bauchtrauma spielt zahlenmäßig eine geringere Rolle (Abb. 82). Auf dem Boden eines Traumas ist auch die Entstehung einer arteriovenösen Kurzschlußverbindung denkbar (Abb. 12).

Klinische Symptome. Typische klinische Zeichen für das Bestehen eines Aneurysmas der Leberarterie gibt es nicht. Immerhin muß eine solche Veränderung in die Differentialdiagnose einbezogen werden, wenn intermittierende, krampfartige, epigastrische Schmerzen nach dem Essen auftreten. Die Beschwerden ähneln denen der Angina abdominalis und können pathophysiologisch auf einen ähnlichen Entstehungsmechanismus zurückgeführt werden. Unter den klinischen Zeichen ist die Hämobilie nach BENNET und MUSSY (1970) ein wertvoller Hinweis. Bei 6 Fällen haben die französischen Kollegen 2mal eine Blutung in die Gallenwege gesehen. In einem Fall bestanden infolge der Aneurysmaruptur Hämatemesis, Ikterus und Schmerzen im rechten Hypochondrium.

Angiographische Befunde. Röntgenologisch ist die Existenz eines Kalkringschattens und sein Nachweis im Leerbild möglich. Methode der Wahl ist jedoch die Arteriographie, bei welcher eine mehr oder weniger große, sackförmige Erweiterung der großen Leberäste, aber auch kleinerer peripherer Zweige, im allgemeinen rasch in der Serienarteriographie zu erkennen sind (Abb. 121).

Irrtumsmöglichkeiten sind Verzweigungsstellen der A. hepatica und Überlagerungen, die ein vergleichbares Bild wie bei den Aneurysmen verursachen. Diese Fehlbeurteilung ist besonders dann möglich, wenn die Angiographie nur in einer Ebene vorgenommen wurde. Die fehlende Persistenz des Kontrastmittels in den aneurysmatischen Erweiterungen ist jedoch wichtiges, differentialdiagnostisches Hinweiszeichen.

Durch wandadhärente Thromben kann die wahre Ausdehnung eines Aneurysmas verdeckt werden. Bei entzündlicher Alteration kann eine Lumeneinengung erfolgen. Die vollständige Verlegung der A. coeliaca infolge eines mykotischen Aneurysmas wurde von ZEPPA u. Mitarb. (1966) beschrieben; dabei verliefen fadenförmige Kollateralen auch über den Aneurysmasack.

Der Nachweis des Leberarterienaneurysmas hat keineswegs nur theoretische Bedeutung, da es chirurgisch sehr wohl möglich ist, bei günstiger Lage das Aneurysma zu resezieren oder zumindest die zuführende Arterie zu unterbinden.

2.7.9 Arterioportale Fistel

Klinische Bedeutung. Pathologische Kurzschlußverbindungen zwischen einer Arterie und dem Gefäßgebiet der Pfortader sind selten, gewinnen aber zunehmend klinisches Interesse, da die arterioportalen Fisteln die einzige chirurgisch heilbare Form der portalen Hypertension darstellen (LINDER u. Mitarb., 1968). Seit ihrer Erstbeschreibung im Jahre 1886 durch WEIGERT sind bis heute 57 Krankheitsfälle publiziert worden (BEDUHN u. VOLLMAR, 1970). Erst die Fortschritte der arteriographischen Gefäßdiagnostik ermöglichten die intravitale Diagnostik dieser Gefäßveränderung (Abb. 12).

Ätiologie. Ätiologisch werden kongenitale und erworbene Formen der arterioportalen Fisteln unterschieden. Bei den ersteren handelt es sich um Differenzierungsstörungen des primitiven Capillarplexus mit Persistenz arteriovenöser Kurzschlußbrücken verschiedener Morphologie (VOLLMAR, 1967). Unter den erworbenen Formen stellt der Einbruch eines meist arteriosklerotischen Milzarterienaneurysmas in die Begleitvene den häufigsten Entstehungsmechanismus dar. Unter den traumatischen Fisteln dominieren Stich- und Schußverletzungen. Hierzu zählen auch iatrogen entstandene Shunts (30% der bisher publizierten arterioportalen Fisteln).

Ätiologie arterioportaler Fisteln

I. Kongenital
1. Singulär-multipel
2. Typ I: Singulärer Querachsenkurzschluß (Typ „Ductus Botalli“)
Typ II: Mehrfache Querachsenkurzschlüsse
Typ III: Längsachsenkurzschluß

II. Erworben
1. Spontan: Arterielles Aneurysma mit sekundärem Einbruch in die Vene
2. Iatrogen
3. Traumatisch

Pathophysiologie. In der Regel führt die Kurzschlußverbindung zwischen einer Arterie und dem portalen Niederdrucksystem in Abhängigkeit von der Größe der arteriovenösen Fistel und der Zeitdauer ihres Bestehens zu einem mehr oder weniger ausgeprägten Volumenhochdruck im Pfortadersystem. Ähnlich den Verhältnissen beim prä-, intra- oder posthepatisch bedingten Widerstandshochdruck kommt es auch hier zur Ausbildung entsprechender Kollateralkreisläufe mit der Möglichkeit lebensbedrohlicher Blutungen aus Oesophagusvaricen. Im Gegensatz zu den arteriovenösen Fisteln des großen Körperkreislaufes werden die charakteristischen Fernwirkungen auf den Gesamtkreislauf praktisch immer vermißt. Es kommt also zu keiner Herzvergrößerung, keiner Bradykardiereaktion u.a.

Verantwortlich hierfür ist die Zwischenschaltung eines zweiten Capillarfilters mit relativ hohem Strömungswiderstand zwischen Pfortadersystem und Hohlvene. Die veränderte Hämodynamik führt auch bei den arterioportalen Fisteln zu einer meist progredienten Erweiterung der am Kurzschluß beteiligten zu- und abführenden Gefäße mit der Möglichkeit der Aneurysmabildung (sog. arteriovenöses Aneurysma).

Klinische Symptome. Arterioportale Fisteln führen gelegentlich über Jahre hinweg zu keinerlei klinischen Symptomen. Geht die Fistel mit einem größeren Aneurysma einher, können in seltenen Fällen Druckerscheinungen auf benachbarte Organe resultieren mit uncharakteristischen Oberbauchbeschwerden. Leitsymptome sind allerdings rezidivierende Gastrointestinalblutungen, meist auch Oesophagus- oder Fundusvaricen, während eine Milzvergrößerung nicht obligatorisch ist.

Die klinische Diagnose stützt sich in erster Linie auf den auskultatorischen Nachweis eines systolisch-diastolischen Maschinengeräusches, das im Zusammenhang mit anderen Symptomen der portalen Hypertension bereits zur Verdachtsdiagnose einer arterioportalen Kurzschlußverbindung Anlaß geben kann. In manchen Fällen liefert die Röntgenuntersuchung mit dem Nachweis eines ringförmigen Kalkschattens im Ausbreitungsbereich der Pfortader einen ersten Lokalisationshinweis. Magen-Darmpassage, Kontrasteinlauf, Gallengangsdarstellung und Ausscheidungsurogramm können weitere, wenn auch nur indirekte Hinweiszeichen liefern.

Angiographische Diagnostik. Methode der Wahl zur Objektivierung der arterioportalen Fistel und zur genauen Lokalisation ist die viscerale Angiographie in Form der Coeliaco- und Mesentericographie. Ihr Ergebnis erlaubt bereits präoperativ die Planung und technische Durchführung des operativen Eingriffs.

Die häufigste Lokalisation der arterioportalen Fistel ist das Gebiet zwischen Milzarterie und Milzvene. Unter den von LINDER u. Mitarb. (1968) aufgeführten 49 Fällen aus der Weltliteratur sind 26 angiographisch diagnostiziert worden, worunter der erste Fall von STENER bis zum Jahre 1955 zurückdatiert. Während in der Anfangszeit die meisten arterioportalen Fisteln angiographisch mit Hilfe der Übersichtsaortographie lokalisiert wurden, hat sich in den letzten Jahren die selektive Darstellung solcher Fisteln zur Methode der Wahl herauskristallisiert (WENZ, 1966; BAYINDIR u. GRAEBNER, 1966). Im eigenen Krankengut verfügen wir über zwei charakteristische Beobachtungen arterioportaler Fisteln, die angiographisch geklärt wurden.

Kasuistik

I. Fall: 27jährige Frau. Massive Hämatemesis und Melaena mit Absinken des Hb auf 27%; keine abdominellen Vorerkrankungen. Seit einem Jahr Schmerzen im linken Epigastrium. Klinisch: Hochgradige Anämie, große, palpable Milz, lautes Maschinengeräusch im linken Oberbauch. Röntgenologisch auf dem Leerbild ringförmige, hühnereigroße Kalkeinlagerung im Bereich des Milzhilus. Bleistiftdicke Oesophagusvaricen im distalen Drittel. Selektive Angiographie der Milzarterie. Apfelgroßes arteriovenöses Kurzschlußaneurysma zwischen A. und V. lienalis unmittelbar am Milzhilus. Weite A. lienalis, die stark geschlängelt ist; trichterförmig dilatierte V. lienalis. Die Operation (Prof. LINDER, 1965) bestätigt den Befund und besteht in der Exstirpation des arteriovenösen Aneurysmas und der Milz. Die Patientin ist seither — bei regelmäßigen Kontrollen — beschwerdefrei (Abb. 136 und folgende Skizze).

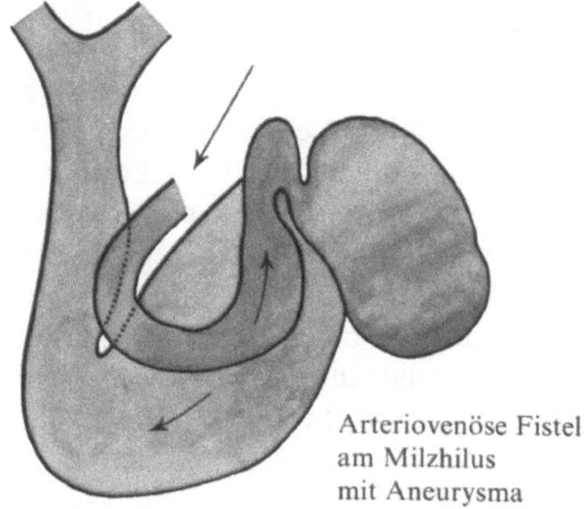

II. Fall: 65jähriger Patient, 1950 Übernähung eines perforierten Ulcus ventriculi. 1964 Magenresektion nach Billroth I wegen erneuter Ulcusbeschwerden. Einige Monate nach dem letzten Eingriff klagt der Patient über gelegentliches Druckgefühl im Oberbauch. Seit 4 Monaten wiederholte Teerstühle und gelegentliches Erbrechen kleiner Mengen kaffeesatzartigen Mageninhaltes. Klinisch: Links oberhalb des Nabels fühlbares Schwirren in einem handtellergroßen Bezirk. Auskultatorisch systolisch-diastolisches Maschinengeräusch. Systemblutdruck 135:80 mm Hg. Diskrete Varicenbildung im distalen Drittel des Oesophagus bei intaktem B I-Magen mit unauffälliger Anastomose. Bei der Coeliacographie mächtige Erweiterung der A. hepatica communis, die sich in U-förmiger Krümmung ohne Kaliberabnahme in die A. gastroduodenalis und die A. gastroepiploica dextra fortsetzt. Die A. hepatica propria kommt nur in ihrem Anfangsteil als stummelförmiger Zapfen zur Darstellung (Pseudoverschluß!). Schon in der früharteriellen Phase schneller Kontrastmittelübertritt in der Endstrecke der A. gastroepiploica dextra in die dilatierte und streng parallel verlaufende V. gastroepiploica dextra (Abb. 12). Von hier rasche Darstellung des gesamten Pfortadersystems, so daß angiographisch die Diagnose einer arterioportalen Fistel zwischen A. gastroepiploica dextra und einem Ast der V. mesenterica sup. gestellt wird. Die Operation (Prof. Dr. J. VOLLMAR) bestätigt den Befund; dabei wird ein Shuntvolumen durch die Fistel mit 460 ml/pro min gemessen. Die arteriovenöse Fistel wird exstirpiert, zu- und abführende Fistelgefäße werden selektiv unterbunden. Bei der postoperativen Kontrollangiographie deutliche Kaliberabnahme der A. hepatica communis und der A. gastroduodenalis. Prompte Auffüllung der zunächst als A. hepatica propria angesprochenen linken Leberarterie (ausgeschalteter „steal effect" nach Fistelexstirpation; BEDUHN und VOLLMAR, 1970). Die zusätzliche selektive Darstellung der A. mesenterica superior zeigt eine aus dieser Arterie entspringende, isolierte A. hepatica dextra.

Die Kombination einer portalen Hypertension mit dem charakteristischen Auskultationsphänomen eines Maschinengeräusches im Oberbauch sollte bereits früh an die Möglichkeit einer arteriovenösen Kurzschlußverbindung im Pfortaderbereich denken lassen. Diese Kurzschlußverbindung ist chirurgisch zu beheben. Mit der schlagartigen Beseitigung der portalen Hypertension kann die lebensbedrohliche Oesophagusvaricenblutung verhindert werden. Damit erwächst dem Röntgenologen eine außerordentlich wichtige diagnostische Aufgabe, nämlich Kurzschlußverbindungen im Pfortadersystem frühzeitig zu angiographieren, genau zu lokalisieren und damit die Planung des chirurgischen Eingriffs zu ermöglichen.

2.7.10 Verschlußikterus

Radiologische Diagnostik. Bei ikterischen Patienten ermöglicht die transhepatische Cholangiographie percutan oder während der Laparoskopie die röntgenologische Darstellung der Gallenwege. Wesentliche Aussagen sind in Zukunft von der endoskopischen, retrograden Kontrastinjektion der Gallen- und Pankreasgänge zu erwarten (CLASSEN, 1971). Diese Methoden gestatten bei klinisch und biochemisch unklaren Fällen die Differenzierung zwischen parenchymatösem und Obstruktionsikterus.

Eine sichere Aussage über Art und Länge der Passagebehinderung ist nicht in allen Fällen möglich; außerdem läßt sich die Ausdehnung einer Geschwulst sowie das Übergreifen auf Nachbarorgane nur schwer ermitteln. Eine Verbesserung der diagnostischen Resultate kann nur durch die Kombination mehrerer Untersuchungsverfahren erreicht werden (SWART u. Mitarb., 1968).

Neben Leeraufnahme, Kontrastmahlzeit und -einlauf sowie der hypotonen Duodenographie und Szintigraphie bieten sich bei der recht engen intra- und extrahepatischen Nachbarschaft zu den verschiedenen Gefäßsystemen Möglichkeiten an, angiographisch faßbare Veränderungen im Stadium des Verschlußikterus zu verifizieren.

Aussagebereich der Angiographie. Mit Hilfe der Arteriographie ist es möglich, Tumoren der Leber, Gallenwege und der Gallenblase, der Papille und des Pankreas aufzudecken. Oft sind Gefäßstenosen oder -verschlüsse sowie Konturunregelmäßigkeiten die einzigen Hinweise für infiltratives Tumorwachstum. Es sind bisher nur wenig klinische Beobachtungen mit der Coeliacographie beim Verschlußikterus beschrieben worden.

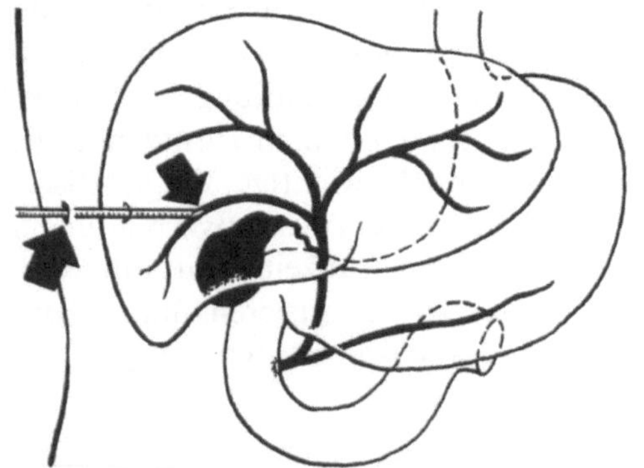

Percutane transhepatische Cholegraphie

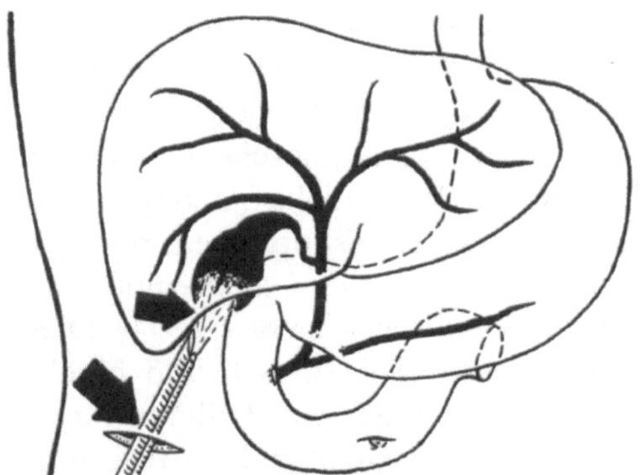

Laparoskopische Cholegraphie

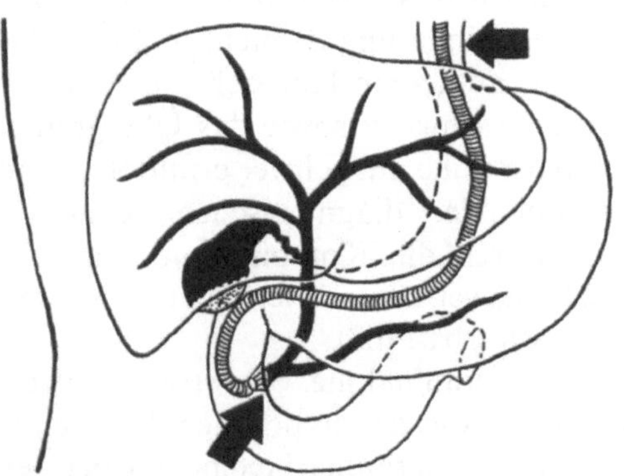

Duodenoskopische Cholegraphie

CHUDACEK hat 1969 mitgeteilt, daß keine nachteiligen Folgen dieser Untersuchung in seinem Krankengut beobachtet worden sind. Bei der simultanen Darstellung von Arterien und Gallenwegen haben BOIJSEN und REUTER (1967) eine besonders gute Übersicht über die topographischen Beziehungen zwischen beiden Systemen erzielt. In unserer Abteilung hat sich dieses diagnostische Vorgehen bisher nicht bewährt, da Überlagerungen die präzise Beurteilung erschweren.

Angiographiebefunde im Tierexperiment. Beim Verschlußikterus (BAYINDIR u. Mitarb., 1968) kommt es nicht nur zu Veränderungen an den Gallenwegen und den extrahepatischen Gefäßsystemen. Wir haben in einer experimentellen Studie an Hunden die Auswirkungen des operativ gesetzten Choledochusverschlusses auf das Gefäßsystem untersucht. In regelmäßigen Zeitabständen wurden mit Hilfe der selektiven Leberarteriographie beim zunehmenden Verschlußsyndrom die intrahepatischen Gefäßveränderungen kontrolliert.

In der Leber kommt es — parallel zu entzündlichen Umbauvorgängen — zur Weitstellung der Leberarterien. Gleichzeitig ist eine vermehrte Vascularisation in den peripheren Leberabschnitten zu erkennen. Im Spätstadium ist die Schlängelung der Arterien im weitgestellten Gefäßareal im Sinne der entzündlichen Alteration zu deuten, ähnlich wie gelegentliche Kaliberschwankungen und Wandunregelmäßigkeiten.

In gleicher Weise wurden Veränderungen am Pfortadersystem systematisch untersucht. Sie manifestieren sich im Tierversuch am Hund nach operativer Unterbindung des Choledochus meist in der 2. und 3. postoperativen Woche in Form mäßiger Erweiterung der zentralen und peripheren Pfortaderäste, einer zunehmenden Inhomogenität des Leberparenchyms infolge von Umbauvorgängen, Bindegewebsvermehrung der Glissonschen Felder und Erweiterung der sinusoiden Capillaren (BEDUHN, 1970).

Diese Umbauvorgänge sind den Bildern der humanen, biliären Cirrhose sehr ähnlich (HANSER, 1930; KAUFMANN, 1960; GROSSE-BROCKHOFF, 1969). Am Ende dieser Untersuchungsreihen fand sich nahezu konstant im Stadium des irreversiblen Verschlußikterus eine fortschreitende Pfortaderthrombose mit Ausbildung ausgedehnter Kollateralkreisläufe mit Ascitesbildung.

Splenoportographie. In der Klinik des Verschlußikterus kommt die Splenoportographie bisher nur selten zum Einsatz. Sie kann durch den Nachweis von Kompressionseffekten und Infiltrationen wichtige Hinweise liefern auf den Ausgangspunkt eines zum Verschlußikterus führenden Tumors des Pankreas, Duodenums oder der Leber.

Aussparungen in der Leberopazität, Passagebehinderung und Dislokation einzelner Pfortaderäste sind nach CHUDACEK (1969) die wichtigsten Röntgenzeichen der Splenoportographie beim Verschlußikterus.

2.7.11 Gallenblase

Möglichkeiten und Grenzen radiologischer Technik. So erfreulich die Resultate der röntgenologischen Darstellung der Gallenwege sind, so sehr klafft eine Lücke bei der Erfassung des Gallenblasencarcinoms.

Die diagnostischen Möglichkeiten im Falle der Ausscheidungsinsuffizienz der Leber bzw. beim Verschlußikterus sind durch die Einführung der percutanen, transhepatischen Cholangiographie und durch die laparoskopische Cholangiographie wesentlich verbessert worden.

Nicht zuletzt hat aber auch die Angiographie in jüngster Zeit dazu beigetragen, mit konventionellen Mitteln nicht oder nur schlecht nachweisbare Erkrankungen der Gallenblase präoperativ sichtbar zu machen.

Erste, intravitale Versuche zur angiographischen Darstellung der Gallenblasenarterien finden sich in den Arbeiten von WENZ (1967) und DEUTSCH (1967).

Anatomie der Gallenblasenarterien. In der Regel entspringt die große A. cystica aus der A. hepatica dextra. Bei einer großen Zahl von Variationen im Bereich der Leberpfortegefäße sind jedoch unterschiedliche Abgänge der Gallenblasenarterien bekannt (LEMAITRE u. Mitarb., 1969):

A. hepatica propria;
A. hepatica communis;
A. hepatica sinistra;
A. gastroduodenalis;
A. coeliaca;

auch der mehrfache Ursprung ist beschrieben worden.

Die A. cystica teilt sich meist an der Grenze zwischen Gallenblasenhals und -körper in einen rechten und linken Ast. Im weiteren Verlauf versorgt der linke Ast die Unterfläche und den Fundus, der rechte Ast die Vorderfläche. Es bestehen zwischen diesen Verzweigungen zahlreiche Anastomosen, auch Querverbindungen zu den Gefäßgebieten der subcapsulären Arterien, des Gallenblasenbettes, des Lobus dexter und Lobus quadratus hepatis sowie zu den Gefäßgeflechten des D. cysticus und hepaticus.

Gallenblasenarterien im Angiogramm. Im postmortalen Angiogramm (HABIGHORST u. Mitarb., 1965) sind die Gallenblasenarterien leicht geschlängelt, wobei die Windungen vom Füllungszustand des Hohlorgans abhängig sind. Eine arterielle Arkade wird am Übergang zwischen Korpus und Fundus, weniger konstant eine zweite in Fundusmitte zwischen linkem und rechtem Hauptast der A. cystica nachgewiesen. Angiographisch läßt sich beim Patienten die Gallenblasenarterie über die Coeliacographie darstellen (OEDMAN, 1958; BOIJSEN u. OLIN, 1964) (Abb. 122).

Dabei ist zu berücksichtigen, daß durch die gleichzeitige Füllung der nicht zum Leberkreislauf gehörenden Arterien Überlagerungen resultieren, welche eine einwandfreie Differenzierung außerordentlich erschweren.

Unter insgesamt 100 selektiven Angiographien der A. coeliaca bzw. hepatica haben wir inzwischen bei 70 Fällen eindeutig Gefäßäste dem Stromgebiet der A. cystica zuordnen können (bei LEMAITRE 36%). Bessere Ergebnisse bringt die gezielte Sondierung der A. hepatica propria. Über die Darstellung der Arterien hinaus gelingt es, in der capillären Phase mit Hilfe von Serienaufnahmen bei 26% (bei LEMAITRE 15%) der Untersuchten auch die Gallenblasenwand sichtbar zu machen (TJENG, 1971).

Indikationen zur Gallenblasenarteriographie. Die Indikationen zur angiographischen Gallenblasendarstellung sind inzwischen klar herausgearbeitet worden. Es handelt sich im wesentlichen um das *Gallenblasencarcinom* und die Gallenblase beim *Verschlußikterus.*

Die präoperative Diagnose des *Gallenblasencarcinoms* mit Hilfe konventioneller Röntgenuntersuchungen gehört zu den ausgesprochenen Raritäten. So wurde an der Chirurgischen Universitätsklinik Heidelberg in den Jahren 1943—1964 kein einziges Gallenblasencarcinom präoperativ röntgenologisch diagnostiziert.

Gebessert wurde diese Situation durch die Einführung der hypotonen Duodenographie, bei welcher bereits relativ frühzeitig die Beeinträchtigung des oberen Duodenums in seinem ventrolateralen Abschnitt durch die Tumorausbreitung nachgewiesen werden konnte. Allerdings bedeutet eine solche Duodenalbeteiligung in der Praxis meist Inoperabilität des Tumors, der in Form des cirrhös wachsenden Adenocarcinoms meist schon in die Leber und die intrahepatischen Gallengänge eingebrochen ist. Daneben breitet sich der Tumor gern über die Oberfläche des Peritoneums aus und bricht nicht selten in benachbarte Hohlorgane wie Duodenum, Dünn- und Dickdarm ein.

Gelbsucht oder ein palpabler Tumor treten relativ spät auf. Die Erkrankung beginnt meist mit uncharakteristischen Beschwerden bei oft seit langem bestehenden cholecystitischen Symptomen. Die Verdachtsdiagnose wird klinisch meist zu spät gestellt.

ABRAMS u. Mitarb. (1970) gelang es angiographisch in 6 Fällen, präoperativ die Diagnose eines Gallenblasencarcinoms zu stellen.

Angiographische Kriterien sind:

1. Dilatation der A. hepatica communis.
2. Erweiterung der A. cystica.
3. Stenose oder Amputation eines zentralen oder peripheren Astes der A. cystica.
4. Gefäßneubildungen innerhalb des Gallenblasentumors.
5. Ungleiche Wanddicke der Gallenblasenwand (thick-wall-sign).
6. „Gefäßneubildungen" innerhalb der Leber deuten auf Metastasen hin (4 von 5 Fällen von DEUTSCH, 5 von 6 Fällen von ABRAMS u. Mitarb.) (Abb. 123).

Die bisher publizierten, operablen Fälle von WENZ u. BEDUHN (1966), DEUTSCH (1967) und ABRAMS u. Mitarb. (1970) sind ein erster Hoffnungsschimmer auf dem Wege zu einer frühzeitigeren Diagnose dieses Malignoms. Häufigere angiographische Untersuchungen bei über 50jährigen Patientinnen mit chronischen Gallenwegsbeschwerden sind deshalb dringend zu empfehlen. Im besonderen Maße gilt dies für Thorotrastträger (Abb. 124).

Zur Zeit hat die Angiographie bei anderen Erkrankungen der Gallenblase keine praktische Bedeutung erlangt. Im Rahmen der Coeliacographie kommt das Organ bei der Untersuchung anderer Erkrankungen der Leber, des Pankreas oder der Milz mit zur Darstellung. Diese Kontrastanfärbung der Gallenblasenwand ist in all jenen Fällen willkommen, bei denen infolge einer Ausscheidungssperre der Leber für gallengängige Kontrastmittel eine Darstellung des Hohlorgans nicht möglich war. Bei vielen dieser Veränderungen ist es zumindest vom Standpunkt des Chirurgen jedoch wünschenswert, auch über die Topographie der Gallenblase bereits vor der Operation Bescheid zu wissen. Die Normaldarstellung einer Gallenblase wird im Rahmen einer selektiven Leberarteriographie in Abb. 122 gezeigt.

SATO u. Mitarb. (1969) sind der Auffassung, daß sich die Gallenblase immer dann angiographisch darstellen läßt, wenn mindestens 40 ml eines hochkonzentrierten Kontrastmittels bei der Coeliacographie mit der Druckspritze injiziert werden. Auf diese Weise fanden sich bei 16 Kranken mit Gallenblasencarcinom in 9 Fällen die vollständig dargestellte, vergrößerte A. cystica mit torquiertem Verlauf und Kaliberunregelmäßigkeiten. Bei den anderen 7 Patienten war die Cystica nur im Anfangsteil dargestellt, während in Höhe der übrigen Gallenblasenwand atypische Gefäße gefunden wurden.

Vorläufig noch außerhalb der technischen Möglichkeiten steht die angiographische Darstellung der Gallenblasenvenen. Sie stehen über Choledochusvenen in enger Verbindung zum Abflußsystem des Pankreaskopfes und werden mit der Entstehung der cholecystogenen Pankreaskopfentzündung in Verbindung gebracht (OTTO, 1971).

3 Milz

3.1 Topographie und Anomalien

Die Milz entwickelt sich im Mesogastrium dorsale und liegt verborgen im linken Hypochondrium. Ihre facies diaphragmatica legt sich dem Zwerchfell derart an, daß sie dem Verlauf der 9. bis 11. Rippe folgt. Die Längsachse verläuft etwas steiler als die 10. Rippe. Das vordere Ende der Milz überschreitet in der Regel nicht jene Linie, die man vom Sternoclaviculargelenk der linken Seite zur Spitze der 11. Rippe ziehen kann.

Die facies visceralis hat Beziehungen zum Magenfundus und ist mit der großen Curvatur durch das lig. gastrolienale verbunden. Das Colon legt sich der Milz — abhängig von der individuell recht wechselhaften Lage der linken Flexur, mehr oder weniger breit an. Der Pankreasschwanz berührt die Milz in Hilusnähe in einem kleinen Feld. Die dorsale Fläche des Organs steht schließlich in Beziehung zum oberen und lateralen Rand der linken Niere.

Im Gegensatz zur Leber ist die Milz nicht mit der Zwerchfellunterfläche verwachsen, wird aber durch Peritonealduplikaturen in ihrer Lage gehalten. Stellung des Diaphragmas, Körperhaltung und Füllungszustand der Nachbarorgane insbesondere des Magens und Colons beeinflussen die Position der Milz in hohem Maße (HAFFERL u. THIEL, 1969).

Kleine Einkerbungen am scharfen Vorderrand der Milz (Margo crenatus) gibt es in verschiedenen Variationen; sie können jedoch manchmal bis tief in die sonst glatte Hinterwand einschneiden oder sogar das Organ völlig durchtrennen, so daß es zur Bildung einer Nebenmilz kommt. Nach LUBARSCH (1927) können folgende Formen unterschieden werden:

1. *Lien accessorius:* Keine Beziehung zum Hauptorgan; dystope Anlage, oder versprengtes und implantiertes Milzgewebe nach Trauma.
2. *Lien succenturiatus:* In unmittelbarer Nähe zum Hauptorgan gelegen; durch übermäßige Einkerbung oder Lappung entstanden (z.B. Fissura genitalis).
3. *Lien lobatus:* Organ in mehrere Lappen zerteilt; keine eigentliche Hauptmilz. Atavismus?

Bevorzugte Lokalisation des lien accessorius ist der Milzhilus, die Plica gastrolienalis, das Omentum maius, das Pankreas. Unter den Mißbildungen sollte die Alienie nicht vergessen werden, wenngleich sie sehr selten ist.

3.2 Gefäße

Die A. lienalis, der linke Ast des Truncus coeliacus, folgt dem oberen Rand des Pankreas und teilt sich in Hilusnähe in mehrere Äste auf. Eigentümlich ist die starke Schlängelung der Arterie. Kleine Äste ziehen zum Pankreas und nahe der Milz zweigt die A. gastroepiploica sinistra ab; sie verteilt sich an der großen Kurve, während die Aa. gastricae breves zum Magenfundus ziehen.

Die V. lienalis entsteht nahe dem Milzhilus und verläuft caudal der Arterie so weit nach rechts, daß sie nur in Milznähe oberhalb des Pankreas zu finden ist, im weiteren Verlauf aber hinter die Bauchspeicheldrüse tritt. Im Anfangsteil nimmt sie die V. gastroepiploica sin. und die Vv. gastricae breves, die ihre Arterien begleiten, auf.

3.3 Konventionelle Röntgenuntersuchung

Die einfachste Darstellung der Milz erfolgt mit Hilfe der Nativaufnahme, wenn unerwünschte Überlagerungen eine sichere Differenzierung nicht verhindern. Aufblähung des Magens und Luftinsufflation des linken Colons lassen im allgemeinen die Konturen der Milz besser hervortreten. Normalerweise steht der untere Milzpol in aufrechter Stellung 3—4 cm tiefer als in Rückenlage (TESCHENDORF, 1964).

Regelmäßig sieht man die Milz im Retropneumoperitoneum und im Pneumoperitoneum. Schon bei normaler Größe, besonders aber wenn ein Milztumor vorkommt, lassen sich milzbedingte Impressionen an fundus und corpus ventriculi und an der linken Colonflexur bei der Kontrastdarstellung dieser Organe nachweisen.

Insbesondere zur Größenbestimmung bei Lageanomalien und Tumoren hat sich die Milzszintigraphie bewährt.

Als *Methode der Wahl zur Milzdarstellung* darf die *Angiographie* bezeichnet werden. So eignet sich die Arteriographie vornehmlich zur Diagnostik von Veränderungen der zuführenden Arterie (Schlängelung, Aneurysma, a.-v.-Fistel), zur Lagekontrolle des Organs und zur Sichtbarmachung parenchymatöser Veränderungen. Technisch gelingt dies im Verlauf der Coeliacographie oder durch die superselektive Darstellung der Milzarterie.

Die Polarterie der Milz mit gesondertem Abgang aus der Aorta ist selten und daher auch wenig bekannt. Ähnlich wie bei der selektiven Nierenangiographie, kann durch sie ein Abbruch der Milzpulpa im Kontrastbild hervorgerufen werden, was bei der Frage nach einer Milzruptur leicht zur Fehldiagnose führen kann. Besteht der Verdacht auf Vorliegen einer Polarterie, so kann nur die Übersichtsaortographie Klarheit bringen (WENZ u. Mitarb., 1971).

In der venösen Phase der Lienographie kommen im allgemeinen Milzvene und Pfortader gut zur Darstellung. Voraussetzung ist die Injektion einer genügenden Kontrastmittelmenge (30—50 ml). Wenn die Milzvergrößerung extreme Ausmaße erreicht, geht der venöse Abtransport so langsam vor sich, daß keine genügende Kontrastierung erfolgt. Hier empfiehlt sich, besonders bei klinischem Verdacht auf Milzvenenthrombose oder portale Hypertension, die percutane oder laparoskopische Splenoportographie; sie erlaubt im gleichen Untersuchungsgang, neben einer dichten Kontrastfüllung der ableitenden Venen, auch die intralienale Druckmessung.

Die Technik ist auf S. 16 ausführlich dargelegt.

3.4 Indikation zur Milzangiographie

1. Tumor im linken Oberbauch mit fraglicher Zuordnung;
2. Milzvergrößerung unklarer Genese (Tumor, Cyste, Milzvenenthrombose);
3. Milztrauma;
4. Nebenmilz und Milzverlagerung (Zwerchfellhernie).

3.5 Angiographische Pathomorphologie

3.5.1 Tumor im linken Oberbauch

Der häufige Milztumor im Gefolge einer septischen oder hämatologischen Erkrankung ist keine Indikation zur Angiographie, da die Ursache der Milzschwellung durch die Grundkrankheit zu klären ist. Die Angiographie kann in der Regel zur Pathogenese dieser Splenomegalie nichts beitragen.

Zwar lassen sich Parenchymaussparungen, z. B. bei der Lymphogranulomatose, nachweisen (BACHMANN, 1967), es darf aber vorausgesetzt werden, daß diese Systemerkrankungen, insbesondere die Leukosen, durch hämatologische Untersuchungen, Lymphographie und Lymphknotenbiopsie, bereits diagnostisch gesichert worden sind. Als Ausnahme darf der rein abdominelle Hodgkin mit Milzvergrößerung betrachtet werden.

Die Angiographie ist jedoch dann gefordert, wenn ein Tumor im linken Oberbauch nicht sicher der Milz zugeordnet werden kann oder die Ursache einer Milzvergrößerung unklar bleibt. Von der Methode her gesehen, sind die tumorösen, cystischen, entzündlichen oder vasculären Prozesse am günstigsten darzustellen, wenn sie circumscript einen Teil der Milz befallen. Generalisierte Milzveränderungen dagegen lassen sich schwieriger erfassen und deuten (Abb. 127, 128).

3.5.2 Maligner Milztumor

Primäre maligne Tumoren der Milz sind selten. Bis 1954 wurden im Schrifttum 163 Fälle publiziert. Über den ersten angiographischen Nachweis wurde im gleichen Jahr von EDSMAN berichtet. Dichte Tumorkontrastierung ist bei den Hämangiosarkomen zu erwarten (RÖSCH, 1966).

Bei einer zunächst ausschließlich auf die Milz lokalisierten Hämangiomatose fanden wir eine watteartige, über das gesamte Organ verteilte Kontrastansammlung in der spätarteriellen Phase mit länger dauernder Persistenz (Abb. 128). 1 Jahr später wurde eine Lebervergrößerung beobachtet. Die Diagnose wurde erst autoptisch geklärt.

Auch der metastatische Befall der Milz wird nicht häufig gesehen (BENNET u. Mitarb., 1966). Die glatte Begrenzung einer solchen Tochterabsiedelung kann allerdings sowohl klinisch als auch angiographisch manches Rätsel aufgeben, wie wir an einer cystischen Metastase eines Jahres vorher operierten Ovarialcarcinoms feststellen mußten (GRÖZINGER u. Mitarb., 1968). Eine Seltenheit ist auch die in Abb. 127 wiedergegebene Tochtergeschwulst eines kleinen, metastasierenden Schilddrüsencarcinoms. Der metastatische Befall der Milz mit sekundärer Milzvenenthrombose hatte viel früher die Aufmerksamkeit auf sich gezogen, als die wenig auffällige, kleine Struma. Die Splenographie ermöglicht darüber hinaus den Nachweis einer tumorösen Infiltration des Organs durch Malignome der Nachbarschaft, ausgehend von Niere, Nebenniere oder Pankreas (BACHMANN, 1967).

3.5.3 Milzcyste

Zu den häufigsten, benignen „Milztumoren“ zählen die echten Cysten, von denen bisher 211 Fälle in der Literatur bekannt sind (POLLER u. Mitarb., 1966). Ihre angiographischen Leitsymptome sind Spreizung der Milzarterienäste und glatte, runde Aussparungen im Splenogramm.

Die Zuordnung von Cysten zur Milz gelingt in der Regel auch mit Hilfe des Szintigramms; es sei jedoch auf ein Beispiel hingewiesen (Abb. 129), bei dem erst die Angiographie Klarheit verschaffen konnte.

Die angiographische Zuordnung einer Raumforderung zur Milz kann dann schwierig sein, wenn enge anatomische Beziehungen zur Milzkapsel bestehen, wie z. B. beim alten, organisiert extracapsulären Milzhämatom oder bei einem von uns untersuchten chronischen, subphrenischen Absceß (Abb. 125). Unter 2 Beobachtungen war in keiner Phase der Arteriographie die Milzkapsel sichtbar, weshalb ein subcapsulärer, entzündlicher oder neoplastischer Prozeß von uns vermutet worden war.

Multiple, offensichtlich angeborene Milzcysten fanden wir als Nebenbefund bei einem Pankreasschwanzcarcinom.

Das Bild der Echinococcuscyste innerhalb der Milz (ROZMANN u. Mitarb., 1962) ist durch den Nachweis eines kreisrunden, zarten Ringschattens so charakteristisch, daß eine Arteriographie nur selten indiziert ist. Meist jedoch ist — zur diagnostischen Abklärung eines Kalkschattens im linken Oberbauch — die Coeliacographie nicht zu umgehen (POLLER u. Mitarb., 1966). Differentialdiagnostisch sind kalkhaltige Cysten bzw. Tumoren des linken Oberbauches zu bedenken und nicht zuletzt die Milzarterienaneurysmen. Selten wird eine Organtuberkulose (Abb. 131, 132) unter dem Bild des Milztumors auftreten.

Die diffuse, herdförmige Verkalkung der Milzpulpa wird gelegentlich — bei Zustand nach bestimmten Infektionskrankheiten — gesehen (Miliar-Tbc!). Metalldichte Imprägnation dagegen kennzeichnet die Thorotrastmilz, wobei meist jedoch abdominale Lymphknoten und die Leber Thorotrastdepots erkennen lassen. Die Angiographie der Milz hat in diesen Fällen keine diagnostische Bedeutung.

Angiographische Charakteristika des seltenen Hamartoms der Milz sind nach WEXLER u. Mitarb. (1964) geschlängelte, große Gefäße, Kontrastmittelseen und frühe venöse Füllung.

3.5.4 Milzvenenthrombose

Die Klärung der Pathogenese eines Milztumors gelingt dann, wenn es sich um eine Milzvergrößerung auf dem Boden einer venösen Abflußbehinderung handelt.

In Fällen erheblicher Milzvergrößerung, bei welcher das Organ deutlich unter dem linken Rippenbogen hervortritt, ist die Diagnose eines Milzvenenverschlusses im Rahmen einer Milzarteriographie keineswegs immer leicht (Abb. 139).

Wir haben die Verdachtsdiagnose — in Anlehnung an den Einweisungsbefund — in 3 Fällen gestellt, dann aber doch sicherheitshalber die zuverlässigere Splenoportographie angeschlossen, die ein offenes Gefäßlumen ergab.

Die Ursache dieser Fehldeutung liegt darin, daß das Kontrastmittel wie in einem großen Schwamm aufgesogen wird und die Anreicherung in den weiten Abflußgefäßen so gering ist, daß der Milzvenenstamm sich kaum gegenüber der Umgebung abhebt. In manchen Fällen hilft hier die sorgfältige Subtraktion — besonders die Subtraktion in Farbe — weiter.

Beim Verdacht auf Milzvenenthrombose empfiehlt sich deshalb in erster Linie die Splenoportographie, zumal die intralienale Druckmessung gleichzeitig noch Auskunft über eine portale Hypertension vermittelt (Abb. 138).

3.5.5 Milztrauma

Die zunehmende Zahl der Verkehrsunfälle hat die diagnostische Aktualität des stumpfen Bauchtraumas erheblich gesteigert. Bei etwa einem Viertel aller geschlossenen Bauchverletzungen ist die Milz beteiligt (KLEINERT u. ROMERO, 1961; FISCHER u. SPANN, 1967).

Seit den ersten Erfahrungen von NORELL (1957) und OEDMAN (1958) sind bisher in der Literatur über 60 angiographisch diagnostizierte Milzrupturen beschrieben worden (zusammengestellt bei VAN KAICK u. Mitarb., 1970).

Die hohe diagnostische Treffsicherheit und die geringe Belastung für den Patienten wird von allen Untersuchern hervorgehoben. Benachbarte Organe können im gleichen Untersuchungsgang leicht mit dargestellt werden (WENZ, 1970).

Die Indikation zur Milzarteriographie wird vorwiegend bei Verdacht auf eine zweizeitige oder verschleppte Ruptur gestellt; einzeitige Rupturen erfordern häufig einen sofortigen chirurgischen Eingriff. Es hat sich jedoch gezeigt, daß in vielen Fällen unter schnellem Einsatz präoperativ eine Angiographie durchführbar ist, so daß dem Chirurgen eine wertvolle diagnostische Hilfe zur Operationsplanung (Mehrfachtrauma!) gegeben werden kann. Bei der Suche nach Milztraumen fanden wir immerhin auch 7 linksseitige Nierenrupturen und 1 Leberruptur — nicht zu schweigen von den zahlreichen Patienten, denen eine Laparotomie erspart blieb!

Milzarteriographie wegen Verdachtes auf Milzruptur bei 59 Patienten

Ausschluß einer Milzruptur	43 Patienten
darunter: 7 Nierenrupturen	
1 Leberruptur	
Angiographisch bestätigte Milzruptur	13 Patienten
Fehldiagnosen	3 Patienten

Die Pathomorphologie im Angiogramm wird vorwiegend durch Gefäßeröffnung und -verschluß beherrscht. Über den *Blutaustritt* entstehen einzelne oder multiple Kontrastmittel-Extravasate innerhalb der Pulpa, die bisweilen noch über die venöse Phase hinaus persistieren können (Abb. 13). Seltener kommt es zur subcapsulären oder extracapsulären Verteilung des ausgetretenen Kontrastmittels (BAUM, 1965; RÖSCH, 1965).

Angiographische Pathomorphologie der Milzruptur

Pathologie	Angiographie
Gefäßeröffnung	Kontrastmittelaustritt (innerhalb d. Pulpa u. subcapsulär)
Traumatischer a.-v. Kurzschluß	Vorzeitige venöse Kontrastierung
Intralienales Hämatom	Gefäßspreizung und rundlich-glatte Parenchymaussparung
Subcapsuläres Hämatom	Gefäßspreizung; Randdefekte u. Verdämmern des lateralen Milzrandes
Pericapsuläres Hämatom	Mediale und caudale Verlagerung der Milz; vermehrte Schlängelung der Milzarterie
Gefäßverschluß (Thrombose, Spasmus, Durchtrennung)	Unscharf begrenzte, teils keilförmige Parenchymdefekte, Konturverlust
Breite Laceration	Große Parenchymdefekte; Organfragmentation

Durch gleichzeitige Eröffnung benachbarter Sinus oder Venen wird eine traumatische arteriovenöse Kurzschlußverbindung geschaffen, die eine vorzeitige venöse Kontrastierung hervorruft (LOVE u. Mitarb., 1968).

In der Pulpa gelegene Hämatome führen zu rundlichen Parenchymverdrängungen, die als glatte Aussparungen in der spätcapillären Phase zur Darstellung kommen; die angrenzenden Arterien werden dabei verlagert und gespreizt.

Das subcapsuläre Hämatom gibt sich meist durch ein Verdämmern oder „Ausfranzen" des lateralen Milzrandes zu erkennen. Wegen der auch normalerweise häufig vorhandenen lateralen Randunschärfe ist die Abgrenzung dieses pathologischen Befundes besonders schwierig.

Nach Kapselzerreißung mit pericapsulärer Blutung ist das Hämatom im linken Hypochondrium imstande eine Caudal- und Medialverlagerung der Milz mit spiraliger Kompression der A. lienalis herbeizuführen (LOVE u. Mitarb., 1968).

Der *Ausfall der Blutzirkulation* in einem Gefäßabschnitt steht den Folgen der Gefäßeröffnung an Bedeutung nicht nach. Traumatische Gefäßalteration in Form von Spasmus, Thrombose, Durchtrennung und Intimaeinrollung können Ursache für die Unterbrechung der Blutversorgung sein. Ihre Folgen im Angiogramm sind Aussparungen besonders in der spätcapillären Phase des Kontrastmitteldurchflusses. Sie sind meist an den Randzonen oder an den Polen gelegen, von unscharfer, zackiger Begrenzung und imponieren oft mehr als Verlust oder Unterbrechung der Milzkontur (Abb. 13). Den totalen Verschluß einer größeren intralienalen Arterie haben wir bisher noch nicht gesehen.

Ebenfalls durch einen Parenchymdefekt ist die klaffende, mit Blutcoagula ausgefüllte Rupturstelle selbst gekennzeichnet. Bei breiter Laceration kann auch eine Dislokation der Organfragmente das Angiogramm charakterisieren (FONTAINE u. Mitarb., 1968). Eine traumatische Milzcyste ist in Abb. 130 dargestellt.

Angiographische Befunde bei 13 Milzrupturen

Parenchymdefekte	9
Kontrastmittelextravasate	
intralienal	6
subcapsulär	1
Mediocaudale Verlagerung	4
Deutlich gespreizte Arterien	4
Vorzeitige venöse Kontrastierung	3

Möglichkeiten der Fehlinterpretation. Bei den meisten unserer Patienten waren die genannten Befunde kombiniert nachweisbar. Die Verläßlichkeit der einzelnen Zeichen ist verschieden; nach unseren Erfahrungen sind die häufigsten und zugleich sichersten Kriterien: Kontrastmittelaustritt und Defekt in der Parenchymphase.

Jedoch gibt es auch bei ihnen einige gefährliche Klippen der Fehlbeurteilung. Schon die normale Milz zeigt — bedingt durch die

Eigenstruktur — ein fleckiges Parenchymbild, das bei flauer Füllung noch inhomogener wirken kann. Die Varianzbreite der Milzformen und -lage sowie Streustrahleneffekte bedingen die häufige laterale Randunschärfe. Durch sie können am lateralen Milzrand gelegene Parenchymaussparungen vorgetäuscht oder übersehen werden (*a*).

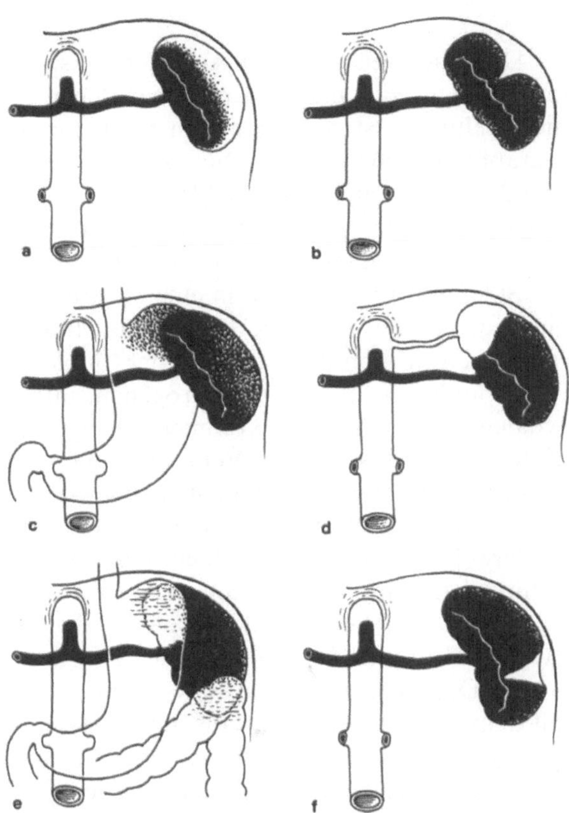

Mögliche Fehlinterpretation des Angiogramms der Milzruptur

Eine weitere Irrtumsmöglichkeit sind scharf begrenzte, bogenförmige laterale Randformationen, die bisweilen tief in das Parenchym einschneiden und meist durch abnorme Lappung oder Kerbung bedingt sind. Besonders hingewiesen sei auf den dorso-cranialen Milzlappen, der durch Persistenz der fissura genitalis entsteht, in ihr lag während der Embryonalentwicklung die Keimdrüse (PERNKOPF, 1941) (*b*).

Durch die pseudotumoröse Fundusanfärbung des Magens kann eine diffuse Kontrastmittelansammlung imitiert oder ein Extravasat im oberen Polbereich überdeckt werden (*c*). Auch das intralienale Aneurysma ist differentialdiagnostisch zu erwägen, obwohl es sich durch seine glatte Begrenzung und Lage meist als solches zu erkennen gibt. Die von uns beobachteten Extravasate waren durch Größenzunahme und Formveränderung in den verschiedenen Phasen eindeutig auszumachen und entsprechen immer einer Ruptur.

Parenchymdefekte können während einer Coeliacographie oder der selektiven Milzarteriographie auftreten, wenn isolierte Polarterien aus der Aorta entspringen. Diese Veränderungen im Angiogramm müssen gegenüber traumatischen Parenchymdefekten mit Hilfe der Übersichtsaortographie abgeklärt werden (*d*).

Desgleichen sind Überlagerungen mit negativem Kontrast (luftgefüllter Magen, gasgeblähtes Colon) imstande, positive Befunde zu verschleiern (*e*).

Echte differentialdiagnostische Schwierigkeiten bietet der frische oder ältere Milzinfarkt. Eine angiographische Unterscheidung gegenüber einer Ruptur dürfte bei nicht eindeutiger Anamnese kaum möglich sein (*f*) (WENZ u. Mitarb., 1971).

Den übrigen Kriterien kommt gegenüber den Zeichen des Kontrastaustritts und der Parenchymdefekte eine vergleichsweise geringe Bedeutung zu. So ist z. B. die öfters beschriebene Spreizung der Arterien als isolierter Befund nicht ausreichend zur Begründung der Diagnose (LOVE u. Mitarb., 1968).

Zur Beurteilung der vorzeitigen venösen Füllung ist eine genaue Standardisierung der Untersuchungstechnik in Timing, Kontrastmittelmenge und Injektionsdruck notwendig. Die Zeit zwischen dem ersten Erscheinen von Kontrastmittel in der A. lienalis und der deutlichen Anfärbung der V. lienalis beträgt im Durchschnitt 5 sec. Bei Bestehen einer traumatischen a.-v.-Fistel dauert dieser Zeitintervall nie länger als 2,5 sec (LOVE u. Mitarb., 1968). Der Grad der Kontrastierung der V. lienalis hängt natürlich von der Größe des Shunts ab und kann bisweilen sehr gering sein. Eine genaue Bestimmung der genannten Zeitspanne ist hierbei erforderlich, damit keine falschpositiven Befunde erhoben werden.

Die Lage der Milz in der linken Zwerchfellkuppel variiert erheblich, deshalb ist die röntgenologische Abgrenzung dieser Variationen gegenüber einer pathologischen Organverschiebung sehr schwierig, weshalb BERK u. Mitarb. (1969) diesem Zeichen nur wenig Bedeutung beimessen.

Meist führt das perilienale Hämatom auch zu einer spiraligen Kompression der Milzarterie sowie zu einer caudalmedialen Verlagerung der linken Niere. Bei unseren Patienten waren mit der pathologischen Verdrängung der Milz immer auch angiographisch faßbare Veränderungen einer Parenchymläsion vorhanden.

Eine methodische Ergänzung zur Angiographie wurde durch die Pharmakoangiographie geschaffen, die auch bei der Diagnostik der Milzruptur einen Beitrag leisten kann: Die intraarterielle Epinephrininjektion bewirkt eine Kontraktion an den unversehrten intralienalen Arterien, welche jedoch an den lacerierten Arterien ausbleibt (STEIN, 1969). Zur Darstellung dieser Kaliberunterschiede ist allerdings eine Vergrößerung des abzubildenden Objekts notwendig.

Bewährt hat sich bei uns der Einsatz des elektronischen Subtraktionsgerätes. Es gelingt damit nicht nur die arterielle und venöse Phase synoptisch zu erfassen, sondern auch das Parenchymbild kontrastreicher zur Darstellung zu bringen und das Angiogramm von störenden Überlagerungen zu befreien (ROTH u. WENZ, 1969). Hingewiesen sei auch auf die Möglichkeit der Subtraktion in Farbe, mit der z. B. Kontrastmittelaustritte eindrucksvoll farbig differenziert werden können.

3.5.6 Nebenmilz und Milzverlagerung

Der Nachweis einer *Nebenmilz* ist in jenen Fällen klinisch interessant, bei denen trotz Splenektomie z. B. wegen einer hämolytischen Anämie die Symptome weiter bestehen bleiben oder nicht restlos zum Verschwinden gebracht werden konnten (BRON, 1968). Auch hier ist die Szintigraphie zunächst als Suchmethode zweifellos an erster Stelle zu nennen. Bestehen Zweifel, so kann die Angiographie mit dem Nachweis der Versorgung des fraglichen Organes aus dem Milzarterienstumpf oder doch wenigstens aus dem Truncus coeliacus von entscheidender Bedeutung sein.

Die Nebenmilz kann gelegentlich auch in der Differentialdiagnose unklarer Tumoren im Mittel- und Oberbauch eine Rolle spielen.

So fanden wir bei einem griechischen Gastarbeiter eine Milzvergrößerung unklarer Genese. Neben der Milz war palpatorisch medialwärts ein weiterer Tumor zu tasten, der sich mit der Atmung verschob, sich aber offensichtlich von der Milz selbst abgrenzen ließ. Das Arteriogramm zeigte neben dem deutlich vergrößerten Milzschatten in den gleichen Phasen und vom gleichen Stammgefäß aus versorgt einen 2. Organschatten, den wir deshalb als Nebenmilz bezeichneten. Bei der Operation wegen gleichzeitig bestehender portaler Hypertension wurde dieser Befund bestätigt und erst durch die epikritische Erhebung einer genauen Anamnese wurde geklärt, daß es sich um eine Malariamilz mit Nebenmilz handelte, obwohl der Patient vorher — infolge eines sprachlichen Mißverständnisses — eine derartige Infektion abgelehnt hatte (Abb. 133).

Der Nachweis einer Milzverlagerung spielt in all jenen Fällen eine Rolle, bei denen es nicht gelungen ist, die vorgesehene Splenoportographie durchzuführen. Dies ist am häufigsten der Fall, wenn das Organ klein und medialwärts oder aber — z. B. nach Oberbauchperitonitis — dorsalwärts adhärent ist. Auch nach der Splenoportographie kann eine Arteriographie von Vorteil sein, wie BOIJSEN u. Mitarb. (1968) zeigen konnten. Infolge der direkten Organpunktion kann es zu iatrogenen, intralienalen Milzaneurysmen kommen. Im eigenen Material wurden solche Veränderungen an operativ entfernten Milzen nicht nachgewiesen.

Die Angiographie der Milz wird auch eine größere Bedeutung bei Verlagerung im Zusammenhang mit Veränderungen des Zwerchfells bekommen: kongenitaler Zwerchfelldefekt, Zwerchfellruptur, Zwerchfellhernie- und Lähmung. Da die Zwerchfellarterie nicht selten mit dem Truncus coeliacus aus der Aorta entspringt, können Milzverlagerung und Zustand des Zwerchfells simultan beurteilt werden.

Ohne die angiographische Darstellung der Muskelplatte kann erfahrungsgemäß nur ganz selten zwischen Hernie und Prolaps differenziert werden.

Die konventionelle Technik der simultanen Darstellung von Magen und Colon erbringt einen hervorragenden Überblick über die Topographie dieser Hohlorgane bei pathologischen Zwerchfellveränderungen. Wir haben aber gelegentlich erlebt, daß die mit in den Thoraxraum verlagerte Milz von uns nicht erkannt worden ist, eine Feststellung, die auch HAUBRICH in seiner Monographie (1970) gemacht hat und an der sich seither kaum etwas geändert hat.

Lediglich das umständliche, zeitraubende Pneumoperitoneum kann hier präoperativ zwischen Defekt und Hernie differenzieren, versagt aber, wenn sich dichte Verklebungen eingestellt haben.

3.5.7 Milzarterienaneurysma

Im Vergleich zu anderen Gefäßen nimmt die Milzarterie — was ihren Verlauf angeht — eine Sonderstellung ein. Fehlendes Widerlager auf dem Weg zur Milz und Versorgung eines außerordentlich blutreichen Organs sind verantwortlich dafür zu machen, daß die Milzarterie bereits beim jugendlichen Individuum geschlängelt verläuft.

Rall (1972) konnte an unserer Abteilung nachweisen, daß die Schlängelung der Milzarterie mit zunehmendem Lebensalter intensiver wird. Er benutzte hierzu einen Index, den Springorum (1933) aufgrund einer anatomisch-morphologischen Studie erarbeitet hat. Es wird hier die wahre Länge der Milzarterie in Beziehung zur Anzahl der Schlängelungen gesetzt. Interessanterweise fand sich bei einem sehr hohen Index, d.h. bei extrem starker Schlängelung der Milzarterie, klinisch in mehreren Fällen ein Krankheitsbild, das einer chronischen Pankreatitis ähnlich war. Der Übergang von der starken Gefäßschlängelung zum Aneurysma cirsoideum vollzieht sich fließend. Die Differenzierung ist nicht immer eindeutig angiographisch zu treffen.

Wichtigste Ursache der Milzarterienaneurysmen sind neben der Arteriosklerose angeborene Gefäßwandschwächen, Traumen, Entzündungen sowie die Schwangerschaft. Besonders während der Gravidität rupturieren Milzarterienaneurysmen öfter als solche anderer Lokalisation. Boijsen (1969) hat die Beobachtung gemacht, daß Milzarterienaneurysmen häufiger bei portaler Hypertension vorkommen. Bei 192 Patienten konnte er insgesamt 9 extralienale Milzarterienaneurysmen beobachten. Damit übertrifft die Frequenz von nahezu 5% im angiographischen Krankengut die früheren Angaben im Sektionsmaterial von 0,8% ganz erheblich. Daneben hatten 6 weitere Patienten intralienale Aneurysmen bei gleichzeitiger portaler Hypertension. Offenbar entstehen bei lange dauernder portaler Hypertension degenerative Veränderungen in der Milzarterie und in ihren Ästen (Abb. 134, 135).

Bei der Splenoportographie wird nicht selten ein Milzarterienast punktiert. Aufgrund der Wandveränderungen in den Arterien kann dadurch ein Aneurysma entstehen. Boijsen macht deshalb aufgrund von 6 einschlägigen Beobachtungen seines Krankengutes aus dem Jahre 1966 auf die Möglichkeit iatrogen entstandener Aneurysmen nach Splenoportographie aufmerksam. Wir selbst verfügen über keine derartigen Beobachtungen.

Klinisch gibt es keine charakteristischen Hinweise für das Bestehen eines Milzarterienaneurysmas, es sei denn, daß es zum Bild des akuten Abdomens infolge Ruptur in die freie Bauchhöhle kommt. In der Gravidität wird man deshalb gelegentlich das rupturierte Milzarterienaneurysma bei der Differentialdiagnose des akuten Abdomens berücksichtigen müssen. Die angiographische Lokalisation ist für die einzuschlagende chirurgische Therapie — im allgemeinen Milzexstirpation unter Resektion des Aneurysmas — von großem Vorteil.

Während die Diagnose früher nur dann auf der Leeraufnahme gestellt werden konnte, wenn charakteristische, ringförmige Kalkeinlagerungen im linken Oberbauch sichtbar waren, ist heute Methode der Wahl zur Darstellung der Milzarterienaneurysmen die Coeliacographie oder die selektive Milzarteriographie. Die Diagnostik ist beim Nachweis meist kreisrunder Aussackungen in Ein- oder Mehrzahl leicht. Deutungsschwierigkeiten ergeben sich gegenüber orthograd getroffenen Knickstellen der geschlängelt verlaufenden Arterien. Verzögerter Kontrastmittelabfluß aus solchen Erweiterungen ist wichtiger differentialdiagnostischer Hinweis auf das Bestehen eines Aneurysmas.

Die Patientin mit multiplen extra- und intralienalen Aneurysmen der Abb. 135 kam zur Coeliacadarstellung wegen eines Pfortaderhochdrucks. Kalkeinlagerungen konnten wir innerhalb der multiplen Aneurysmen nicht nachweisen.

4 Pankreas

4.1 Topographie

Das Pankreas, eine längliche Drüsenmasse, reicht von der Milz im linken Hypochondrium nach rechts bis in die Duodenalschlinge und ist um die Lendenwirbelsäule abgebogen. Man unterscheidet den in die Duodenalschleife eingelagerten Pankreaskopf, von dem in der Höhe des 1. Lendenwirbels liegenden Körper, welcher allmählich in den zungenförmigen Pankreasschwanz übergeht.

Die Form der Bauchspeicheldrüse ist der Nachbarschaft so angepaßt, daß sich die verschiedenen Organe genau aneinanderlegen.

Das Pankreas ist als Drüse des Duodenums embryonal in das Mesoduodenum eingewachsen. Der Pankreaskopf erfüllt die Konkavität der Duodenalschlinge und verbindet sich besonders innig mit der Pars descendens des Duodenums. Die Incisura pancreatis zwischen Kopf und Körper der Drüse entspricht am Duodenum dem Übergang der Pars horizontalis in die Pars ascendens. Hier erscheint am unteren Rand der Drüse die A. mesenterica superior und es verschwindet auf ihrem Zuge nach oben die rechts von der Arterie liegende V. mesenterica superior. An der vorderen und hinteren Fläche des Pankreaskopfes — oder an dessen dem Duodenum benachbarten Rändern — liegen die beiden Gefäßbögen der Aa. pancreatico-duodenales.

Hinter dem Pankreaskopf vereinigt sich die V. mesenterica superior mit der von links kommenden V. lienalis, die kurz vorher die V. mesenterica inferior aufgenommen hat. Durch die Vereinigung dieser drei Venen, der sog. äußeren Pfortaderwurzeln, entsteht die V. portae, sie zieht aufwärts und liegt ein kleines Stück hinter dem Pankreaskopf, von wo aus sie zur Leber verläuft.

Der Ductus choledochus hat — von cranial herabziehend — die obere Partie des Duodenums dorsal gekreuzt und legt sich der Konkavität des Duodenums von links her an. Meist verläuft er in einem Kanal zwischen Darm und Bauchspeicheldrüse und ist manchmal vollkommen in Drüsensubstanz eingebettet. In halber Höhe der Pars descendens duodeni nimmt der Ductus choledochus den Hauptausführungsgang des Pankreas — den Ductus pancreaticus maior auf und mündet mit ihm gemeinsam auf der Papilla duodeni major. Cranial von dieser Mündungsstelle tritt der Ductus pancreaticus accessorius aus dem Pankreaskopf an die Pars descendens duodeni heran.

Die vordere Fläche des Pankreaskörpers und des Pankreasschwanzes wird von dem Peritoneum der Bursa omentalis überzogen und durch einen spaltförmigen Raum von der Hinterwand des Magens getrennt. Die Hinterfläche legt sich vor die Aorta und den zweiten, mitunter auch ersten Lendenwirbel. Der caudale Teil der vorderen Fläche wird von der Wurzel des Mesocolon transversum bedeckt. Die Flexura duodenojejunalis und die Schlingen des freien Dünndarmes kommen von unten her diesem Teil des Pankreas nahe.

Der Pankreasschwanz erstreckt sich bis zur Milz und wird caudal von der Wurzel des Mesocolon transversum bedeckt. Das linke Ende ist in einem kleinen Abschnitt von der Milz überlagert. A. und V. lienalis stehen auch mit dem Pankreasschwanz in engster Verbindung, wobei die V. lienalis am oberen Rande der Drüse zum Vorschein kommt.

4.2 Gefäße

Das Pankreas wird im wesentlichen von 2 Hauptästen der Aorta, dem Truncus coeliacus und der A. mesenterica superior versorgt. Innerhalb dieser großen Aortenäste handelt es sich jedoch um insgesamt 4 Zuflußarterien:

1. A. gastroduodenalis mit der A. pancreaticoduodenalis zur Versorgung des Pankreaskopfes, insbesondere der den terminalen Pankreasgang umgebenden Gewebspartien.
2. A. colica dextra für die untere, rechte Hälfte des Pankreas.
3. A. lienalis für die linke obere Hälfte von Körper und Schwanz.
4. A. colica sinistra für die linke untere Hälfte des Organs, womit sogar auch die Mesenterica inferior — allerdings zu einem sehr bescheidenen Anteil — an der Blutversorgung der Bauchspeicheldrüse beteiligt ist. Zusätzliche Äste existieren vom Truncus coeliacus und einzelnen Lumbalarterien (MICHELS, 1955).

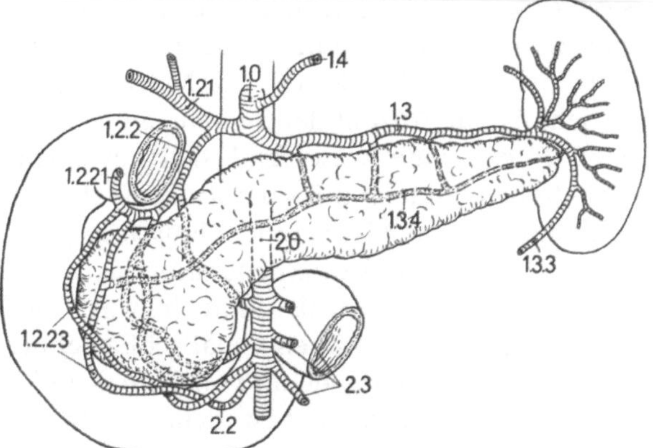

Pankreas: Gefäßversorgung (siehe Seite 6)

Zu dieser verwirrenden Gefäßarchitektonik kommt eine Unzahl von Ursprungs- und Verlaufsanomalien, so daß die lehrbuchmäßige Anordnung der Pankreasgefäße eigentlich als Ausnahme bezeichnet werden kann. Jedenfalls drängt sich demjenigen, der häufig Pankreasangiogramme zu sehen gewohnt ist, diese Deutung auf.

Die zentrale Lage des Organs und seine langgestreckte Gestalt bedingen eine sehr enge Beziehung zu zahlreichen großen Gefäßen. Der Truncus coeliacus, welcher unmittelbar oberhalb des Pankreaskörpers aus der Aorta abdominalis entspringt, teilt sich sofort in seine drei Äste, von denen die A. hepatica communis am oberen Rand des Pankreas entlang zieht und einer der beiden Äste, die A. gastroduodenalis zwischen Pankreaskopf und der Pars superior duodeni nach caudal verläuft. Sie teilt sich in die beiden Endäste, die A. pankreaticoduodenalis posterior et anterior mit der Fortsetzung in die A. gastroepiploica dextra. Den Ästen der sog. Pankreasarkade kommt aus der A. mesenterica superior die A. pankreaticoduodenalis inferior entgegen und schließt so die Arterienbögen entlang des Duodenums. Auch die A. lienalis hat enge Beziehungen zum Pankreas, sie zieht am oberen Rand des Körpers und Schwanzes nach links, wobei sie bei jugendlichen Menschen in ziemlich geradem Verlauf in eine kurze Rinne eingebettet ist. Bei alten Menschen dagegen weist sie meist starke Schlängelungen auf, die sich sowohl tief in die Substanz der Drüse eingraben als auch ihren oberen Rand weit überschreiten.

Die A. mesenterica superior entspringt dicht unterhalb des Truncus coeliacus hinter dem oberen Rand des Pankreas, verläuft nach unten und etwas nach rechts, und tritt mit der V. mesenterica superior zwischen der Pars inferior duodeni und dem Pankreaskopf in die Radix mesenterii ein.

4.3 Angiographische Technik

Es scheint auf den ersten Blick, daß zur Totalerfassung aller Pankreasarterien nur die Aortographie, in Form der Katheterübersichtsdarstellung oder die subdiaphragmale, direkte Aortographie, geeignet sei (Abb. 18, 140). Dem steht jedoch gegenüber, daß die meist außerordentlich diskreten Gefäßalterationen gerade beim Pankreascarcinom durch die Gefäße des Magens und der anderen Nachbarorgane völlig zugedeckt werden, so daß höchstens massive Veränderungen an den großen Gefäßstämmen — wir haben Streckung und Tumorinfiltration in eine Nierenarterie erlebt — zu erfassen sind. Die angestrebte Frühdiagnose von Pankreastumoren ist mit einem solchen Vorgehen nicht annähernd zu verwirklichen.

Es liegt deshalb nahe, die beiden wichtigsten Zuflußarterien simultan über 2 Katheter zu kontrastieren. Boijsen hat 1963 erstmals auf diese Möglichkeit aufmerksam gemacht und die simultane Coeliaco- und Mesentericographie zur Pankreasuntersuchung als Methode der Wahl angesprochen. Die Technik hat sich allerdings nicht durchgesetzt. Einer der Gründe ist zweifellos der, daß bei der gleichzeitigen Einführung zweier Katheter die Komplikationsquote ansteigt. Wir haben jedenfalls unsere beiden einzigen peripheren Embolien im Gefolge einer Untersuchung mit 2 Kathetern gesehen. Sammons u. Mitarb. (1967) haben dieses große Risiko ebenfalls bestätigt. Außerdem ist einzuwenden, daß beim Verschluß oder bei stärkerer Stenose, z.B. im Bereich der A. pancreaticoduodenalis oder A. gastroduodenalis, die Stromrichtung und das wahre Ausmaß der Alteration nicht zu bestimmen sind. Damit ist auch eine Aussage über Kollateralwege unmöglich geworden. Schmale segmentäre Verschlüsse können bei dieser Technik leicht überdeckt werden. Nicht zu vernachlässigen ist auch der Kontrasthintergrund, der durch Magen- und Darmwandanfärbung die ohnehin sehr spärliche Pankreasparenchymphase praktisch völlig unterdrückt.

Methode der Wahl scheint nach Angabe in der Literatur — aber auch nach eigenen Erfahrungen — die Kontrastierung von Coeliaca und Mesenterica superior im zeitlichen Hintereinander zu sein. Dabei sollte zunächst die Coeliaca mit einer Kontrastmittelmenge von 30—50 ml gefüllt werden (Injektionsrate etwa 8 ml/sec). Anschließend wird die A. mesenterica superior mit der gleichen Menge Kontrastmittel dargestellt. Die Schule um Olsson in Lund legt besonderen Wert auf die Anfertigung zusätzlicher Schrägaufnahmen.

Im Kapitel über die sog. superselektive Technik wurde bereits auf Arbeiten von Reuter (1969) hingewiesen, der für die angiographische Untersuchung der Bauchspeicheldrüse in erster Linie versucht hat, die zuführenden Arterien möglichst selektiv zu kontrastieren. Auf diese Weise werden die A. lienalis, die A. hepatica communis oder A. gastroduodenalis, ja sogar die A. pancreatica dorsalis aufgesucht und es werden relativ kleine Kontrastmittelmengen (10—12 ml) injiziert. Der Vorteil dieses Vorgehens liegt zweifellos in einer überlagerungsfreien Darstellung umschriebener Pankreaspartien mit einer wesentlich deutlicheren Parenchymdarstellung, als dies bei der üblichen Coeliaco- und Mesentericographie der Fall ist. Nachteilig an dieser Methode ist die Verlängerung der Untersuchungszeit durch das Aufsuchen kleinerer Äste sowie die nur partielle Darstellung der Bauchspeicheldrüse, deren Teilareale bei der späteren Analyse verschiedener Serienangiogramme erst mühsam zusammengesetzt werden müssen.

In gleicher Weise wie für die superselektive Technik ist die Bauchspeicheldrüse auch jenes Organ, bei dem am häufigsten Studien mit der Pharmakoangiographie vorgenommen worden sind. Die am häufigsten verwandten Substanzen sind Adrenalin, Sekretin, Nitroprussidnatrium u.a. Wir selbst haben einige Versuche unternommen, durch vorherige Gabe von hochdosierten Traubenzuckerinfusionen, mit welchen wir den Blutzuckerspiegel auf 350 mg-% erhöhten, eine im Tierversuch nachgewiesene stärkere Durchblutung der Bauchspeicheldrüse zu erreichen (Abb. 141).

Ein wesentlicher Effekt dieser Maßnahme war jedoch in unseren Angiogrammen nicht zu erkennen. Um die Bauchspeicheldrüse gegenüber den im allgemeinen gleichzeitig dargestellten Magenarterien abgrenzen zu können, ist die Luftaufblähung des Magens mit Hilfe einer Brausetablette vorteilhaft.

In der Spätphase der Pankreasarteriographie kommt über die Coeliaca die V. lienalis und über die Mesenterica superior die V. mesenterica superior zur Darstellung. Beide Venen, insbesondere die V. lienalis, haben enge Beziehung zum Pankreas und sind bei der Suche nach Tumoren und bei der differentialdiagnostischen Abgrenzung gegenüber entzündlichen Pankreasveränderungen von besonderer Bedeutung.

Wir verweisen hier auf die verbesserte Beurteilbarkeit des Angiogramms durch Subtraktion und Subtraktion in Farbe.

In einigen Fällen ist es möglich, über eine einzige Arterie beide großen Quellgebiete für die Bauchspeicheldrüse zu kontrastieren. Wir haben diese gemeinsame Füllung von Mesenterica superior und Coeliaca merkwürdigerweise in allen unseren 5 Fällen von Pankreasinsulinom erlebt, ohne daß ein Verschluß der nicht sondierten Arterie vorgelegen hätte. Wir vermuten, daß die Kollateralwege — möglicherweise durch den Einfluß der Pankreastumoren — außerordentlich weitgestellt waren, so daß es gleichgültig war, ob das Kontrastmittel über die Coeliaca oder die Mesenterica injiziert wurde. In allen Fällen kamen beide Arterien über die Pankreasarkaden kontrastreich zur Darstellung.

4.4 Angiographische Pathomorphologie

4.4.1 Pankreascarcinom

Unter der Indikation zur Pankreasangiographie steht das Carcinom an erster Stelle; ihm folgen das Pankreasadenom (Insulinom, Cystadenom, Zollinger-Ellison-Tumor), die Pankreascyste (Pseudocyste und echte Cyste) und die chronische Pankreatitis. In seltenen Fällen — bei akutem Abdomen — kann die Pankreasarteriographie bei der Differentialdiagnose einer akuten Pankreatitis weiterhelfen.

2—3% aller bösartigen Tumoren gehen von der Bauchspeicheldrüse aus. Sie kommen bei Männern 5mal so häufig vor als bei Frauen. Der Häufigkeitsgipfel liegt im 6. bis 7. Lebensjahrzehnt.

Lokalisation:

caput	70%
corpus	20%
cauda	10%

Die Tumoren sind lange Zeit etwa walnußgroß, leidlich abgegrenzt und zeigen erst in der terminalen Phase schrankenloses Wachstum mit diffuser Infiltration. Es besteht eine außerordentlich große Neigung zur Metastasierung (Doerr, 1970).

Gangepithelkrebse	81%
Drüsenepithelkrebse	13%
schwer klassifizierbare Krebse	6%

Vorwiegend handelt es sich um Adenocarcinome, die meist in scirrhöser Form vorliegen und cystische sowie gelatinöse Einlagerungen enthalten. Die weicheren, von den Acini ausgehenden Neubildungen, zeigen demgegenüber Nekrose und Blutung. Unter solchen Voraussetzungen ist es verständlich, wenn pathologische Gefäßareale durch Nekrose, Cyste, Blutung und gelatinöse Einlagerungen völlig unterdrückt werden.

Klinische Symptome. Die klinischen Symptome des Pankreascarcinoms sind vieldeutig; der Verdacht ergibt sich bei Ausschluß anderweitiger Oberbaucherkrankungen. In der Regel sind die Amylasewerte nicht erhöht, eher niedrig. Pankreasbedingte Dyspepsie im Sinne der gestörten Fettverdauung kann vorkommen. Die sog. Phlebitis saltans wird in 30% beschrieben. Besonders symptomarm ist das Malignom im Korpus- und Schwanzbereich. Unbestimmte Abdominalschmerzen, die sowohl links als auch rechts lokalisiert sein können, Gewichtsverlust, Anämie, Erbrechen, Verstopfung, Ascites (im Spätstadium) werden in dieser Reihenfolge am häufigsten beim Pankreascarcinom beobachtet. Der Verschlußikterus kann beim Kopfcarcinom frühzeitiges Symptom sein.

Konventionelle radiologische Verfahren. Wegen der innigen, topographischen Nachbarschaft zu Magen und Duodenum können sich Pankreascarcinome bei der Kontrastmahlzeit, besonders aber mit Hilfe der Duodenographie durch Sekundärveränderungen relativ einfach nachweisen lassen. Dieser Nachweis gilt jedoch in erster Linie für das Carcinom des Pankreaskopfes und eines Teiles des Korpusbereiches. Außerordentlich schwierig mit dieser konventionellen Röntgenmethode zu erfassen sind die Tumoren des Pankreasschwanzes. Nicht selten gibt die reine Seitaufnahme — mit einem entsprechenden Impressionseffekt und infiltrativem Tumorwachstum an der Dorsalseite des Magens — erste diagnostische Hinweise auf das Bestehen eines Malignoms der Bauchspeicheldrüse. Die Erweiterung der sog. duodenalen C-Schleife deutet lediglich auf eine Vergrößerung des Pankreaskopfes, erst destruierende Veränderungen an den Konturen der Innenwand des Duodenums lassen die Diagnose einer malignen Veränderung am Pankreaskopf zu. Das sog. Frostbergsche Zeichen (epsilonförmige Impressionsfigur an der Innenseite der Pars descendens duodeni) ist für das Pankreaskopfcarcinom nur in etwa der Hälfte der Fälle typisch; bei allen übrigen Patienten ergibt sich daraus der Hinweis für eine entzündliche Pankreaskopfschwellung.

Zusätzliche Informationen vermag die Cholangiographie, gelegentlich auch die Ausscheidungsurographie mit der Verlagerung einer Niere, zu liefern. Tomographische Methoden mit und ohne intravenöse Kontrastmittelgabe haben in die routinemäßige Untersuchung der Bauchspeicheldrüse keinen Eingang gefunden.

Angiographische Befunde. Die häufigen, regressiven Veränderungen innerhalb der Pankreastumoren verhindern im allgemeinen eine Tumorkontrastierung, so daß diagnostische Konsequenzen erst aus der Entschlüsselung des komplizierten Netzwerkes der Pankreasarterien gezogen werden dürfen.

In erster Linie ist die Gefäßalteration in Form von Verlagerung, Stenose, Verschluß oder arteriovenösem Kurzschluß zu nennen (Abb. 143—145). Verlagerung und Stenose können ebensogut durch benigne Pankreasveränderungen — wie Cysten oder entzündliche Vergrößerung des Organs — hervorgerufen werden (Abb. 19, 20). Auch generalisierte Gefäßerkrankungen im Sinne der Endangitis obliterans (Abb. 49) oder der Periarteriitis nodosa (Abb. 52) können Ursache multipler Stenosen sein. Ähnliches gilt für Alterationen am venösen System, insbesondere im Verlauf der V. lienalis und am Pfortaderhauptstamm. Die bloße Impression ist nur Hinweis auf eine Raumforderung, nicht aber Zeichen für Malignität. Der Verdacht darf erst dann ausgesprochen werden, wenn unregelmäßige Wanddefekte auf eine Infiltration der leicht deformierbaren Venen hinweisen oder wenn die Venen völlig verschlossen sind. In offensichtlich kurzer Zeit kann sich in solchen Fällen ein ausgedehnter Kollateralkreislauf, insbesondere über direkte Verbindungen zu den Venen des Magenfundus, Korpusgebietes, zur linken Niere und zu retroperitonealen Venen bilden.

Merkwürdigerweise haben wir in keinem einzigen Fall extrem großer Pankreascysten mit Druck auf die Milzvene und stauungsbedingter Milzvergrößerung Kollateralen nachweisen können, so daß wir den Umgehungskreislauf in der venösen Phase einer Coeliacographie von der Milz zum Magen als außerordentlich suspekt auf eine tumorbedingte Milzvenenokklusion betrachten. Leider lehrt die Erfahrung, daß im Falle der Milzvenen- oder Pfortaderbeteiligung das Pankreascarcinom nur noch in den seltensten Fällen operabel ist.

Die wenigen Beobachtungen einer Tumoranfärbung beim Malignom der Bauchspeicheldrüse (1 unter insgesamt 61 Pankreastumoren im eigenen Krankengut) sind entweder dadurch zu erklären, daß es sich um seltene Sarkome mit reicher Vascularisation gehandelt oder aber, daß die entzündliche Umgebungsreaktion den Tumor markiert hat. Bei einer eigenen Beobachtung erbrachte der Schnellschnitt aus der Oberfläche eines Tumors im Pankreasschwanzbereich zunächst die Diagnose einer chronischen Entzündung. Erst die erneute Excision aus der Tiefe erbrachte die histologische Diagnose eines Adenocarcinoms.

Mehr als auf jedem anderen Gebiet der visceralen Angiographie kommt es bei der schwierigen Auswertung einer äußerst komplizierten Gefäßarchitektonik auf die subtile Aneinanderreihung zum Teil winziger Verlaufsanomalien und Lumenveränderungen an, um aus der Vielfalt mehrerer unscheinbarer Symptome die schicksalsschwere Diagnose eines Pankreascarcinoms zu formulieren. Niemand wird dies beim kleinen Tumor mit an

Sicherheit grenzender Wahrscheinlichkeit können. So haben wir zum Beispiel unter 61 Pankreascarcinomen in 13 Fällen nur den angiographischen Verdacht auf ein Malignom erheben können.

Unsere statistischen Auswertungen (s. S. 119) haben gezeigt, daß wir bei den Abdominaltumoren — und hier besonders beim Pankreascarcinom — die Tendenz hatten, angiographische Symptome in Richtung einer Carcinomdiagnose eher zu überwerten. Folgendes Beispiel sei stellvertretend für andere Fehldiagnosen genannt:

Der 50jährige Patient wird wegen unklarer Beschwerden im Oberbauch und starker Gewichtsabnahme stationär eingewiesen. Es findet sich im linken Oberbauch eine tastbare Resistenz, die sich schlecht abgrenzen läßt. Konventionelle Röntgenuntersuchungen ergeben keine krankhaften Veränderungen. Unter der Vermutungsdiagnose eines Pankreastumors erfolgt die Angiographie. Hier findet sich eine leichte Anhebung der Milzvene bei Streckung feiner Arterien im Pankreasschwanzgebiet. Damit bestehen Kriterien einer Pankreasschwanzvergrößerung, die — im Verein mit den klinischen Befunden — zur Verdachtsdiagnose eines malignen Tumors führen. Der Patient lehnt die Operation ab, wird diätetisch und mit Pankreasenzymen behandelt und ist nach 3 Monaten beschwerdefrei. Gewichtszunahme, keine „Tumorresistenz" mehr nachweisbar. Es muß sich deshalb um eine umschriebene Pankreatitis — wahrscheinlich mit Pseudocyste — gehandelt haben; das Pankreascarcinom ist jedenfalls klinisch sicher auszuschließen.

Fassen wir die angiographischen Hinweiszeichen für das Bestehen einer malignen Pankreaserkrankung zusammen:

1. Verlagerung von Arterien und Venen (Milzvene, Pfortader).
2. Ummauerung im Sinne der exzentrischen Stenosierung der Arterien, vorzugsweise im Gebiet des Pankreaskopfes und -körpers. Ummauerung der Venen vorwiegend im Pankreasschwanzbereich.
3. Vollständiger, tumorbedingter Gefäßverschluß (A. gastroduodenalis, A. pancreaticoduodenalis, A. pancreatica dorsalis, seltener A. hepatica und A. lienalis; bei den Venen vorzugsweise die V. lienalis und der Stamm der Pfortader).
4. Tumorgefäße und „Tumoranfärbung" (außerordentlich selten).
5. Kontrastanreicherung in der Parenchymphase durch Begleitentzündung.

Angiographische Fehlermöglichkeiten. Charakteristischen Angiogrammen, die mit hoher Wahrscheinlichkeit die Diagnose eines Malignoms erlauben (Abb. 143—145) stehen solche gegenüber, bei denen die Gefäßstenosen oder -verschlüsse durch iatrogene Eingriffe (Ligatur der A. gastroduodenalis bei der Billroth II-Resektion des Magens), durch entzündliche und primär vasculäre Prozesse bedingt sind. Sie müssen entsprechend kritisch bei der Differentialdiagnose berücksichtigt werden. Solange aber noch kein spezifisch die Carcinomgefäße beeinflussendes Pharmakon bekannt ist, muß sich die angiographische Diagnostik wohl oder übel auf diese — vorwiegend indirekten — Zeichen stützen.

Bei diesen unspezifischen, mittelbaren Kriterien besteht die Gefahr, daß gelegentlich — in Überwertung einzelner Symptome — ein Pankreascarcinom zu viel diagnostiziert wird. Dieses „Überdiagnostizieren" ist jedoch verständlich, da maligne Tumoren der Bauchspeicheldrüse die Tendenz haben, früh zu metastasieren und deshalb in einem frühestmöglichen Stadium aufgedeckt werden müssen, wenn eine therapeutische Chance bestehen soll.

Boijsen u. Mitarb. (1968) sind allerdings der Auffassung, daß Tumoren unter 2 cm Durchmesser sich der angiographischen Diagnostik am Pankreas entziehen. Der kleinste Durchmesser in unserem Krankengut betrug 3,5 cm. Die rechtzeitige Erfassung von Pankreascarcinomen im Angiogramm ist nicht zuletzt abhängig von der erzielten Kontrastdichte pro Zeiteinheit im Ausbreitungsbereich der das Pankreas versorgenden Gefäße. Um diese Kontrastdichte zu erhöhen, stehen 2 Möglichkeiten zur Verfügung: die superselektive Kontrastmittelinjektion und die Pharmakoangiographie.

Reuter hat 1969 insgesamt 124 superselektive Katheteruntersuchungen an 76 Kranken mit vermuteten Pankreasveränderungen ausgewertet und festgestellt, daß sich bestimmte Organareale durch selektive Füllung der A. lienalis, A. gastroduodenalis und A. pancreaticodorsalis besser darstellen lassen. Trotz aller Vorteile einer kräftigen Kontrastierung der sondierten Arterienbereiche seien gerade bei der Carcinomsuche die bisher üblichen Techniken keineswegs überflüssig.

Große Hoffnungen sind in die Pharmakoradiographie gesetzt worden. Nach optimistischen Berichten einzelner Autoren scheinen alle getesteten Substanzen Verbesserungen der Kontrastdarstellung des Pankreas zu bringen;

man kann sich jedoch des Eindrucks nicht erwehren, daß in manche der publizierten Angiogramme mehr hineingelesen wurde, als sie in Wirklichkeit zu bieten hatten. Die bisher geprüften Pharmaka gehören entweder der Adrenalingruppe, dem Bradykinin, dem Nitroprussidnatrium oder aber dem pankreaswirksamen Hormon Sekretin an. Der Wirkungsmechanismus beruht auf einer möglichst selektiven Verbesserung der Durchblutung der Bauchspeicheldrüse (Sekretin), einer Erweiterung pankreaszugehöriger Gefäße (Adrenalingruppe) oder einer im Vergleich zum venösen Schenkel stärkeren arteriellen Drucksenkung und damit einem längeren Verweilen des Kontrastmittels innerhalb des Parenchyms (Nitroprussidnatrium). Trotz dieser Verfeinerungen sind wir von der angiographischen Frühdiagnose des Pankreascarcinoms noch immer relativ weit entfernt.

4.4.2 Pankreassarkome

Sarkome des Pankreas sind außerordentlich selten. Sie kommen in allen Formen und Typen vor:
Polymorphzelliges Sarkom
Carcinosarkom
Malignes Endotheliom.

Die Sarkome verbreiten sich im allgemeinen schrankenlos in den Retroperitonealraum und verdrängen die Baucheingeweide in ventrocaudaler Richtung. Nicht selten wird die Mesenterialplatte mit einbezogen, so daß eine Lymphbahnblockade mit sekundärem Malabsorptionssyndrom resultiert (DOERR, 1970). Nicht zu vergessen ist das besondere Verhalten von Hämoblastosen. Sie können von den parapankreatischen Lymphknoten auf die Bauchspeicheldrüse selbst übergreifen.

Angiographisch gibt es für das Sarkom keine spezifischen Kriterien. Im allgemeinen wird man eine gefäßreiche Anfärbung des Tumors erwarten dürfen. Als Ausnahme müssen wir das Angiogramm eines Liposarkoms erwähnen, bei welchem lediglich eine Gefäßverlagerung nachweisbar war.

In dieser eigenen Beobachtung bei einer 41jährigen Patientin fanden sich angiographisch bei einem Liposarkom des Pankreas lediglich Verlagerungen von Pankreaskopfarterien, so daß nur die Diagnose einer Raumforderung, jedoch keines eindeutigen Malignoms am Pankreaskopf gestellt werden konnte (Abb. 146). Außerdem bestand eine Abflußbehinderung der V. lienalis.

4.4.3 Cystadenoma pancreatis

Pathologie. Cystadenome der Bauchspeicheldrüse kommen gewöhnlich multiloculär vor. Sie liegen vorwiegend im Pankreasschwanz und hängen im allgemeinen mit dem Gangbauepithel zusammen. Adenome und Cystadenome der Bauchspeicheldrüse sind bei Frauen häu- als bei Männern (Verhältnis 7:1).

Als Sonderform ist das metastasierende „Adenom“ vom onkocytären Zelltyp zu nennen. Es besitzt keine inkretorische Leistung.

Klinik. Der Tumor macht kaum klinische Erscheinungen und ist meist als rundliches, nicht verschiebliches Gebilde tastbar. Tastbefund und Ergebnisse eingehender, konventionell-röntgenologischer Untersuchungen des Magens und Duodenums erlauben meist nicht die Abgrenzung gegenüber einer Pankreascyste oder -pseudocyste; für letztere ist eine durchgemachte Pankreatitis oft wichtiger anamnestischer Hinweis. Leitsymptom bei der Magen-Darm-Passage ist die rundliche Impression der Innenkante der Pars descendens duodeni bei Lage im Pankreaskopf oder Impressionseffekte an der Dorsalseite des Magens.

Angiographische Befunde. Das Cystadenom des Pankreas ist im allgemeinen so reich vascularisiert, daß es selbst, wie BIEBER u. ALBO (1963) sowie PYRAH u. COWE (1957) gezeigt haben, auch im Übersichtsaortogramm sichtbar gemacht werden kann. Methode der Wahl ist jedoch — wie beim Carcinom — die selektive Angiographie der A. coeliaca und A. mesenterica superior (BANG, 1965; SWANSON, 1963).

Bei unserer einzigen Beobachtung eines Cystadenoms liegt der billardkugelgroße Tumor im Pankreaskopf und führt bei einem 12jährigen Mädchen zu einer mäßigen Kompression des Gallenganges mit deutlicher Vergrößerung der Gallenblase. Im Vordergrund der angiographischen Symptomatik steht die massive Verlagerung der Gefäße ohne Stenosierung, eine vermehrte Vascularisation läßt sich nicht nachweisen (Abb. 148).

Angiographische Charakteristika für das Gros der Cystadenome sind folgende Hinweise:

1. Ausgeprägte Verlagerung der Gefäße ohne Stenosierung.
2. Vermehrte Vascularisation.
3. Persistierende capillare Anfärbung mit verzögertem Kontrastmittelabfluß.
4. Auffallend deutliche venöse Rückflußphase.

Die gleichen angiographischen Symptome gelten auch für das maligne Cystadenom und das Angiosarkom, so daß trotz des Nachweises mehr oder weniger ausgedehnter, cystischer, gefäßfreier Bezirke innerhalb des stark kontrastierten Pankreastumors vor der histologische Klärung noch einige Differentialdiagnosen berücksichtigt werden müssen.

4.4.4 Insulinom und andere Adenome

Pathologie. Nach DOERR (1970) kommen Insulinome bei 0,1% aller Sektionen vor. In 85% handelt es sich um Einzeltumoren; multiple Inselzellgeschwülste werden von den Pathologen in 15% nachgewiesen, und zwar in einer Anzahl von 2—11 Tumoren. In über der Hälfte der Fälle weisen Insulinome einen Durchmesser von 1—3 cm auf, bei einem Gewicht von 2—4 g.

Lokalisation:

cauda	50%
corpus	30%
caput	20%

Die Mehrzahl der Insulinome wird im 5. Lebensjahrzehnt beobachtet. Histologisch handelt es sich um

„einfache" Inselzelladenome	75%
Inselzellcarcinome	15%
Disseminierte, adenomatöse Hyperplasien	10%

Die Inzellgeschwülste gehen zu 75% aus β-Zellen hervor. Von ihnen sind 85% hormonaktiv. Unter den 15% nicht hormonaktiven Insulinomen finden sich zahlreiche Tumoren, die mit Adenomen anderer inkretorischer Organe kombiniert sind.

Die histologische Differenzierung gegenüber dem Inselzellcarcinom ist außerordentlich schwierig und ähnelt den Problemen bei der Diagnostik metastasierender Schilddrüsenadenome. Der Krebs der Langerhansschen Inseln ist relativ ausgereift und organotypisch gebaut. Er wächst vorwiegend lokaldestruierend und außerordentlich langsam. Es sind einzelne Fälle mit früher Metastasierung beschrieben worden.

Klinik. Die Diagnose des Insulinoms resultiert aus den Symptomen des Hyperinsulinismus: plötzliches Hungergefühl, Schweißausbruch, psychische und neurologische Störungen. Die Erscheinungen treten in den frühen Morgenstunden oder 2—4 Std nach dem Essen auf. Im weiteren Verlauf der Erkrankung kommt es zu einer zunehmenden Häufigkeit und Schwere der hypoglykämischen Zustände, Blutzuckerwerten meist unter 50 mg-%. Die manchmal bedrohlichen Zustände können durch Glucosegabe sofort kupiert werden.

Konventionelle röntgenologische Untersuchungsmethoden versagen bei der Lokalisation des Insulinoms.

Angiographische Diagnostik. Seit der angiographischen Erstbeschreibung eines Insulinoms durch OLSSON im Jahre 1963, sind zahlreiche Arbeiten, in denen die Chancen der angiographischen Darstellbarkeit sehr unterschiedlich beurteilt werden, erschienen.

BOOKSTEIN u. OBERMANN (1966) lokalisierten nur 2 von 6 operativ verifizierten Insulinomen mit Hilfe der selektiven Angiographie. ZENKER u. Mitarb. berichteten 1966 über die Diagnostik von 3 Tumoren unter insgesamt 5 Insulinomen. Im eigenen Krankengut haben wir unter 7 Insulinomen die Lokalisation in 4 Fällen vornehmen können. Dagegen konnten MADSEN u. HANSEN (1970) alle 9 Insulinome ihrer Serie korrekt lokalisieren; sie machen auf folgende, für die erfolgreiche Darstellung wichtigen Zusammenhänge aufmerksam: Die kV-Zahl sollte so niedrig wie möglich gehalten werden, u.U. unter Verringerung des Focus-Film-Abstandes. Störende Überlagerungen können durch Luftaufblähung des Magens reduziert werden. Schließlich muß das Arteriogramm besonders gründlich durchgemustert werden, um im Verlaufe einer jeden zum Pankreas gehörenden Arterie pathologische Kontrastansammlungen nachweisen zu können.

Die Verff. weisen auf 36 exakt lokalisierte Insulinome unter 48 publizierten, angiographisch untersuchten Tumoren dieser Art hin. Andere Autoren haben Mißerfolge auf technische Fehler bei der Angiographie zurückgeführt (ZENKER u. Mitarb., 1966; MCCONNELL u. Mitarb., 1966; EMMRICH u. FRERICHS, 1969), auf zu geringe Größe des Tumors (ZENKER u. Mitarb., 1966), Überprojektion durch die kontrastierte Milz (OLSSON, 1965), geringe Vascularisation (HERNANDEZ u. Mitarb., 1967) und fehlende, dilatierte Sinusoide.

Hauptmerkmal des Insulinoms im Angiogramm sind die erweiterten Arterienäste, die zum Tumor hinführen. Die Neubildung zeigt in den meisten Fällen vermehrte Vascularisation und speichert das Kontrastmittel über längere Zeit, so daß zwischen der 3. und 8. sec nach Beginn der Injektion ein Dichtemaximum beobachtet wird (Abb. 149). Durch Überlagerungen (Wirbelsäule) sind die Kontrastmittelmaxima nicht immer leicht zu erkennen. Sie können im Densitogramm jedoch objektiv erfaßt werden. Außerdem läßt sich das Insulinom mit der Subtraktionstechnik leichter auffinden (Abb. 21). Differentialdiagnostisch muß bei sehr dichten Kontrastmittelansammlungen auch an die Möglichkeit einer akzessorischen Milz gedacht werden. Hier kann beim Vorhandensein einer entsprechend dicken Zuflußarterie der Ursprung des Gefäßes möglicherweise zur richtigen Lokalisation und damit zur Diagnose führen.

Sichere Kriterien, ein *malignes Insulinom* zu diagnostizieren, existieren nicht. Die Diagnose ist nur dann sehr rasch geklärt, wenn sich während der Coeliacographie nicht nur innerhalb des Pankreas ein Primärtumor dargestellt, sondern wenn multiple, reich vascularisierte, rundliche Absiedelungen innerhalb der Leber zur Beobachtung kommen. BOIJSEN u. Mitarb. (1968) aber auch LUDIN u. Mitarb. (1966) haben derartige Fälle beschrieben.

4.4.5 Zollinger-Ellison-Syndrom

In die Besprechung des Insulinoms gehört auch die nicht Insulin-produzierende Inselzellgeschwulst mit Hypersekretion eines hyperaciden Magensaftes und Ulcusbildung. Die Tumoren produzieren — im Gegensatz zum Insulinom — kein Insulin, sondern Gastrin und werden so zur Ursache therapieresistenter Ulcera, die nicht selten eine atypische Lokalisation aufweisen. 50% dieser Inselzellgeschwülste sind maligne im Sinne gut ausgereifter Inselzellcarcinome. Die Adenome können multipel auftreten.

Das Zollinger-Ellison-Syndrom kann durch den Nachweis einer massiven Hypersekretion und atypischer, immer wieder rezidivierender und therapieresistenter Ulcera bereits bei der konventionellen Röntgenuntersuchung des oberen Magen-Darmtraktes vermutet werden, die Diagnostik ist klinisch leicht. Die das Syndrom verursachenden Pankreastumoren sind allerdings bei der Magen-Darm-Passage und durch andere konventionelle Röntgenuntersuchungen kaum zu erfassen.

Die angiographische Diagnostik folgt den gleichen Symptomen, wie sie bei der Lokalisation des Insulinoms genannt worden sind.

Ergänzende Gesichtspunkte zur angiographischen Pathomorphologie finden sich bei GAMMILL u. Mitarb. (1971). An Hand von Untersuchungen an 24 Fällen von Inselzelltumoren und Carcinoiden erbringen sie den Nachweis, daß der angiographische Befund bei beiden Tumorformen völlig identisch sei. Als peptideproduzierende, endokrine Geschwülste sollen sie von einer gemeinsamen Stammzelle ausgehen. Klinischer Hinweis sei die Beobachtung, daß beide Tumoren in der Lage seien, sowohl Insulin als auch Serotonin zu produzieren.

4.4.6 Akute Pankreatitis

Pathologie. Bei der akuten Pankreatitis steht die rasch fortschreitende Entzündung mit Ödem und Gewebsuntergang im Vordergrund. Die Pathogenese bei Vorhandensein eines Abflußhindernisses im Bereich des D. pancreaticus oder der distalen Gallengänge ist einfach, jedoch selten zutreffend. Innerhalb von Stunden kann es über die hämorrhagische Entzündung zur weitgehenden Nekrose des gesamten Organs kommen.

Klinik. Im Vordergrund des klinischen Bildes steht der Oberbauchschmerz, meist nach links lokalisiert. Das Abdomen ist nur wenig gespannt; es besteht eine diffuse Druckempfindlichkeit mit Meteorismus und Subileus. Das Gesicht ist gerötet. Meist besteht eine Leukocytose. Die Amylase- bzw. Diastasewerte in Urin und Blut sind meist erhöht. Zunehmende Bedeutung erhält in letzter Zeit der Lipase-Schnelltest.

Fast ausschließlich sind Pykniker und hierbei Frauen betroffen. Häufig ist eine Gallensteinanamnese vorhanden.

Konventionelle Röntgenuntersuchung. Schon mit dem einfachen Mittel der Abdomenübersichtsaufnahme läßt sich eine akute Pankreatitis röntgenologisch nicht selten wahrscheinlich machen: Linksseitiger Begleiterguß, umschriebene Blähung von Magen und Duodenum sowie Teilen des Quercolons und bei der Aufnahme in linker Seitenlage, die umschriebene

Darstellung der Pars descendens duodeni mit unregelmäßiger Begrenzung der dem Pankreas benachbarten Innenwand sollen nach SWART (1971) nahezu pathognomonisch für die akute Pankreatitis sein. Gelegentlich läßt sich die Verdachtsdiagnose auch ohne Verwendung eines Kontrastmittels stellen.

Trotzdem wird es immer Grenzfälle geben. Sie sind jedem Internisten und Chirurgen bekannt und eine weiterführende Diagnostik wird dankbar akzeptiert, insbesondere wenn die laborchemischen Werte versagen.

Angiographische Befunde. Patienten mit akuter Pankreatitis kommen selten zur Angiographie (Abb. 150 u. 151). Wir hatten Gelegenheit, eine akut-nekrotisierende Entzündung der Bauchspeicheldrüse mit tödlichem Ausgang wenige Stunden nach Beginn des foudroyant verlaufenen Krankheitsbildes zu beobachten. Die dabei erhobenen Befunde sind u.W. bisher noch nicht beschrieben worden:

55jähriger, sehr adipöser Mann, der aus heiterem Himmel mit heftigsten Oberbauchschmerzen erkrankt und sofort stationär eingewiesen wird. Rascher Kräfteverfall bei stark gespanntem Abdomen. Druckschmerzmaximum im Epigastrium. Kein Hinweis für Perforation oder Ileus. Keine Gallensteinanamnese. Amylasewerte nicht erhöht. Zum Ausschluß eines Visceralarterienverschlusses Angiographie. Der Truncus coeliacus läßt sich an typischer Stelle schnell sondieren; das Kontrastmittel (25 ml *Urografin* 76%) fließt jedoch nicht ab, es ist noch am Ende der Serienangiographie im arteriellen Schenkel erkennbar und verschwindet erst langsam nach einigen Minuten. Keine Parenchymdarstellung; die Venen lassen sich nicht differenzieren (Abb. 151).

Auf Grund des Angiogramms wird eine Abflußbehinderung vermutet und wegen der deutlich gespreizten Arterienäste eine Vergrößerung der Bauchspeicheldrüse im Sinne einer akuten Pankreatitis angenommen. Wir äußern den Verdacht auf eine mögliche Thrombose im Pfortadersystem, die bei der Autopsie verifiziert werden kann. Das lange Verweilen des Kontrastmittels im arteriellen Schenkel sowohl der Milz- als auch der Leberarterie kann durch intravasale Gerinnung (Verbrauchscoagulopathie!) erklärt werden.

Entsprechend der von Barium-Kontrastuntersuchungen bekannten Ausweitung der duodenalen C-Schleife, als Ausdruck einer Volumenvergrößerung des Pankreaskopfes, findet sich im Angiogramm der akuten Pankreatitis eine Weitstellung der zur Bauchspeicheldrüse führenden Arterien, eine mäßige Streckung bzw. Verlagerung einzelner Äste und im allgemeinen keine Parenchymdarstellung.

Greift die akute Pankreatitis auf benachbarte Gefäße über, so sind insbesondere die Milzvene und von hier aus fortschreitend die Mesenterial- und Pfortaderstämme durch eine Thrombophlebitis mit anschließender Totalthrombose gefährdet.

4.4.7 Chronische Pankreatitis

Pathologie. Das morphologische Bild der chronischen Pankreatitis ist außerordentlich vielgestaltig. Parenchymuntergang geht einher mit entzündlichen Infiltraten, Bindegewebsvermehrung, narbiger Schrumpfung. Häufig wird alles dominiert durch die mehr oder weniger große Pseudocyste bei chronischer Abflußbehinderung des Pankreasganges. Schollige Kalkeinlagerungen können über die gesamte Bauchspeicheldrüse verteilt sein.

Klinik. Die klinische Diagnose der chronischen Pankreatitis ist außerordentlich schwierig, da eine befriedigende Untersuchungsmethode fehlt. Eine neue diagnostische Dimension eröffnet sich allerdings mit der Kontrastmitteldarstellung des Pankreasganges auf endoskopischem Wege über ein Fiberduodenoskop.

Die Diastasewerte sind meist nur im akuten Schub erhöht. Der intermittierende Verlauf der Erkrankung ist charakterisiert durch Inappetenz, Gewichtsabnahme, hartnäckigen Meteorismus und rezidivierende Diarrhoen. Nicht selten werden solche Patienten jahrelang wegen unklarer Oberbauchbeschwerden ohne eindeutigen Ulcusnachweis, unsicheren Befunden am Gallengangsystem und uncharakteristischen Leber- und Pankreaslaborwerten behandelt. Nur in den seltensten Fällen deuten kalkdichte, schollige Einlagerungen auf der Übersichtsaufnahme auf eine calcifizierende, chronische Pankreatitis hin.

Konventionelle Röntgendiagnostik. Übersichtsaufnahmen und Magen-Darm-Passage im eigenen Krankengut ergaben fast nie pathologische Veränderungen, es sei denn in Form von Verkalkungen. Dagegen hat sich die hypotonische Duodenographie sehr bewährt. Es fanden sich Konturunregelmäßigkeiten an der Innenwand der Pars descendens duodeni in Form sägeblattartiger Zähnelung, narbige Ausziehungen oder Impressionseffekte durch mehr oder weniger große Pseudocysten.

Angiographische Befunde. Das angiographische Bild variiert außerordentlich. Spezifische Veränderungen bei chronischer Pankreatitis sind weder an den großen Gefäßen — noch an den intraparenchymatösen Ästen zu erwarten.

Von einigen Autoren wird die Coeliacastenose pathogenetisch im Zusammenhang mit der chronischen Pankreatitis gebracht (REUTER u. OLIN, 1965; BRON u. RIDMAN, 1969; LECHNER u. POKIESER, 1971).

Während die Häufigkeit der Coeliacastenose in diesen Publikationen bei der Pankreatitis mit 2,5, 12,5 und 9,2% angegeben wird, haben wir in unserem Krankengut bei der chronischen Pankreatitis keine einzige Coeliacastenose nachweisen können. ASANG u. MITTELMEIER (1956) haben darüber hinaus auf einen kausalen Zusammenhang zwischen einer Mangeldurchblutung des Pankreas durch Verschluß der großen Eingeweidearterien hingewiesen.

Einigkeit herrscht bei allen Autoren über das regelmäßige Vorkommen perlschnurartiger Kaliberunregelmäßigkeiten der größeren (REUTER u. Mitarb., 1969) und über konische Einengungen der kleinen Pankreasarterien (HEPP u. Mitarb., 1968).

Solche Gefäßstenosen lassen sich nur außerordentlich schlecht gegenüber vasculären Systemerkrankungen differentialdiagnostisch abgrenzen. Die Diagnose einer chronischen Pankreatitis bedarf deshalb weiterer angiographischer Hinweiszeichen (Abb. 153). Unter diesen ist die Verlagerung peripankreatischer Gefäße und benachbarter Organarterien durch Cysten (Abb. 154), Absceßbildung (Abb. 19) oder entzündliche Vergrößerung des Organs zu nennen. Wichtig ist der Nachweis größerer Arterien in der Cystenwand, da es hier zu gefährlichen Arrosionsblutungen kommen kann.

Wir haben bei einer 35jährigen Patientin arteriographisch bei dem Versuch eine akute Gastrointestinalblutung nachzuweisen, lediglich den Befund einer umschriebenen Pankreatitis im Schwanzbereich erheben können. Hier zeigte sich im Operationspräparat die eben zitierte Arrosionsblutung mit Einbruch in das Duodenum.

Im eigenen Krankengut erscheint uns der Nachweis besonders gut vascularisierter Bezirke innerhalb der Bauchspeicheldrüse als wichtigster Hinweis auf das Bestehen einer chronischen Pankreatitis. Die Angaben über Zonen verstärkter Gefäßdarstellung variieren stark: NEBESAR u. POLLARD (1967) 20%; REUTER u. Mitarb. (1969) 27%; LECHNER u. POKIESER (1971) 33%; RÖSCH u. BRET (1965) 75%. Die erheblich differierenden Angaben sind leicht zu erklären. Durch das verschiedenartige pathomorphologische Substrat, das dem Einzelfall bei der chronischen Pankreatitis zugrunde liegt. Begreiflich, daß in Fällen ausgedehnter Nekrosen oder Pseudocystenbildungen die hypervascularisierten Areale wesentlich seltener sind als bei der chronischen Entzündung mit mehr oder weniger akutem Rezidiv. Hier sind es Hyperämie und Weitstellung präexistierender Gefäße, aber auch neugebildete Capillaren im Granulationsgewebe, die zum Gefäßreichtum beitragen können.

Angiographische Pathomorphologie der Pankreatitis

Akut	Chronisch
Arterien	*Arterien*
Gestreckter bis bogiger Verlauf Weitstellung Keine Stenosen	Hypervascularisation, Engstellung. Stenosen möglich
Parenchymphase	*Parenchymphase*
Keine Organdarstellung	Auffallend gute Organanfärbung mit möglichen cystischen Aussparungen
Venen	*Venen*
Unauffällig Bei begleitender Pfortaderthrombose verzögerter Kontrastmittelabfluß	Narbige Verziehungen an den großen Gefäßen (selten)

Pankreasruptur. Wegen der versteckten Lage und der „Umhüllung" durch Nachbarorgane und Wirbelsäule gehören isolierte Pankreasverletzungen zu ausgesprochen seltenen Beobachtungen. Eine typische, klinische Symptomatologie existiert nicht. Auch die konventionelle Röntgenuntersuchung ist bei der frischen Pankreasverletzung bisher kaum über unbestimmte Verdachtsdiagnosen durch den Nachweis funktioneller oder anatomischer Veränderungen an benachbarten Hohlorganen hinausgekommen.

Die Angiographie vermag demgegenüber genauere Hinweise auf die Beteiligung der Bauchspeicheldrüse beim stumpfen Bauchtrauma zu geben.

Die erste uns bekannt gewordene Publikation zur angiographischen Diagnostik der Pankreasruptur stammt von CHVOJKA (1970), welcher bei einem 34jährigen Unfallverletzten eine fehlende Füllung der A. gastroduodenalis während der Coeliacographie nachweisen konnte. Die selektive Angiographie der A. mesenterica superior brachte eine retrograde Kontrastierung der Pankreasarkaden und in der venösen Phase an der Einmündung der V. lienalis in die Pfortader keinerlei Unterschichtungsphänomen. Es wurde deshalb die Verdachtsdiagnose auf einen traumatischen Abriß der A. gastroduodenalis mit Thrombose der Milzvene gestellt. Beide Befunde wurden neben einer Pankreaskopfzertrümmerung sowie einem Leber- und Milzeinriß bei der Autopsie später verifiziert.

Unsere beiden Beobachtungen betreffen ein 15jähriges Mädchen mit Hufschlagverletzung des Oberbauches und einen 27jährigen mit stumpfem Bauchtrauma durch Verkehrsunfall. Angiographische Kriterien für die Pankreasverletzung waren im 1. Fall die weite Ausziehung der A. gastroduodenalis und der A. gastroepiploica dextra als Hinweis für eine Vergrößerung der Bauchspeicheldrüse sowie Kontrastmittelansammlungen in der Umgebung des Organs; gleichzeitig lag eine Milzruptur vor (Abb. 80). Bei dem jungen Mann bestand ein inkompletter Abriß, der aus der A. mesenterica superior abgehenden rechten Leberarterie, angiographisch kenntlich an einer ringförmigen Stenose und der Persistenz der Kontrastmittelsäule in diesem Gefäß, sowie der fehlenden Darstellung der A. gastroduodenalis wie im Falle von Chvojka (1970) (Abb. 155). Die Operation deckte eine ausgedehnte Pankreaskopfruptur mit Abriß der beschriebenen Gefäße und des D. choledochus auf.

Soweit bei diesen sporadischen angiographischen Untersuchungen eine Aussage möglich ist, lassen sich folgende *Kriterien für eine Pankreasverletzung* beim stumpfen Bauchtrauma aufstellen:

1. Abriß oder Stenose einer oder mehrerer Arterien der Pankreasregion.
2. Verschluß oder Stenose abführender Venen in unmittelbarer Nachbarschaft des Pankreas (Milz-, Mesenterialvenen und Pfortader).
3. Verlagerung der die Bauchspeicheldrüse begleitenden Arterien mit Kontrastmittelaustritten.
4. Nachweis von Verletzungen oder Blutungen der Nachbarorgane (Milz-, Leberruptur, retroperitoneales Hämatom).

5 Magen und Duodenum

5.1 Topographie

Der Magen liegt zu Dreivierteln im linken Hypochondrium, zu einem Viertel im Epigastrium. Der Fundus legt sich der unteren Fläche des Zwerchfells links vom Hiatus oesophagicus an. Die Pars cardiaca ändert ihre Lage bei Füllung des Magens kaum; auch die Bewegungen des Zwerchfells verlagern sie nicht. Der Pylorus findet sich in verschiedener Höhe, meist jedoch vor dem 1. Lendenwirbel. Bei Asthenikern ist er nicht selten während der Röntgenuntersuchung in Höhe des 4. oder 5. Lendenwirbels zu sehen.

Die kleine Curvatur sowie der Pylorus liegen der vorderen Bauchwand nicht an; zwischen beide schaltet sich der untere Leberrand ein. Die große Kurve erreicht jedoch die vordere Bauchwand; sie verschiebt sich bei Füllung des Magens nach links unten.

Die Form des *Duodenums* ist außerordentlich verschieden. Man unterscheidet 4 duodenale Abschnitte: Pars horizontalis superior, Pars descendens, Pars horizontalis inferior, Pars ascendens. Wie die Form, so zeigt auch die Lage der Duodenal-Abschnitte starke Variationen.

Beim Eintritt in die Radix mesenterii kreuzen die A. und V. mesenterica superior die Pars inferior duodeni an deren ventraler Seite. Die Last der Radix mit ihren Gefäßen kann beim auf dem Rücken liegenden Patienten zum arterio-mesenterialen Verschluß des Duodenums führen.

Ähnlich dem Magen weist das Duodenum zahlreiche Beziehungen zu Nachbarorganen auf, die vorwiegend dem Retroperitonealraum zugehören: Niere, Nebenniere, V. cava inferior. Andererseits werden Leber, Gallenblase, Pankreaskopf, Colon transversum und Jejunum tangiert.

Während die Pars superior vom rechten Leberlappen überlagert wird und den Lobus quadratus sowie den Hals der Gallenblase berührt, zieht rechts der Ductus choledochus abwärts mit der V. portae an seiner linken Seite. Der Ductus choledochus liegt in der Rinne zwischen Pankreaskopf und Pars descendens und vereinigt sich hier, gerade vor seinem Eintritt in die Wand des Duodenums, mit dem Ductus pancreaticus und mündet in halber Höhe der Pars descendens an der Papilla duodeni major (Hafferl u. Thiele, 1969).

5.2 Gefäße

Wichtigstes Versorgungsgefäß für Magen und Duodenum ist der Truncus coeliacus (Abb. 156). Von seinen Ästen verläuft die *A. gastrica sinistra* nach oben und zieht entlang der kleinen Kurve, wobei sie Äste an die beiden Flächen des Magens abgibt. Die A. gastrica sinistra anastomosiert mit der *A. gastrica dextra*, welche aus der A. hepatica propria stammt und ihr vom Pylorusende des Magens her entgegenkommt. So wird ein Arterienring an der kleinen Curvatur geschlossen, dessen stärkerer Zufluß aus der A. gastrica sinistra stammt, die außerdem mit ihren Rr. oesophagei auch das untere Ende des Oesophagus versorgt und auf diesem Wege oft mit seinen thorakalen Gefäßen anastomosiert.

Das zweite Gefäß des Truncus coeliacus ist die *A. lienalis.* Sie gibt neben einigen Rr. pancreatici in der Nähe des Milzhilus die *Aa. gastricae breves* ab. Außerdem entsteht hier ein stärkerer Endast der A. lienalis, die *A. gastroepiploica sinistra,* welche im Lig. gastro-colicum der großen Curvatur des Magens entlang nach rechts verläuft. Die Arterie entläßt Rr. gastrici zu den beiden Flächen des Magens und die Rr. epiploici zum Omentum majus. Ihr Ende anastomosiert mit der *A. gastroepiploica dextra,* welche vom Pylorusende des Magens herkommt. So wird auch an der großen Curvatur ein Gefäßring geschlossen, dessen stärkerer Zufluß aus der A. gastroepiploica dextra stammt.

Das dritte Gefäß des Truncus coeliacus, die *A. hepatica communis* teilt sich oberhalb des Pylorus in die *Aa. hepatica propria* und *gastroduodenalis.* Diese zieht an der Pars superior duodeni nahe dem Pylorus abwärts, erscheint caudal vom Duodenum neben dem Pylorus und teilt sich hier in ihre beiden Endäste: Die *A. gastroepiploica dextra* folgt der großen Kurve, die *A. pancreaticoduodenalis superior anterior,* die bedeutend schwächer ist, legt sich in die Konkavität des Duodenum und versorgt dieses und den anliegenden Kopf des Pankreas.

Die *Venen des Magens* führen das Blut zur *V. portae.* Sie entsprechen in ihrem Verlauf weitgehend den vier Magenarterien. Hervorzuheben ist ein Venenbogen bestehend aus den Vv. gastricae dextra et sinistra (V. coronaria ventriculi). Als kleine Magenvene mit topographischer Bedeutung ist die V. praepylorica zu erwähnen, welche im Sulcus pyloricus verläuft und die Grenzlinie des Magens gegen das Duodenum angibt.

5.3 Konventionelle Röntgenuntersuchung

Die Darstellung des Magens und Duodenums mit Hilfe der Kontrastmahlzeit muß an dieser Stelle — auch im Hinblick auf ihre diagnostische Wertigkeit — nicht ausführlich gewürdigt werden. Es sei lediglich darauf hingewiesen, daß mit Hilfe der Doppelkontrastmethode (Kontrastmittelbeschlag mit Luftaufblähung) und der Pharmakoradiographie wesentlich mehr Einzelheiten — auch in bezug auf das Verhalten von Nachbarorganen (Pankreasveränderungen) — zu erfassen sind, als mit der üblichen Schleimhauttechnik und den Prallbildern. Insbesondere hat sich zur Frühdiagnose des Magencarcinoms die Doppelkontrastmethode außerordentlich bewährt. Gleiches gilt für die Erfassung früher Veränderungen am Pankreaskopf mit Hilfe der sog. hypotonen Duodenographie, die wir routinemäßig beim Verdacht auf Pankreasveränderungen an unserer Abteilung durchführen.

Da diese Untersuchung keineswegs Allgemeingut der Röntgenologen ist, sei sie stichwortartig dargestellt.

5.4 Hypotone Duodenographie

(Technik an der Röntgenabteilung der Chir. Univ.-Klinik Heidelberg)

Nach Einführung einer Duodenalsonde, deren Spitze am besten in die Nähe der Flexura inferior duodeni plaziert wird, erfolgt Injektion

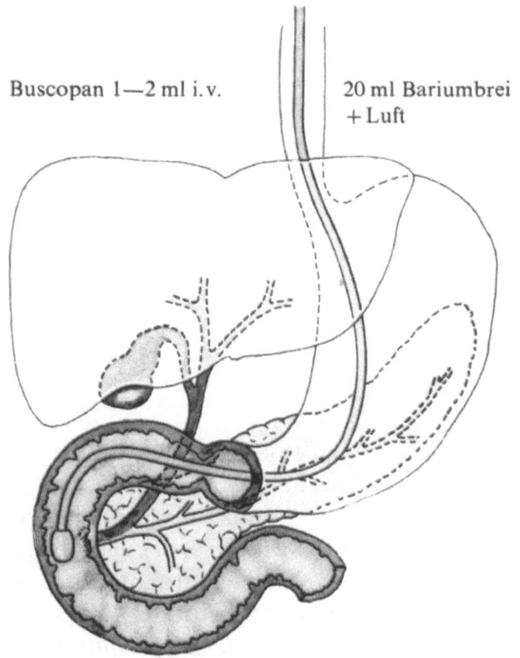

Hypotone Duodenographie

von 1—2 ml Buscopan (Boehringer, Ingelheim) i.v. und unmittelbar darauf die Applikation von 10—20 ml dünner Bariumsuspension, die mit vorsichtiger Luftaufblähung gleichmäßig im gesamten Duodenum verteilt wird. Durch die

Buscopan-Injektion kommt es zu einer ausgeprägten Hypotonie der Darmwand, die Peristaltik sistiert im allgemeinen innerhalb von 1—2 min und das Duodenum läßt sich überlagerungsfrei zur Darstellung bringen. Aufnahmen in a.-p. und Schrägprojektion, insbesondere aber in Bauchlage demonstrieren schon früh Schwellungszustände an der Papille und Veränderungen an der Innenkante der Pars descendens duodeni bei Pankreasveränderungen.

5.5 Angiographische Technik

Zugangswege für die Gefäße des Magens und Duodenums sind die Aorta, der Truncus coeliacus, die A. mesenterica superior, die untere Hohlvene und die Pfortader.

Die Übersichtsaortographie wird nur zur groben Zuordnung raumverdrängender Prozesse im Bereich von Magen und Duodenum ihre Bedeutung haben. Methode der Wahl ist die selektive Darstellung der Coeliaca und je nach Lage der vermuteten Läsion, die superselektive Füllung der A. gastrica sinistra (SUNDGREN, 1970). Veränderungen am unteren Duodenalknie und an der Pars horizontalis inferior sowie Pars descendens können über die von der A. mesenterica superior ausgehenden Äste der A. pancreatico-duodenalis inferior erfaßt werden.

5.6 Angiographische Pathomorphologie

5.6.1 Gefäßveränderungen

Die höchste diagnostische Erfolgsquote verspricht die Angiographie bei der Klärung von Veränderungen am Gefäßsystem des Magens und Duodenums, sei es in Form einer verminderten oder vermehrten Durchblutung. Als pathogenetisch besonders interessantes Beispiel für eine *herabgesetzte Durchblutung* von Magen und Duodenum sei auf die Coarctatio aortae abdominalis mit Stenose der zuführenden Coeliaca und zahlreichen Kollateralen zum Teil über intercostale und vertebrale Arterien hingewiesen (Abb. 108). Begreiflich, daß hier unmittelbar nach jeder Nahrungsaufnahme infolge der Mangeldurchblutung Oberbauchschmerzen auftreten.

Als ausgesprochene Rarität fanden wir eine Coeliacastenose auf dem Boden eines atypischen Verlaufes der A. gastrica sinistra. Das Gefäß wand sich girlandenförmig um den Truncus unter gleichzeitiger Kompression desselben. Klinisch bestanden jahrelange Oberbauchbeschwerden und das röntgenologisch mehrfach vermutete Ulcus duodeni eines intakten Bulbus ad absurdum geführt werden.

In diese Gruppe von Gefäßbahnverengung gehören auch Ulcera auf dem Boden einer chronischen Mangeldurchblutung, die den Pathologen schon lange bekannt sind (WANKE, 1969) und die SCHIMANSKI u. SCHMIDT (1971) mehrfach bei Coeliacastenose beobachtet haben.

Vermehrte Durchblutung ist dann zu erwarten, wenn örtliche Gefäßerweiterung oder eine Kurzschlußverbindung zum venösen Schenkel vorhanden sind. Ein solcher arterioportaler Shunt ist nach einer Sammelligatur im Anschluß an eine Billroth II-Resektion des Magens zwischen einer Arterie an der großen Kurve und einer Mesenterialvene in Abb. 12 demonstriert. Angiographisch beherrscht die Weitstellung der zuleitenden Arterie und der Pfortader das Bild. Klinisch stand im Vordergrund ein vom Patienten selbst diagnostiziertes Gefäßgeräusch, ferner eine erhebliche portale Hypertension mit blutenden Oesophagusvaricen.

5.6.2 Gastroduodenalblutung

Damit ist eine der bedeutsamsten Indikationen der Angiographie am Magen berührt, die akute Blutung. Bekannt sind die Schwierigkeiten bei der Lokalisation von Blutungsquellen mit konventionellen Methoden: Die von Gerinnseln austapezierte Nische, die oft faustgroßen Koageln; Schwierigkeiten, die dem Endoskopiker in gleicher Weise bekannt sind.

Im Interesse des Patienten sollte man von dem früher üblichen diagnostischen Zuwarten abrücken, da die ungeklärte Ursache einer Blutung u. U. dem Patienten das Leben kosten kann. Selbst die Laparotomie vermag in 6—8% der Fälle die Blutungsquelle nicht zu lokalisieren! Da die sofortige Bariummahlzeit in sehr vielen Fällen nicht zum gewünschten Erfolg führt, sind wir dazu übergegangen, bei der akuten Blutung sofort zu angiographieren.

Dabei gilt als Faustregel, daß die Nachweischance mit der Stärke der Blutung steigt;

das bedeutet in praxi immer die Angiographie bei laufender Bluttransfusion (Wenz u. Mitarb., 1969).

Selbst nach ergebnislos verlaufener Laparotomie, kann die Lokalisation der Blutung durch die Angiographie noch geklärt werden. Im Beispiel der Abb. 161 entleert sich Kontrastmittel dicht unterhalb der Kardia über die selektiv sondierte A. gastrica sinistra und persistiert im Magen.

Bei der unmittelbar nach dieser Angiographie durchgeführten 2. Laparotomie kann ein spritzendes Gefäß genau dort während der Gastrotomie nachgewiesen werden. Die Blutung läßt sich durch Umstechung zum Stillstand bringen.

Die hier zugrundeliegenden Veränderungen gehören zu jenen Blutungsquellen, die neben dem peptischen Ulcus zahlenmäßig in den letzten Jahren gewaltig zugenommen haben. Sie sind zum Teil schon lange beschrieben, aber unter den verschiedensten Synonyma oft nicht allgemein bekannt. Uns scheinen 3 Syndrome mit Blutung aus dem Magen besonders bedeutsam:

dem sie im Tierexperiment an der Mesenterica superior mit einem Gemisch von Pitressin, Epinephrin und Propanol eine rapide Minderung der mesenterialen Blutzirkulation auf 10—30% der Normalwerte erreicht hatten.

Bei 12 Patienten mit arteriellen oder capillaren Blutungen war die Injektion von 10 bis 16 μg Epinephrin/min in die A. hepatica oder 8—10 μg Epinephrin in die A. gastrica sin. so erfolgreich, daß in 10 Fällen die Blutung zum Stillstand gebracht werden konnte. Während schwerer Oesophagusvaricenblutungen war die Injektion von 0,3 E Pitressin/min über 2 Std hinweg wirksam.

Prinzip dieser gezielten, medikamentösen Blutstillung ist die lokalisierte Gefäßbahnverengung mit reduziertem Blutdurchfluß, die zur stabilen thrombotischen Pfropfbildung führt. Begreiflich, daß bei der Arteriosklerose mit abnehmender Gefäßwandelastizität die Chancen einer solchen medikamentösen Beeinflussung akuter Magen-Darm-Blutungen rasch sinken.

Wer hätte je in der Vor-Angiographie-Ära daran gedacht, dem Röntgenologen bei der Gastrointestinalblutung eine diagnostische, geschweige denn therapeutische Chance einzuräumen!

Syndrome mit akuter Blutung aus den oralen Magenabschnitten

1. Boerhaave-Syndrom (1724)	Atraumatische, komplette Ruptur des kardianahen Oesophagus bzw. Magens. Klinisch: Heftigster Oberbauchschmerz, Mediastinal- bzw. Hautemphysem, Mediastinalempyem. *Mäßige Blutung* (Abb. 159)
2. Mallory-Weiss-Syndrom (1929)	Atraumatische, inkomplette Ruptur des kardianahen Oesophagus bzw. Magens. Klinisch nach heftigem Brechreiz *massive Gastrointestinalblutung* meist mit Hämatemesis als Leitsymptom. Betrifft wie 1 meist chronische Alkoholiker (Abb. 160)
3. Ulcus Dieulafoy (1897)	Akute Magenerosion bzw. Ulceration meist in Kardianähe. Leitsymptom: *Massive Gastrointestinalblutung* (Stress-Situation?) (Abb. 161)

Die angeführten angiographischen Beispiele zeigen die hohe Aussagekraft, die dieser Technik zu eigen sein kann. Nichtsdestoweniger sollten Angiographie und Notfallendoskopie hier nicht konkurrierend eingesetzt werden, sondern *es sollte die Maßnahme ergriffen werden, die im akuten Notfall zur Verfügung steht, technisch sauber beherrscht wird und den Patienten nicht mehr als unbedingt notwendig belastet.*

Der Endoskopiker vermag gelegentlich durch Verödung eine Blutung zum Stillstand zu bringen. Ähnliches kann auch während der Angiographie gelingen. So berichten Rösch u. Mitarb. (1971) in einer größeren, zusammenfassenden Arbeit über die Möglichkeiten akute Magen-Darm-Blutungen zu beeinflussen, nach-

Ein massiver Kontrastmittelaustritt in Höhe der Gastroenterostomie am frischoperierten Billroth II-Magen mit lebensbedrohlicher Blutung ist in Abb. 64 wiedergegeben. Blutungsquelle war ein Gefäßstumpf, an dem sich eine Naht innerhalb der Anastomose gelöst hatte.

Weitere Hinweise auf die Untersuchungstechnik zur Lokalisation von Blutungsquellen im Magen-Darm-Trakt finden sich im Kapitel „Gastrointestinalblutung“, S. 36.

5.6.3 Magen-Duodenaltumoren

Nach dem mehr oder weniger deutlichen Kontrastmittelaustritt beim blutenden Magen würde sich in der pathomorphologischen Reihe folgerichtig der gefäßreiche Tumor, insbesondere die Gefäßgeschwulst des Magens und Duodenums anschließen. Solche Tumoren sind jedoch selten und die den Kliniker in erster Linie interessierende Frage, ob gut- oder bösartig, ist mit der Angiographie kaum zu beantworten.

BOIJSEN u. Mitarb. (1968) betonen, daß die Diagnostik eines malignen Magen- oder Duodenaltumors außerordentlich große Erfahrung und besonders gewissenhafte Auswertung der Angiogramme voraussetze.

BERT u. Mitarb. (1968) sind der Auffassung, daß die Unterscheidung zwischen malignem und benignem Magentumor angiographisch extrem schwierig sei.

CHAVEZ u. Mitarb. (1967) berichten über 3 angiographische Tumorfehldiagnosen, die alle den Magen betreffen:

1. Vortäuschung eines umschriebenen Bezirkes mit Hypervascularisation in Höhe der Milz, der sich als entzündliche Alteration des großen Netzes herausstellt.
2. Umschriebener, tumorverdächtiger Befund im Coeliacogramm, der sich bei der Laparotomie als umschriebene, chronische Pankreatitis mit subhepatischen, linksseitigem Absceß entpuppt.
3. Angiographische Annahme eines retroperitonealen Tumors bei der Coeliacographie, die eine Zone deutlicher Hypervascularisation in Höhe des Duodenums zeigt. Die Operation ergibt jedoch lediglich ein chronisches Ulcus duodeni mit alter Perforation und erheblichen Verwachsungen in der Umgebung.

In gleicher Richtung spricht eine eigene Beobachtung bei einem Patienten mit langer Ulcus duodeni-Anamnese, der mit starker Gewichtsabnahme und erheblichen Oberbauchbeschwerden zur Aufnahme kam. Die Magenpassage ergibt den Befund einer schweren Duodenaldeformierung mit Verdacht auf ein Neoplasma. Die Coeliacographie mit Verlagerung von Ästen der A. gastroduodenalis und Zonen unregelmäßiger Hypervascularisation scheint die Diagnose zu bestätigen. Sie wird aber durch den operativen Nachweis eines chronisch penetrierenden Ulcus duodeni widerlegt.

Da sich die zahlenmäßig weit an der Spitze stehenden Erkrankungen, nämlich Carcinom und Ulcus im wesentlichen an der Oberfläche der Schleimhaut abspielen, liegt es nahe, hierfür ideal geeignete Untersuchungsmethoden mit einer außerordentlich hohen diagnostischen Trefferquote zu verwenden. Aufgabe der Angiographie ist dann nur noch die Zuordnung eines besonders großen Tumors zum Ursprungsorgan, der Nachweis von Lebermetastasen und die Abgrenzung der extragastralen Ausdehnung einer Geschwulst. Damit reduziert sich die Zahl der Gefäßuntersuchungen an diesem Teil des oberen Verdauungstraktes, zumal hochwertige Untersuchungstechniken wie Doppelkontrastmethode, hypotone Duodenographie, Pharmakoradiographie, Kinematographie und nicht zuletzt die moderne Endoskopie zur Verfügung stehen.

Wir sind deshalb der Auffassung, daß wegen dieser morphologischen Besonderheiten die Angiographie beim Magentumor nur ausnahmsweise notwendig ist (Abb. 157, 158). Parallelen drängen sich auf zum Bronchialcarcinom, dessen Diagnostik mit der Bronchographie zweifellos wesentlich leichter ist, als über die Darstellung der Lungengefäße. Hinzu kommt, daß es nicht möglich ist, die Anfärbung eines Magentumors mit Sicherheit gegenüber der entzündlichen Reaktion in der Nachbarschaft eines callösen Ulcus abzugrenzen. Auch die Unterscheidung zwischen Gut- und Bösartigkeit sollte man mit den oben genannten Methoden und besonders durch die bioptische Sicherung im Rahmen einer Endoskopie erbringen.

Entsprechend dem im Kapitel über die angiographische Tumordiagnostik im Abdomen Ausgeführten sind Gefäßverdrängung, Stenosen und Abbrüche allerdings wichtige Hinweise auf das Bestehen eines Magentumors (Abb. 137), besonders wenn ähnliche Veränderungen insbesondere Thrombosen an den Begleitvenen nachgewiesen werden können.

Mit Hilfe der *Splenoportographie* oder der *Arterioportographie* können tumorverdächtige Aussparungen im oralen Magen als Varicen identifiziert werden. Außerdem gelingt es nicht selten, die Ausdehnung von Tumorveränderungen zu erfassen, deren Größe bei der Magen-Darm-Passage nicht zu bestimmen ist.

In diesem Zusammenhang muß auch die von DÜX u. Mitarb. (1968) inaugurierte Lumbalis ascendens-Venographie zum Nachweis der retroperitonealen Ausbreitung von Magencarcinomen erwähnt werden. Größere Erfahrungen mit dieser Methode liegen offensichtlich jedoch nicht vor.

Zur Bestimmung des Ausgangsortes eines großen Tumors, kann die Arteriographie jedoch Hervorragendes leisten. Betrachten wir die massiven Aussparungen an Vorder- und Hinterwand des Magens bei einer 40jährigen Patientin (Abb. 158), bei der Monate vorher ein Cylindrom am linken Kieferwinkel entfernt worden war. Oberbauchbeschwerden und zunehmendes Erbrechen führten zur Magenpassage und zur vorläufigen Verdachtsdiagnose eines möglicherweise sarkomatösen Magentumors. Die genaue Analyse des Coeliacogramms zeigt jedoch als zuführendes Gefäß die linke Leberarterie. Bei der Laparotomie zeigt sich eine faustgroße, gut operable Cylindrom-Metastase im linken Leberlappen.

Dagegen hat sich ein riesiges Magenneurinom — mit ganz ähnlichem Befund bei der Kontrastmahlzeit — im Übersichtsaortogramm auch nach Kenntnis des Operationssitus nicht erfassen lassen. Selbst die Endoskopie konnte hierbei nicht klären, ob die Neubildung gastralen oder anderen Ursprungs sei.

Magencarcinom, Gastroduodenalulcus und Gastritis sind und bleiben u. E. die Domäne der konventionellen Röntgenuntersuchung und der Endoskopie.

An dieser globalen Feststellung vermag auch die hervorragende, monographische Darstellung der A. gastrica sinistra durch SUNDGREN (1970) mit einer Fülle detailreicher Angiogramme nichts zu ändern. In einem Erfahrungsbericht von SHIBATA u. IWASAKI (1970) fanden sich unter 34 Magencarcinomen 31mal Tumorgefäße und 22mal eine Tumoranfärbung, ohne daß die Gefäßdarstellung mehr als die konventionelle Röntgenuntersuchung oder gar die histologische Sicherung ausgesagt hätte. Bei 10 Magenulcera waren die angiographischen Zeichen „not so greatly different from that of a normal stomach".

Wie wenig die Hypervascularisation allein im Hinblick auf die Diagnose eines Malignoms aussagen muß, demonstriert die Beobachtung von PINTO u. Mitarb. (1970) über eine Tuberkulose des Magens. Hier bestand neben Hypervascularisation eine Wandverdickung, aber keine Infiltration in Nachbarorgane.

Unseres Erachtens ist deshalb, wenn Lokalisation, Ausdehnung und Histologie eines Malignoms oder eines Ulcus bekannt sind, die Angiographie überflüssig. Sie hat in der Routine der Gastroduodenalerkrankungen keinen Platz. Sie hat aber Anspruch bei folgenden Indikationen berücksichtigt zu werden, wenn konventionelle Methoden und die Endoskopie nicht zum gewünschten Ziele führen oder aber die damit erreichbaren Informationen lückenhaft sind:

1. Primäre Gefäßerkrankungen mit Beteiligung des Magens und Duodenums.
2. Magenblutung.
3. Tumoren, deren Ursprung unklar geblieben ist.
4. Arteriomesenteriale Duodenalkompression, Lageanomalien und paraduodenale Hernie.

5.6.4 Arteriomesenteriale Duodenalkompression

Über die pars horizontalis duodeni verläuft die Radix mesenterii mit den großen Mesenterialgefäßen, wodurch schon physiologischerweise und bei der Magen-Darm-Passage leicht nachweisbar eine furchenartige, senkrecht verlaufende Impression hervorgerufen wird.

Da das Duodenum neben dem Pankreas an der hinteren Bauchwand fixiert ist, kann es unter pathologischen Bedingungen nicht ausweichen und wird durch die Mesenterialgefäße komprimiert. Beim klinischen Krankheitsbild der akuten arteriomesenterialen Duodenalkompression stehen das Erbrechen galligen Mageninhaltes sowie der Flüssigkeits- und Mineralverlust im Vordergrund. Der chronisch-intermittierende Verschluß wird meist bei abgemagerten Jugendlichen angetroffen, die nicht selten über rezidivierende, kolikartige Schmerzen im Oberbauch klagen.

Die Diagnose läßt sich im allgemeinen bei der sorgfältigen Kontrastmahlzeit stellen: Erweiterung von Magen und Duodenum bis zur Verschlußstelle, die durch eine daumendicke, bandartige, senkrecht verlaufende Impression gekennzeichnet ist. Pharmakoradiographie mit Paspertin und Röntgenkinematographie erlauben im allgemeinen die Differentialdiagnose gegenüber dem Pankreas anulare und Verschlußmechanismen durch Rotationsanomalien des Darmes (LENZ u. Mitarb., 1971).

Die viscerale Angiographie vermag durch die Kontrastierung der Mesenterialgefäße die Diagnose nicht nur zu objektivieren, sondern auch pathogenetische Hinweise zu geben. HEARN (1966) konnte erstmals zeigen, wie sich im Angiogramm der Mesenterica superior der Winkel zwischen dieser Arterie und der Aortenwand verkleinert und dadurch eine Kompression auf das darunterliegende Duodenum hervorgerufen werden kann.

Die durch Verkleinerung des Aufzweigungswinkels bedingte Duodenalkompression kann angeboren und erworben sein. Fehlbildungen des Mesenteriums oder des bindegewebigen Halteapparates sowie Verlaufsanomalien der Mesenterialarterie kommen als konnatale Ursachen in Frage. Nach LENZ u. Mitarb. (1971) wird das Kompressionssyndrom erst im Adoleszenten- oder Erwachsenenalter manifest, wenn mechanische Faktoren wirksam werden, welche die Flexibilität der Mesenterialwurzel beeinträchtigen. Beispiele sind: Starker Gewichtsverlust mit Enteroptose und Fettgewebsschwund im Gekrösestiel; entzündliche, traumatische, narbig-adhäsive Veränderungen.

Die simultane Darstellung des Duodenums über eine Duodenalsonde mit gleichzeitiger Kontrastierung der A. mesenterica superior ergibt in der a.-p.-Aufnahme die Identität zwischen Duodenalimpression und dem hier verlaufenden Gefäßband (Abb. 162). Man sollte jedoch unter keinen Umständen versäumen, die seitliche Angiographie anzuschließen. Sie vermittelt in weit stärkerem Maße einen Eindruck von der komprimierenden Wirkung des Gefäßstiels durch den Nachweis des spitzen Abgangswinkels der großen Eingeweidearterie aus der Bauchaorta (Abb. 162a—c).

Ebenso wie die Angiographie wertvolle Hilfe beim Nachweis einer Lageanomalie des Magen-Darm-Traktes leistet (Abb. 162), kann sie auch in seltenen Fällen wertvoll sein, bei der Diagnose der *paraduodenalen Hernie* (Abb. 163).

Meyers konnte 1970 nachweisen, daß eine solche Hernie im Rahmen des sog. Postcholecystektomie- und Postgastrektomiesyndroms in Erwägung gezogen werden muß. Wenn sich bei der Kontrastmahlzeit eine geringe Verschiebung der Flexura duodenojejunalis in medianer Richtung zeigt, das Kontrastmittel im Duodenum längere Zeit verweilt und sich obere Jejunalschlingen eigenartig ovoid darstellen, vermag die Arteriographie durch den Nachweis korrekt nach links abgehender, dann aber im kurzen Bogen nach rechts verlaufender Jejunaläste die Verdachtsdiagnose auf eine Paraduodenalhernie zu sichern.

6 Dünndarm und rechter Dickdarm

6.1 Topographie

Das Konvolut der Dünndarmschlingen, welches vom Dickdarm eingerahmt wird, hat eine weitgehende Verschieblichkeit. Topographisch verteilen sich die Dünndarmschlingen derart auf Jejunum und Ileum, daß die links liegenden Horizontal- und Vertikalschlingen sowie ein Teil der Schlingen in der Nabelgegend zum Jejunum gehören, während man die Ileumschlingen rechts von der Wirbelsäule in der Unterbauchgegend und im kleinen Becken zu erwarten hat. Hier reichen sie — bei leeren Beckeneingeweiden — bis auf den Beckenboden herab. Nur zwei Stellen des Dünndarmes können ihre Lage nicht ändern, die Flexura duodenojejunalis und der Übergang des Ileum in das Coecum.

Der Übergang des Ileum in den Dickdarm liegt in der rechten Fossa iliaca; das Ileum steigt aus dem Raume des kleinen Beckens, in welchem seine letzten Schlingen liegen, nach rechts oben auf und kreuzt dabei den M. psoas und die A. und V. iliaca communis sowie den Ureter. An der Einmündungsstelle ist das Ileum gleichsam in das Coecum eingestülpt, so daß im Inneren des Darmes Falten entstehen, an deren Bildung alle Schichten beider Darmabschnitte, mit Ausnahme der Serosa, beteiligt sind, die allein die Einstülpung überbrückt.

Das Coecum liegt in der Fossa iliaca dextra auf dem M. iliacus, es kann aber auch den M. psoas bedecken und gar nicht selten über dessen Rand in das kleine Becken hineinragen. Für seine Beweglichkeit ist die Fixation des Darmes an der hinteren Bauchwand maßgebend. Es legt sich, wenn es gasgefüllt ist, meist der vorderen Bauchwand an. In sehr seltenen Fällen, wenn das Wachstum des Dickdarmes embryonal zu früh beendet wurde, ist das Coecum nicht in der Fossa iliaca dextra zu finden. Dann ist das Colon ascendens kurz oder fehlt ganz und das Coecum liegt dementsprechend weiter cranial, gelegentlich an der Unterseite der Leber. Die Appendix kann frei nach unten hängen, kann nach medial gelagert sein, lateral zwischen der Bauchwand und dem Coecum liegen und schließlich hinter dem Coecum nach oben geschlagen sein.

Im Gegensatz zum Colon ascendens und descendens besitzt das Colon transversum ein ziemlich langes Mesocolon, wodurch seine Beweglichkeit ermöglicht wird. Die Flexura coli dextra liegt weiter caudal als die Flexura coli sinistra. Das Transversum steigt daher von rechts nach links in bogenförmigem Verlauf an. An der rechten Seite wird es von der Leber, links von der Milz überlagert. Mit dem Magen ist das Colon transversum durch das von der großen Curvatur nach unten ausgedehnte Omentum majus verbunden. Direkte Beziehungen bestehen zwischen der Flexura coli dextra zur Pars descendens duodeni und zum Pankreaskopf (Hafferl u. Thiele, 1969).

6.2 Gefäße

Dünndarm und rechter Dickdarm werden von der A. mesenterica superior versorgt. Sie ist das Gefäß der Nabelschleife und entläßt sowohl Äste für den Dünndarm als auch für den Dickdarm bis in die Nähe der Flexura coli sinistra (Näheres s. Kapitel „Röntgenanatomie", S. 3).

Die Äste der A. mesenterica superior für den Dünndarm, die Aa. jejunales und ileae, gehen aus der linken Seite des Stammes hervor. Nur ein rechter Ast, die A. ileocolica, beteiligt sich gleichzeitig an der Versorgung des Dünn- und Dickdarmes, indem sie einen kleinen Zweig zum unteren Teil des Ileum abgibt. Die Dünndarmarterien sind durch zahlreiche Anastomosen miteinander verbunden, die zwei oder drei Arkaden bilden, aus denen die Endzweige an den Darm herantreten. Die Arkadenbildung hat den Zweck, auch bei wechselnder Lage und Füllung der Darmschlingen deren Blutversorgung sicherzustellen.

Die arterielle Versorgung des rechten Dickdarmes erfolgt über die A. ileocolica, die mit dem R. ascendens den Anfang des Colon ascendens erreicht. Die A. colica dextra entspringt aus der A. mesenterica superior dort, wo die Pars inferior duodeni kreuzt oder kann auch als Ast der A. ileocolica oder der A. colica media auftreten. Sie teilt sich am Colon in einen auf- und einen absteigenden Zweig. Die A. colica media verläßt die A. mesenterica superior etwas cranial von der A. colica dextra und wendet sich nach oben in das Mesocolon transversum, wo sie meist rechts von der Mitte gefunden wird. Ihr Versorgungsgebiet reicht bis in die Gegend der Flexura coli sinistra (Abb. 2).

Die Zweige der A. mesenterica superior breiten sich, *nachdem sie die Darmwand erreicht haben*, rund um den Darm aus und verzweigen sich in zahllose Ästchen, die reichlich miteinander verbunden sind. Ein Teil verästelt sich in der Serosa selbst, die übrigen durchdringen die Muscularis, senden ihr versorgende Zweige zu und bilden darauf in der Submucosa ein starkes, flächenhaft ausgebreitetes Netz. Von diesem submukösen Netz entwickeln sich die der Schleimhaut zugehörigen Gefäße, welche zunächst die Muscularis mucosae durchsetzen und darauf am Grund der Drüsenschläuche ein neues Flächennetz bilden (Rauber-Kopsch, 1955).

Die *Venen des Dünndarmes* verhalten sich wie die Arterien; auch sie bilden Arkaden. Aus diesen gehen Gefäße hervor, die den Arterien folgend über oder unter ihnen hinwegziehen. Auch die Vv. jejunales und ileae treten von links her an den Stamm der V. mesenterica superior heran; nur die V. ileocolica kommt von rechts. Der Stamm der V. mesenterica superior liegt rechts von der Arterie, kreuzt mit ihr zusammen von vorne das Duodenum und verschwindet am unteren Rand des Pankreas. Die Vene liegt hier in der Incisura pancreatis und vereinigt sich hinter dem Kopf des Pankreas mit der V. mesenterica inferior und der V. lienalis zur V. portae. In ähnlicher Weise verhalten sich auch die Venen des Dickdarmes. Sie bilden als Vv. ileocolica, colica dextra und media den Arterien parallele Arkaden und schließen sich ihrem Verlauf an.

6.3 Konventionelle Röntgenuntersuchung

Im Gegensatz zur weitgehend standardisierten Untersuchung des oberen Magen-Darm-Traktes gibt es eine große Anzahl spezieller Techniken zur Darstellung des Dünndarmes, womit schon von vornherein angezeigt ist, daß es keine Idealmethode zur vollständigen Erfassung auch kleinerer Dünndarmveränderungen gibt. Empfohlen sind ungezielte Übersichtsaufnahmen, die Auskunft geben über Stauungen, Hypermotilität, Passage der terminalen Schlinge und über die Funktion der Valvula Bauhini. Die fraktionierte Füllung nach Pansdorf strebt die Darstellung feinerer morphologischer Veränderungen an; sog. „Passagebeschleuniger" haben durchweg den Nachteil einer Irritation der Dünndarmschleimhaut und haben sich routinemäßig nicht bewährt.

Wie wenig befriedigend die konventionelle Dünndarmpassage ist, demonstriert die Tatsache, daß unsere 5 letzten benignen Dünndarmtumoren ausnahmslos bei der routinemäßigen Untersuchung übersehen worden sind. Darüber hinaus kann auch das Malignom übersehen werden. Die Ursache liegt nicht nur in der Überlagerung verschiedener Dünndarmschleifen und der Unmöglichkeit einer kontinuierlichen Kontrolle der Kontrastmittelspitze, sondern auch in der Tendenz der meisten Dünndarmmalignome extraluminal zu wachsen, weshalb Stenosen und die dadurch bedingte, leicht nachweisbare prästenotische Dilatation von Dünndarmabschnitten erst außerordentlich spät auftreten.

So konnten wir ein nekrotisch zerfallendes Sarkom des Ileums — trotz eindeutigen Tastbefundes — nicht dem Dünndarm zuordnen. Mehrere Ileumschlingen waren zusammengebacken, so daß bei fehlender Einengung des Lumens eher ein entzündlicher Konglomerattumor angenommen worden war.

Bert u. Mitarb. (1968) empfehlen deshalb bei jedem Tumorverdacht im Gastrointestinaltrakt und bei ergebnisloser Magen-Darm-Passage, die Darstellung der A. mesenterica superior, um eine Neubildung im Bereich des Dünndarms auszuschließen.

Bei der Dickdarmuntersuchung hat sich die retrograde Kontrastdarstellung des Colons in der Welinschen Modifikation sehr bewährt. Sie ermöglicht die Erkennung selbst kleinster polypöser Veränderungen bis zu einem Durchmesser von weniger als 0,5 cm. Die Verhältnisse im Bereich des Ileocolons können durch den meist leicht zu erzielenden Reflux über die Valvula Bauhini hinweg gut überblickt werden.

6.4 Angiographische Technik

Die große Eingeweideschlagader kommt sowohl bei der Aortographie als auch bei der selektiven Sondierung übersichtlich zur Darstellung. Ihr Stamm wird allerdings sehr häufig im a.-p.-Bild der Aortographie durch die Aorta selbst verdeckt. Das selektive Aufsuchen des meist weitlumigen Ostiums in Höhe des 1. LWK bereitet mit einem entsprechend zurechtgebogenen Katheter keinerlei Schwierigkeiten.

Nur selten sind Sondierungsversuche in Seitenlage oder bei seitlichem Strahlengang der Bildverstärker-Fernsehkette notwendig. In der Regel genügt die Injektion von 30—40 ml eines hochkonzentrierten Kontrastmittels. 4 bis 5 sec nach Injektionsbeginn kommt es zur Anfärbung der Darmwand, weitere 5—8 sec später zur Kontrastierung der Venen, die sich in der V. mesenterica superior und schließlich in der V. portae sammeln (s. Kapitel „Arterioportographie", S. 17).

6.5 Angiographische Pathomorphologie

6.5.1 Pathologie und Klinik der Darmgeschwülste

Die *malignen, epithelialen* Tumoren sind durchweg Adenocarcinome. Sie kommen in 5 Hauptformen vor (DOERR, 1970):

1. Polypös-papillär, exstruktiv gewachsen.
2. Schüsselförmig exulceriert.
3. Scirrhös strikturierend.
4. Schleimbildend-gallertig.
5. Rasenförmig ausgebreitet, teils polypös, teils exulcerativ.

Primäre Sarkome der Darmwand sind mit Vorliebe in der Umgebung der Ileocöcalklappe und im unteren Dünndarm lokalisiert. Sie wachsen im allgemeinen solitär und können in jedem Lebensalter, häufiger jedoch bei Kindern, vorkommen. Histologisch sind folgende Formen bekannt: Reticulumzellsarkom, Spindelzellsarkom, Rundzellsarkom, leiomyoplastisches Sarkom, Melanosarkom, Lymphosarkom (am häufigsten).

Von den *epithelialen* Dünndarmtumoren sind als *gutartige* Neoplasmen zunächst die Adenome bekannt. Unter den sog. „Polypen" verbergen sich Tumoren verschiedenster histologischer Genese. Bei generalisierter Polyposis ist im allgemeinen eine erbliche Prämisse anzunehmen (Peutz-Jeghers-Syndrom und Polyposis coli). Flache, rasenförmig wachsende Polypen erwecken im allgemeinen den Verdacht auf ein Carcinom. Die Malignitätsrate der Polypen an den Prädilektionsorten — Flexuren des Dickdarms und Rectum — beträgt bis zu 50%!

Unter den *nicht-epithelialen*, gutartigen Tumoren finden sich Lipome, Fibrome, Leiomyome, Neurofibrome, Neurinome, vasculäre Neurome, Ganglioneurome, seltene Lymphangiome. Alle genannten Tumoren können multipel auftreten.

Hämangiome sind angiographisch besonders leicht zu erfassen:

1. Haemangioma capillare simplex,
2. Haemangioma cavernosum,
3. Haemangioma arteriovenosum.

Neurofibrome und Neurinome können primär multipel bei der Neurofibromatosis Recklinghausen vorliegen. Als Quelle heftiger Blutungen sind vasculäre Neurinome angiographisch von Interesse.

Wegen des seltenen Auftretens denkt der Kliniker meist nicht an die Möglichkeit einer Neubildung im Bereich des Dünndarms. Die klinische Symptomatik ist wenig spezifisch: Anämie, okkulte Blutung, Leibschmerzen, Erbrechen, rezidivierende Sub- bis Ileuszustände. Gelegentlich können Dünndarmtumoren auch zur Invagination und damit zum Ileus führen. Bisweilen ist die unklare Gastrointestinale Blutung einziger Hinweis auf das Bestehen eines Dünndarmtumors. Die Diagnose wurde in der Vergangenheit nicht selten erst auf dem Operationstisch gestellt.

6.5.2 Maligne Tumoren

Der angiographische Nachweis des typischen Adenocarcinoms ist recht schwierig. Infolge der meist sehr kontrastreichen Darstellung des gesamten Gefäßgebietes lassen sich bisweilen Gefäßverlagerungen aber auch zarte Gefäßneubildungen finden. Nicht selten zeigen sich auch gefäßarme Bezirke innerhalb einer kräftigen Wandanfärbung während der Parenchymphase als Hinweis auf einen schlecht vascularisierten Tumor (Abb. 8).

Bei einem Patienten mit operativ nachgewiesenen, canaliculären Metastasen und einer in der Bariumbreipassage typischen Tumor-Kontrastaussparung im Jejunum haben wir im technisch einwandfreien Arteriogramm der Mesenterica superior keinen pathologischen Befund erheben können.

Wir betrachten trotz unserer sehr bescheidenen, zahlenmäßigen Erfahrungen die angiographische Diagnose des kleinen Dünndarmcarcinoms mit gehöriger Vorsicht.

Anders verhält es sich beim angiographischen Nachweis des Dünndarmcarcinoids. Hier sind typische Beispiele von Boijsen u. Mitarb. (1968), Reuter u. Boijsen (1966), Viamonte (1966) publiziert worden. Sternförmige Gefäßneubildungen mit scharfer Abgrenzung sind für diese Geschwülste charakteristisch (Abb. 165).

Metastatische Dünndarmtumoren und Reticulozellsarkome sind nach Reuter u. Boijsen (1966) nur außerordentlich spärlich vascularisiert und schwer angiographisch zu lokalisieren (Abb. 167).

Im Gegensatz hierzu sind Neurosarkome, Myosarkome und andere stark vascularisierte Dünndarmsarkome — wie in anderen Bereichen des Abdomens — durch ihre bizarre Gefäßarchitektonik und die Kontrastanreicherung im neoplastischen Gewebe leicht zu erkennen.

6.5.3 Benigne Tumoren

Die gutartigen Geschwülste des Dünndarmes lassen sich angiographisch meist gut darstellen. Beim Neurinom und Myom kommt es zu einer homogenen Anfärbung in der parenchymatösen Phase, beim Hämangiom mehr zu einer gitterförmigen Anordnung der Tumorgefäße. Die Blutung in das Darmlumen führt zu einer intraintestinalen Kontrastpfütze, die über die venöse Phase hinweg noch zu erkennen ist und schließlich das Schleimhautrelief sichtbar machen kann. Kontrastansammlungen dieser Art innerhalb des Lumens dürfen als wichtigstes Charakteristikum des blutenden Darmtumors aufgeführt werden.

Mit der Mesentericographie ist es so gelegentlich möglich, den Tumor noch zu lokalisieren, wenn selbst die sorgfältige Laparotomie die Ursache der unklaren, schweren Gastrointestinalblutung nicht zu klären vermochte (Wenz u. Krebs, 1967).

Einige eindrucksvolle klinische Berichte aus unserem Krankengut seien beispielhaft angeführt:

Fall 1. Der 40jähr. Patient beobachtet 1960 erstmals Teerstühle, die sich insgesamt 3mal wiederholen. Röntgenologisch kann keine Blutungsquelle ermittelt werden. Spätere röntgenologische Diagnose eines kleinen Ulcus duodeni. Anfang 1967 erneute Gastrointestinalblutung, die zur Laparotomie unter der Verdachtsdiagnose eines blutenden Ulcus duodeni führt. Man entschließt sich zur Magenresektion nach Billroth I, findet aber im Resektionspräparat keine Blutungsquelle. Der Dünndarm ist — ebenso wie das Colon — mit Blut gefüllt. Trotz 2maliger Darmkontrolle wird kein Blutungsherd sichtbar.

Im Laufe des nächsten Tages massive Intestinalblutung. Trotz intensiver Transfusionstherapie (5 Blutkonserven in 24 Std) fällt das Hämoglobin auf 8,2 g%, Blutdruckabfall, Tachykardie. Verlegung des Schwerkranken zur Angiographie und Weiterbehandlung in unsere Klinik. Mit laufender Bluttransfusion Darstellung der Mesenterica superior und Anfärbung eines glatt begrenzten, 2 cm im Durchmesser haltenden Tumors in Höhe der obersten Jejunalarterie. Saumartige Kontrastmittelansammlung am oberen Tumorrand (Abb. 66). Angiographische Diagnose: Dünndarmtumor mit Kontrastmittelaustritt.

Bei der sofortigen Relaparotomie findet sich ein 3 × 2 × 3 cm messender Knoten, versteckt zwischen Aorta und Dünndarm; er kann reseziert werden. Histologisch: Neurinom. 14 Tage später kann der Patient beschwerdefrei nach Hause entlassen werden.

Fall 2. 45jährige Patientin, bei der 4 Jahre vorher ein Hauttumor über dem rechten Gesäß entfernt worden ist. Seit Monaten schwere Magen-Darmblutungen. Mehr als ein Dutzend Röntgenuntersuchungen und Endoskopien können die Blutungsquelle nicht klären. Bei der Einweisung in unsere Klinik hat die Patientin schon zahlreiche Bluttransfusionen erhalten; unverzüglich wird die viscerale Angiographie durchgeführt. Mesentericographie: spinnenartige Kontrastmittelansammlung in Projektion auf den rechten Unterbauch im Ileum, die über die venöse Phase hinweg persistiert.

Angiographische Diagnose: Gefäßreicher, kleiner Tumor im Ileum. Laparotomie: Kleiner, gefäßreicher Tumor, der als Hämangiom gedeutet und reseziert wird. Histologisch ergibt sich überraschend die Diagnose einer Metastase eines Gemmangioms, Tochtergeschwulst des 4 Jahre vorher entfernten Tumors an der rechten Gesäßhälfte (Abb. 168).

Die Mesentericadarstellung ist auch noch in solchen Fällen sinnvoll, wenn es bei bekannter, generalisierter Erkrankung um die Bestimmung der Blutungsquelle geht, die für eine lebensbedrohliche Blutung verantwortlich zu machen ist.

Fall 3. Bei dem 40jähr. Patienten ist ein Peutz-Jeghers-Syndrom bekannt. Die ersten Magen-Darmblutungen treten schon in der Pubertät auf. Es finden sich deutliche Pigmentanomalien der Lippen- und Wangenschleimhaut. Anlaß zur akuten Hospitalisation ist eine lebensbedrohliche Gastrointestinalblutung. Zum Zeitpunkt der Einweisung waren Polypen im Magen, Dünn- und Dickdarm bekannt. Die Lokalisation der Blutungsquelle gelingt über die Mesentericographie, bei welcher eine persistierende Kontrastmittelansammlung in einer der obersten Jejunumschlingen nachgewiesen werden kann. Bei der Operation wird ein größeres Polypenkonglomerat in diesem Abschnitt entfernt und eine frische Blutung aus einem der Tumoren nachgewiesen. Nach Entfernung der Blutungsquelle erholt sich der Patient sehr rasch und hat — bei bisher 3jähr. Kontrolle — keine stärkere Magen-Darmblutung mehr durchgemacht (Abb. 7).

6.5.4 Enteritis und Enteritis regionalis

Die Enteritis in ihrer ätiologischen und pathogenetischen Vielfalt wird vom Internisten diagnostiziert und klassifiziert. Ihre Ausdehnung läßt sich durch die Kontrastmahlzeit ausreichend genau festlegen und die histologischen Veränderungen können mit Hilfe der modernen Saugbiopsie geklärt werden. Aufschlußreiche Befunde lassen sich zusätzlich durch röntgenkinematographische Funktionsanalysen gewinnen. Daneben ist die Pharmakoradiographie in den letzten Jahren immer mehr in den Vordergrund der Dünndarmdiagnostik getreten (Sielaff, 1970). Die Angiographie vermag kaum darüber hinausgehende, diagnostische Aufschlüsse zu geben. Ähnliches gilt auch für die lokale Enteritis, wenngleich hier eine ganze Reihe von Publikationen vorliegen, die sich mit den angiographischen Besonderheiten auseinandersetzen (s. u.).

Ileitis terminalis. Sie ist die häufigste, unspezifisch-chronische, entzündliche Darmerkrankung. Pathoanatomisch entwickelt sich nach einer chronisch-entzündlichen Lymphbahnverödung eine Wandverdickung mit Einengung des Lumens („Elephantiasis der Darmwand"); später kommt es zur Granulombildung.

Klinisch stehen im Vordergrund Durchfälle, schwer lokalisierbare Leibschmerzen, subfebrile Temperaturen, Gewichtsabnahme und Fistelbildung.

Man unterscheidet 4 Stadien:

1. *Akutes Stadium* (ödematös-phlegmonöse Entzündung des unteren Ileums)
2. *Subakutes Stadium* (Geschwürsbildung)
3. *Ausbildung narbiger Stenosen*
4. *Fistelbildung.*

Pathogenese. Zu den Ursachen der Enteritis regionalis zählt man u. a. auch Durchblutungsstörungen im Versorgungsgebiet der Mesenterialarterie mit ischämischen Darmwandnekrosen, allergisch-anaphylaktische Gefäßwandentzündungen, Thrombangitiden sowie Thromboembolien bei akuter Herzinsuffizienz oder Vitien.

Dingendorf u. Mitarb. (1971) haben sich mit der Frage des Überganges einer akuten Enteritis regionalis in die chronisch verlaufende, Crohnsche Erkrankung auseinandergesetzt. Die akute Enteritis regionalis kann ohne Resektion ausheilen; bisher ist offenbar noch kein Übergang vom akuten Stadium der Erkrankung in die chronische Enteritis regionalis beobachtet worden. Fahrländer u. Gloor (1967) bezweifeln, daß das akute Stadium überhaupt als Frühform der Crohnschen Krankheit anzusehen ist.

Demgegenüber konnten Dingendorf u. Mitarb. (1971) anhand ihrer Beobachtungen bei einem 55jähr. Patienten zeigen, daß eine thrombo-embolisch bedingte, akute, regionale Enteritis bestand. Sie fanden 2 typische Embolusaussparungen im Angiogramm der A. mesenterica superior. Innerhalb von etwa 3 Monaten entwickelte sich eine chronisch-regionale Crohnsche Enteritis mit allen makroskopischen und mikroskopischen Besonderheiten dieser Erkrankung. Durch Laparotomie war noch im akuten Stadium sichergestellt, daß es sich nicht um die akute Exacerbation oder das Rezidiv einer vorbestehenden Enteritis regionalis handelte. Bemerkenswert am Arteriogramm war, daß die Emboli von Kontrastmittel umflossen wurden und daß das teilblockierte Versorgungsgebiet noch Zufluß aus der Umgebung hatte; eine Darmgangrän konnte sich deshalb nicht entwickeln.

Angiographische Befunde. Im Vollbild der Crohnschen Enteritis (Abb. 170) werden weite Darmgefäße, dichte Kontrastanreicherungen in den Capillaren und frühzeitiger kräftiger Rückfluß beobachtet. (Boijsen u. Reuter, 1966; Brahme, 1966; Lunderquist u. Lunderquist, 1967; Dombrowski u. Mitarb., 1970; Erikson u. Mitarb., 1970.)

Lagergren u. Mitarb. (1958) nimmt für die Colitis ulcerosa das Bestehen arteriovenöser Shunts an. Möglicherweise verursachen diese auch bei der Enteritis regionalis den starken venösen Rückfluß.

In Spätstadien der Erkrankung haben wir selbst Schlängelung und Engstellung der rarefizierten Gefäße innerhalb der Darmwand gesehen (Abb. 169); Veränderungen, denen man allerdings den primär-vasculären oder primärentzündlichen Ursprung nicht anzusehen vermag. Damit kann durch die Angiographie in solchen Spätstadien nicht entschieden werden, ob die Crohnsche Enteritis vasculär oder entzündlich verursacht ist. Erst der häufigere Nachweis vasculärer Veränderungen in Form thromboembolischer Prozesse, entzündlicher oder arteriosklerotischer Gefäßwandveränderungen oder Arteriosklerose mit Durchblutungsstörungen der Darmwand wird hier in Zukunft die bereits von pathologisch-anatomischer Seite diskutierte Rolle der Kreislaufstörungen bei der Ileitis regionalis auch angiographisch untermauern (BOLEY u. Mitarb., 1963).

Grundsätzlich darf festgehalten werden, daß die Mesentericographie keine Aussage über die Art des zugrundeliegenden entzündlichen Prozesses ermöglicht; sie gestattet jedoch bisweilen eine bessere Beurteilung seiner Ausdehnung im Vergleich zur Dünndarmdarstellung bei der Kontrastmahlzeit. Speziell bei der Enteritis regionalis wird sie dazu beitragen, den möglichen Einfluß primär-vasculärer Störungen besser abzuschätzen.

6.5.5 Enterales Protein-Verlustsyndrom

Die Mesentericographie kann in seltenen Fällen einen Beitrag zur Pathogenese des sog. enteralen Protein-Verlustsyndroms leisten. Zur Deutung dieses Phänomens bieten sich nach WAGNER u. WENZ (1969) folgende zwei Möglichkeiten an:

1. Die Blutung,
2. Ein Mechanismus, der dem der Ascitesbildung beim Meigs-Syndrom an die Seite zu stellen ist.

Durch ein Mißverhältnis zwischen der arteriellen Blutzufuhr im Bereich von Polypen und dem Rücktransport des Blutes und der interstitiellen Flüssigkeit auf dem venösen bzw. dem Lymphwege ließe sich verstehen, daß trotz eines intakten Deckepithels vermehrt interstitielle Flüssigkeit ins Darmlumen „abgepreßt“ würde. Eine Blutung wird nur sehr selten als Ursache eines chronischen, enteralen Protein-Verlustsyndroms mit Hypalbuminämie anerkannt.

Angiographische Befunde in Form von Anfärbung keineswegs sehr voluminöser Polypen und rascher Füllung von Venen aus den polypentragenden Darmabschnitten, lassen sich nur durch eine im Vergleich zur umgebenden Darmwand intensivere und raschere Durchblutung deuten. Wie bei arteriovenösen Anastomosen kann infolge des erhöhten Drucks im venösen Schenkel die interstitielle Flüssigkeit schlechter rückresorbiert werden und wird deshalb vermehrt ins Darmlumen abfiltriert.

6.5.6 Durchblutungsstörung

Der Dünndarm ist bei akuten und chronischen Durchblutungsstörungen der Visceralarterien in erster Linie betroffen. Indikation, Technik und Trefferquote der angiographischen Untersuchung sind im Kapitel „Viscerale Durchblutungsstörungen“, S. 29, dargelegt.

TOMCHIK u. Mitarb. (1970) haben in einer sehr kritischen Studie über insgesamt 67 gesicherte, unausgewählte Fälle von Darminfarkt geschrieben, daß konventionelle Untersuchungsmethoden in Form der Leeraufnahme und der Dünndarmpassage nur in 19% retrospektiv eine Infarktdiagnostik erlaubten. Bei der arteriellen Thrombose und dem sog. „nonokklusiven“ Infarkt fand sich sogar nur in 11 bzw. 8% ein röntgendiagnostischer Hinweis auf die vorliegende Erkrankung.

Im speziellen Fall des Dünndarms sei erwähnt, daß der Verschluß des Mesentericahauptstammes durch Thrombose oder Embolie sehr rasch und leicht nachgewiesen werden kann. Schwierigkeiten bereiten aber die kleineren Emboli, die nicht selten eine spastische Engstellung benachbarter Gefäßareale nach sich ziehen. AAKHUS u. BRABRAND (1967) haben solche spastischen Veränderungen durch lokale Applikation des dilatierenden Tolazulin (2-benzyl-2-idiazolie hydrochloride) 0,04 g beheben können

Die Vasoconstriction kann auch schockbedingt sein, wie die gleichen Autoren hervorheben und wie wir selbst in eingehenden Tierversuchen, aber auch im Verlauf schwerer Gastrointestinalblutungen angiographisch zeigen konnten (CZEMBIREK u. Mitarb., 1971).

Der Darminfarkt ohne nachweisbaren Gefäßverschluß bei der Obduktion, wie er von verschiedenen Autoren beschrieben worden ist (SOLHEIM u. Mitarb., 1963) scheint sich teilweise auf eine mangelhafte Sektionstechnik, auf Fibrinolyse oder spastische Momente zurückführen zu lassen. Nicht zu vergessen ist auch die Möglichkeit einer Darmgangrän bei Herzversagen und Arrhythmie oder Herzinfarkt (MING u. LEVITAN, 1960; CORDAY u. Mitarb., 1962).

Die Vasoconstriction im Bereich der Eingeweide kann als Schutzmechanismus beim Herzversagen zur Aufrechterhaltung einer ausreichenden Zirkulation der lebenswichtigeren Organe Herz und Hirn dienen. Bei gleichzeitigem Bestehen einer Gefäßerkrankung, z.B. der Arteriosklerose, kann eine solche Vasoconstriction dann zu einer Durchblutungsinsuffizienz des Dünndarmes führen. Ähnliches gilt für die Vasoconstriction durch Drogen wie Pressorsubstanzen (BROWN u. Mitarb., 1959), Morphin (KATZ, 1959) und Digitalis (GAZES u. Mitarb., 1961).

Gefäßspasmen durch das Vorschieben eines Katheters haben wir nie beobachtet. In einem Falle haben wir ein sog. „Perlschnurphänomen" an mehreren Ästen der A. mesenterica superior nachweisen können (Abb. 53).

Eine subintimale Kontrastapplikation beim Versuch der Mesentericographie (Abb. 44) in der Anfangszeit unserer Gefäßuntersuchung hat bei der Kontrolle zu keinerlei objektiven oder subjektiven Folgen geführt. Nach Zurückziehen der Katheterspitze und einigem Zuwarten war das Lumen nur geringgradig eingeengt. Späterscheinungen sind nicht aufgetreten.

Zusammenfassend kann gesagt werden, daß der Entschluß zur Mesentericographie — bei Verdacht auf Durchblutungsstörungen — schnell gefaßt werden sollte und das diagnostische Ergebnis ohne jeden Zweifel außerordentlich wertvoll ist.

Bei chronischen Durchblutungsstörungen kann selbst der Verschluß des Mesentericahauptstammes symptomlos ablaufen, wenn sich ausreichende Kollateralen entweder von der A. coeliaca über die Pankreasarkaden oder die A. mesenterica inferior über die sog. Riolansche Anastomose gebildet haben. Näheres über die verschiedenen Kollateralwege findet sich im Kapitel über „Viscerale Durchblutungsstörungen", S. 29.

6.5.7 Lageveränderungen des Dünn- und Dickdarmes

Gemeinsames Merkmal der verschiedenen Lageanomalien des Dick- und Dünndarms ist meist ein Mesenterium commune. Entsprechend der endgültigen Lage des Darmes werden verschiedene Hauptgruppen unterschieden, deren wichtigste die Nonrotation, die Malrotation I und die Malrotation II sind.

Lageanomalien des Colons sind für den Träger zwar unbedeutend, können aber unter Umständen große differentialdiagnostische Schwierigkeiten bereiten. CZEMBIREK u. GRÖZINGER (1970) haben eine entsprechende Beobachtung aus unserer Abteilung publiziert (Abb. 164).

28jähriger Mann, der seit 2 Tagen über plötzliche Magenschmerzen mit Erbrechen klagt. Bei der Untersuchung des Abdomens tastet man einen faustgroßen Tumor im linken Ober- bzw. Mittelbauch. Die Geschwulst ist stark druckempfindlich, läßt sich jedoch keinem Organ sicher zuordnen, weshalb eine selektive Angiographie der linken Niere, der A. coeliaca und der A. mesenterica superior durchgeführt wird. Intakte linke Niere, unauffälliges Verzweigungsgebiet der Coeliaca. Bei der A. mesenterica superior findet sich eine spiegelbildliche Darstellung der üblichen Verzweigung mit nach rechts abgehenden Dünndarmarterien. Die A. ileo-colica führt nach caudal links und hat Verbindungen zur ebenfalls links liegenden A. colica dextra. Beide Arterien umgeben einen raumfordernden Prozeß und enden in einer sehr stark vascularisierten Randzone. Bei der Operation findet sich ein doppelfaustgroßer Konglomerattumor im linken Oberbauch, der sich bei der Inspektion als Ileo-Coecum identifizieren läßt. Das terminale Ileum mündet von rechts im Sinne einer Nonrotation und ist durch eine akute Appendicitis mit perityphlitischen Absceß in einen entzündlichen Konglomerattumor einbezogen.

Damit ist nachgewiesen, daß auch über die Gefäßverteilung des Mesenterialgebietes eine solche Fehlbildung diagnostiziert werden kann. Allerdings kann die Angiographie nicht als Methode der Wahl zur Diagnostik der Drehungs- und Fixationsstörungen des Darmes angesehen werden. Kontrasteinlauf und Magen-Darm-Passage sind im allgemeinen völlig ausreichend, um die Diagnose eindeutig zu verifizieren.

In diesem Zusammenhang müssen auch Verlagerungen des Dünn- und Dickdarms bei Hernien erwähnt werden. In Abb. 163 haben wir bereits schematisch auf die mögliche angiographische Diagnostik einer paraduodenalen Hernie aufmerksam gemacht (MEYERS, 1970). ENCKE u. Mitarb. (1972) demonstrieren aus unserer Abteilung die Mesentericographie bei einer großen sacralen Hernie nach sakroabdominaler Rectumexstirpation.

7 Linkes Colon

7.1 Topographie

Das Colon descendens ist fest mit der hinteren Bauchwand verwachsen und unterscheidet sich dadurch vom Colon sigmoideum, das ein freies Mesenterium besitzt. Das Sigmoid reicht im allgemeinen caudal bis zu jener Stelle, an welcher das dorsale Mesenterium des Darmes überhaupt sein Ende findet, das ist am Übergang des zweiten in den dritten Sacralwirbel; hier beginnt das Rectum, das primär mit der Vorderwand des Sacrum verwachsen ist (Hafferl u. Thiele, 1969).

7.2 Gefäße

Die arterielle Versorgung des linken Dickdarmes erfolgt über die A. mesenterica inferior. Ihr Versorgungsgebiet beginnt an der Flexura coli sinistra und umfaßt das Colon descendens, sigmoideum und den größten Teil des Rectums. Die Arterie entspringt aus der Aorta unterhalb der Nierenarterie und entläßt nach kurzem Verlauf die A. colica sinistra, deren R. ascendens gegen die Flexura coli sinistra, deren R. descendens zum caudalen Abschnitt des Colon descendens zieht. Die nächsten Zweige sind die Aa. sigmoideae, sie gehen oft aus einem Stamm hervor. Nur das unterste Ende des Sigmoids wird von der A. rectalis superior (A. haemorrhoidalis superior) versorgt, die der letzte Zweig der A. mesenterica inferior ist und deren Fortsetzung bildet. Die Arterien des Dickdarms unterscheiden sich von denen des Dünndarms dadurch, daß sie nur eine einzige Reihe Arkaden bilden, die nahe dem Darm liegt. Die arterielle Versorgung des Dickdarms ist daher nicht so gut gewährleistet wie jene des Dünndarms, so daß die Unterbindung eines der großen Stämme zur Nekrose des Darmes führt.

Die V. mesenterica inferior verhält sich in ihrem peripheren Abschnitt analog den Arterien. Die peripheren Zweige begleiten die gleichnamigen Arterien. Die V. mesenterica inferior entsteht aus den Vv. sigmoideae und der V. rectalis superior, liegt peripher links vom Stamm der A. mesenterica inferior, zieht aber über diese hinaus weiter nach cranial. Sie nimmt die V. colica sinistra auf und erreicht links von der Flexura duodenojejunalis die Plica duodenalis superior. Die Vene mündet hinter dem Pankreas in die V. lienalis oder V. mesenterica superior zur Bildung der V. portae.

7.4 Konventionelle Röntgenuntersuchung

Methode der Wahl zur Untersuchung des Dickdarmes ist der Colon-Kontrasteinlauf, der als Prallfüllung oder nach Entleerung des Kontrastmittels mit Hilfe der Relieftechnik vorgenommen werden kann. Die sog. Doppelkontrastmethode von A. W. Fischer (1925) hat sich im allgemeinen durchgesetzt, und zwar in der Modifikation die Welin (1955) vorgezeichnet hat. Auf die technische Durchführung des Colon-Kontrasteinlaufs soll nicht im einzelnen eingegangen werden.

Funktionelle Einblicke erlaubt auch die Beurteilung des Colons im Rahmen der Kontrastmahlzeit. Eine Detaildiagnostik ohne Colon-Kontrasteinlauf wird von uns jedoch abgelehnt.

7.4 Angiographische Technik

Allgemeine diagnostische Bedeutung. Colon-Kontrasteinlauf und Endoskopie lassen nur wenige diagnostische Wünsche offen. Die Aussagekraft beider Methoden liegt bei über 90%, so daß die Anwendung der Angiographie auf wenige nur spezielle Fragestellungen reduziert ist. So erübrigt sich im allgemeinen die Angiographie beim durch Trochoskopie oder Endoskopie nachgewiesenen Malignom, es sei denn, daß die Ausdehnung des Tumors und evtl. Metastasen nachgewiesen werden sollen.

Technik. Die Darstellung des linken Colons erfolgt entweder über eine Übersichtsaortographie, wobei die Kontrastmittelsäule die A. mesenterica inferior mit erfassen muß, die selten oberhalb des 3. LWK abgeht. Die *selektive Darstellung* des oft außerordentlich schmallumigen Gefäßes ist technisch schwierig und im Vergleich zur Coeliacographie oder Darstellung der Mesenterica superior zeitraubender.

Wir haben allerdings die Beobachtung gemacht, daß das Lumen bei entzündlichen Veränderungen im Ausbreitungsbereich der Arterie deutlich weiter wird. Die Sondierung erfolgt mit einem eigens gebogenen Katheter, der nach ventral und meist nach links gerichtet wird. Im allgemeinen reichen 15—20 ml eines hochkonzentrierten Kontrastmittels, um die untere Mesenterialarterie gut darzustellen.

7.5 Indikation

Bei pathologischen Veränderungen — insbesondere Tumoren unklarer Genese im Bereich des Beckens, bei denen Rectum, Sigma oder aborales Descendens als Colonanteile differentialdiagnostisch in Erwägung gezogen werden — empfiehlt sich zunächst eine Übersichtsaortographie, und zwar unterhalb des Abganges der Nierenarterien, so daß die Mesenterica inferior und die Beckenarterien, aber auch die Lumbaläste mit dargestellt werden. Nicht selten läßt sich bei der sehr intensiven Kontrastierung dieser Gefäßabschnitte die Natur der zugrundeliegenden Läsion, aber auch Ursprungsort und Ausdehnung festlegen (s. auch BREIT, 1967 und MUSSGNUG u. PORTMANN, 1965).

Die häufigere Anwendung der selektiven Angiographie der Mesenterica inferior haben WHOLEY u. Mitarb. (1965) gefordert. Die Autoren weisen darauf hin, daß diese Untersuchungsart sich bisher noch keineswegs durchgesetzt habe und für folgende Indikationen sehr geeignet sei: Differentialdiagnose raumfordernder Veränderungen im Ausbreitungsbereich der Mesenterica inferior, Gefäßverhältnisse, Operabilität und Beurteilung des Tumorrezidivs nach Colonteilresektion, gezielte Anwendung von Pharmazeutika und zur Chemotherapie von Tumoren. Wie oft sie die untere Mesenterialarteriographie durchgeführt haben, geben sie nicht an. Die Studie von KAHN u. ABRAMS (1964) beruht ebenfalls zum großen Teil auf Aortographien und nicht nur auf selektiver Kontrastierung der unteren Mesenterialarterie.

7.6 Angiographische Pathomorphologie

7.6.1 Coloncarcinom

Digitale Untersuchung, Endoskopie und Kontrasteinlauf, insbesondere wenn er mit Doppelkontrasttechnik durchgeführt wird, erlauben mit großer Wahrscheinlichkeit die exakte Diagnose eines Colontumors. Schwierigkeiten bereitet allerdings die Differenzierung gegenüber einem entzündlichen Konglomerat, z.B. bei der Sigmadiverticulitis oder am Coecalpol im Gefolge eines perityphlitischen Abscesses. Wir kennen auch bisher noch keine angiographische Arbeit, die sich dieses Problems mit größeren Untersuchungsreihen näher angenommen hätte.

Das Coloncarcinom färbt sich im allgemeinen an. Abb. 172 zeigt pathologische Gefäßneubildungen und atypische Gefäßverläufe. Beim entzündlichen Konglomerat ist die vermehrte Vascularisation jedoch ebenfalls vorhanden. Die verschiedenartige Reaktion von Tumorgefäßen auf Pharmaka mag in Zukunft hier differentialdiagnostisch weiterhelfen.

Recto-Sigma und Coecalpol sind gleichzeitig Lokalisationen, bei denen der Ursprung eines Tumors fraglich sein kann. Erinnert sei an das ausgedehnte Ovarialcarcinom mit Einbeziehung des Coecalpols. Er kann bei der Bariumuntersuchung völlig eingemauert sein. Unter Umständen kann in solchen Fällen die selektive Nierenarteriographie zur Darstellung der A. ovarica von Nutzen sein.

Wir selbst sind der Meinung, daß die Angiographie beim Coloncarcinom nur für die Tumorausdehnung und bei ausgedehnten Raumforderungen im Hinblick auf den Ursprungsort zusätzliche Aussagen bringt, daß über Gut- oder Bösartigkeit im letzten nur die histologische Untersuchung entscheidet.

7.6.2 Polyposis coli

Diagnostische Bedeutung der Angiographie. Mit Hilfe der Welinschen Technik gelingt es, auch Polypen von nur wenigen mm Größe im Kontrasteinlauf nachzuweisen.

Verlaufsbeobachtungen sind zudem ein zuverlässiger Indicator für Gut- oder Bösartigkeit, so daß die Hilfe der Angiographie höchstens in Fällen größerer Polypen in Anspruch genommen wird, um Argumente für oder gegen die Malignität zu sammeln.

Angiographischer Befund. Colonpolypen zeichnen sich durch kräftige Gefäßversorgung aus. In der Parenchymphase entstehen auf diese Weise durch dichte Gefäßknäuel in den pilzförmigen Polypen Kontrastansammlungen in Form schattengebender, scharf begrenzter Flecken, die besonders bei der generalisierten Polyposis coli zu einer besonders eindrucksvollen, dichten Anfärbung der Colonwand im Angiogramm führen (Abb. 171). Das Bild erinnert an die Befunde bei der Bariumpassage, nur daß wir statt der gewohnten Aussparung beim Kontrasteinlauf eine positive Darstellung der Polypen erreichen.

Indikationen. Der Vorteil der Angiographie bei der Diagnose der Colonpolypose kann u.a. darin bestehen, Kriterien zu erarbeiten, in welchem Bezirk der potentiellen Präcancerose sich echte Tumoren entwickeln.

Auch bei einer stärkeren Gastrointestinalblutung, die chirurgisches Eingreifen erfordert, kann die selektive Arteriographie durch Lokalisation der blutenden Polypen Veranlassung zum lebensrettenden Eingriff sein (s. Kapitel „Angiographie der Gastrointestinalblutung", S.36).

Die Bedeutung der Polyposis im Rahmen der proteinverlierenden Enteropathie und die Rolle der Angiographie für die Klärung der Pathogenese ist im Dünndarmkapitel bereits angeführt worden.

7.6.3 Colitis ulcerosa

Auch bei dieser Erkrankung bieten klinische Hinweise und die sorgfältige endoskopische Untersuchung mit Probeexcision aus der Recto-Sigmaschleimhaut genügend diagnostische Hinweise.

Der angiographische Beitrag zur Pathogenese. Die Angiographie scheint im Hinblick auf die diskutierte Pathogenese dieser Erkrankung interessant. Während WARREN u. SOMMERS (1949) und WARREN u. BERK (1957) die Ansicht vertreten, daß die Colitis ulcerosa infolge einer Vasculitis mit Nekrose, Thrombose und Perivasculitis ursächlich beteiligt seien, haben SPJUT u. MARGULIS (1965) dies aufgrund von mikroangiographischen Studien bei 2 Colitis ulcerosa-Präparaten nicht bestätigen können. Sie berichten von weitgestellten und vermehrten Gefäßen und vasculären Veränderungen hauptsächlich innerhalb der Mucosa. Nur wenn diese alteriert war, fanden sie auch Veränderungen an den Submucosagefäßen. Insgesamt war die Dickdarmwand deutlich stärker mit Blutgefäßen versorgt. Zahlreiche Messungen haben im Vergleich zu normalen Colonabschnitten vergrößerte Gefäßdurchmesser in den erkrankten Abschnitten ergeben.

Bei einer eigenen Beobachtung (Abb.176) können wir den präoperativen Befund der Mesentericographie, das Kontrastmittel-injizierte Operationspräparat und das Präparat selbst nebeneinander vergleichen. Während die oralwärts gelegenen Dünndarmgefäße bei dieser ulcerösen Ileocolitis mit Pseudopolyposis völlig gestreckt verlaufen und keinerlei Kaliberschwankungen aufweisen, kommt es im Bereich der erkrankten Abschnitte zur Weitstellung, Krümmung und unregelmäßigen Kontrastansammlung in den Pseudopolypen.

Der venöse Rückfluß erfolgt schneller als in den gesunden Abschnitten.

Damit kann gezeigt werden, daß die Angiographie im Hinblick auf die wahre Ausdehnung eines Prozesses bei der Colitis ulcerosa Verwendung finden kann; mit ihrer Hilfe ist auch eine primäre Gefäßläsion als Ursache der Erkrankung auszuschließen. Der klinisch-diagnostische Aussagewert der Angiographie bei der Colitis ulcerosa ist jedoch sehr begrenzt.

7.6.4 Durchblutungsstörung

Durchblutungsstörungen am Colon sind seltener als am Dünndarm. Im radiologischen Schrifttum haben sich bisher nur ganz wenige Autoren mit der Diagnose und den pathogenetischen Grundlagen beschäftigt.

Als „klassischer" Fall darf die Beobachtung in unserer Abteilung bezeichnet werden, die VOLLMAR (1967) in seiner Monographie publiziert hat: Segmentäre Sigmastenose nach operativer Unterbindung der Mesenterica inferior im Rahmen eines Bifurkationsbypass.

Zweifellos gibt es solche Fälle auch nichtiatrogener Natur häufiger, sie werden nur nicht diagnostiziert. FARMAN hat 1966 insgesamt über 6 Beobachtungen berichtet, bei denen Verschluß oder Stenose der Mesenterica inferior oder periphere Embolisation oder Thrombose zu einem Krankheitsbild geführt hatten, dessen Leitsymptom Diarrhoe mit Schleim- und Blutbeimengung ohne nachweisbaren Erreger war. An die Möglichkeit einer vasculären Ursache sollte man nach Meinung dieses Autors denken, wenn Gefäßoperationen vorgenommen worden sind, oder aber, wenn Zeichen schwerer allgemeiner Arteriosklerose vorliegen.

Beim Kontrasteinlauf fanden sich entweder mehr oder weniger lange, „enge Segmente" oder aber — als Ausdruck umschriebener

Schleimhautschwellung — fingerabdruckähnliche Impressionen bei der Prallfüllung.

8 von 800 Patienten zeigten in der Serie von YOUNG u. Mitarb. (1962) Zeichen der Coloninsuffizienz nach Chirurgie der abdominalen Aorta. MARSTON (1964), SHANNON (1962), SHANAHAN u. STEDMAN (1962) und HANNAN u. Mitarb. (1964) berichten von Thrombose der Mesenterica inferior im Rahmen eines Aneurysmas der Bauchaorta. Ulcera des Colons haben YATES u. CLAUSEN (1960) und Pseudotumoren SCHWARTZ u. Mitarb. (1964) als Ausdruck einer Durchblutungsstörung am Colon beschrieben.

8 Mesenterium und Omentum

8.1 Topographie und klinische Bedeutung

Im Anschluß an die Besprechung pathologischer Veränderungen der großen Gefäßstämme und der Viscera liegt es nahe, auch nach dem Wert der Angiographie für Mesenterium und Netz zu fragen. Hier handelt es sich um Peritonealfalten, in denen mehr oder weniger große Gefäßstämme zu ihren Erfolgsorganen ziehen.

Auf ihrem Weg dorthin besteht die Möglichkeit einer Gefäßverlagerung oder -einengung durch raumfordernde Prozesse, die z. B. als Mesenterialsarkome ihren Ausgang von einer solchen Duplikatur nehmen können. Da die Häufigkeit dieser Tumoren erfahrungsgemäß außerordentlich gering ist, wird nur in den seltensten Fällen einmal die Diagnose präoperativ gestellt.

Die wichtigste — weil für den Patienten nicht selten entscheidende — Differentialdiagnose für das primäre Malignom ist der entzündliche „Netz“-Tumor, der sich gelegentlich im Anschluß an einen operativen Eingriff als tastbare, meist sehr schmerzhafte Resistenz einstellt.

8.2 Gefäße

Wichtigstes Gefäß für die Versorgung des Mesenteriums ist die A. mesenterica superior; demgegenüber ist das Ausbreitungsgebiet der unteren Mesenterialarterie relativ bescheiden, da von ihr nur das zum linken Colon führende Mesenterium versorgt wird. Im kleinen Netz, zwischen der Curvatura minor des Magens und der Leber, können sowohl die Aa. gastricae sinistra et dextra als die Gefäße der Leberpforte durch krankhafte Veränderungen in diesem Abschnitt in Mitleidenschaft gezogen werden.

Die Blutversorgung des Omentum majus erfolgt über die A. gastroepiploica dextra und in kleinerem Ausmaß auch über die A. gastroepiploica sinistra. Von diesen beiden Arterien ziehen die Aa. omentales in gerader Richtung nach caudal und verjüngen sich rasch, so daß ihre seitlichen Verzweigungen nur noch selten differenziert werden können.

Zwischen den beiden Gastroepiploicae wird meist eine Arkade in Höhe der großen Magenkurve beobachtet, in welcher das Kontrastmittel früher auf der rechten Seite erscheint als über die A. gastroepiploica sinistra.

Sind nur einige wenige, fadendünne Omentaläste zu beobachten, so gilt dies als normales Erscheinungsbild der Netzgefäße. Kontrastierung von kräftigen Gefäßstämmen über 1 mm Durchmesser und Kollateralgefäßen zusätzlich aus der Milzarterie deutet auf einen vom Normalen abweichenden Zustand hin (BENKÖ, 1971).

8.3 Angiographische Pathomorphologie

Unter den krankhaften Veränderungen innerhalb des Mesenteriums und des Omentums spielen nur die raumfordernden Prozesse eine klinisch bedeutsame Rolle. Sowohl beim entzündlichen Geschehen in Form des sog. Schloffer-Tumors als auch des umschriebenen Abscesses finden sich kaliberstärkere, zuführende Gefäße meist netzförmig angeordnet mit Stauungen oder arteriovenösen Kurzschlüssen.

Entsprechend den in der Geschwulstangiographie erarbeiteten Kriterien zeichnen sich maligne Tumoren — besonders Sarkome — durch Gefäßneubildungen meist mit korkzieherartigen Sproßen aus. Nicht selten kommt es zur „Anfärbung“ des Tumors, wobei auch hier gilt, daß die Angiographie den histologischen Befund nicht vorwegzunehmen in der Lage ist.

Bei der generalisierten Peritonealcarcinose, insbesondere bei der vorherrschenden kleinknotigen Aussaat, haben wir bei insgesamt 4 operativ nachgewiesenen Fällen auch retrospektiv keinen angiographischen Hinweis für das Bestehen einer solchen Veränderung erbringen können.

Als Ausnahme verweisen wir auf die Beobachtung der Abb. 174. Hier hatten jedoch schon bei der konventionellen Darstellung des Gastrointestinaltraktes multiple, unregelmäßige Impressionseffekte die Verdachtsdiagnose einer Peritonealcarcinose bei unklarem Primärtumor nahegelegt.

Auch ein spezifischer Absceß in der vorderen Bauchwand läßt sich im Mesentericogramm nachweisen. Das Seitbild zeigt einen weichteildichten Kernschatten mit geringer entzündlicher Randreaktion, so daß bei äußerlich erkennbarer, umschriebener Hautrötung— ohne merkliche Überwärmung — die Verdachtsdiagnose auf einen spezifischen Absceß gestellt werden konnte.

Der Wert angiographischer Untersuchungen bei den seltenen Erkrankungen des Netzes und Omentums ist demnach eher bescheiden, wenngleich im Einzelfall, z. B. durch den Nachweis eines gut angefärbten Tumors, sowohl Herkunft als auch Ausdehnung solcher Geschwülste bereits präoperativ festgestellt werden können (Abb. 174—177).

9 Spatium retroperitoneale

9.1 Topographie

Das Spatium retroperitoneale enthält eine Reihe von Organen, deren Vorderflächen mit dem Peritoneum parietale in Kontakt kommen können: Niere, Nebenniere, Ureter, die großen Gefäßstämme und der Truncus sympathicus.

Der Retroperitonealraum wird nach ventral durch die Hinterwand des Peritonealsackes, nach dorsal durch die Rückenmuskulatur, nach cranial durch das Zwerchfell und nach caudal auf beiden Seiten durch das Ligamentum inguinale begrenzt (Hafferl u. Thiele, 1969).

9.2 Gefäße

Die arterielle Versorgung erfolgt über die paarigen Lumbalarterien. Ihr Lumen ist relativ eng und sie müssen im Vergleich zu den Organarterien ein sehr weitläufiges Gebiet arteriell versorgen. Zwischen benachbarten Lumbalarterien bestehen Kollateralen, die jedoch unter normalen Bedingungen angiographisch im allgemeinen nicht sichtbar werden. Die großen Gefäßstämme selbst — allen voran die Aorta abdominalis — und ihr Verlauf sind im Eingangskapitel über die topographische Anatomie beschrieben.

Der venöse Rückfluß erfolgt über die zu den Arterien parallel verlaufenden Vv. lumbales, die einerseits in die untere Hohlvene einmünden, andererseits untereinander über eine Längsanastomose in Verbindung stehen. Diese wird als V. lumbalis ascendens bezeichnet, steht caudal mit der V. iliaca communis in Zusammenhang und setzt sich in die V. azygos bzw. V. hemiazygos fort, welche in die V. cava superior einmündet.

Röntgenologisch von besonderem Interesse sind die im Spatium retroperitoneale verlaufenden Lymphgefäße mit ihren Lymphknoten. Hier sammeln sich die abführenden Lymphstränge der unteren Extremität, des Beckens, des Cavum peritonei und der Bauchwand. In der Nähe des Hiatus aorticus gehen aus ihnen drei größere Lymphgefäßstämme, der Truncus intestinalis sowie die Trunci lumbales dexter und sinister hervor und vereinigen sich hinter der Aorta zum Ductus thoracicus.

9.3 Konventionelle Röntgenuntersuchung

Zur Diagnostik im Retroperitonealraum sind die Abdomen-Leeraufnahme und die Ausscheidungsurographie unentbehrlich, da Nieren, Nebennieren und Ureteren sowie die Harnblase als retroperitoneal gelegene Organe meist recht frühzeitig in pathologische Veränderungen miteinbezogen werden. Bei Aufnahmen in zwei Ebenen lassen sich Verkalkungen dem Retroperitonealraum zuordnen. Differentialdiagnostisch kann es sich um neurogene — insbesondere sympathicogene — Tumoren handeln, aber auch um verkalkte Abscesse, Hämatome und Kalkeinlagerungen in Gefäßen.

Die Kontrastdarstellung des Harntraktes erlaubt durch den Nachweis von Verlagerungen, Impressionen, Destruktionen nicht nur lokalisatorische, sondern gelegentlich auch auf die Art des Prozesses hinweisende Symptome zu erfassen.

Die Schichtuntersuchung, evtl. kombiniert mit der Ausscheidungsurographie (Nephrotomogramm), vermag bereits weiterführende Aussagen zu ermöglichen.

Wesentlich an Bedeutung verloren hat das sog. Pneumoretroperitoneum, da die Luftverteilung im Spatium retroperitoneale von außerordentlich vielen Faktoren abhängig ist und nicht sicher gesteuert werden kann. Fehldeutungen sind hier nicht selten, so daß die Untersuchungsmethode — insbesondere seitdem die Angiographie routinemäßig durchgeführt wird — auf wenige Indikationen beschränkt ist. So haben wir z. B. kein einziges Phäochromocytom in den letzten zehn Jahren durch

Pneumoperitoneum, sondern nur angiographisch diagnostiziert.

9.4 Angiographische Technik

Diagnostische Bedeutung. Die Abhandlung des Spatium retroperitoneale erfolgt in diesem Buch lediglich zur Abgrenzung der Differentialdiagnose von Tumoren unklarer Genese, die nicht selten vom Retroperitonealraum ausgehend palpatorisch und durch die Veränderungen der Nachbarorganen auch röntgenologisch den Anschein eines intraperitonealen Ausgangspunktes erwecken. Es sollen in diesem Zusammenhang deshalb nur die neoplastischen Veränderungen des Retroperitonealraums berücksichtigt werden. Dabei ist zu beachten, daß trotz technisch ausgezeichneter Aortogramme die Interpretation der Röntgenaufnahmen bei der Tumorsuche in der retroperitonealen Region außerordentlich schwierig, manchmal sogar unmöglich sein kann.

Technik. Die angiographische Untersuchung des Retroperitonealraums gelingt am ehesten mit Hilfe der Übersichtsaortographie in Form der subdiaphragmalen Aortographie oder der Katheter-Aortographie (BÜCHELER u. Mitarb., 1965).

Die untere Hohlvene läßt sich durch simultane Punktion der Beckenvenen in Höhe des Leistenbandes oder aber durch Sondierung einer einzigen Beckenvene und anschließender Kontrastinjektion übersichtlich darstellen (FUCHS, 1961; DÜX u. Mitarb., 1967).

9.5 Angiographische Pathomorphologie

Die Blutversorgung der retroperitonealen Tumoren erfolgt über die kleinlumigen Lumbalarterien und im Becken aus den Ästen der A. iliaca interna. Aus diesem Grunde finden sich meist nur spärliche und kleinkalibrige arterielle Tumorgefäße sowie eine nur mäßige Anfärbung in der capillären Phase. Im Gegensatz zur Tumordiagnostik der Organe ermöglicht bei den Geschwülsten im Retroperitonealraum die Angiographie daher nur mit sehr großen Einschränkungen die Differentialdiagnose zwischen gut- oder bösartigem Tumor, das gilt insbesondere für große und nekrotische Geschwülste (BÜCHELER u. Mitarb., 1967) (Abb. 177—182). Die spärliche Gefäßversorgung kann außerdem zur Folge haben, daß sich relativ schnell Tumornekrosen entwickeln. Fehldeutungen im Aortogramm im Sinne gutartiger Geschwülste, retroperitonealer Abscesse oder Hämatome sind deshalb möglich. Ein weiterer Unsicherheitsfaktor kommt durch die Überlagerung kleinerer Visceralarterien und der intrarenalen Verzweigung zustande. Trotzdem kann auf das Übersichtsaortogramm im allgemeinen nicht verzichtet werden, da die selektive Arteriographie von Lumbalästen zwar von einigen Autoren als völlig ungefährlich hingestellt wird, von anderen Autoren jedoch als Ursache schwerwiegender Querschnittslähmungen angesehen wird (s. S. 25).

Aussagen über den Ursprungsort retroperitoneal gelegener Tumoren sind nur mit großem Vorbehalt möglich. Hier kann die zusätzliche Cavographie aber auch die Lymphographie wesentliches beitragen (von KEISER u. MÜLLER, 1963; LINDBOM, 1964). Das kombinierte Vorgehen hat auch für die Operationsindikation zunehmende Bedeutung erhalten (Abb. 178). Bei den heute möglichen, erweiterten Eingriffen gilt der früher bei Venenveränderungen oder Cavainfiltrationen als inoperabel angesehene Tumor heute in manchen Fällen als operabel oder wird wenigstens partiell reseziert.

Dieses hat zur Voraussetzung, daß die Einmündungsstelle der Nierenvenen frei von thrombotischen oder tumorösen Veränderungen ist und damit eine freie Durchgängigkeit der Kollateralverbindungen zwischen Beckenvenen und dem retroperitonealen Venensystem gewährleistet ist.

Die Lymphangioadenographie ist als Methode der Wahl zur Diagnostik von Lymphknotenvergrößerungen bei der Abklärung retroperitonealer Geschwülste notwendig. Sie hat bei Verdacht auf eine generalisierte Lymphknotenerkrankung den Vorrang vor Aorto- und Cavographie. Erst bei totaler Lymphblockade ist die Cavographie ihr überlegen.

VI Häufigkeit und Wertigkeit der abdominalen Angiographie

Die diagnostische Bedeutung der Angiographie im Bauchraum ist am Einzelfall unschwer zu belegen. Die in den vorangehenden Kapiteln aufgezeigten Indikationen zeigen jedoch auch in ihrer Breite und Vielfalt, daß mit der röntgenologischen Gefäßdarstellung ein neues und gewichtiges Diagnosticum Eintritt in die Klinik abdomineller Erkrankungen gefunden hat.

Das seltene Krankheitsbild und seine angiographisch-diagnostische Klärung darf jedoch ebensowenig wie die ansehnliche Zahl von Untersuchungen, auf die sich dieses Buch stützt, darüber hinwegtäuschen, daß es sich um *eine* von vielen möglichen und bewährten Methoden der Krankheitserkennung handelt.

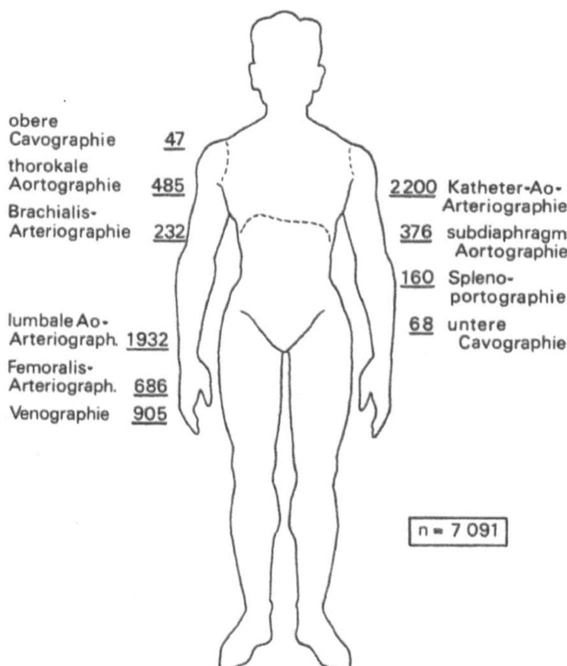

Angiographische Technik bei 7091 Untersuchungen

Es erscheint uns deshalb richtig, in diesem Schlußkapitel mit „Maß und Zahl" jene Basis wiederzugeben, auf die sich unsere Ausführungen gestützt haben.

Abdominale Angiographie (1961—1971)

Technik	
Katheteraortographie	786
Subdiaphragmale Aortographie	376
A. coeliaca und Äste	572
Aa. mesenterica superior et inferior	411
Nierenarterien	431
Splenoportographie	160
V. cava inf. und Äste	68
Gesamt	2804

In der Dekade 1961—1971 wurden an unserer Abteilung 7091 Angiographien durchgeführt, zu denen noch etwa 4000—5000 cerebrale Angiographien kommen, die aber unberücksichtigt bleiben.

Werden subdiaphragmale Aortographie, Splenoportographie und Cavographie ausgeklammert, so wurden die *2200 Katheteruntersuchungen* bei insgesamt *1950 Patienten* vorgenommen. Die Altersverteilung zeigt einen deutlichen Gipfel im 6. Lebensjahrzehnt. Mehr als die Hälfte aller Untersuchungen betraf Patienten im Alter zwischen 40 und 69 Jahren. Der jüngste Katheterpatient war 1 Jahr alt; Angiographien über die Nabelgefäße sind in dieser Aufstellung nicht erfaßt. Unser ältester Patient, ein 94 Jahre alter Ukrainer in beneidenswertem Allgemeinzustand, hatte ein Aneurysma der Bauchaorta.

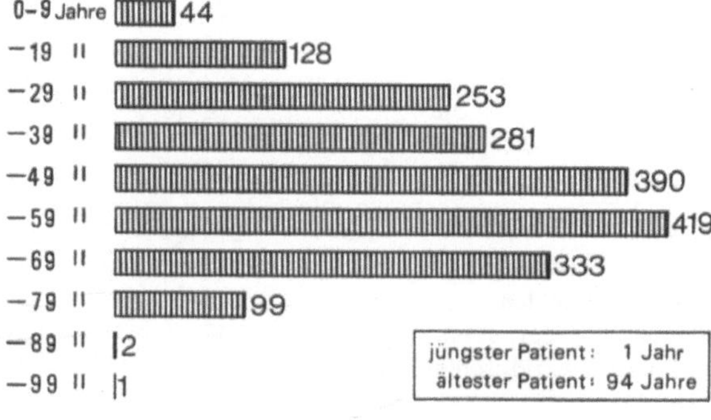

Altersverteilung bei 2200 Katheterangiographien

Es kamen wesentlich mehr Männer als Frauen zur angiographischen Untersuchung. Das Verhältnis von 64% Männern gegenüber 36% Frauen resultiert nicht zuletzt aus dem häufigen Vorkommen degenerativer Gefäßprozesse bei Männern.

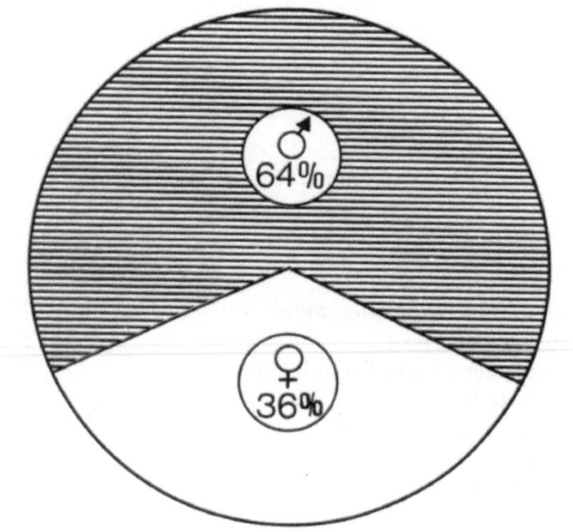

Geschlechtsverteilung bei 2200 angiographierten Patienten

Über Häufigkeit, Indikationen und Aussagekraft der einzelnen Untersuchungstechniken geben die folgenden Tabellen Auskunft:

Zu dieser Tabelle ist kritisch zu bemerken, daß die Katheteraortographie nicht selten der selektiven Arteriographie vorangeht, insbesondere dann, wenn eine nähere Organlokalisation der gesuchten Veränderung nicht bekannt ist oder wenn es sich um viscerale Durchblutungsstörungen handelt. In den ersten Jahren unserer angiographischen Tätigkeit haben wir häufiger von der Aortographie Gebrauch gemacht, neigen aber immer mehr zur selektiven und superselektiven Technik. Wegen „kinking", Stenose oder Verschluß der Beckenarterien konnte in 47 Fällen die Untersuchung nicht vorgenommen werden. Wir haben bei diesen Patienten eine subdiaphragmale Aortographie durchgeführt.

Abdominale Katheteraortographie (n = 786)

Indikation	Gesamt	Bestätigt	Ausschluß	falsch		?
				+	−	
Magen-Darm						
Blutung	8	—	—	—	8	—
Tumor	18	6	6	—	4	2
Entzündung	3	—	—	—	—	3
Leber						
Tumor	16	5	4	—	7	—
Echinococ.	1	—	—	—	—	1
Ruptur	2	—	—	—	—	2
Milz						
Tumor	2	2	—	—	—	—
Ruptur	15	3	8	—	—	4
Pankreas						
Entzündung	6	2	—	—	3	1
Neoplasma	26	5	13	—	3	5
Cyste	7	4	—	—	1	2
Nebenniere						
Hyperplasie	15	—	5	—	5	5
Neoplasma	3	2	—	—	1	—
Phäochromocytom	24	16	7	1	—	—
Retroperitonealtumor	56	30	14	—	—	12
Pfortaderverschluß	3	—	—	—	—	3
Art. Verschluß, Stenose	64	30	32	—	—	2
Zwerchfellruptur, -hernie	3	3	—	—	—	—
Zwerchfelltumor	1	1	—	—	—	—
Gesamt	273	109	89	1	32	42
Nierenerkrankungen	431					
Unterlagen fehlen	35					
Katheteraortographie technisch nicht durchführbar	47	(Aorten-, Beckenarterienstenosen! Sofort anschließend Aortendirektpunktion!)				
n	786					

Die auffallend große Zahl von Nierenerkrankungen unter den Indikationen zur subdiaphragmalen Aortographie stammt ausnahmslos aus den ersten Jahren. Methode der Wahl ist heute die möglichst selektive Nierenarteriographie.

Der Großteil der direkten Aortographien gilt den obliterierenden Gefäßprozessen und —

Subdiaphragmale Aortographie (n = 376)

Indikation	Gesamt	operativ	Ausschluß	falsch		?
		+		+	−	
Nierenerkrankung	127					
Postop. Bypasskontrolle	71	71	—	—	—	—
Aortenaneurysma	37	33	4	—	—	—
Aortenverschluß, -stenose	38	36	2	—	—	—
Visceralart.-Verschluß, -stenose	34	19	15	—	—	—
Aortocavale Fistel	1	1	—	—	—	—
Retroperitonealer Tumor	5	2	2	—	—	1
Phäochromocytom	6	2	3	—	—	1
Pankreasneoplasma	6	—	—	—	—	2
Pankreatitis	4	—	4	—	—	—
Gesamt	329					
Unterlagen fehlen	45					
Angiographie nicht durchführbar	2	(Narkose-Schwierigkeiten)				
n	376					

Angiographie des Tr. coeliacus und seiner Äste (n = 572)

Indikation	Gesamt	Bestätigt	Ausschluß	falsch		?
				+	−	
Pankreatitis	40	26	1	2	7	4
Pankreasneoplasma	133	30	86	2	5	10
Inselzelltumor	15	5	5	—	1	4
Pankreascyste	24	15	7	—	1	1
Pankreasverletzung	2	2	—	—	—	—
Milztumor, -vergrößerung	24	22	2	—	—	—
Milzcyste	10	6	1	—	2	1
Milzruptur	59	13	43	2	1	—
Leberabsceß	2	1	1	—	—	—
Subphren. Absceß	4	3	1	—	—	—
Leberruptur	21	4	12	—	4	1
Leberechinococcus	7	5	2	—	—	—
Lebertumor, -metastasen	44	16	26	1	—	1
Lebertumor bei Thorotrastose	4	2	1	1	—	—
Gallenblasentumor	3	2	—	—	1	—
Magentumor	6	1	3	—	2	—
Peritonealcarcinose	5	1	—	—	4	—
Zwerchfellruptur	3	1	1	—	1	—
Magen-Darm-Blutung	36	16	—	—	16	4
V. portae-, V. lienalisverschluß	62	18	39	1	2	2
Aneurysma A. lienalis	2	2	—	—	—	—
Arterioportale Fistel	2	2	—	—	—	—
Viscerale Gefäßverschlüsse oder -stenosen	32	20	11	—	—	1
Gesamt	540	213	242	9	47	29
Unterlagen fehlen	24					
Angiographie nicht durchführbar	8					
n	572					

Angiographie der A. mesenterica superior et inferior (n = 411)

Indikation	Gesamt	operativ +	Ausschluß	falsch +	falsch −	?
Lebertumor	26	8	17	—	—	1
Leberechinococcus	2	1	1	—	—	—
Gallenblasentumor	2	1	1	—	—	—
Pankreatitis	40	32	1	—	4	3
Pankreascyste	17	12	3	—	1	1
Pankreasneoplasma	118	23	81	1	5	8
Inselzelltumor	11	1	4	—	3	3
Dünndarmtumor	10	6	2	—	1	1
Dickdarmtumor	15	10	4	—	1	—
Arteriomesenteriale Kompression	4	4	—	—	—	—
Arteriovenöse Malformation	1	1	—	—	—	—
Bauchhöhlenabsceß	1	1	—	—	—	—
Peritonealcarcinose	7	1	3	—	—	3
Mesenterialtumor	8	5	2	—	—	1
Magen-Darm-Blutung	29	11	—	—	14	4
Pfortaderverschluß, -stenose	31	13	15	—	1	2
Arterielle Gefäßverschluß, -stenose	45	21	23	—	—	1
Traumatische Gefäßveränderungen	6	1	4	—	—	1
Gesamt	373	152	161	1	30	29
Unterlagen fehlen	29					
Angiographie nicht durchführbar	9					
n	411					

Splenoportographie (n = 160)

Indikation	Gesamt	Bestätigt	Ausschluß	falsch +	falsch −	?
Pfortaderverschluß	115	23	88	—	—	4
Milzvenenverschluß	16	11	3	—	—	2
Milzvenenaneurysma	1	1	—	—	—	—
Budd-Chiari-Syndrom	3	3	—	—	—	—
Cruveilhier-Baumgarten-Syndrom	1	1	—	—	—	—
Lebercarcinom	1	1	—	—	—	—
Gesamt	137	40	91	—	—	6
Technisch mißglückt	23 (14%)					
n	160					

an einer Klinik mit zahlreichen gefäßchirurgischen Eingriffen — den postoperativen Ergebnissen nach Rekonstruktion der Gefäßbahn. Seltenere Indikationen sind die retroperitonealen Veränderungen, wenn der Zugangsweg von den Femoralarterien aus verlegt ist und gleichzeitig eine gefäßchirurgische Intervention in Aussicht genommen wird.

Die Tabellen der Coeliacographie und Mesentericographie müssen im Zusammenhang gesehen werden, da bei zahlreichen Patienten beide Gefäße dargestellt werden müssen. Erinnert sei an die Pankreaserkrankungen, aber auch an Blutungslokalisationen, Tumorsuche usw.

So betreffen positive Befunde bei der Suche nach einer Blutungsquelle mittels der Coeliacographie die Magen-Duodenalregion, während der Weg über die Mesentericae die Lokalisation im Duodenum, Dünn- und Dickdarm erlaubten. „Bestätigt" bedeutet dabei entweder die operative/autoptische Sicherung oder durch

Untere Hohlvenendarstellung (n = 68)

Indikation	Gesamt	Bestätigt	Ausschluß	falsch +	falsch −	?
Verschluß, Stenose durch Tumor	33	13	20	—	—	—
Thrombose	34	9	25	—	—	
Gesamt	67					
Mißglückt	1					
n	68					

den klinischen Verlauf. Ausschlußdiagnosen wurden nur zum Teil operativ verifiziert. Hier verbergen sich zweifellos manche später positive Befunde. Wir haben diesen Fehler bei der statistischen Untersuchung im Anschluß an diese Tabellen ausgemerzt und stellen dort gesicherte Stichproben vor.

Bei allen Patienten, die uns zur Splenoportographie überwiesen wurden, war eine portale Hypertension klinisch sicher oder wurde vermutet. Anlaß zur Angiographie war in allen Fällen die Frage, ob die Pfortader für eine evtl. operative Kurzschlußverbindung offen sei. In 2 Fällen wurde über die selektive Sondierung der unteren Hohlvene und der Anastomose der Nachweis einer gut funktionierenden porto-cavalen Verbindung erbracht. Der positive Nachweis von varicös erweiterten Kollateralen an Kardia und Oesophagus erlaubte bei der akuten Gastrointestinalblutung sehr häufig die Lokalisation der Blutungsquelle.

Um Zahl und diagnostische Wertigkeit nicht dem subjektiven Zufall zu überlassen, haben LINDER u. Mitarb. (1970) eine *prospektive Studie* an der Chirurgischen Univ.-Klinik Heidelberg vorgenommen. Die Klinik weist trotz weitgehender Spezialisierung ein kombiniertes Krankengut von Universitäts- und Stadtkrankenhaus auf.

Zum Verständnis dieser Erhebung sei zunächst der diagnostische Entscheidungsweg kurz skizziert (nach LINDER u. Mitarb., 1970).

Nach Anamnese und klinischer Befunderhebung wird die klinische Verdachtsdiagnose gestellt und es werden weitere spezielle diagnostische Maßnahmen beschlossen. Im einzelnen wurden 1969 während eines Vierteljahres an 2784 konsekutiven, stationären Patienten insgesamt 40 verschiedene diagnostische Maßnahmen erfaßt. Uns sollen in diesem Zusammenhang nur die röntgenologischen Untersuchungen interessieren.

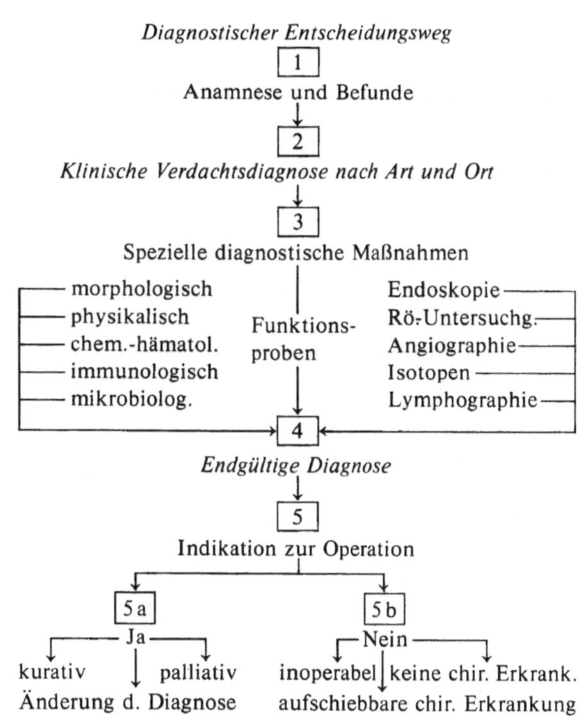

Immerhin sind bei $\frac{2}{3}$ dieser 2784 chirurgischen Patienten konventionelle Röntgenuntersuchungen vorgenommen worden. Hinzu kommen noch Angiographien, die insgesamt mit 15% an den diagnostischen Maßnahmen beteiligt sind.

Zur kritischen Beurteilung der Wertigkeit einzelner diagnostischer Verfahren wurde bei der Datenerhebung nicht nur eine Aufzählung aller Maßnahmen verlangt, sondern darüber hinaus auch nach dem *entscheidenden Diagnosticum* gefragt.

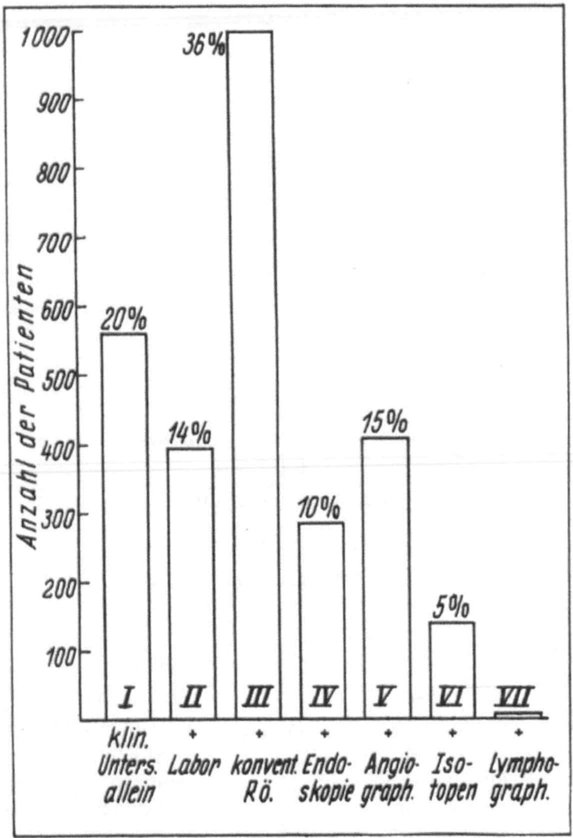

Häufigkeitsverteilung diagnostischer Maßnahmen bei 2784 Patienten

Häufigkeit und Leistungsquotient diagnostischer Maßnahmen bei 2784 Patienten

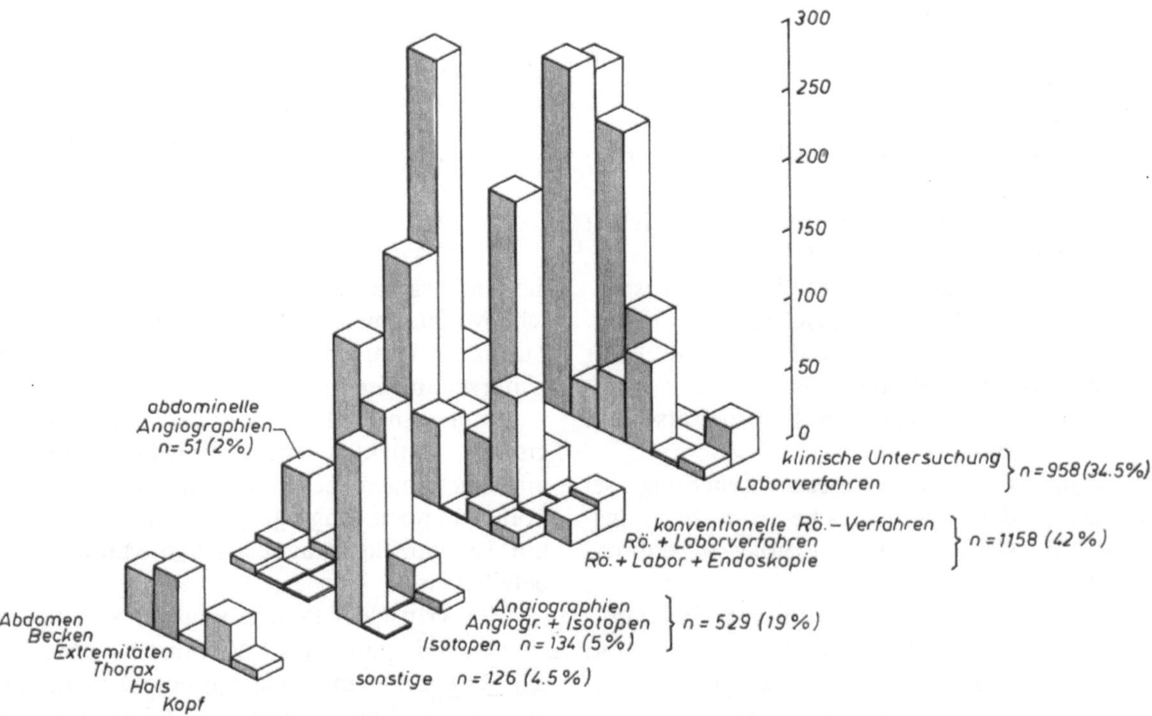

Prospektive Studie zur Häufigkeitsverteilung diagnostischer Maßnahmen bei stationären Patienten der Chir. Univ.-Klinik Heidelberg. (Nach LINDER u. Mitarb., 1970)

Aus Häufigkeit und diagnostischer Ergiebigkeit wurde eine Art „Leistungsquotient" errechnet. Dabei sei ausdrücklich hervorgehoben, daß für die Beurteilung der einzelnen Verfahren nur chirurgische Abteilungs- und Oberärzte verantwortlich waren. 74% aller Röntgenuntersuchungen brachten für die endgültige Diagnose *wichtige Informationen; der Anteil entscheidender Informationen durch die Angiographie* lag mit rund *90%* noch höher.

Gehen wir von dieser Gesamtschau jedoch ins Detail, so zeigt die auf den ersten Blick verwirrende „Häufigkeitsverteilung diagnostischer Maßnahmen der Chir. Univ.-Klinik Heidelberg, daß die abdominale Angiographie mit $n = 51$ Patienten unter dem Gesamtkollektiv nur einen Anteil von 2% aufweist.

Wir haben es bei der abdominalen Angiographie demnach mit einer relativ seltenen Untersuchungsmethode zu tun, zumal im gleichen Zeitraum 1158 konventionelle Röntgenuntersuchungen mit Laboruntersuchungen und Endoskopien (42%) vorgenommen worden sind. Gerade wegen der im Gesamtkrankengut so selten vorgenommenen angiographischen Untersuchung im Bauchraum interessiert die Frage nach ihrer Effektivität (Wenz u. Mitarb., 1970) (vgl. Tabelle).

Angiographischer Befund	Krankheit		Summe
	positiv	negativ	
Positiv	35 (5)	4 (2)	39
Negativ	4	8	12
Summe	39 (5)	12 (2)	51 (12)

Spezifität: 0,67; Sensibilität: 0,90; Fehler I: 0,10; Fehler II: 0,33

Die Tabelle zeigt, daß wir unter 51 abdominalen Angiographien der prospektiven Studie bei einem gemischten Kollektiv bestehend aus Tumoren, Entzündungen und Gefäßverschlüssen 30mal zu einer richtig positiven, 8mal zu einer richtig negativen Diagnose kamen. In 7 Fällen war die angiographische Diagnose fraglich; bei positiver Interpretation wären 2 Befunde falsch positiv gewesen. Daraus resultiert eine Sensibilität von 90%. Die Wahrscheinlichkeit, einen tatsächlich Kranken als solchen zu entdecken, ist demnach relativ hoch.

Um ein größeres Zahlenmaterial auswerten zu können, sei eine *retrospektive Analyse* von 2385 abdominalen Angiographien gegenübergestellt, von denen bei 559 Patienten die Gefäßuntersuchung unter der klinischen Verdachtsdiagnose eines Tumors vorgenommen wurde. In 263 Fällen liegt eine histologische Sicherung der Diagnose vor.

Angiographischer Befund	Krankheit		Summe
	positiv	negativ	
Positiv	186 (26)	20 (10)	206
Negativ	30	27	57
Summe	216 (26)	47 (10)	263 (36)

Spezifität: 0,57; Sensibilität: 0,86; Fehler I: 0,14; Fehler II: 0,43

Die Auswertung der diagnostisch gesicherten Fälle zeigt, daß die Sensibilität, d.h. die Wahrscheinlichkeit eines richtig positiven Befundes in der gleichen Größenordnung liegt, wie in dem vorher zitierten, gemischten Kollektiv, sofern auch hier die fraglichen Befunde positiv gedeutet werden. Unter dieser Voraussetzung ist aber die Spezifität, d.h. die Sicherheit für den Ausschluß der tatsächlich nicht Kranken (Fehler II = 0,43) gering.

Selbst wenn fragliche Befunde grundsätzlich negativ interpretiert würden, beträgt das Risiko eines falsch positiven Befundes bei abdominalen Tumoren 21%. Daraus ergibt sich, daß die viscerale Angiographie besser geeignet ist, bei hinreichendem Krankheitsverdacht einen Tumor nachzuweisen. Sie ist aber weniger wirksam, wenn es bei unsicheren klinischen Verdachtsmomenten darauf ankommt, die tatsächlich nicht Kranken auszuschließen oder anders ausgedrückt: gerade beim Tumorverdacht im Bereich des Abdomens besteht *im eigenen Krankengut die Tendenz, angiographischen Symptomen eine übertrieben große Bedeutung in der Geschwulstdiagnostik zuzumessen.*

Die Schlußfolgerungen, die sich aus diesen Zahlen für das eigene, künftige Krankengut ergeben, sind eindeutig: Noch kritischere Beurteilung angiographischer Befunde, noch bessere Korrelation angiographischer Pathomorphologie mit dem tatsächlich vorhandenen Substrat, noch bessere klinische Information über den zu untersuchenden Patienten und kritische Verwendung all jener technischen Hilfsmittel, die uns superselektive Untersuchungsmethoden, Pharmakoangiographie, elektronische Bildauswertung, und was alles die Zukunft noch bringen wird, bieten.

Wir haben mit Absicht für die kritische, statistische Auswertung die Abdominaltumoren mit ihrer oft so problematischen, präoperativen Diagnostik gewählt, um auch die Schwächen der abdominalen Angiographie aufzuzeigen und die Fehlerbreite anzugeben, in der wir uns bei der Auswertung der Angiogramme bewegt haben.

Nicht zu vergessen ist schließlich, daß Maß und Zahl die Qualität nicht ohne weiteres beinhalten! Die Besonderheiten der pathomorphologischen Ausbildung eines Prozesses, insbesondere hinsichtlich seiner Vascularisation, Ausdehnung und Topographie, entscheiden weitgehend über das „Maß" seiner angiographischen Erfaßbarkeit. Von daher ist einzusehen, daß die diagnostische Wertigkeit der Angiographie nicht pauschal angegeben werden kann. Das Wissen um die Leistungsfähigkeit einer diagnostischen Methode schafft erst die Voraussetzung für ihre sinngemäße klinische Anwendung und Beurteilung; nur sie werden die Angiographie auf dem Weg ihrer bisherigen Erfolge weiterführen.

VII Bildtafeln (Abbildungen 1–183)

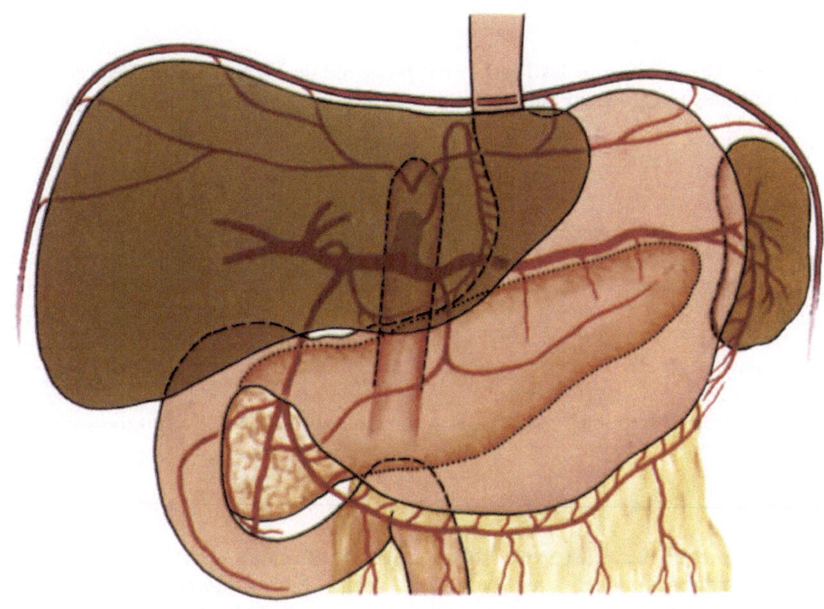

Abb. 1. Topographie des Truncus coeliacus

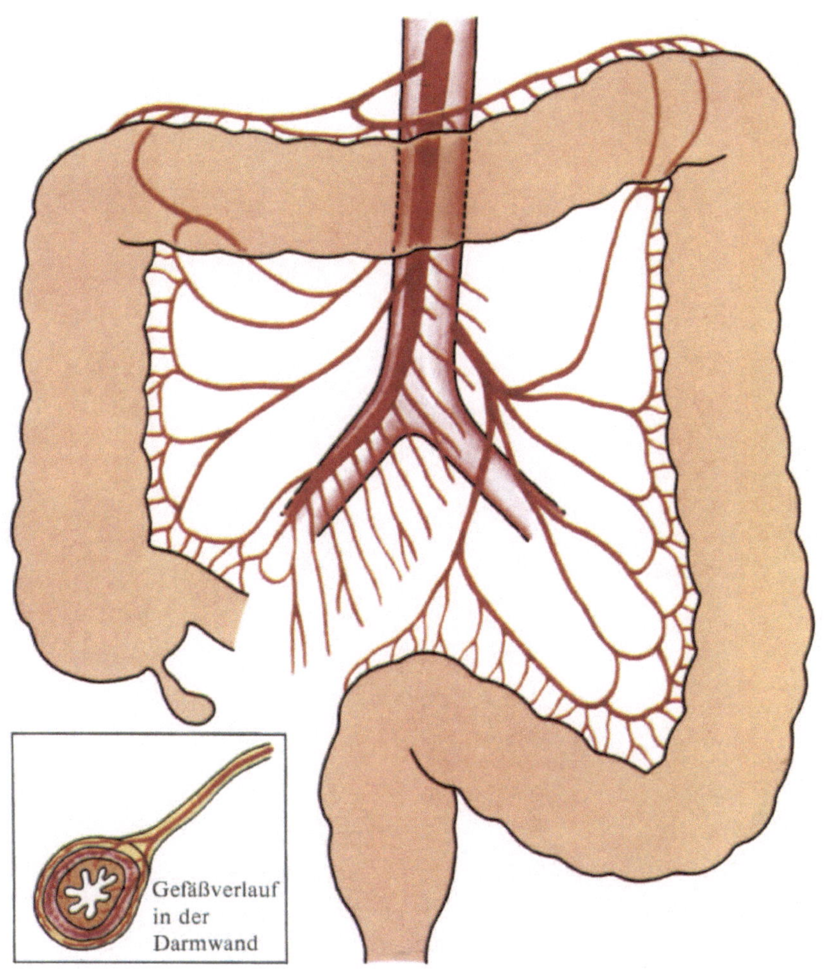

Abb. 2. Topographie der A. mesenterica superior und der A. mesenterica inferior

Oben links und rechts

Abb. 3. a Abgangsstenose des Truncus coeliacus und der A. gastrica sin. Äste des Truncus coeliacus rot. Farbröntgenbild. b Ringförmige Stenose am Stamm der A. mesenterica superior. Klinisch: Angina abdominalis. Farbröntgenbild

Mitte links

Abb. 4. 2-Etagenverschluß: Truncus coeliacus und A. mesenterica superior. Zustand nach Nephrektomie links. Aorta und rechte Nierenarterie rot. Kollateralkreislauf über die A. mesenterica inferior und die Riolansche Anastomose in das Gebiet der verschlossenen Visceralarterien grün. Farbröntgenbild

Mitte rechts

Abb. 5. Arteriosklerotische Stenose der A. mesenterica superior. Obduktionspräparat (Prof. Dr. K. GOERTTLER)

Unten links und rechts

Abb. 6a u. b. Hoher, iatrogener Aortenverschluß. Zustand nach Aortenligatur bei Exstirpation eines großen, linksseitigen Nierentumors im Alter von 1 Jahr. Nach 6 Jahren ausgedehnte Kollateralen zwischen proximaler Aorta und den Beckenarterien. a Frühharterielle Phase; b spätarterielle Phase. Darstellung lumbaler, vertebraler und spinaler Kollateralen. Farbröntgenbild

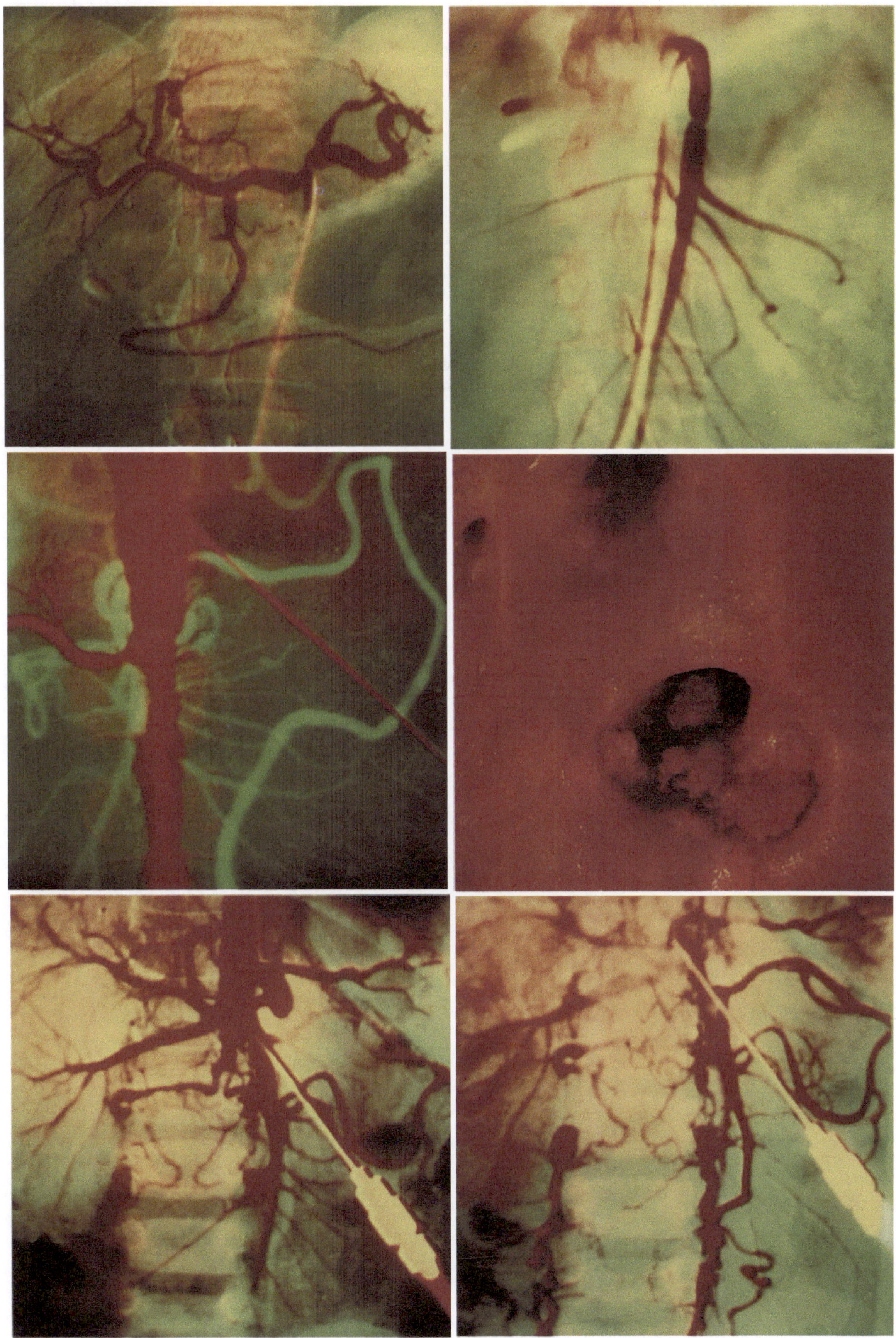

Oben links und rechts, Mitte links

Abb. 7a—c. Familiäre Polyposis intestinalis (PEUTZ-JEGHERS). a Typische Pigmentierung bei Vater und Tochter. b Schwere gastrointestinale Blutung. Lokalisation der Blutungsquelle beim Vater durch selektive Angiographie der A. mesenterica superior. Auffallend weite, zuführende Jejunalarterie rot. Markierung eines reichvascularisierten Dünndarmtumors durch körbchenartige Anordnung der Gefäße mit winzigen Kontrastaustritten (Pfeil). Venen grün. Farbröntgenbild. c Blutender Jejunalpolyp. Operationsitus (Prof. Dr. F. LINDER)

Mitte rechts

Abb. 8. Adenocarcinom des Coecums. Tumoranfärbung dunkelgrün gegenüber den rot dargestellten Arterien. Zuführendes Gefäß: A. ileocolica. Farbröntgenbild

Unten links und rechts

Abb. 9a u. b. Traumatischer Niereninfarkt. a Abriß der caudalen Nierengefäße und fehlende Parenchymdarstellung der unteren Nierenhälfte. Farbröntgenbild. b Ausgedehnter Infarkt der caudalen Niere. Operationspräparat (Prof. Dr. L. RÖHL)

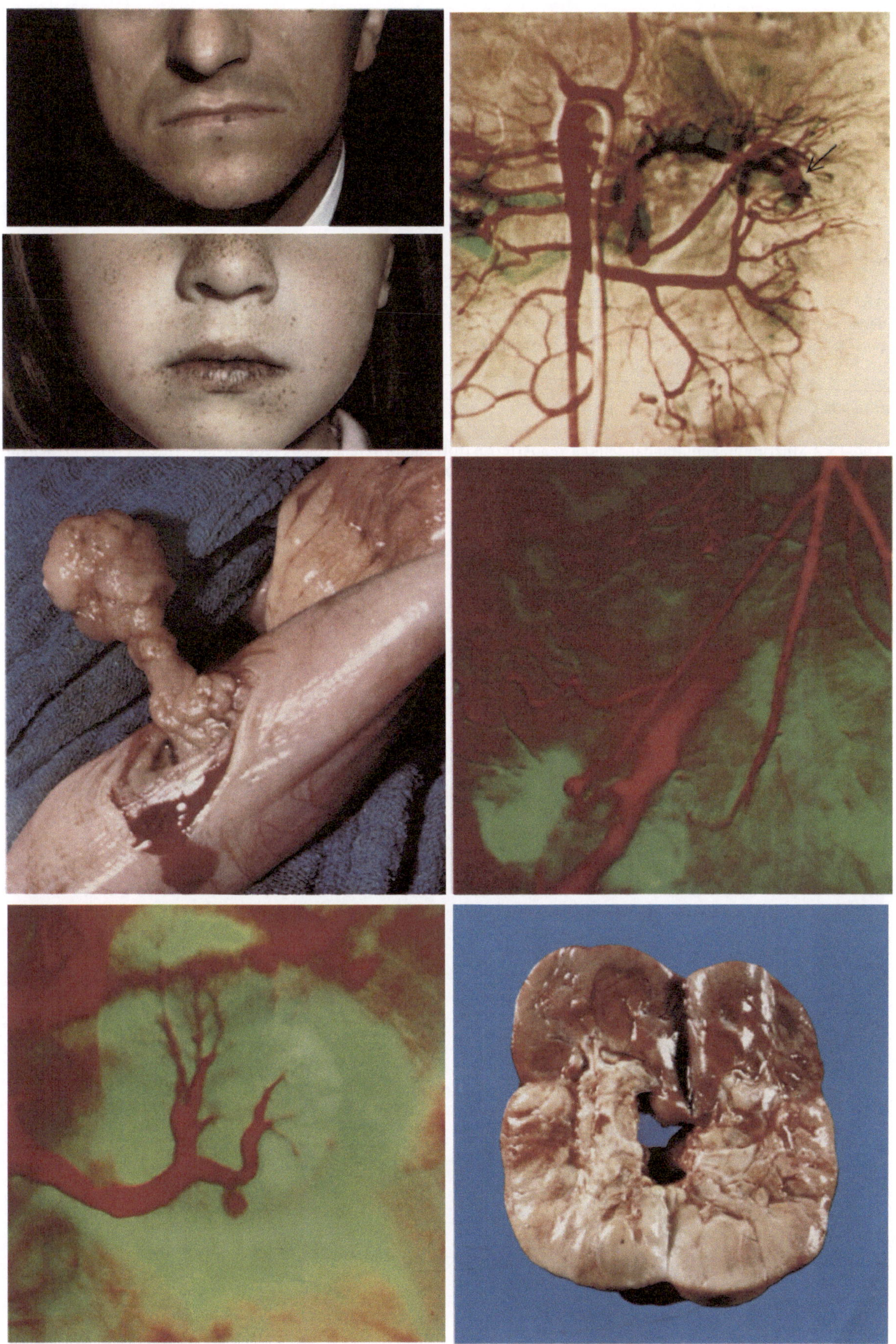

Oben links

Abb. 10. Abdominale Aortographie ohne pathologische Veränderungen. Aorta und ihre Äste rot, venöser Abfluß grün, Nieren gelb. Farbröntgenbild

Oben rechts

Abb. 11. Aorto-cavale Fistel. Nephrektomie vor 19 Jahren mit Massenligatur. Aortaler Schenkel rot, Mischzone blau, V. cava inferior grün. Farbröntgenbild

Mitte links und rechts

Abb. 12. a Arterio-portale Fistel. Zustand nach Billroth-II-Resektion. Coeliacographie: A. lienalis und A. gastroduodenalis rot, Leberarterie nur als Stumpf dargestellt. Mischblutzone blau. Pfortader hellblau. Farbröntgenbild. b Arterio-portale Fistel. Operationspräparat (Prof. Dr. J. Vollmar)

Unten links und rechts

Abb. 13. a Milzruptur. Simultandarstellung von Arterien (rot) und Milzvene (blau). Kontrastaustritte im Milzparenchym, Konturunterbrechung. Farbröntgenbild. b Ausgedehnte intra- und subcapsuläre Hämatome der Milz. Operationspräparat

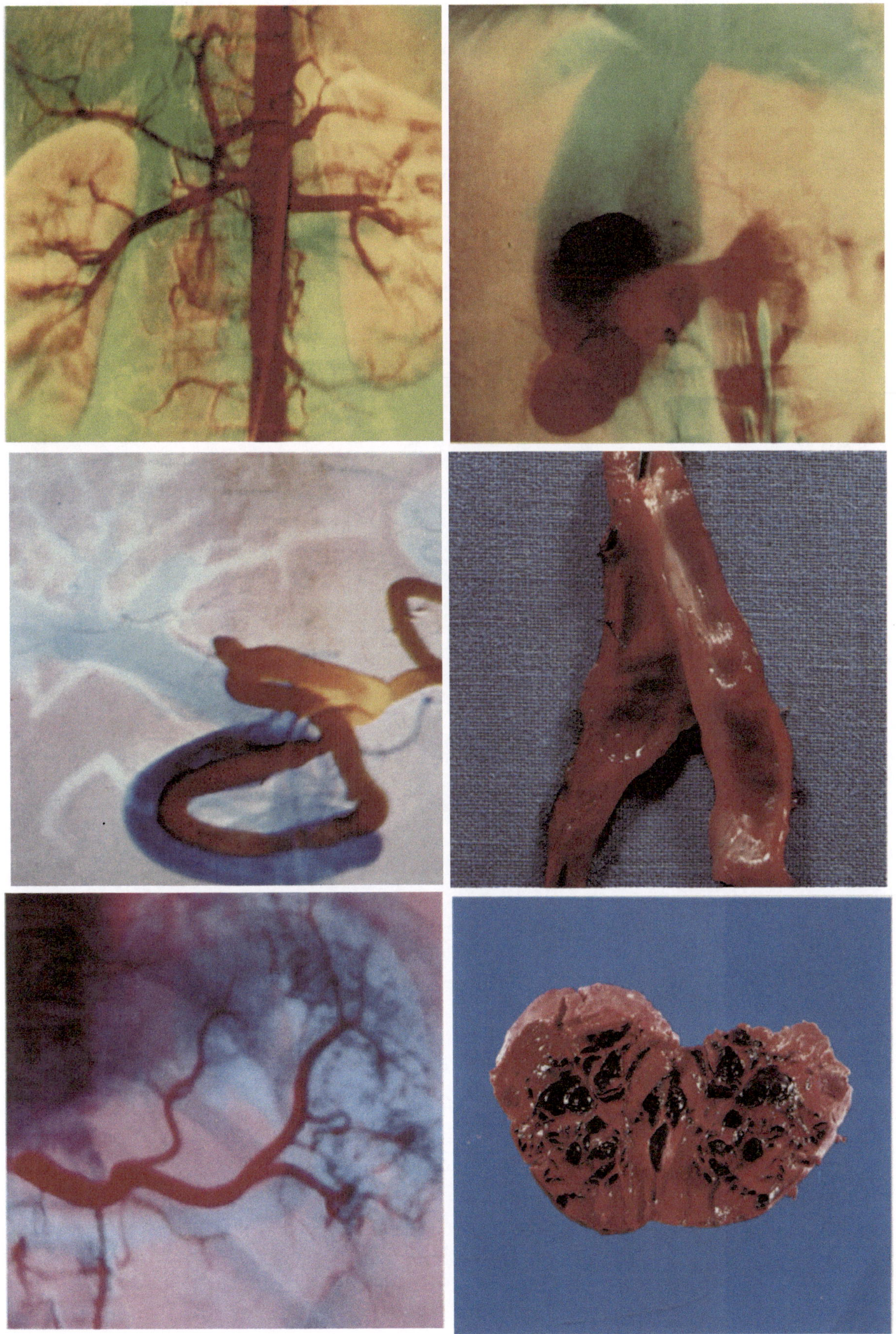

Oben links

Abb. 14. Lebertrauma. Leberarterie rot, Organ blau. Rechter Leberlappen von lateral her durch großes Hämatom imprimiert. Farbröntgenbild

Oben rechts, Mitte links und rechts

Abb. 15. a Malignom in Thorotrastleber. Coeliacographie: Arterien rot, Leberschatten gelb. Darstellung des im rechten Leberlappen gelegenen Tumors grün. Farbröntgenbild. b Teilresektion der Leber. Operationspräparat (Prof. Dr. M. TREDE). c Gallengangscarcinom mit Tumoreinblutung als morphologisches Korrelat zur guten angiographischen Tumoranfärbung. Histologisches Präparat (Priv. Doz. Dr. K. WEGENER)

Unten links

Abb. 16. Pfortaderthrombose. Splenoportographie: Darstellung eines auffallend weiten und gewunden verlaufenden Kollateralgefäßes von der Milz zur Leberpforte, das in 3 Durchblutungsstadien verschiedenfarbig erscheint. Grün = Milz-, gelb = Milzvenen- und rot = Leberpfortenbereich. Farbröntgenbild

Unten rechts

Abb. 17. Lebercirrhose. Splenoportographie: Umgehungskreislauf über die V. coronaria ventriculi mit Oesophagusvaricen. Farbröntgenbild

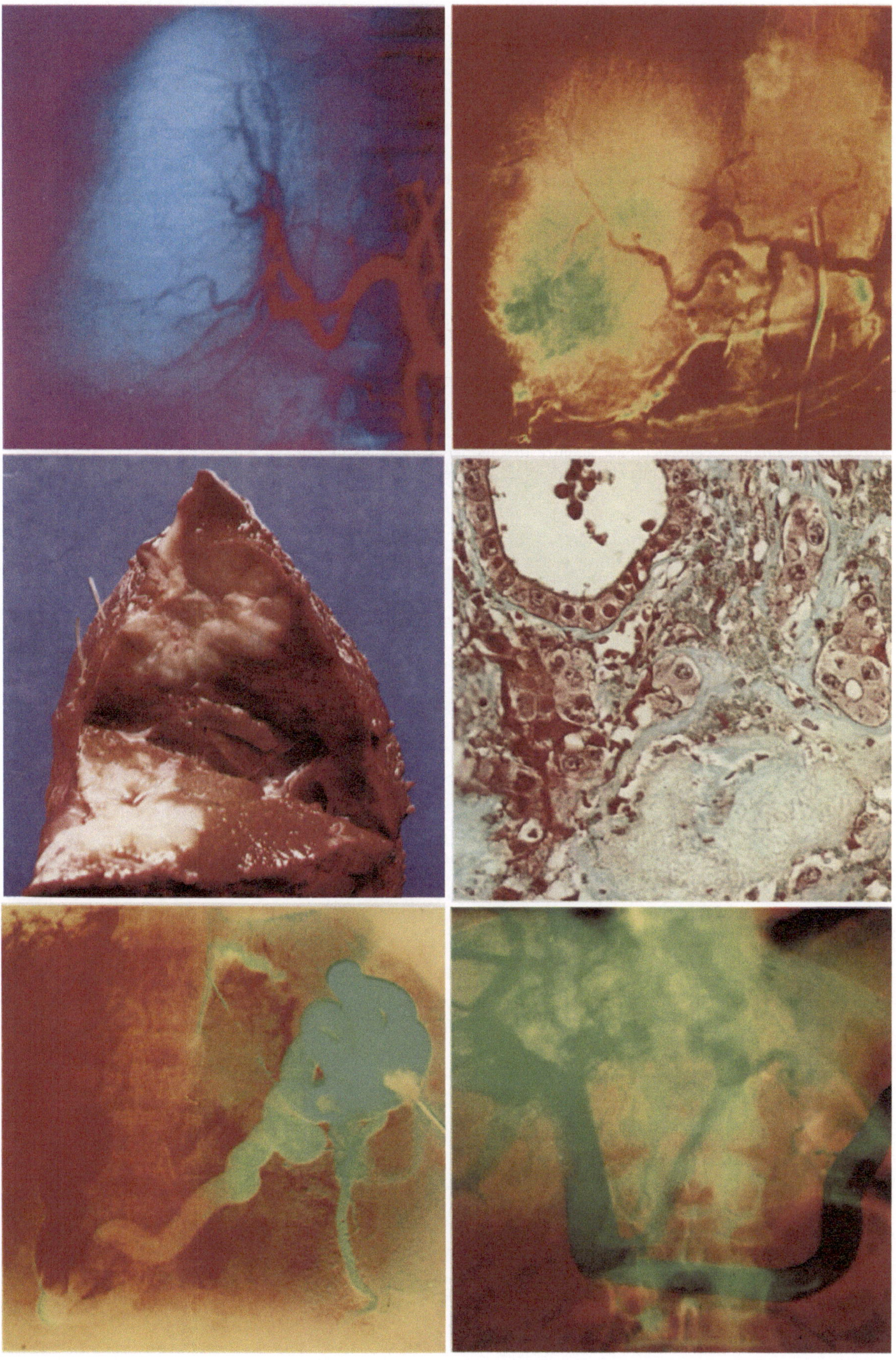

Oben links

Abb. 18. Pankreasdarstellung. Coeliacographie: Kontrastierung der Coeliacaäste und Darstellung der Bauchspeicheldrüse blau. (Ballonsonde wegen Oesophagusvaricenblutung bei Lebercirrhose.) Farbröntgenbild

Oben rechts

Abb. 19. Abscedierende Kopfpankreatitis. Mesentericographie: Darstellung eines ausgedehnten Abscesses im Pankreaskopf in grün. Farbröntgenbild

Mitte links und rechts

Abb. 20. a Cystischer Pankreasschwanz-Tumor. Coeliacographie: Anhebung der A. und V. lienalis durch Pankreasschwanz-Tumor (Arterien rot, Venen sowie Milz und Leber grün). Farbröntgenbild. b Pankreasschwanzcyste, Operationspräparat (Prof. Dr. F. LINDER)

Unten links und rechts

Abb. 21. a Insulinom. Coeliacographie: Kontrastierung der A. hepatica und der A. pancreatica dorsalis als Abgangsanomalie, umschriebene Anfärbung eines Tumors im Pankreaskörper in rot. Farbröntgenbild. b Insulinom, Operationspräparat (Prof. Dr. F. LINDER)

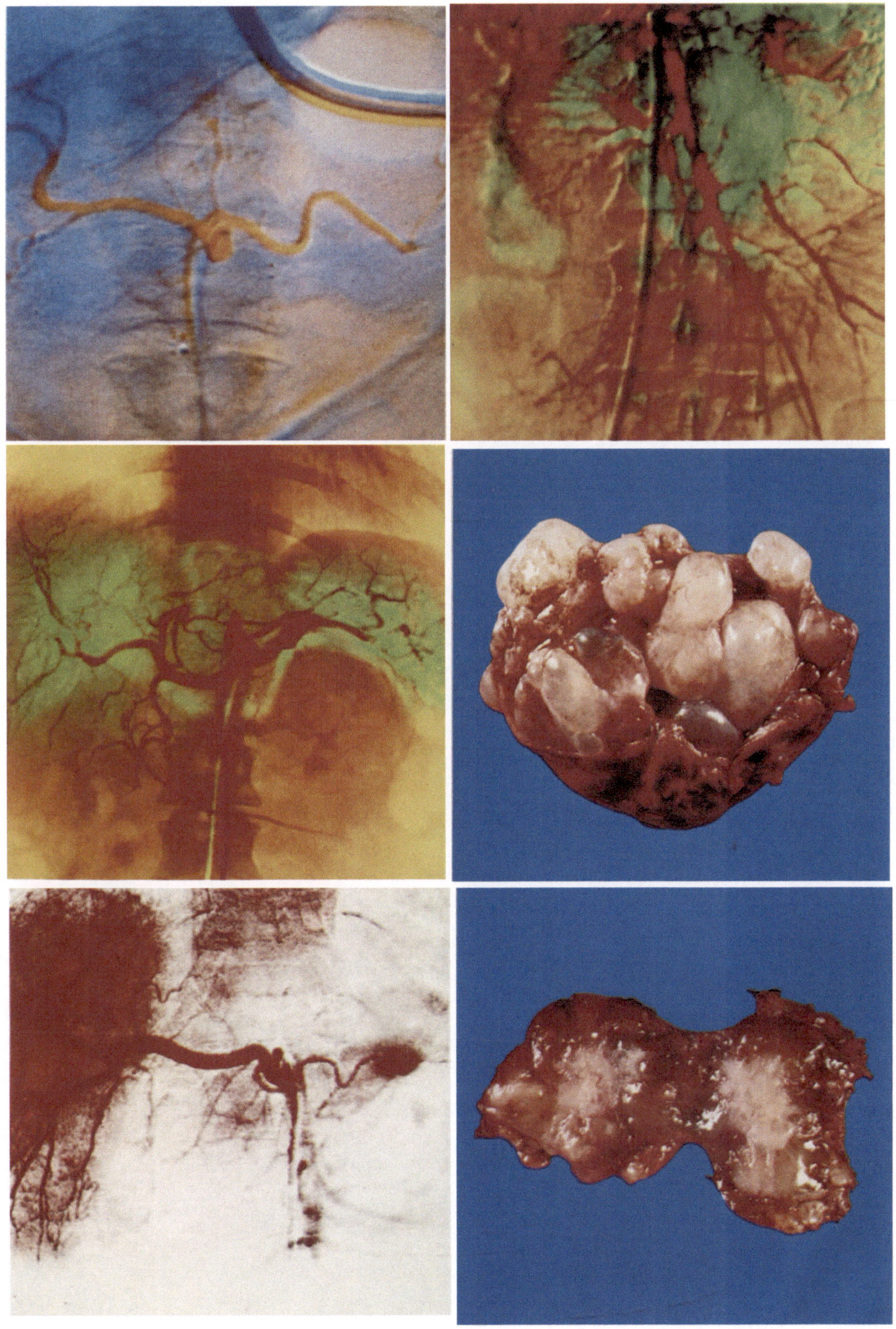

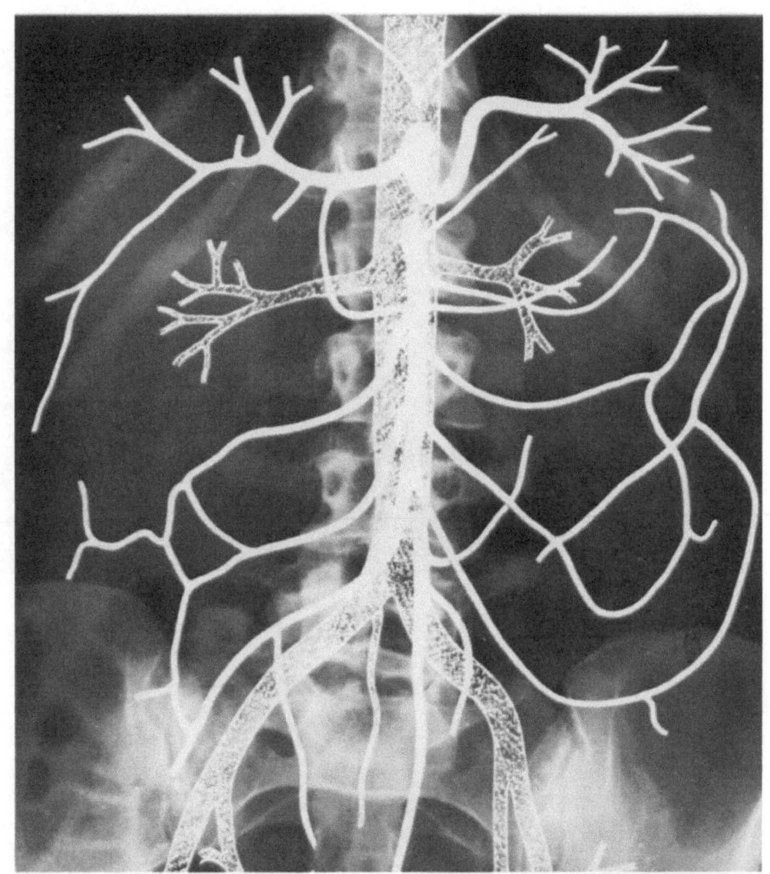

Abb. 22. Abdomenübersichtsaufnahme mit der Topographie der Aorta abdominalis und ihrer Äste

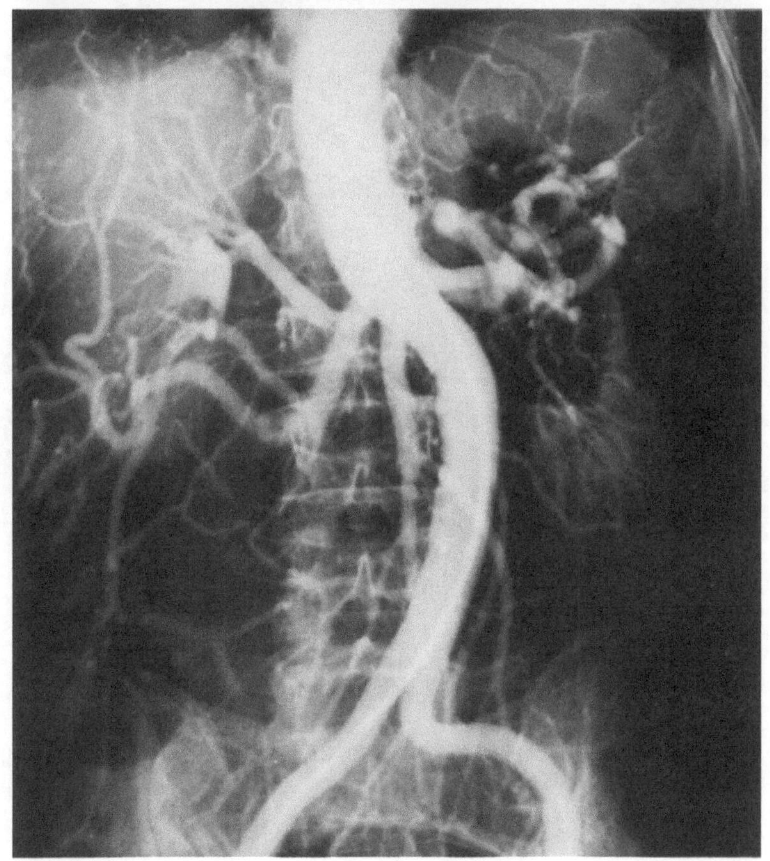

Abb. 23. Sogenanntes „kinking" der Bauchaorta und der Beckenarterien bei Arteriosklerose. Katheteraortographie

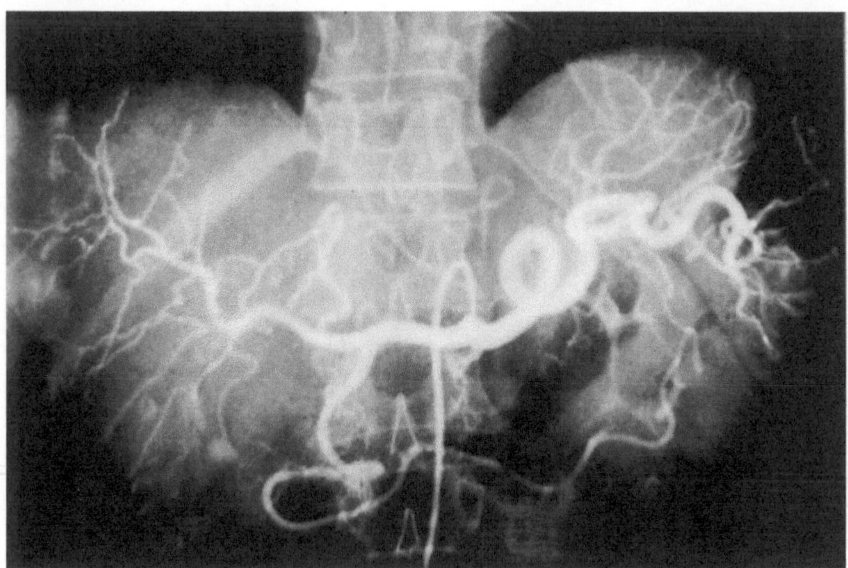

Abb. 24. Normale Darstellung der Coeliaca und ihrer Äste. Coeliacographie

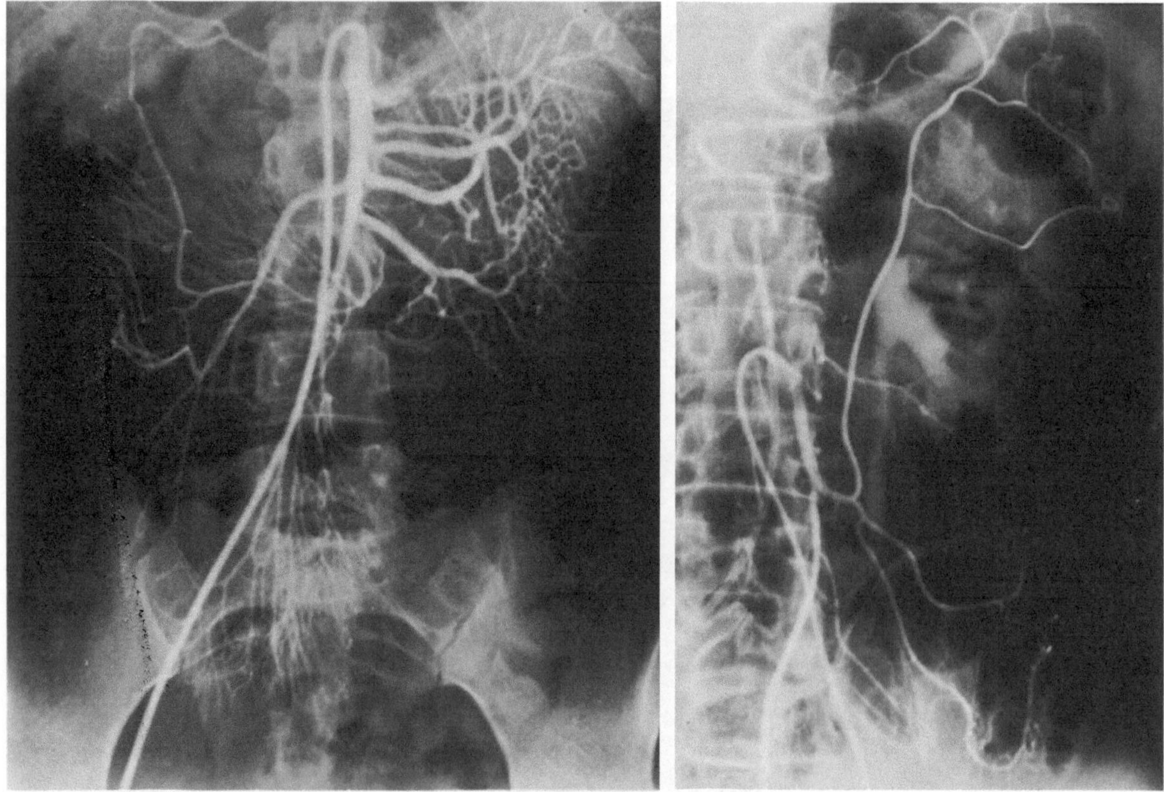

Abb. 25 Abb. 26

Abb. 25. Normale Darstellung der A. mesenterica superior und ihrer Äste. Selektive Angiographie der A. mesenterica superior

Abb. 26. Normale Darstellung der A. mesenterica inferior und ihrer Äste. Selektive Angiographie der A. mesenterica inferior

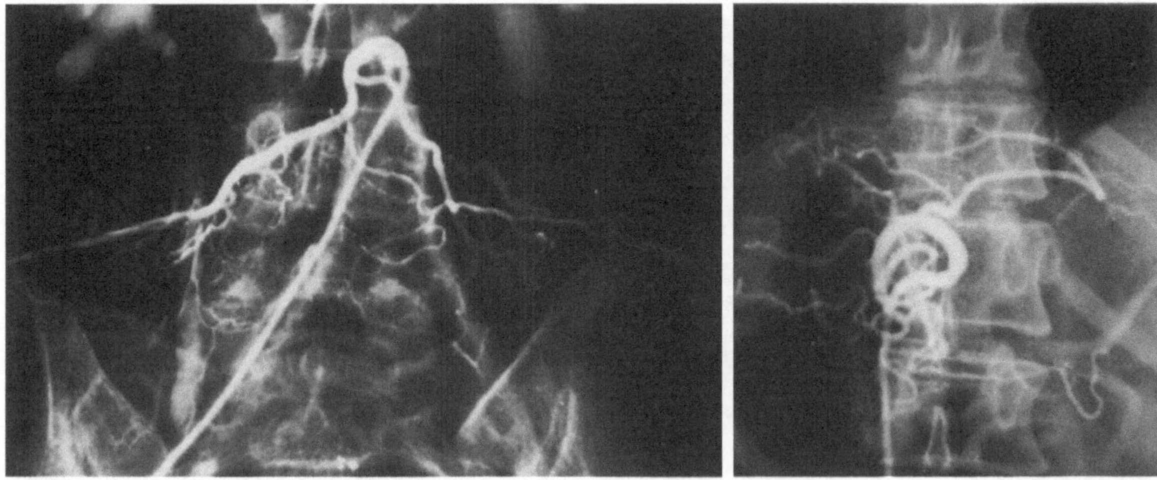

Abb. 27 Abb. 28

Abb. 27. Gemeinsamer Ursprung der rechten und linken A. lumbalis IV aus der Aorta. Selektive Angiographie einer Lumbalarterie

Abb. 28. Stark gewundener Verlauf der A. gastrica sinistra und ihrer Äste. Superselektive Angiographie der A. gastrica sinistra

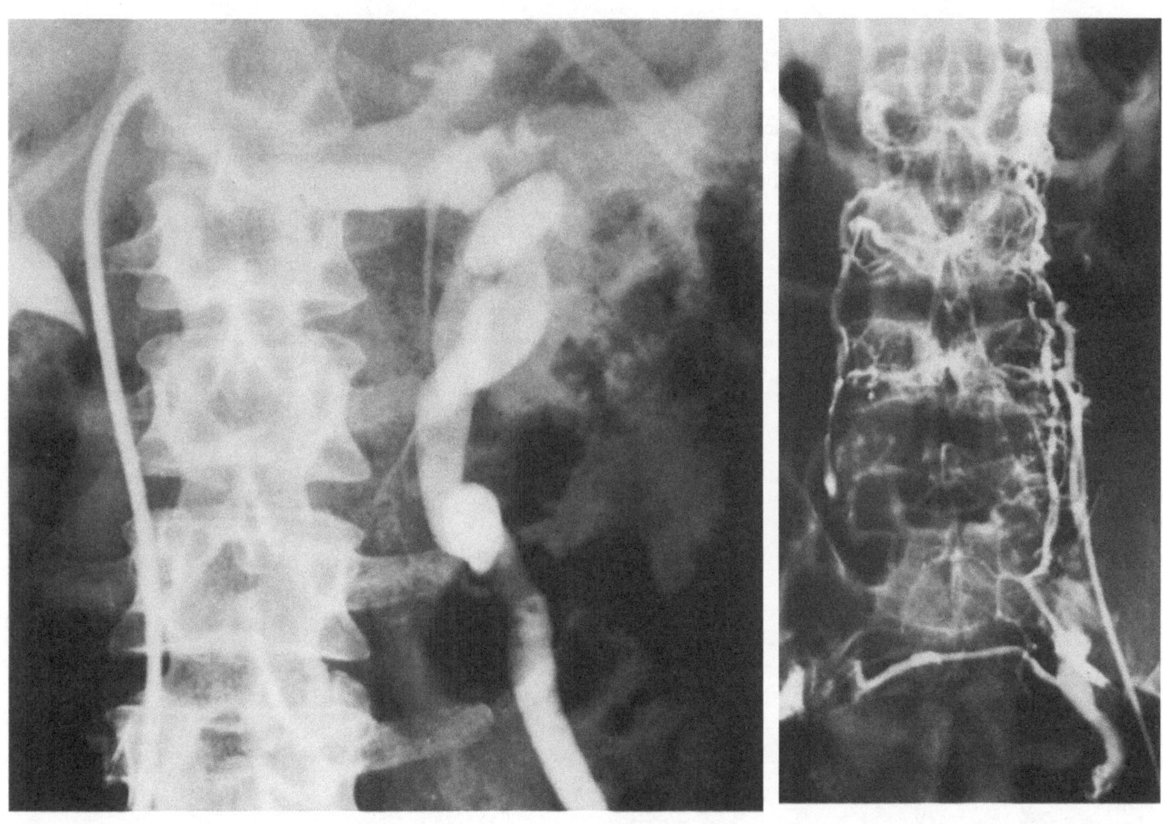

Abb. 29 Abb. 30

Abb. 29. Erweiterte und geschlängelt verlaufende V. ovarica sinistra. Selektive Angiographie der linken Nierenvene mit retrograder Kontrastierung der linken V. ovarica

Abb. 30. Regelrechte Darstellung der V. lumbalis ascendens links und ihres Zuflußgebietes: vertebrale und spinale Äste. Superselektive Angiographie der linken V. lumbalis ascendens

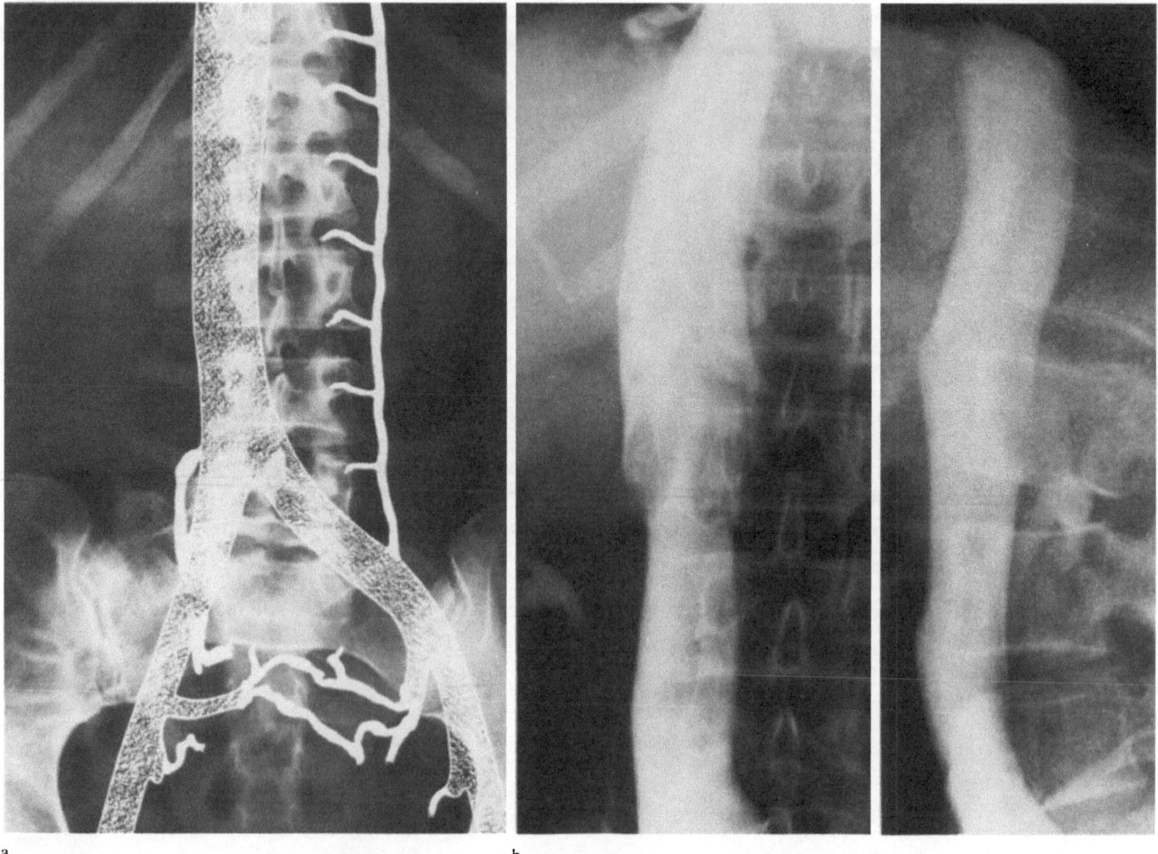

Abb. 31. a Abdomenübersichtsaufnahme mit der Topographie der V. cava inferior. b Normaler Verlauf der unteren Hohlvene in der a.-p.Projektion. Unregelmäßige Konturierung in Höhe der Nierenveneneinmündung. Geringer Reflux in eine Lebervene. c Dazugehöriges Seitbild

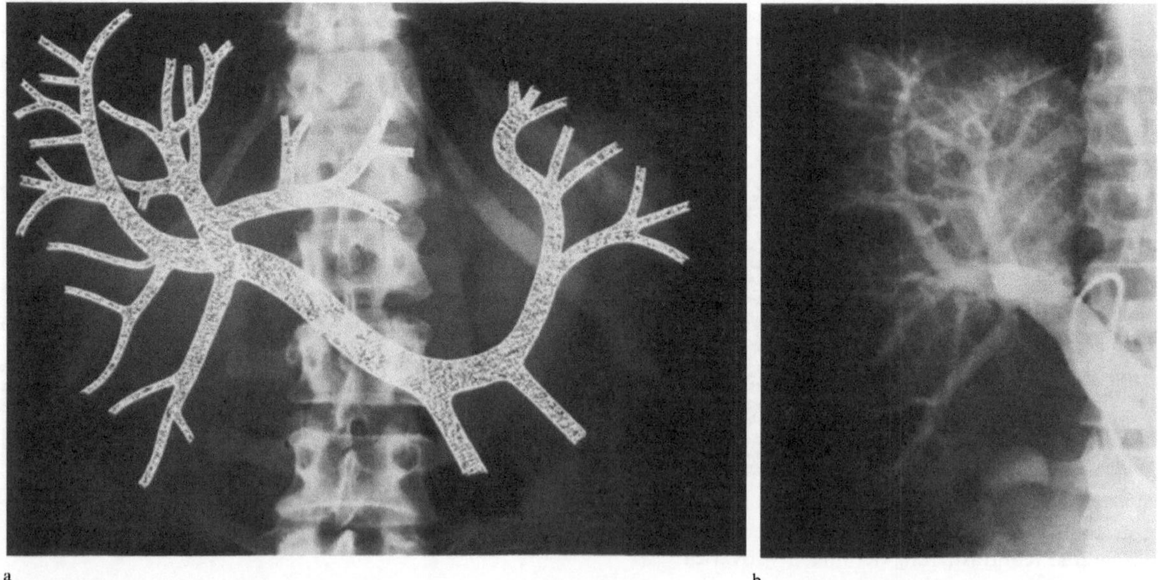

Abb. 32. a Abdomenübersichtsaufnahme mit der Topographie des Pfortadersystems. b Regelrechte Verzweigung der intrahepatischen Pfortaderäste. Omphaloportographie. Der Katheter liegt in der desobliterierten Nabelvene

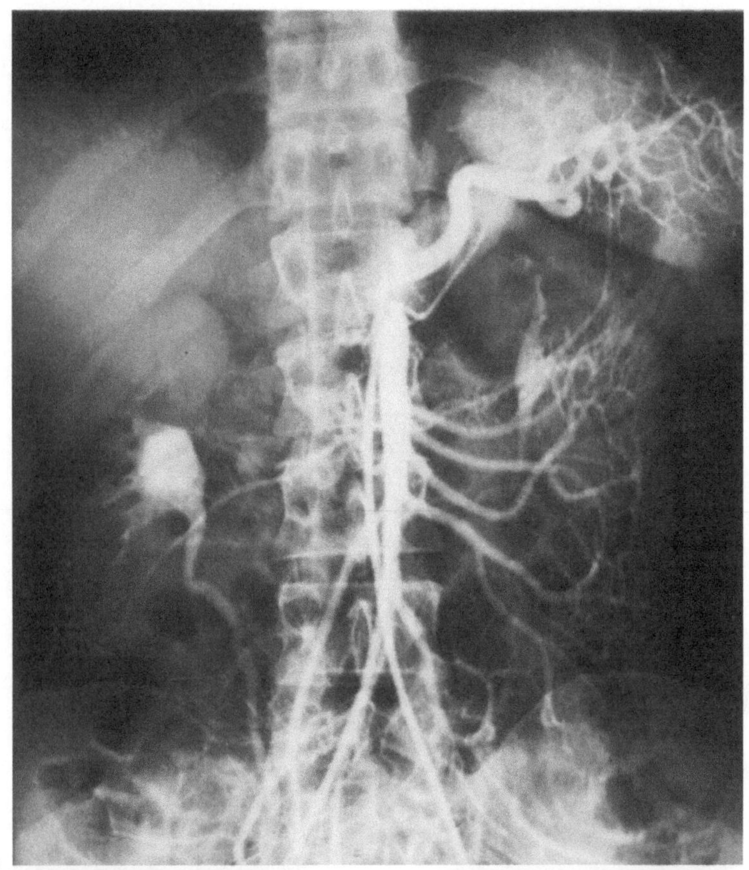

Abb. 33a. Normale Darstellung der A. lienalis und A. mesenterica superior. Simultane Angiographie der A. lienalis und A. mesenterica superior durch 2 Katheter, die über die rechte und linke Femoralarterie vorgeführt sind

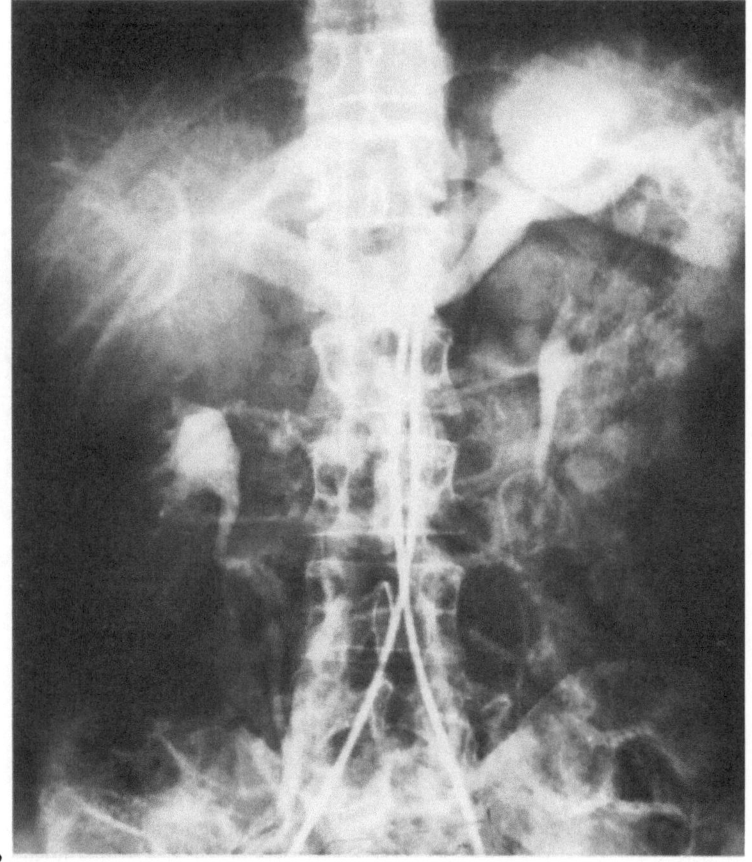

Abb. 33b. Venöse Phase mit kräftiger Kontrastierung des Pfortadersystems (Arterioportographie)

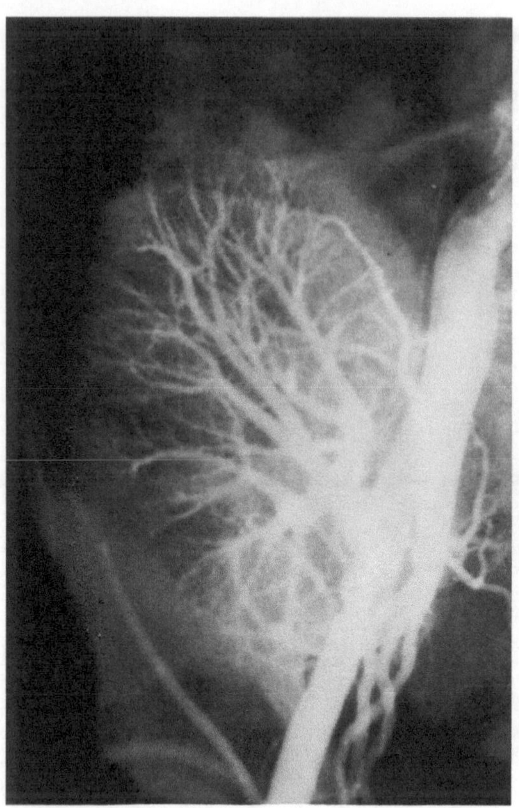

Abb. 34. Normales Arteriogramm einer Transplantatniere. Gegenstromarteriographie von der rechten A. femoralis aus mit kräftiger Kontrastierung der sich auf das rechte Darmbein projizierenden Fremdniere, welche an die A. iliaca interna angeschlossen ist

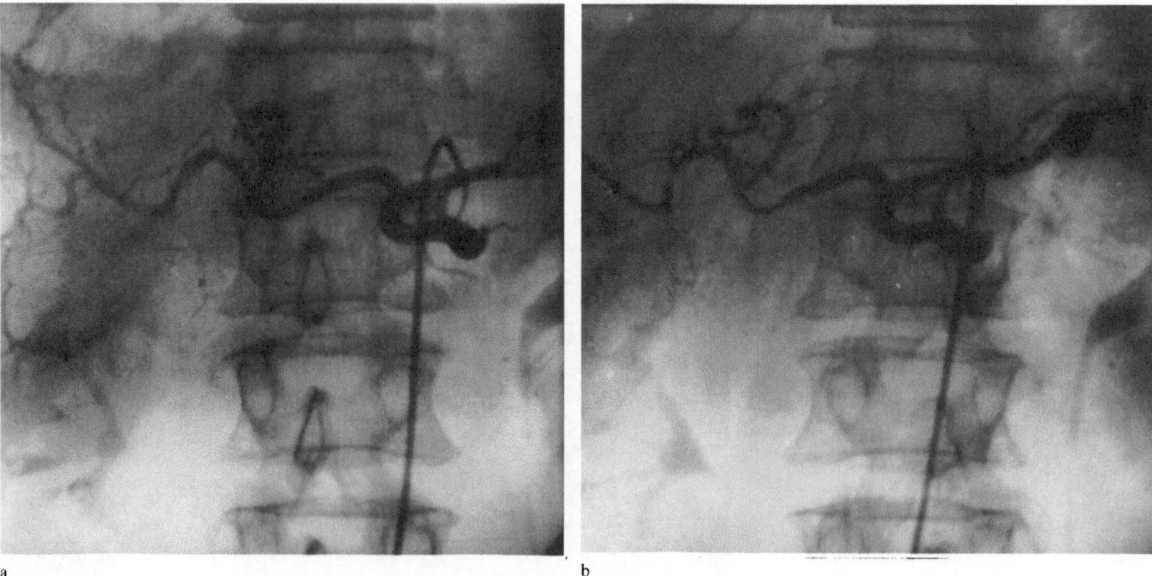

Abb. 35a u. b. Stereoangiographie: Regelrechte Verzweigung des Truncus coeliacus. Zeitlicher Abstand zwischen beiden Bildern 2 sec. Der Projektionswinkel differiert zwischen beiden Aufnahmen um 5°

Abb. 36a u. b. Druckmessung während der Angiographie. a Akzessorische Nierenarterien bei beginnender dilatierender Arteriosklerose. Lumbale Aortographie mit 2 Kanülen, wobei die 2. Kanüle zur Druckmessung während der Kontrastmittelinjektion benutzt wird. b Druckkurve vor, während und nach Injektion von 40 ml *Urografin* 76% von Hand. Kurzfristiger Druckanstieg und deutliche negative Nachschwankung

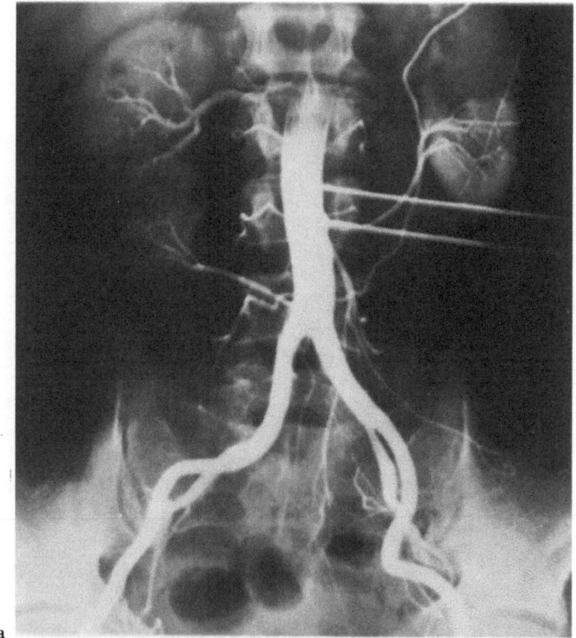

a

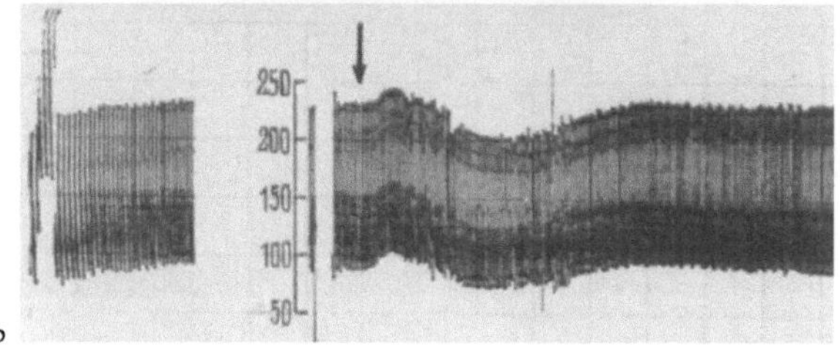

b

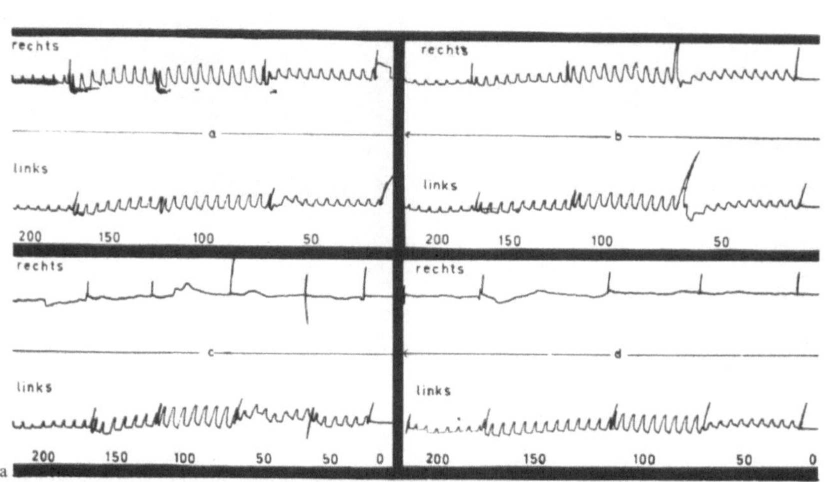

a

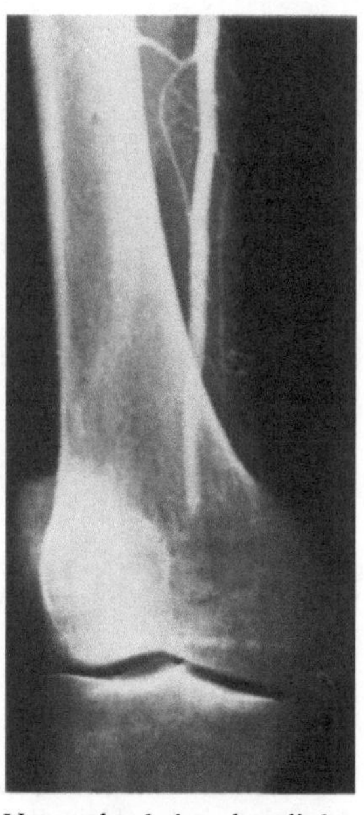

b

Abb. 37. a Postangiographischer Popliteaverschluß im Oscillogramm. Messung an beiden Unterschenkeln, oben links vor, oben rechts während der Kontrastinjektion bei einer Katheteraortographie. Ausfall der Pulswellen nach Entfernung des Katheters (links unten) und Persistenz des Befundes nach 2 Std (rechts unten). b Kontrollarteriogramm der rechten Femoralis communis mit Totalverschluß der Poplitea. Bei der Operation frischer Embolus

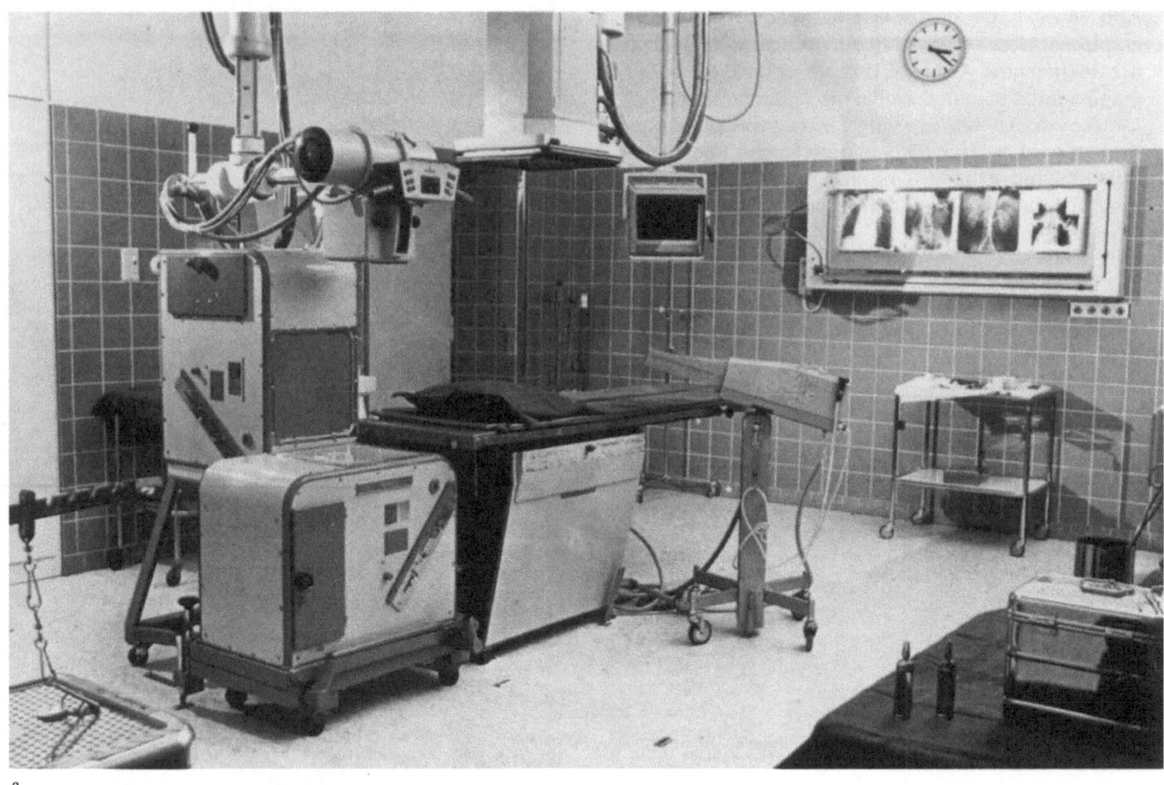

a

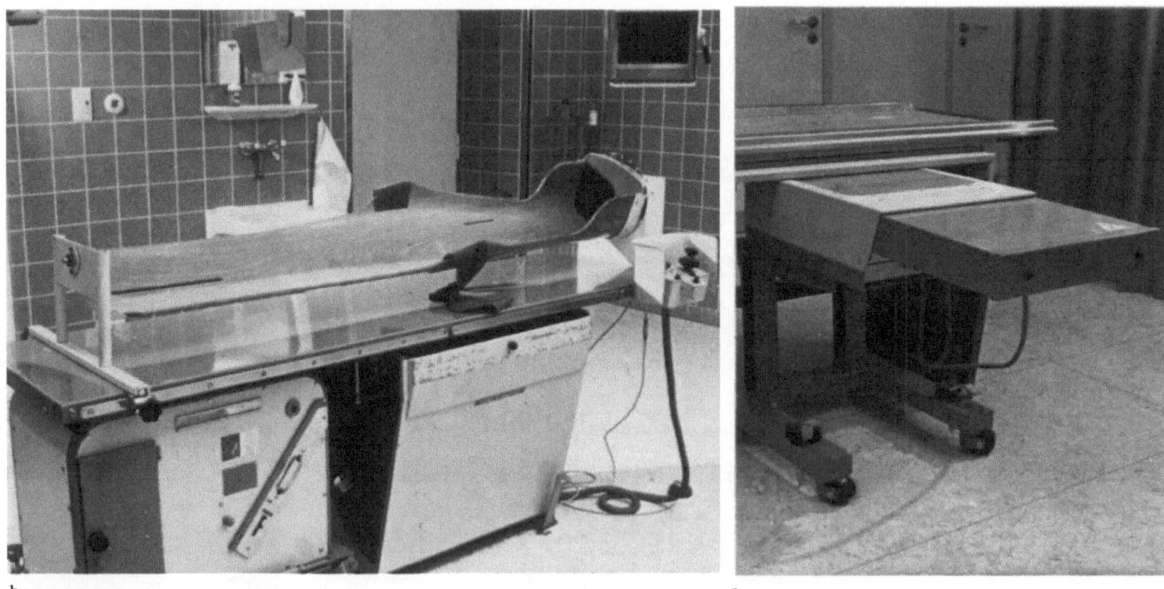

b c

Abb. 38. a Die Angiographieeinrichtung zur Durchführung der abdominalen Angiographie an der Röntgenabteilung der Chirurgischen Univ.-Klinik Heidelberg mit automatischem Injektor „*Contrac*" (Siemens-Erlangen). b Drehmulde mit stufenweiser, automatisch gesteuerter Drehverschiebung zur abdominalen Stereoangiographie. c Der Blattfilmwechsler *Puck* zur Notfallangiographie. Das Gerät ist zu Demonstrationszwecken teilweise unter dem Untersuchungstisch hervorgezogen worden. Im Vordergrund die Ladekassette für insgesamt 20 Filme

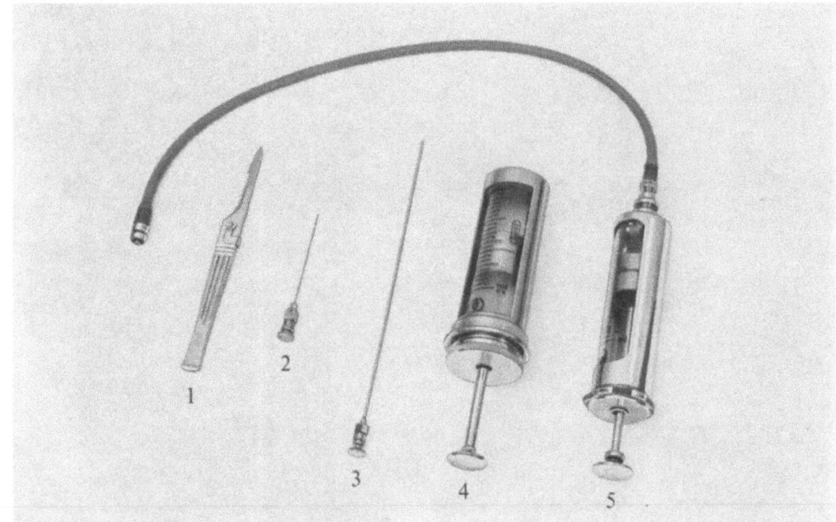

a

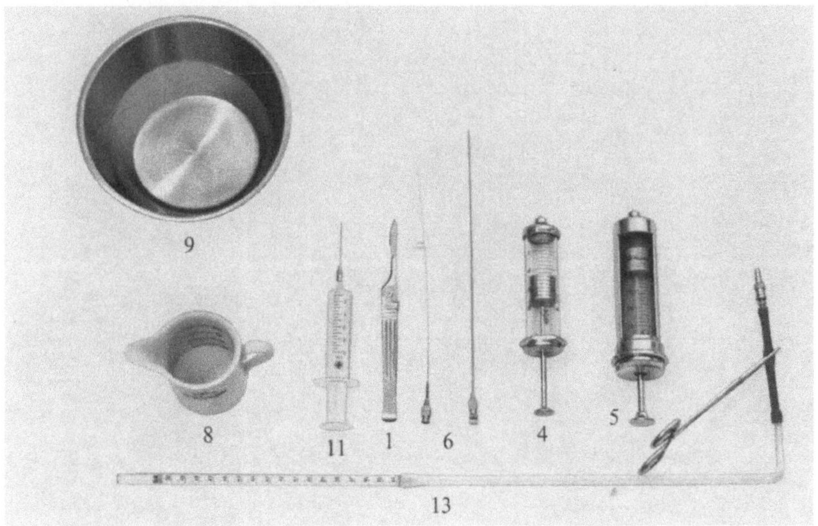

b

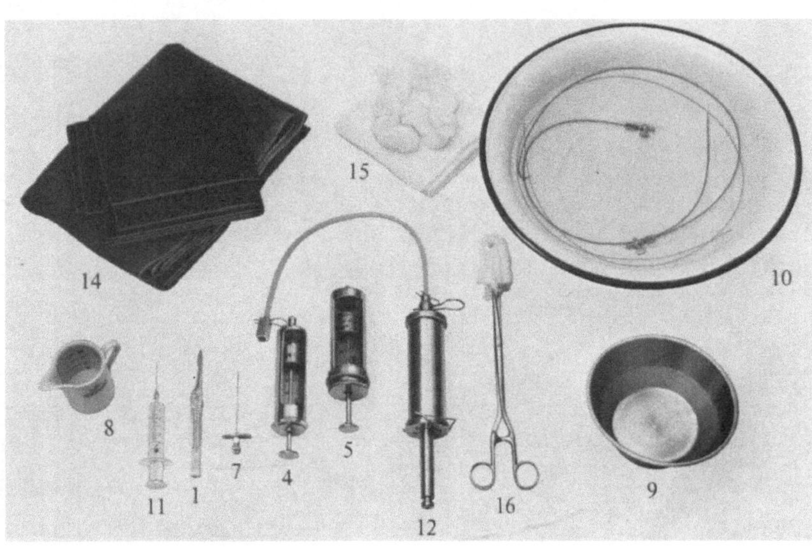

c

Abb. 39. a Instrumentarium für die direkte Aorto-Arteriographie und Venographie. b Instrumentarium für Splenoportographie und percutane, transhepatische Cholangiographie. c Ausstattung für Katheterangiographie:

1 Skalpell
2 Kurze Punktionsnadel für Femoralisangiographie
3 Lange Punktionsnadel für lumbale Aortographie
4 Spritze mit heparinisierter Kochsalzlösung
5 Kontrastmittelspritze
6 Lange Nadel mit Teflonüberzug für Splenoportographie und percutane, transhepatische Cholangiographie
7 Seldinger-Nadel für Katheterangiographie
8 Novocain 0,5%
9 Schälchen mit heparinisierter Kochsalzlösung
10 Emailleschüssel mit heparinisierter Kochsalzlösung, Führungsdraht sowie gestrecktem und gekrümmtem, rotem Ödman-Katheter
11 Einmalspritze für Lokalanaesthesie
12 Druckspritze für „*Contrac*"-Injektor
13 Steigrohr zur intralienalen bzw. intrabiliären Druckmessung
14 Großes Schlitztuch und Sterntuch zum Abdecken des Patienten
15 Tupfer und Mullkompressen
16 Stieltupfer

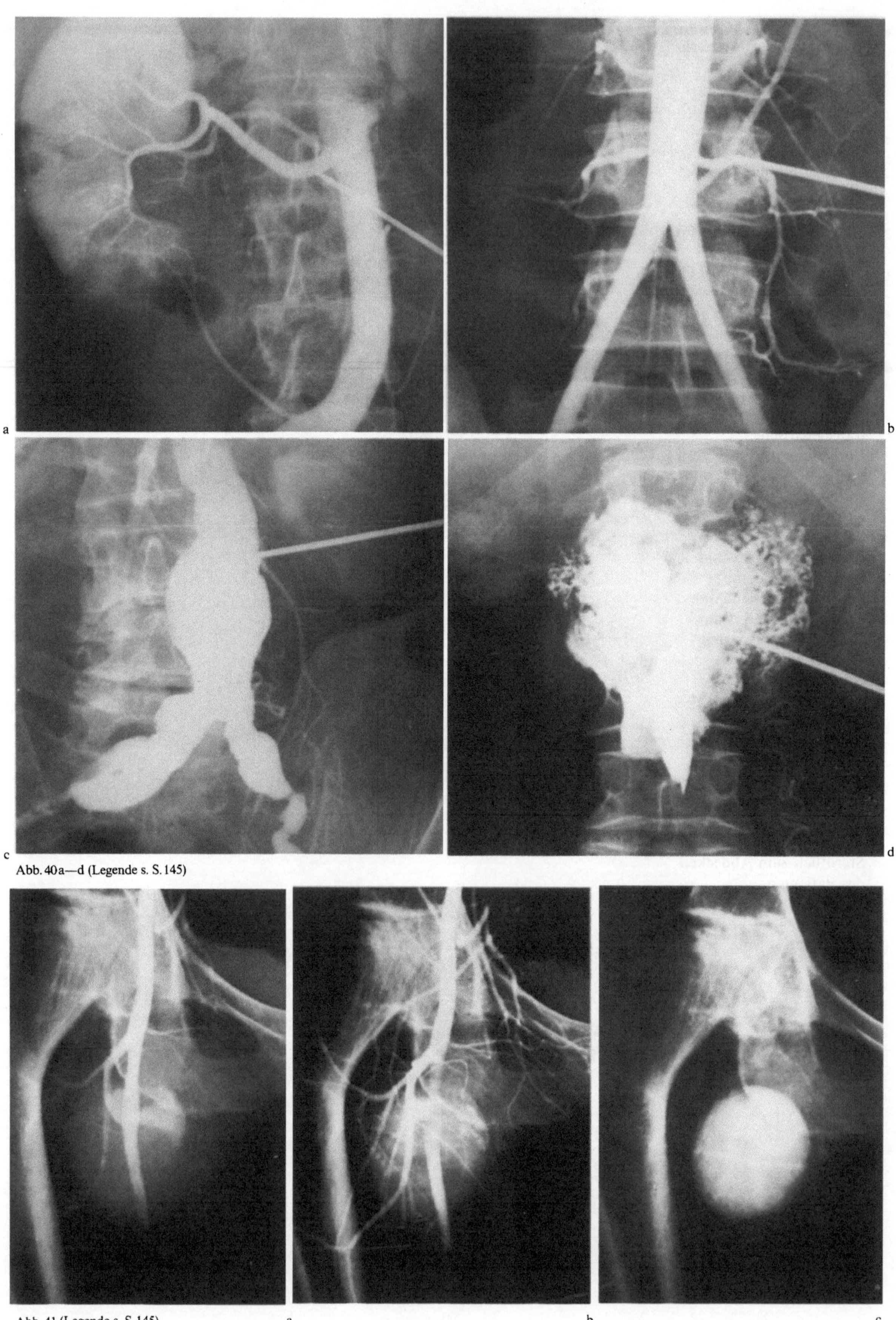

Abb. 40a—d (Legende s. S. 145)

Abb. 41 (Legende s. S. 145)

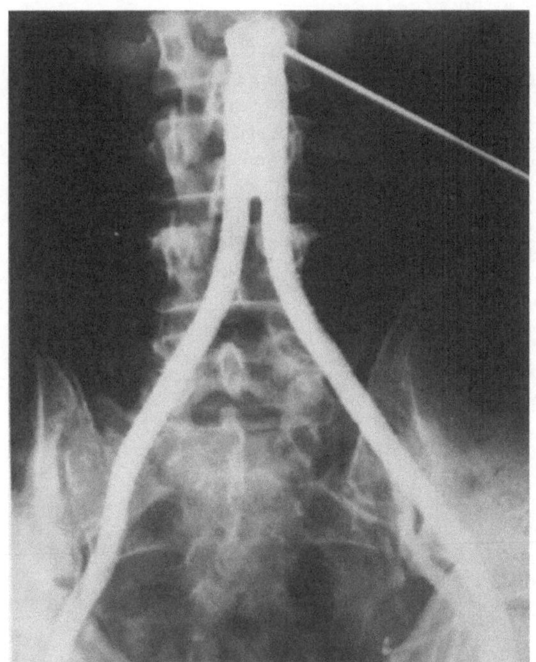

Abb. 42

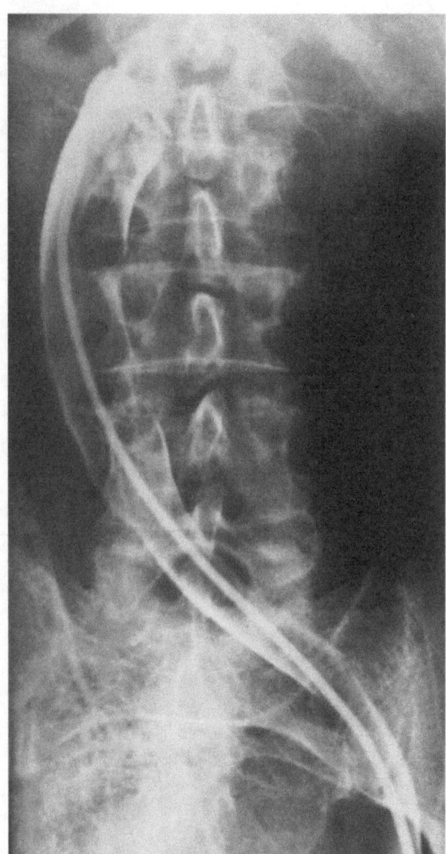

Abb. 43

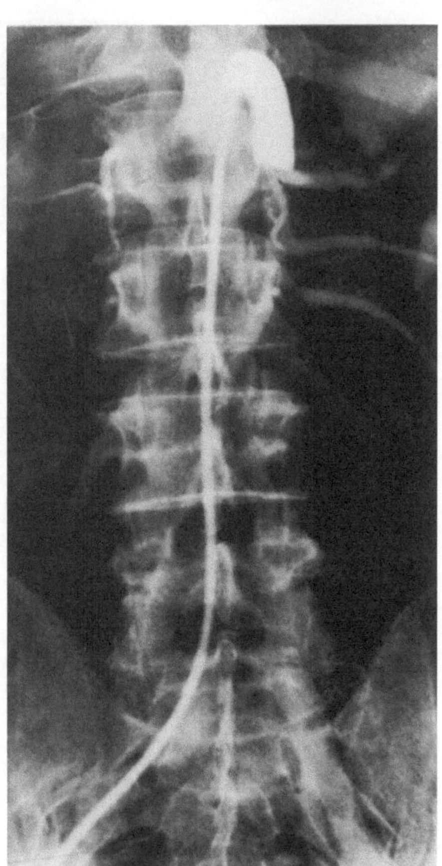

Abb. 44

Abb. 42. Punktion eines aorto-femoralen Bifurkationsbypass bei Verschluß beider Beckenarterien. Die Prothese ist an der typischen Riffelung zu erkennen. Keine Äste!

Abb. 43. Katheterbedingte Dissektion der Aortenwand. Bei schwerer Arteriosklerose hat sich die Katheterspitze subintimal gelegt, so daß nach der Probeinjektion lediglich die Aortenwand zur Darstellung kommt. Keine subjektiven oder objektiven Folgen. Angiographie wurde später als lumbale Aortographie wiederholt

Abb. 44. Intramurale Kontrastmittelinjektion in den Anfangsteil der A. mesenterica superior. Glatt begrenzter „Stop", während nur ein geringer Teil des Kontrastmittels das Lumen des Gefässes und damit seine Verzweigungen erreicht. Keine objektiv faßbaren Folgen

---

Abb. 40a—d. Fehlpunktionen bei der lumbalen Aortographie. a Punktion einer rechten Nierenarterie (s. zusätzliche, untere Polarterie). b Punktion eines Lumbalastes. c Punktion eines Aortenaneurysmas. d Ausgedehntes Extravasat: Während der Injektion ist die Nadelspitze zurückgerutscht, so daß das Kontrastmittel außerhalb des Aortenrohres verteilt wird. 1 Std p. i. röntgenologisch kein Kontrastmittel mehr nachzuweisen. 2 Tage Rückenschmerzen, sonst keine Folgen. Nebenbefund: Selektive Kontrastierung der linken A. spermatica

Abb. 41a—c. Postangiographisches Femoralisaneurysma (Herzkatheter). a Frühharterielle Phase. Kontrastmittelaustritt aus der A. femoralis superficialis in Höhe der Punktionsstelle. b Allmähliche Kontrastierung eines kreisrunden, mandarinengroßen Gebildes. c Kontrastmittelpersistenz über die venöse Phase hinweg. Nebenbefund: Hüftkopfnekrose rechts

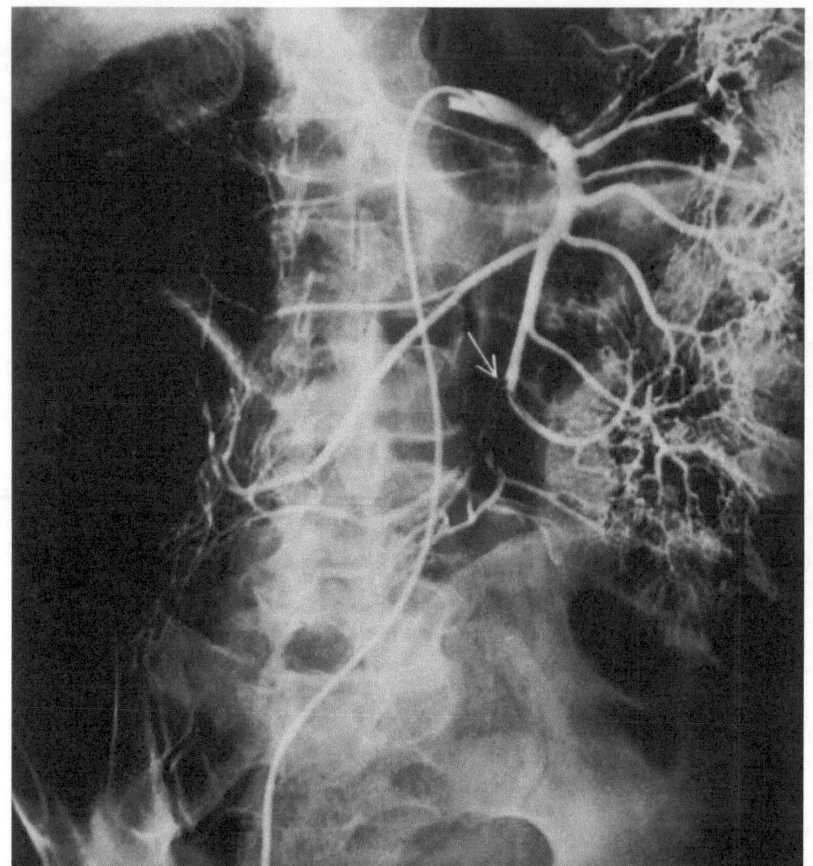

Abb. 45a. Embolischer Verschluß der distalen Stammbezirke der A. mesenterica superior. Das embolische Material wird teilweise umflossen (Pfeil). Keine Darstellung der Arterien im Bereich des Ileums. Selektive Angiographie der A. mesenterica superior

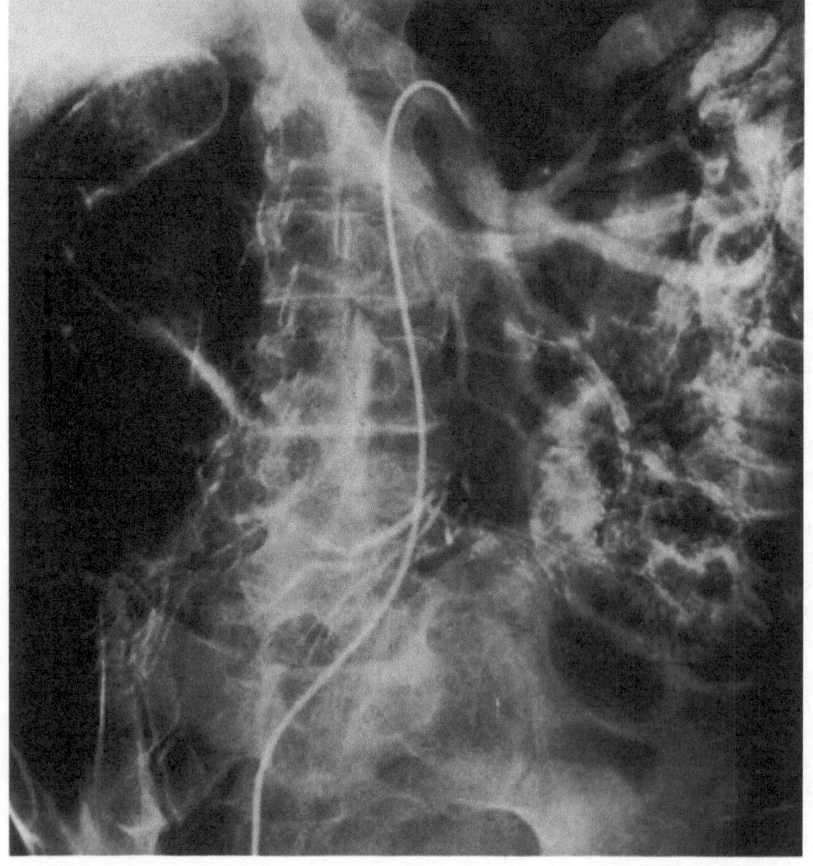

Abb. 45b. Kontrastmittelpersistenz in weiten Abflußvenen, in der Darmwand des Jejunums und rechten Colons. Bei der Operation findet sich neben der arteriellen Embolie ein Venenthrombus an der Einmündung der V. mesenterica superior in die Pfortader

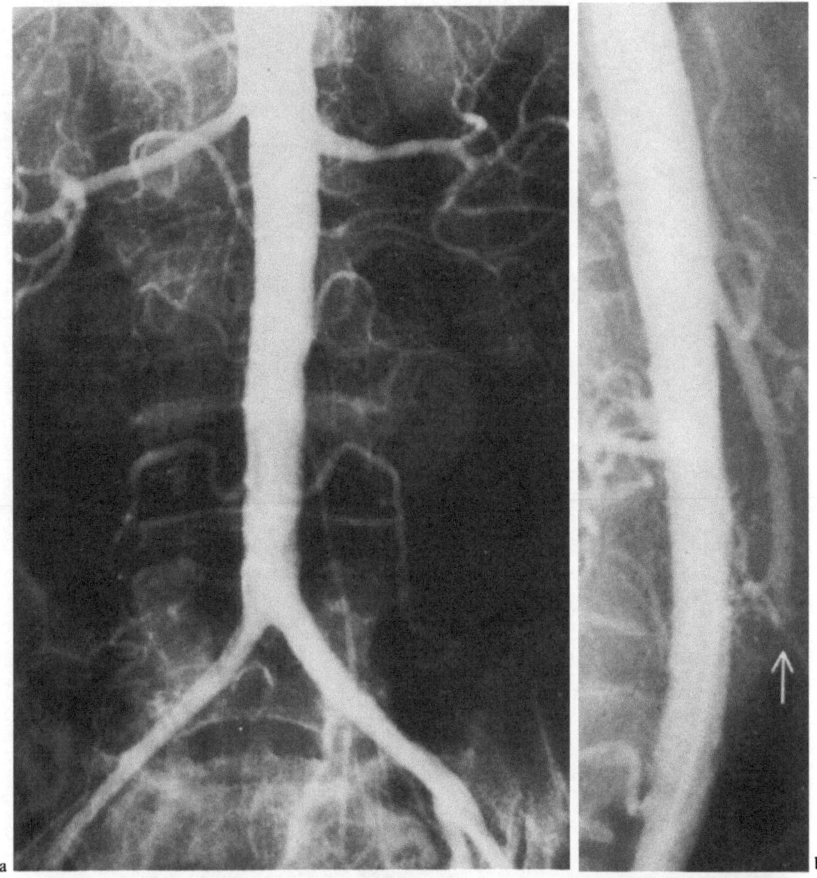

Abb. 46. a Embolischer Verschluß der A. mesenterica superior im mittleren Stammdrittel. Das Katheteraortogramm zeigt lediglich Verzweigungen der oberen Mesenterialarterie im proximalen Drittel. Das Gefäß projiziert sich auf die Aorta und ist selbst nicht zu differenzieren. b Im Seitbild Totalabbruch der Mesenterica superior (Pfeil)

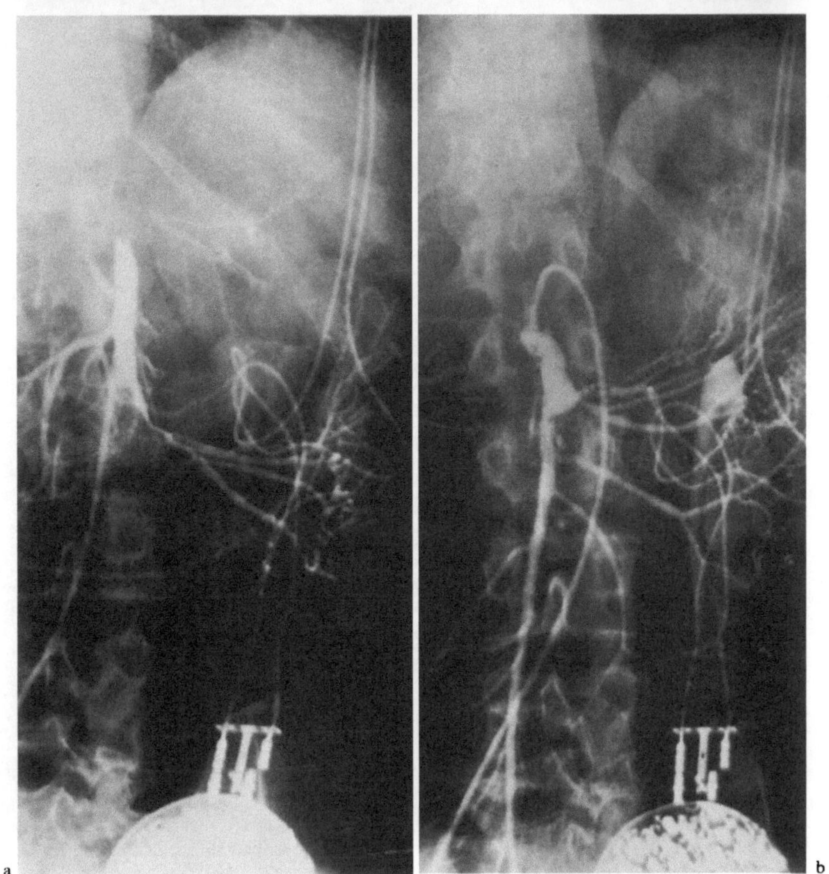

Abb. 47. a Mesenterialembolie im proximalen Drittel des Hauptstammes bei Schrittmacherimplantation wegen absoluter Arrhythmie. Selektive Angiographie der A. mesenterica superior. b Postoperative Kontrollarteriographie. Mesentericahauptstamm wieder durchgängig

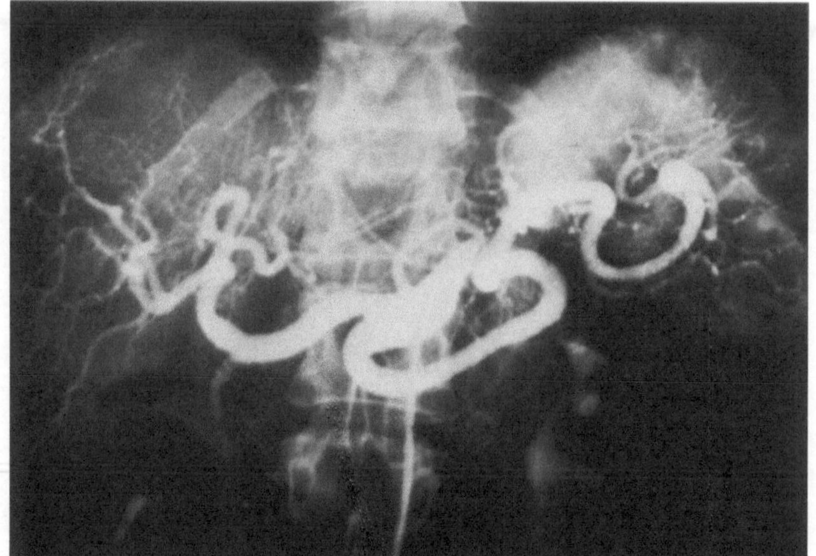

Abb. 48. Coeliacaabgangsstenose. Poststenotische Dilatation des Truncus. Klinisch: Angina abdominalis. Gleichzeitig Teilverschluß der Gastroduodenalis. Coeliacographie

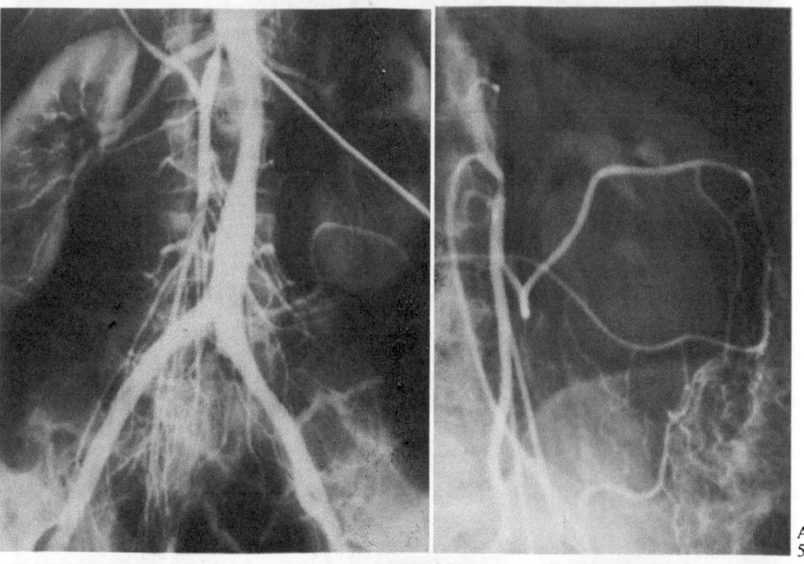

Abb. 49

Abb. 50

Abb. 49. Umschriebene Abgangsstenose der A. mesenterica superior, als Nebenbefund bei einer Etagenaortographie wegen arteriosklerotischer Verschlußkrankheit beider Femoralarterien. Lumbale Aortographie

Abb. 50. Abgangsstenose der Mesenterica inferior ohne klinische Erscheinungen. Selektive Angiographie der A. mesenterica inferior

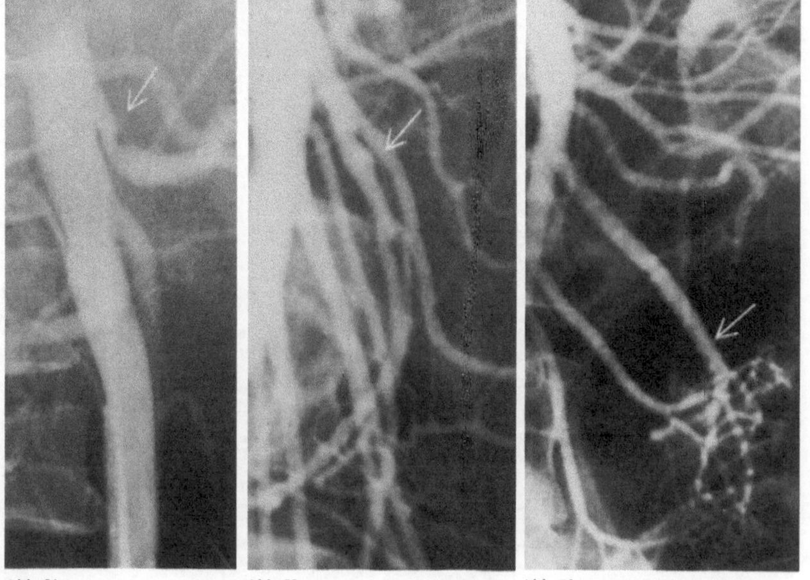

Abb. 51

Abb. 52

Abb. 53

Abb. 51. Coeliacastenose durch „Zwerchfellzwinge" (Pfeil). Katheteraortographie im seitlichen Strahlengang

Abb. 52. Periarteriitis nodosa. Multiple, gerade eben erkennbare Aneurysmen im Bereich der Aortenäste, hier an der A. mesenterica superior (Pfeil). Diagnose histologisch gesichert. Katheteraortographie

Abb. 53. Sogenanntes „Perlschnurphänomen" (Pfeil). Nebenbefund bei einer Tumorsuche. Selektive Angiographie der A. mesenterica superior

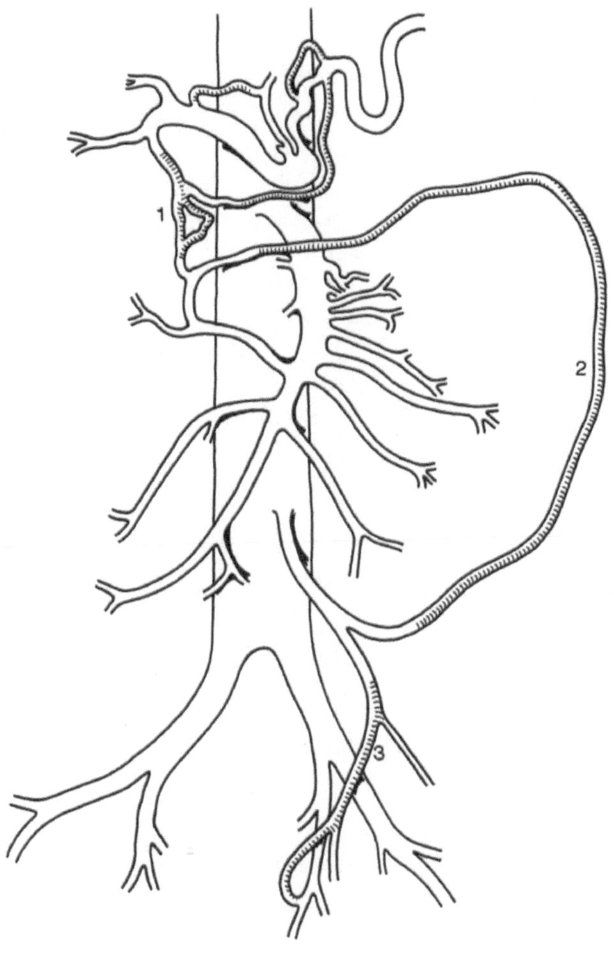

Abb. 54. Schema der visceralen Kollateralen: Pankreasarkade (1) zwischen Truncus coeliacus und A. mesenterica superior; Riolansche Anastomose (2) zwischen A. mesenterica superior et inferior; A. haemorrhoidalis superior (3) zwischen A. mesenterica inferior und linker Beckenarterie

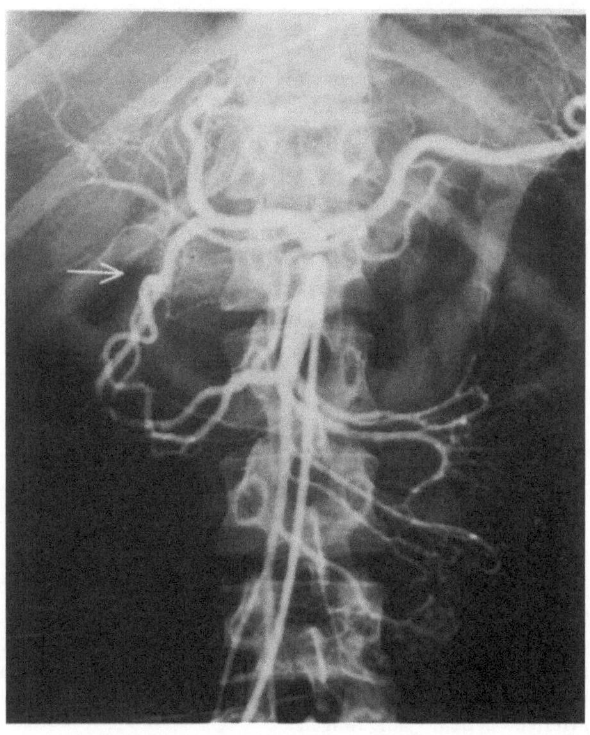

Abb. 55. Coeliacaverschluß. Darstellung des Coeliacagebietes über die A. mesenterica superior und weitgestellte Pankreasarkadengefäße (Pfeil)

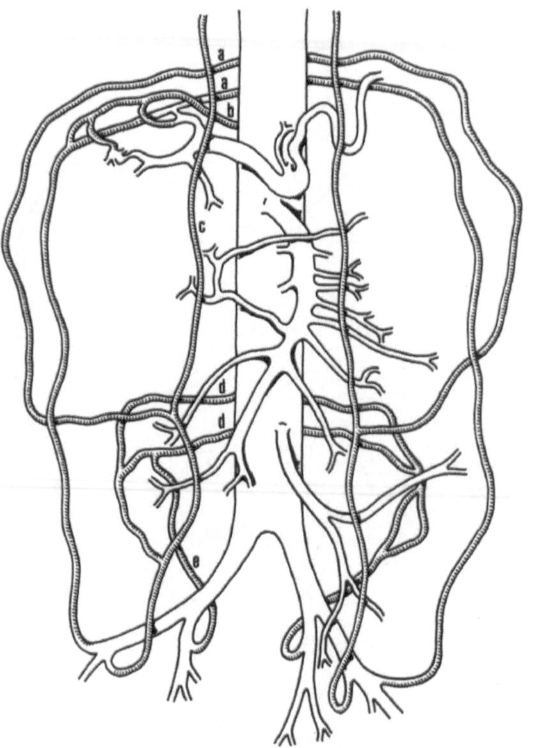

Abb. 56. Schema der Kollateralen aus dem Systemkreislauf bei Verschlußprozessen an der Aorta abdominalis und ihren Ästen: Aa. intercostales *a*, phrenicae *b*, epigastricae *c* u. *e* und lumbales *d*

Abb. 58. Aortenverschluß dicht oberhalb der Bifurkation (Leriche-Syndrom). Ausgedehnte Kollateralisation über die A. mesenterica inferior, kompensatorisch weitgestellte Lumbalarterien und die Aorta caudalis

Abb. 59. Infrarenaler Aortenverschluß. Riolansche Anastomose (Pfeile), welche die Versorgung nach distal übernimmt

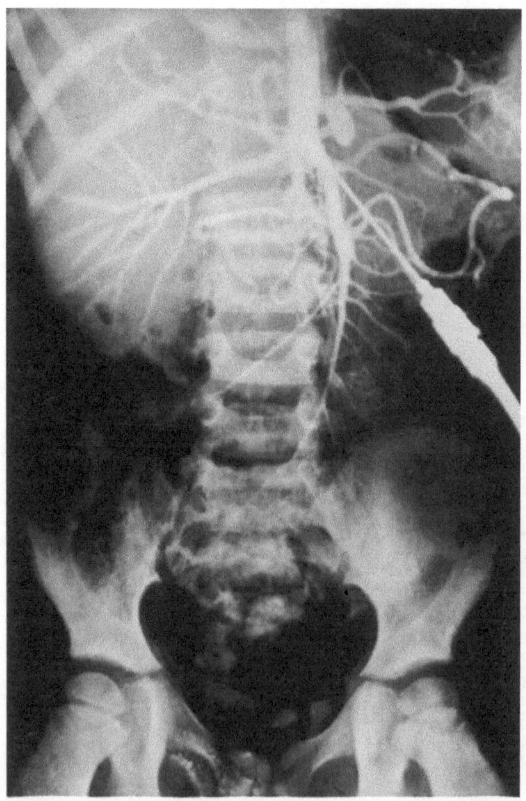

a

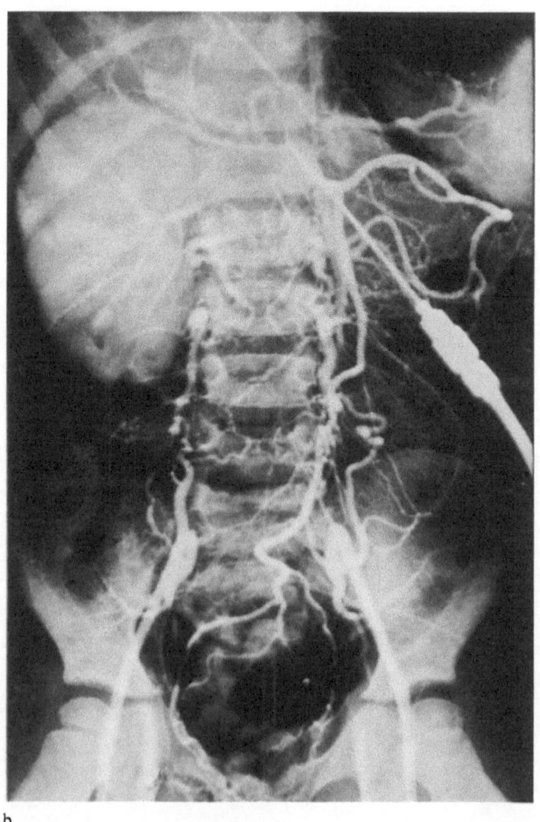

b

Abb. 57. a Iatrogener Aortenverschluß. Aortenligatur im Alter von 13 Monaten anläßlich Exstirpation eines linksseitigen Nierentumors. Totalverschluß des Aortenrohres im Niveau der re. Nierenarterie. Subdiaphragmale Aortographie. b In der spätarteriellen Phase Darstellung des Kollateralsystems mit vollständiger Wiederauffüllung der Beckenarterien bei dem 7jähr. Jungen

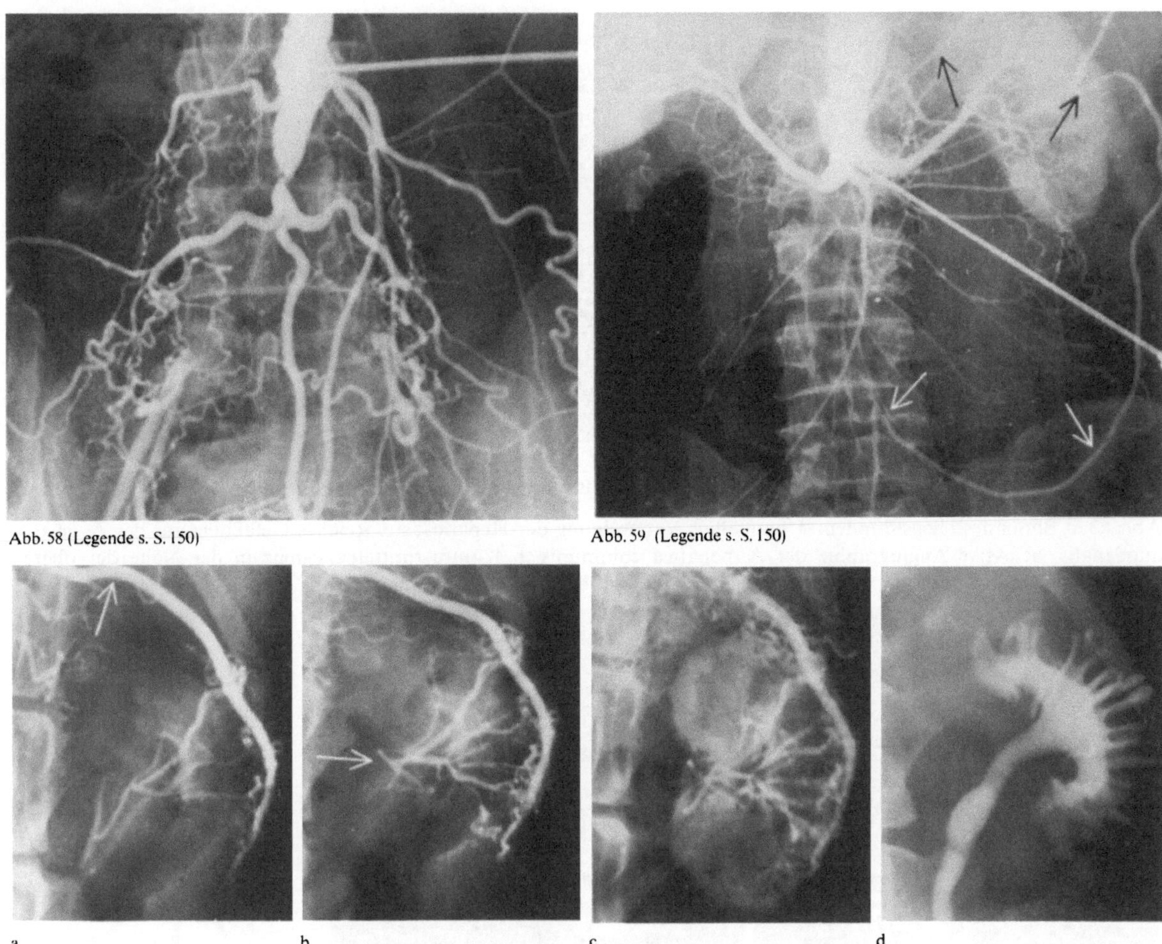

Abb. 58 (Legende s. S. 150)

Abb. 59 (Legende s. S. 150)

a b c d

Abb. 60a—d. Arterielle Versorgung der linken Niere über die Milzarterie. Experimentelle Untersuchung am Hund bei Zustand nach Nephrektomie rechts, Durchtrennung der linken Nierenarterie und Implantation der Milzarterie und -vene in das Nierenparenchym links. a Früharterielle Phase der Coeliacographie beim Hund mit Darstellung der A. lienalis (Pfeil), die durch das Nierenparenchym zieht und über Anastomosen intrarenale Nierenarterienäste von der Peripherie her auffüllt. b Gute Anfärbung intrarenaler Nierengefäße (Pfeil). c Homogene Parenchymdarstellung der ganzen Niere in der Spätphase. d Abschließendes Ausscheidungsurogramm mit Hohlraumsystem und Ureter

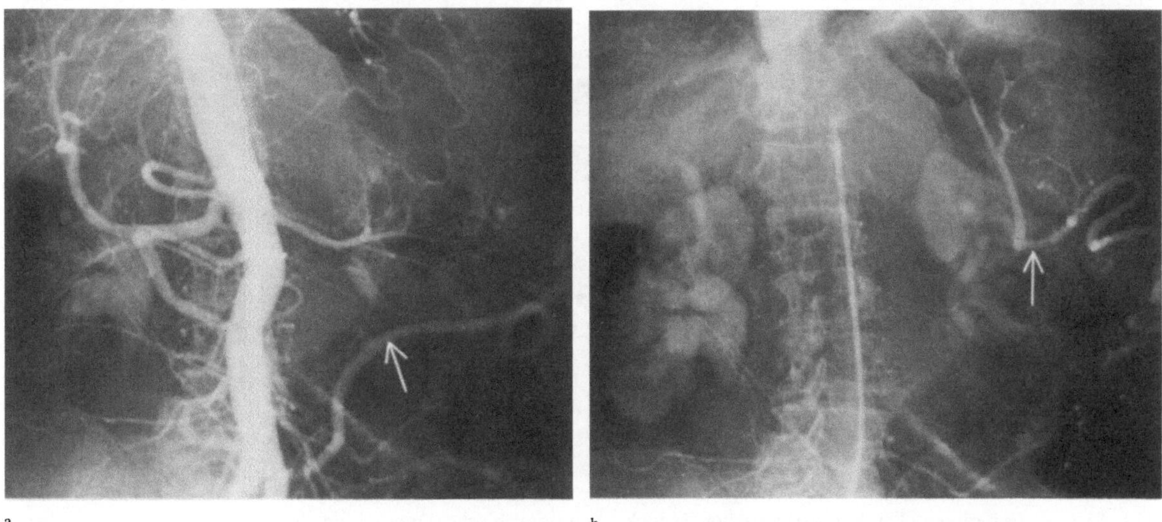

a b

Abb. 61. a Lienalisverschluß unklarer Genese. In der arteriellen Phase frühzeitige Darstellung eines kräftigen Kollateralgefäßes von der A. mesenterica superior in weitem Bogen zunächst nach caudal, dann nach links in den Oberbauch (Pfeil). Es fehlt die A. lienalis. b 4 sec p. i. kontrastreiche Füllung der Milzarterie über die beschriebene Kollaterale (Pfeil)

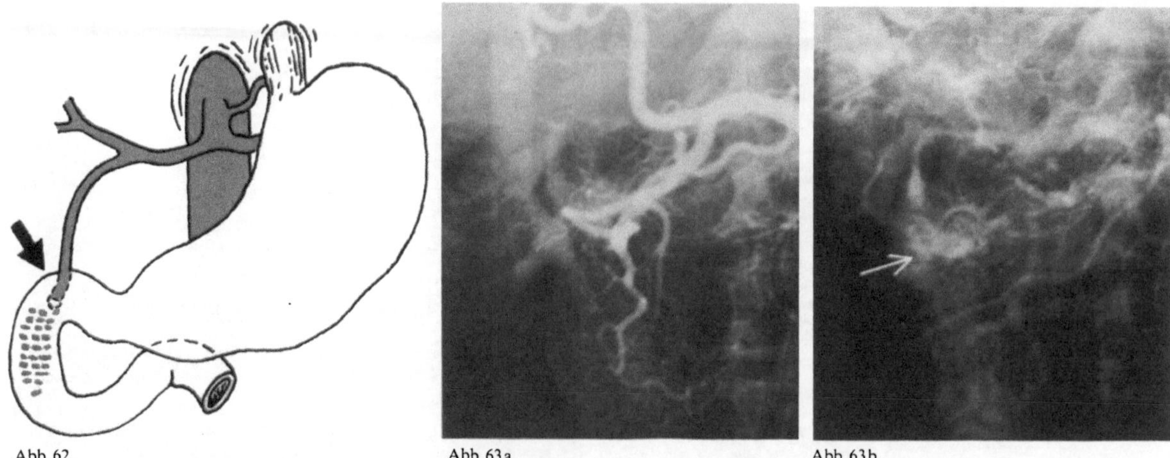
Abb. 62 Abb. 63a Abb. 63b

Abb. 62. Schematische Darstellung einer angiographischen Blutungslokalisation im Duodenum

Abb. 63. a Blutendes Ulcus duodeni. Unauffällige Verzweigung der Hepaticaäste. Reiches Gefäßnetz aus der A. gastroduodenalis. Selektive Angiographie der A. hepatica communis. b Kontrastmittelpersistenz in der Nähe der oberen Duodenalflexur und zarter Kontrastmittelbeschlag innerhalb des Duodenallumens (Pfeil)

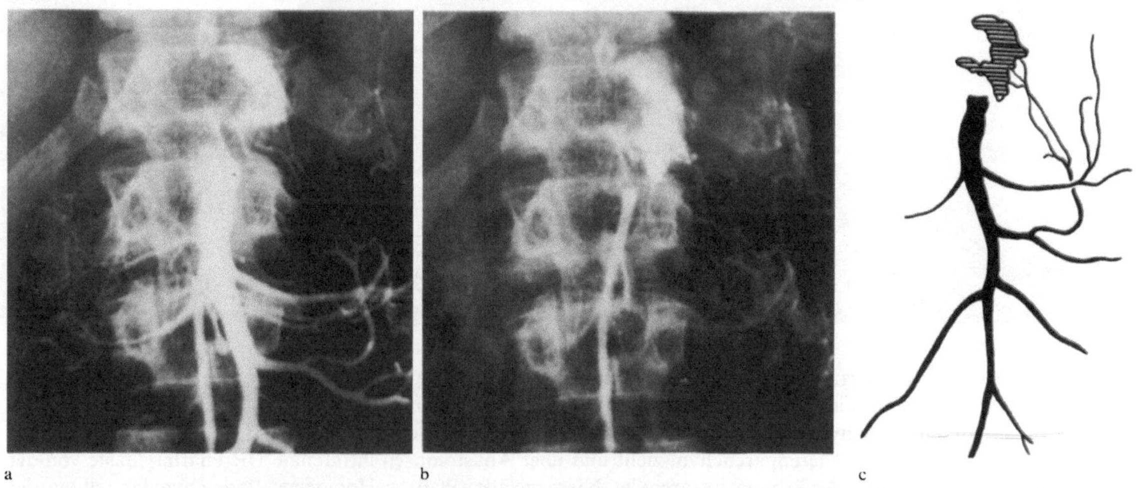
a b c

Abb. 64a—c. Magenblutung 2 Tage nach Billroth-II-Resektion. a Über kleine Jejunaläste Kontrastmittelaustritt. Selektive Angiographie der A. mesenterica superior. b Vergrößerung des Kontrastmittelextravasats in der spätarteriellen Phase. c Skizze zur Angiographie. Bei der Relaparotomie Umstechung eines blutenden Gefäßes in der Anastomose

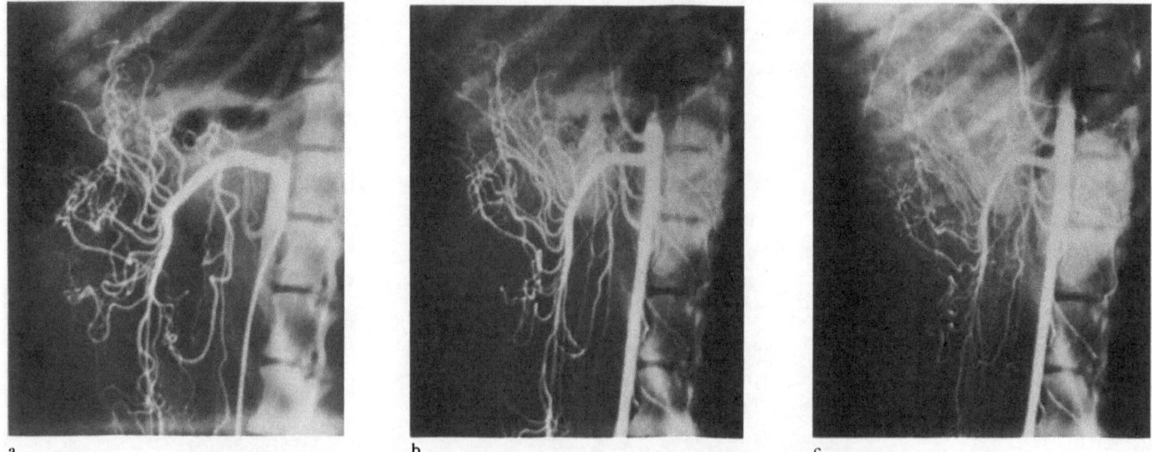
a b c

Abb. 65a—c. Experimenteller hämorrhagischer Schock. Angiographische Darstellung der Mesenterica superior beim Hund. a Versuchsbeginn. b Während der Hämorrhagie. c Im schweren Blutungsschock. Reduktion des Gefäßkalibers, Rarefizierung der peripheren Gefäße unter Ausschaltung größerer Parenchymbezirke offensichtlich über arteriovenöse Kurzschlüsse; verfrühte Füllung abführender Venen

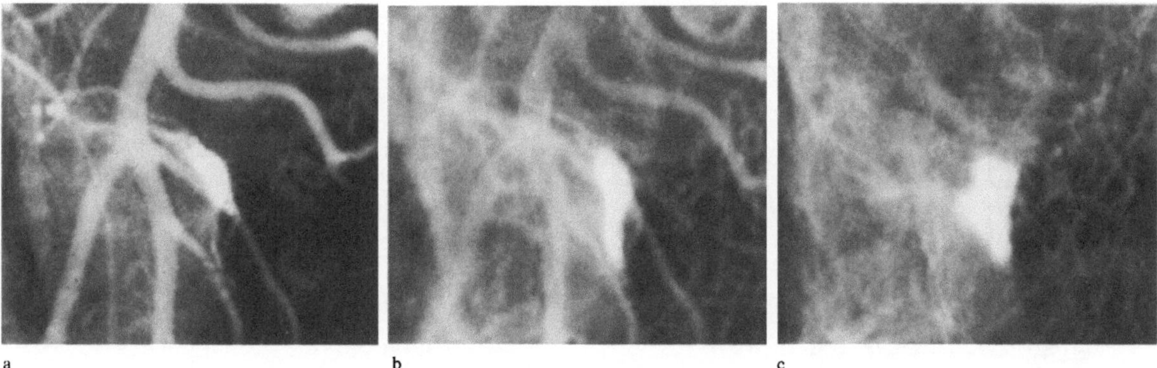

a b c

Abb. 66a—c. Blutendes Dünndarmneurinom. Zustand nach Laparotomie ohne Nachweis der Blutungsquelle. a Aus einem Jejunalast halbmondförmiger Kontrastmittelaustritt. Selektive Angiographie der A. mesenterica superior. b Vergrößerung des Kontrastmittelaustrittes und zarte Kontrastierung eines rundlichen Tumors in der spätarteriellen Phase. c Weitere Veränderung des Kontrastdepots. Der Tumor tritt deutlicher hervor. Bei der Relaparotomie 3 cm im Durchmesser haltendes, blutendes Neurinom des Jejunums

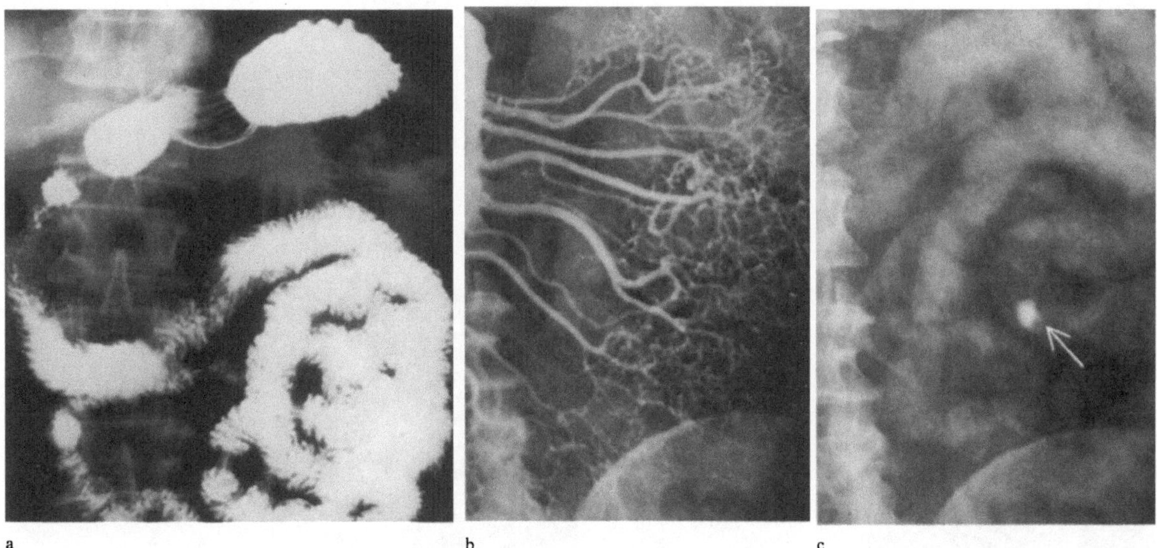

a b c

Abb. 67a—c. Blutender Jejunalpolyp. a Unauffällige Magen-Darmpassage. b Keine krankhaften Veränderungen in der arteriellen Phase der selektiven Angiographie der Mesenterica superior. c Persistierender Kontrastfleck im mittleren Jejunum in der Spätphase (Pfeil)

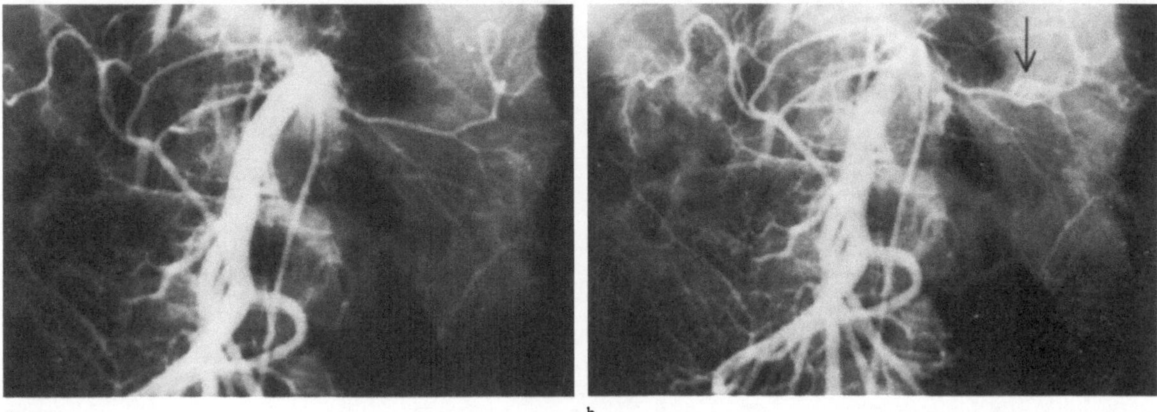

a b

Abb. 68a u. b. Blutendes Ulcus pepticum jejuni. a In der Frühphase der selektiven Angiographie der Mesenterica superior kein pathologischer Befund. b 3 sec p.i. von dem obersten Jejunalast aus Kontrastierung eines rundlichen Gebildes (Pfeil) etwa in Höhe der GE nach Billroth-II-Resektion, das sich bei der Relaparotomie als Ulcusgrund eines peptischen Geschwürs an typischer Stelle erweist. Ulcus weder bei MDP noch Endoskopie nachgewiesen

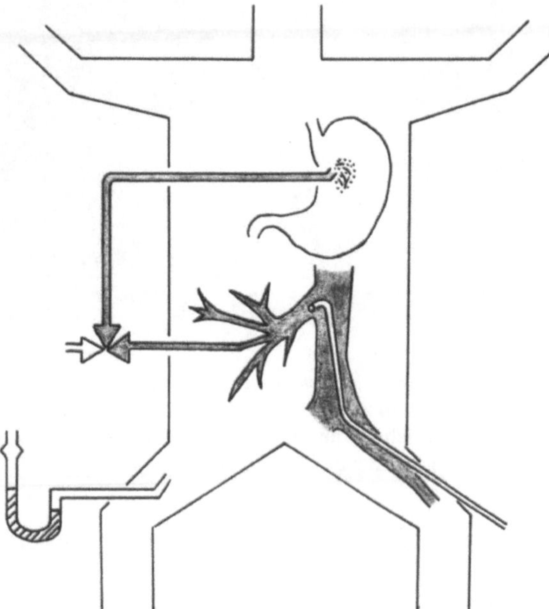

Abb. 69. Experimenteller angiographischer Blutungsnachweis. Versuchsanordnung zum quantitativen Nachweis der zur Lokalisation notwendigen Mindestmenge an Kontrastmittel beim Hund. Extrakorporale Messung der Durchblutungsgrößen über eine Sonde, die einerseits in der A. mesenterica superior eingebunden ist und andererseits in den Magen eingeleitet wird

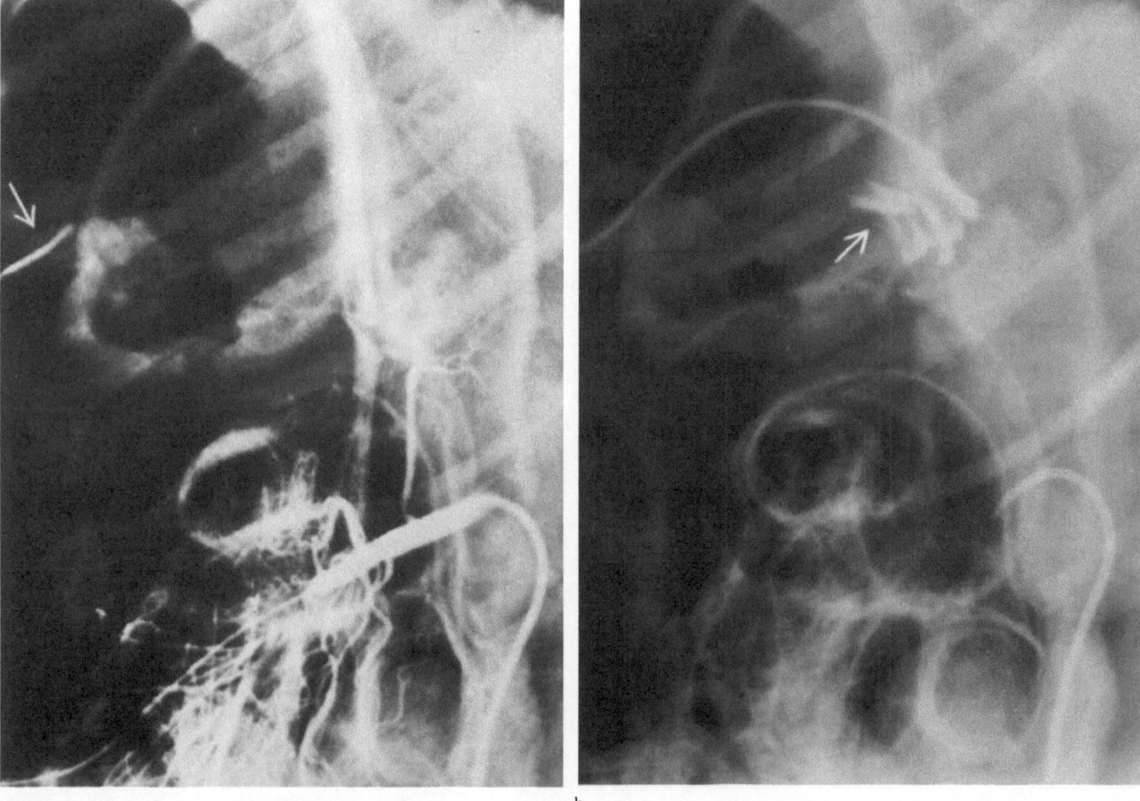

Abb. 70a u. b. Experimenteller angiographischer Nachweis einer Blutung in den Magen. a Gebogener roter Oedman-Katheter in der Mesenterica superior. Kontrastmittel sowohl in den Gefäßästen als auch in der eingebundenen Sonde, die extrakorporal herausgeleitet ist und am oberen linken Bildrand gerade eben kontrastiert ist (Pfeil). b 3 sec nach Injektionsbeginn entleert sich Kontrastmittel in den Magen unter Darstellung eines Schleimhautareals (Pfeil)

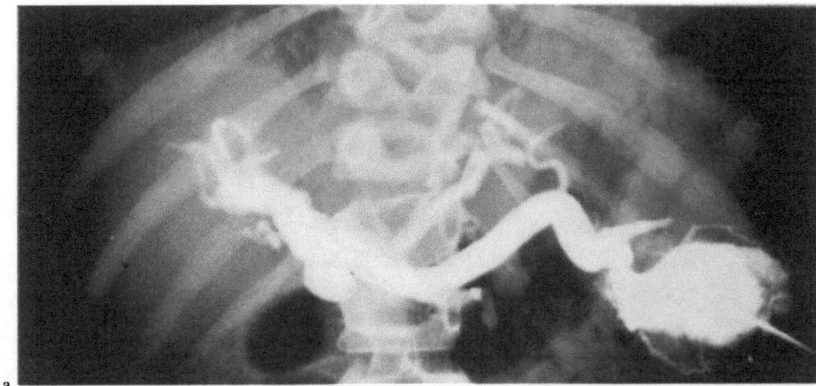

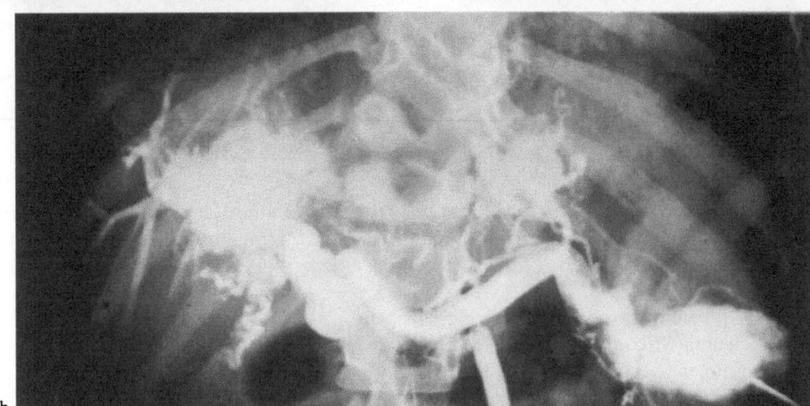

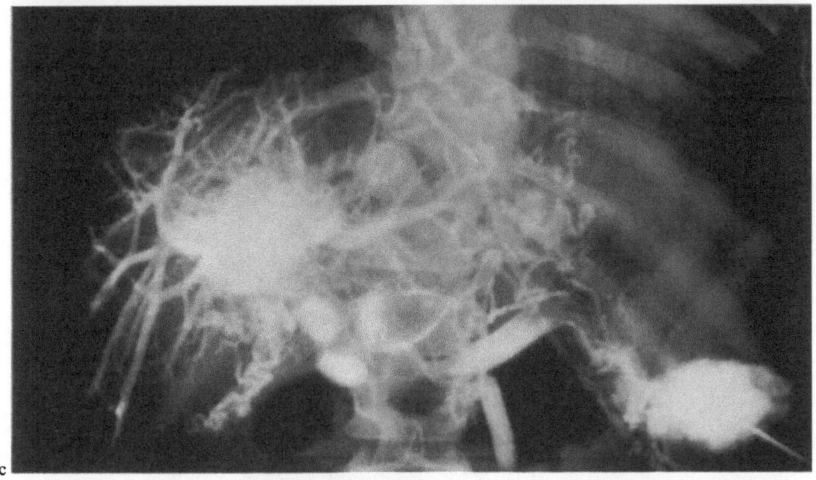

Abb. 71 a—c. Kongenitale aneurysmatische Erweiterung der intra- und extrahepatischen Pfortader (Portomégalie nach LÉGER) 6jähr. Junge mit Gastrointestinalblutung aus Oesophagusvaricen und portaler Hypertension. Histologisch normales Lebergewebe. a Darstellung der V. lienalis und V. portae mit aneurysmatischen Erweiterungen in der Gegend der Leberpforte. Splenoportographie. b Starker Reflux des Kontrastmittels sowohl in die caudale Mesenterialvene als auch in die V. coronaria ventriculi. c Kräftige Kontrastierung des intrahepatischen Pfortadersystems unter gleichzeitiger Darstellung ausgedehnter, varicös erweiterter Venen in Höhe der Kardia und am Oesophagus

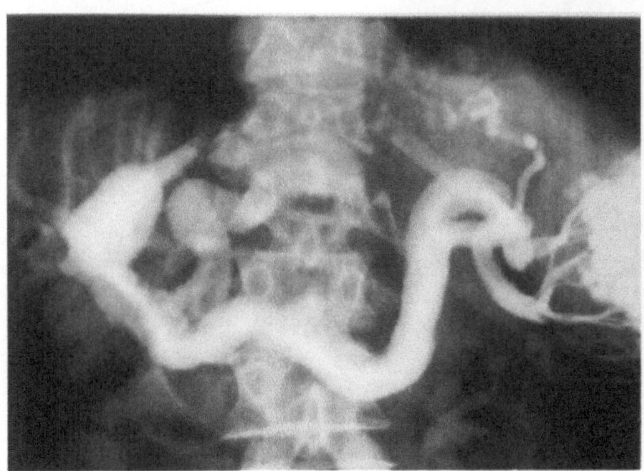

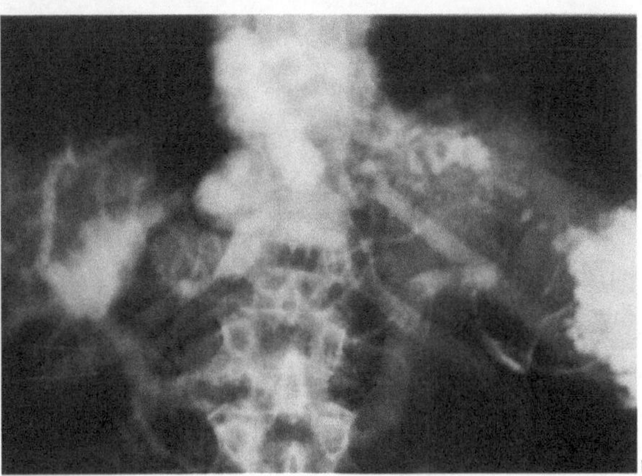

Abb. 72. a Lebercirrhose. Weitgestellte V. lienalis und Pfortader. Rarefiziertes intrahepatisches Pfortadersystem. Daumendick erweiterte V. coronaria ventriculi. Milzinnendruck mit 40 cm H_2O erheblich erhöht. Splenoportographie. b In der Spätphase Darstellung monströs erweiterter Kollateralgefäße in Richtung auf den Oesophagus

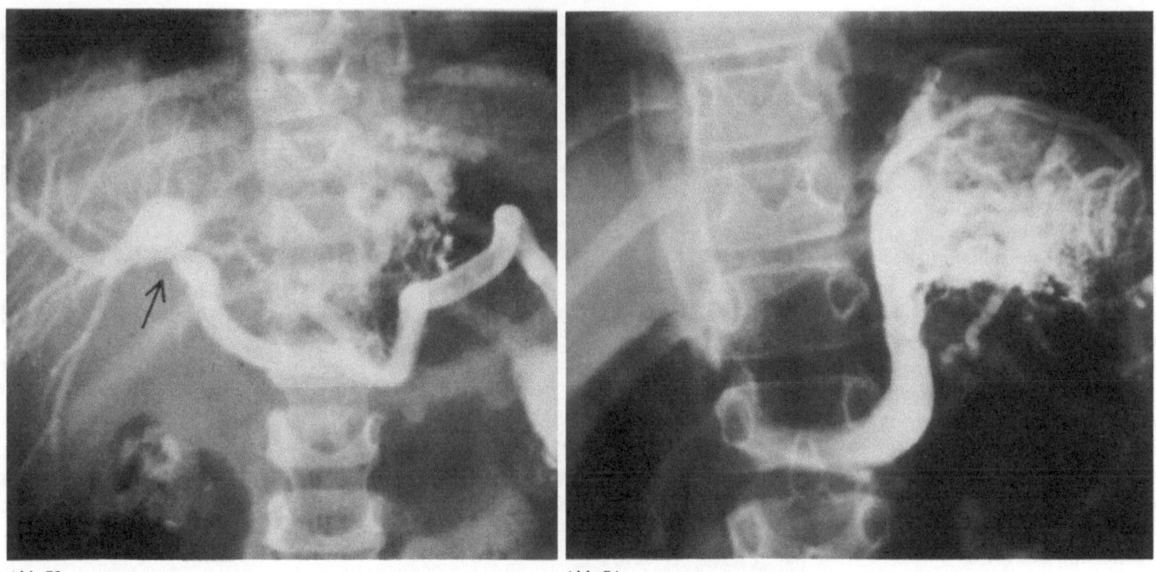

Abb. 73 Abb. 74

Abb. 73. Kongenitale Pfortaderstenose. In Höhe der Leberpforte hochgradige Einengung des Pfortaderstammes mit poststenotischer, aneurysmatischer Dilatation (Pfeil). Umgehungskreislauf über die V. coronaria ventriculi. Portale Hypertension (Milzinnendruck 32 cm H_2O) bei einem 10jähr. Kinde. Splenoportographie

Abb. 74. Pfortaderthrombose nach Nabelvenensepsis. Spontane porto-cavale Anastomose. 8jähriges Kind mit portaler Hypertension (Milzinnendruck 20 cm H_2O). Splenoportographie mit Darstellung zahlreicher Kollateralvenen, des Milzvenenstammes und eines direkten Kontrastmittelabflusses in die untere Hohlvene

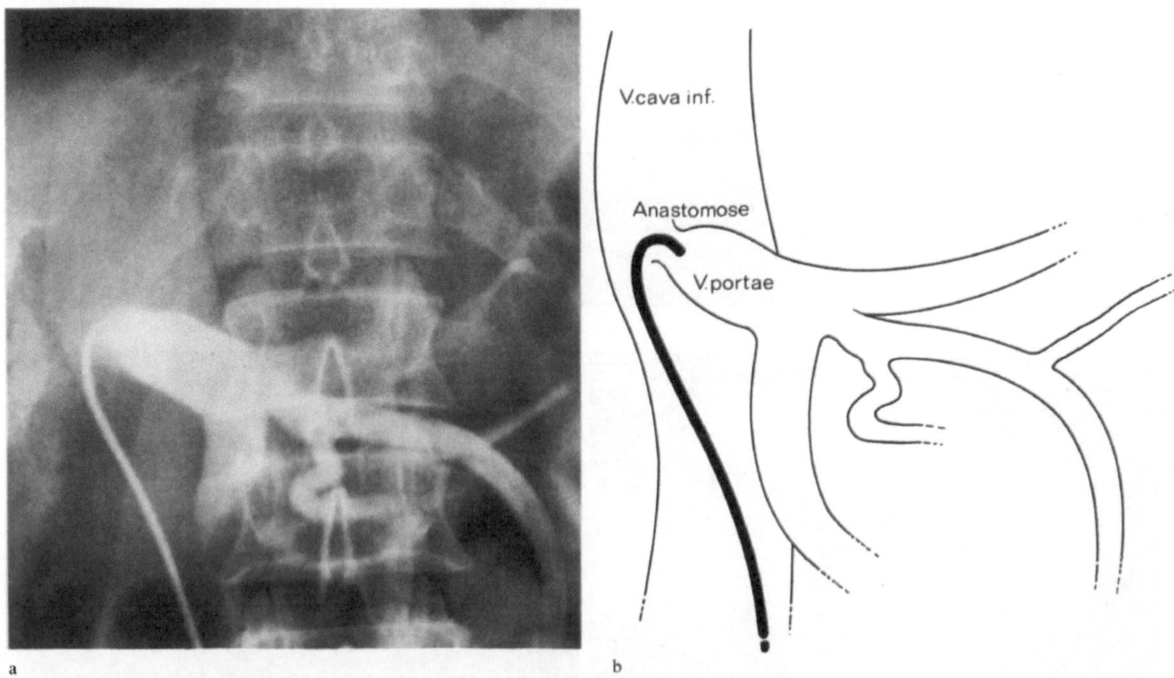

a b

Abb. 75a u. b. Porto-cavale Anastomose bei Lebercirrhose. a Angiographische Darstellung der Anastomose durch einen in der unteren Hohlvene vorgeführten Katheter, der sich leicht in die End-zu-Seit implantierte Pfortader einlegen läßt. b Schematische Erläuterung

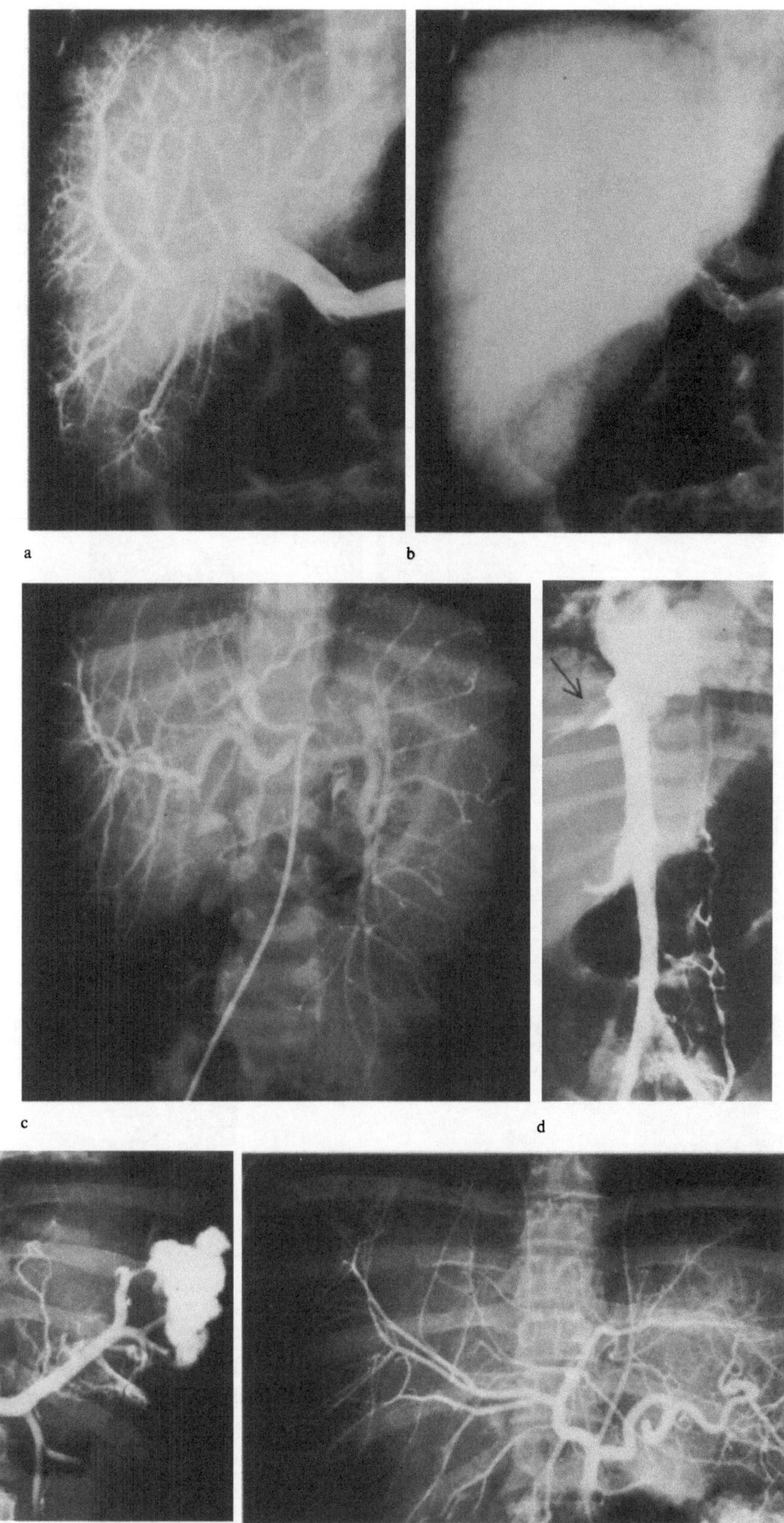

Abb. 76a—d. Budd-Chiari-Syndrom (4jähriges Kind). a Unauffällige Verteilung der Pfortaderäste in der vergrößerten Leber. Splenoportographie (Milzinnendruck 30 cm H_2O). b Elfenbeinartige Kontrastierung der Leber in der Spätphase der Splenoportographie infolge Abflußbehinderung der Lebervenen. c Hepatosplenomegalie mit weit gespreizten Arterienästen. Selektive Angiographie der Coeliaca. d Thrombose der Lebervenen an der Einmündungsstelle der Cava inferior (Pfeil). Cavographie

Abb. 77a u. b. Budd-Chiari-Syndrom. a Unauffälliges Pfortadersystem mit Kontrastmittelpersistenz in der vergrößerten Leber. Portale Hypertension (Milzinnendruck 40 cm H_2O). Leber von der seitlichen Bauchwand durch Ascites abgedrängt. Splenoportographie. b Hochgradige Spreizung der Arterienäste bei Hepatosplenomegalie. Selektive Angiographie des Truncus coeliacus

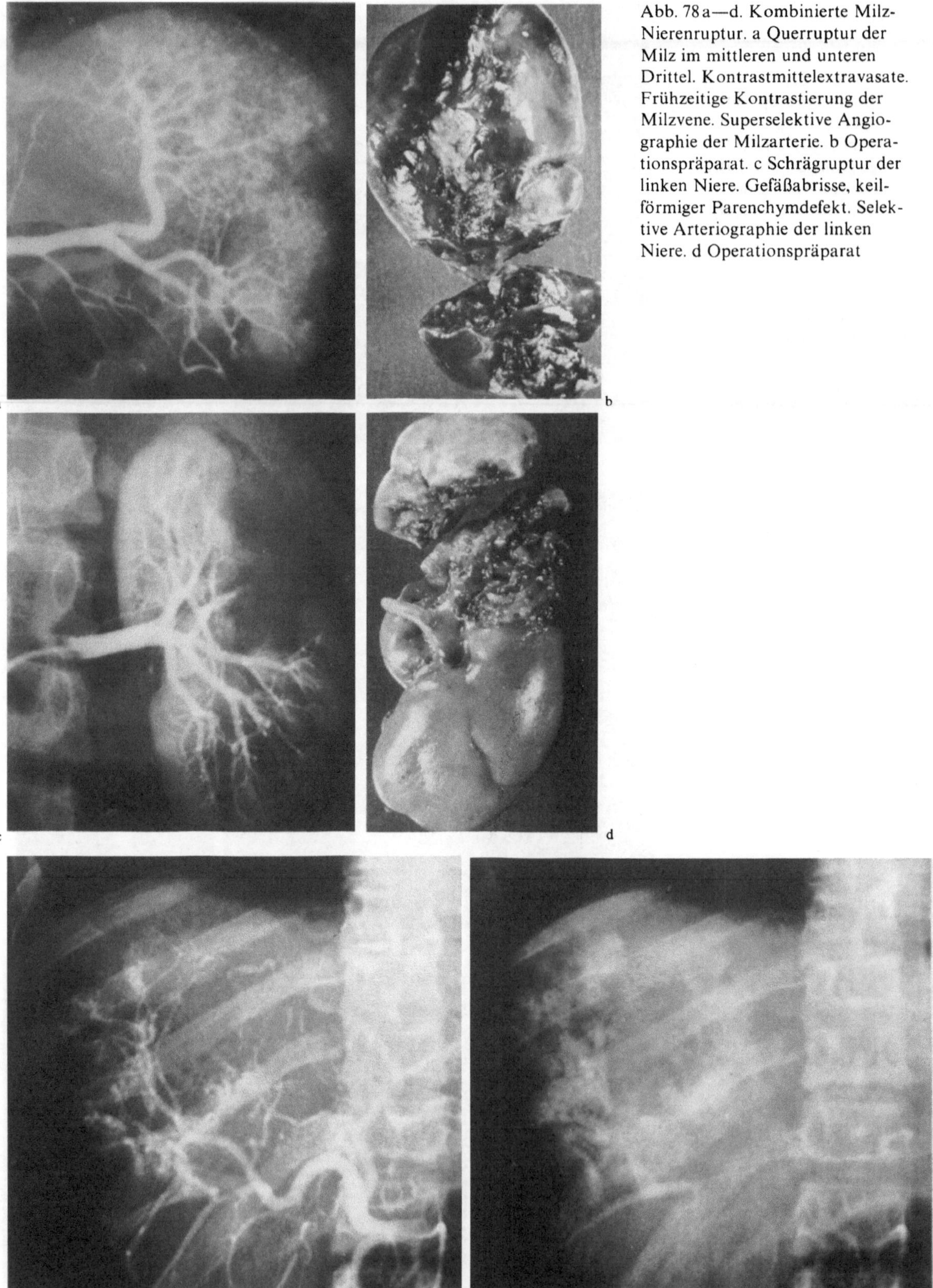

Abb. 78a—d. Kombinierte Milz-Nierenruptur. a Querruptur der Milz im mittleren und unteren Drittel. Kontrastmittelextravasate. Frühzeitige Kontrastierung der Milzvene. Superselektive Angiographie der Milzarterie. b Operationspräparat. c Schrägruptur der linken Niere. Gefäßabrisse, keilförmiger Parenchymdefekt. Selektive Arteriographie der linken Niere. d Operationspräparat

Abb. 79a u. b. Leberruptur. 17jähriges Mädchen, Verkehrsunfall vor 3 Tagen. Schmerzen im rechten Oberbauch. Keine Abwehrspannung. a Zahlreiche Kontrastmittelaustritte im Zentrum des rechten Leberlappens mit Gefäßabbrüchen. Angiographie der A. coeliaca. b Vergrößerung der Kontrastmittelextravasate und Parenchymaussparungen in der Spätphase (operativ ausgedehnte Ruptur des rechten Leberlappens)

Abb. 80a—c. Stumpfes Bauchtrauma mit Milz- und Pankreasverletzung. 15jährige Schülerin, Hufschlagverletzung

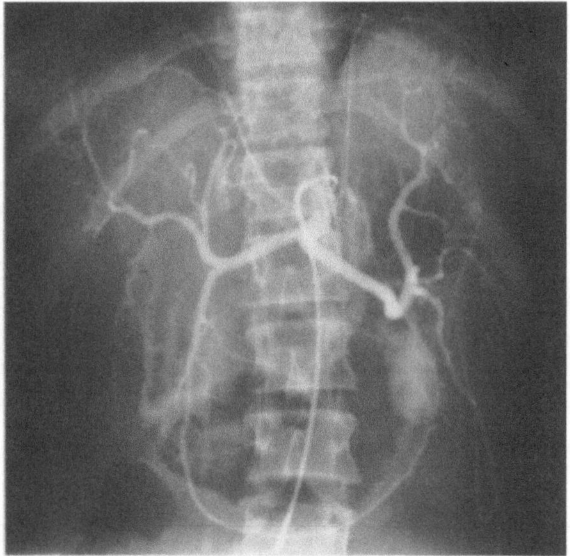

a Abdomenleeraufnahme. Leberschatten nicht abgrenzbar. Psoasrand rechts verstrichen, vergrößerter Milzschatten, große Magenblase. Links konvexe Skoliosehaltung der LWS

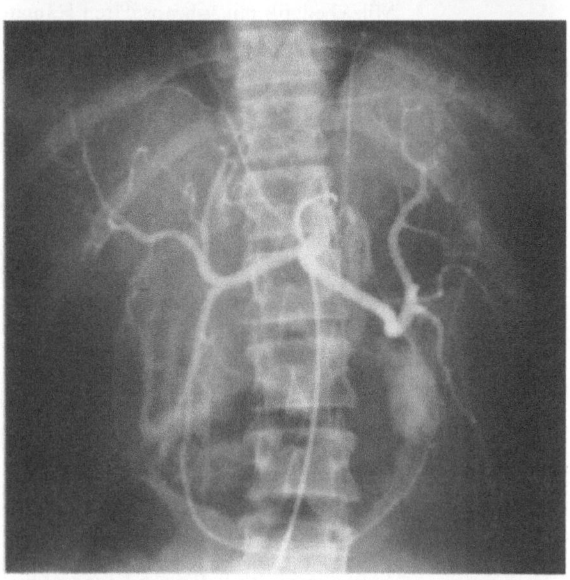

b Gestreckter Verlauf der A. hepatica communis und starke Ausziehung der A. gastroduodenalis und A. gastroepiploica dextra. „Perlschnurphänomen" an der ausgezogenen A. lienalis. Selektive Angiographie des Truncus coeliacus

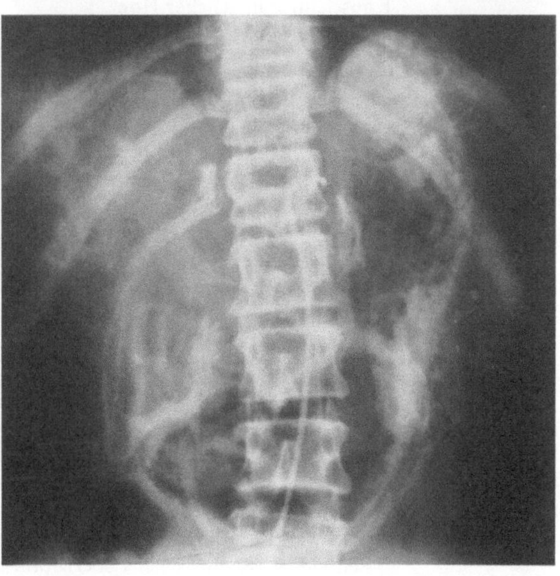

c Unterbrechung des Milzparenchyms im mittleren Drittel im Sinne einer Querruptur. Kontrastmittelansammlung weiter distal an der großen Kurve des dilatierten Magens und in der Umgebung des Duodenums. Die Operation (Prof. Linder) bestätigt den Befund einer Milzruptur, multipler Hämatome und einer Pankreasbeteiligung im Sinne einer ödematösen Schwellung

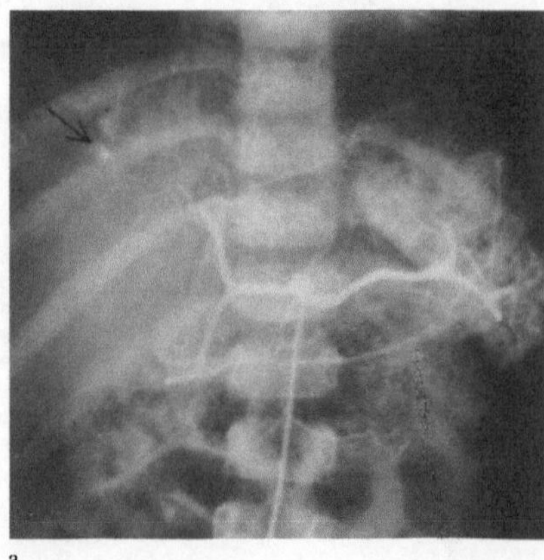

a

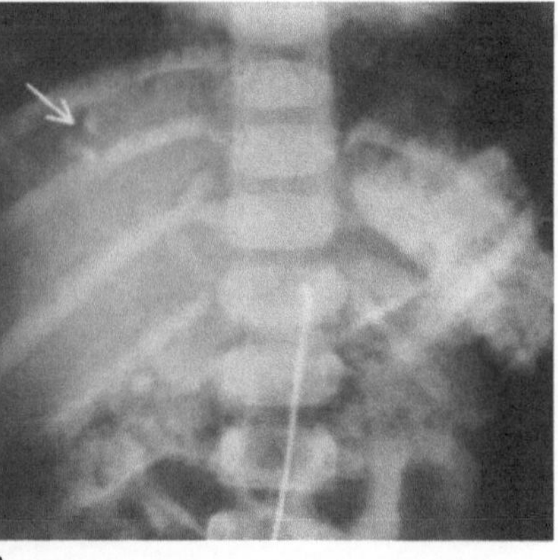

b

Abb. 81a u. b. Milz- und Leberverletzung. a Kontrastmittelaustritte im Leberzentrum aus Ästen der A. hepatica sinistra (Pfeil). Die Hepatica dextra geht aus der A. mesenterica superior ab. Coeliacographie. b Persistenz der kleinen Kontrastmitteldepots im Leberzentrum (Pfeil), die sich intraoperativ als subcapsuläre Hämatome mit Einriß der Leberkapsel erweisen. Unregelmäßige Konturierung der Milz ebenfalls mit subcapsulären Hämatomen

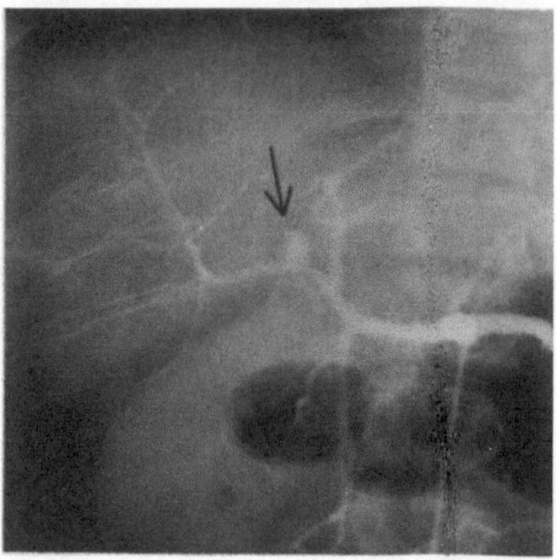

Abb. 82. Leberruptur mit traumatischem Aneurysma. A. hepatica dextra teilweise in Höhe der Leberpforte unterbrochen. Darstellung eines kleinen, falschen Aneurysmas (Pfeil). Bei der Laparotomie Kapseleinriß in gleicher Höhe. Coeliacographie

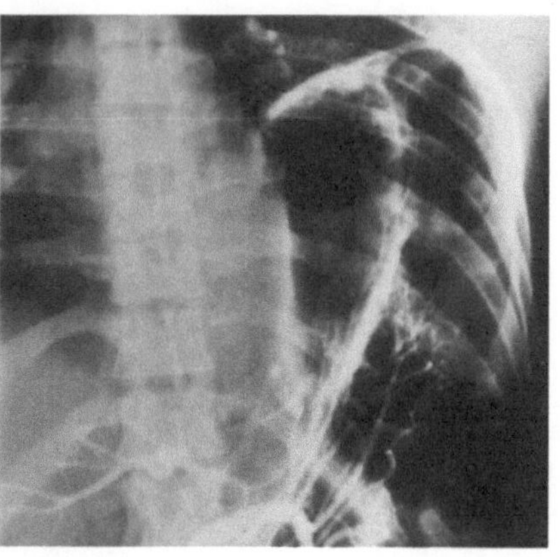

Abb. 83. Zwerchfellruptur links mit Prolaps mehrerer Dünndarmschlingen. Intrathorakale Verlagerung extrem ausgespannter Jejunalarterien bei der selektiven Angiographie der Mesenterica superior. Milzruptur angiographisch ausgeschlossen

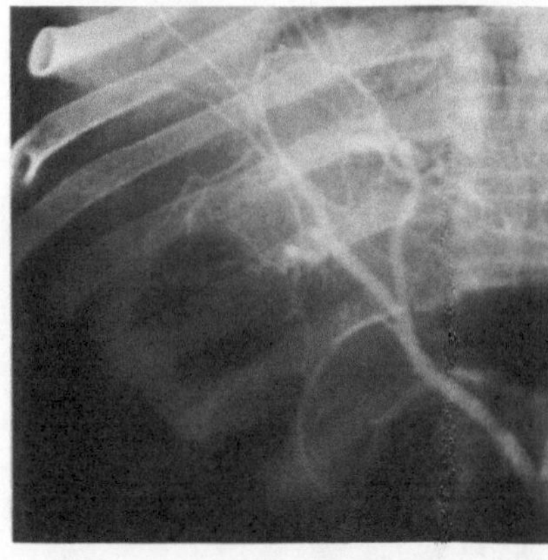

a

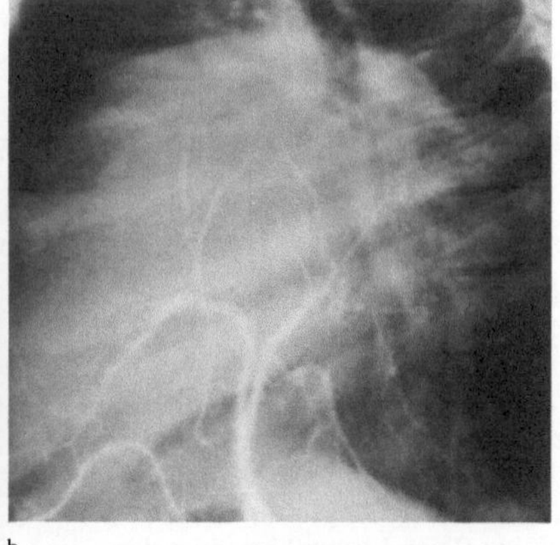

b

Abb. 84a u. b. Zwerchfellruptur rechts mit intrathorakaler Verlagerung der Leber. a Nachweis intrathorakal verlaufender Leberarterien bei der Coeliacographie. b Seitbild. Ausschluß einer Leberruptur

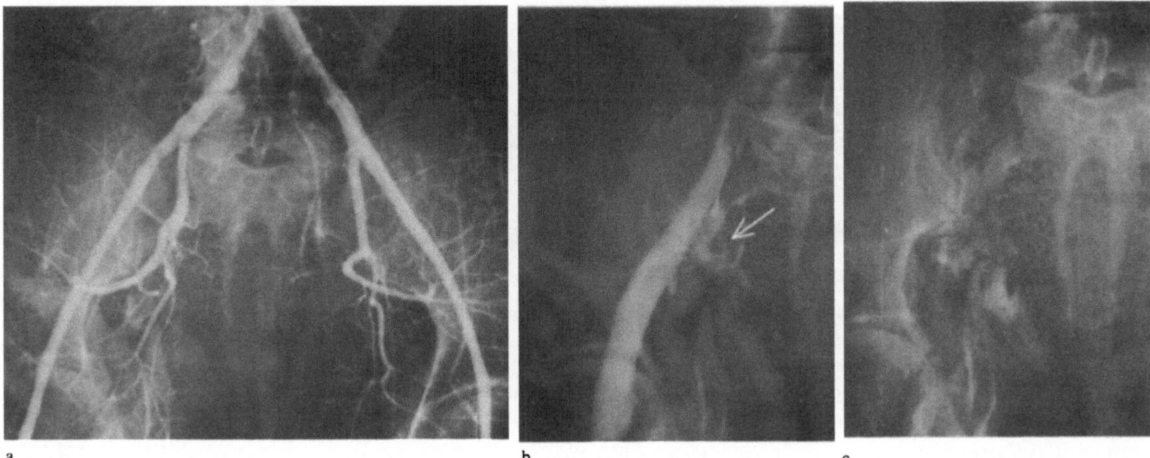

a b c

Abb. 85a—c. Stumpfes Bauchtrauma mit Venenruptur. a Das arterielle Gefäßnetz im Bereich des Beckens ist unauffällig. Katheteraortographie. b Bei der direkten Darstellung der rechten Beckenvene Einengung des Gefäßes in Höhe des rechten Kreuzbeinflügels, der eine Fraktur zeigt. Beginnender Kontrastmittelaustritt mit rascher Verteilung in caudaler Richtung (Pfeil). c Persistenz der Kontrastmittelextravasate bei Beckenvenenruptur

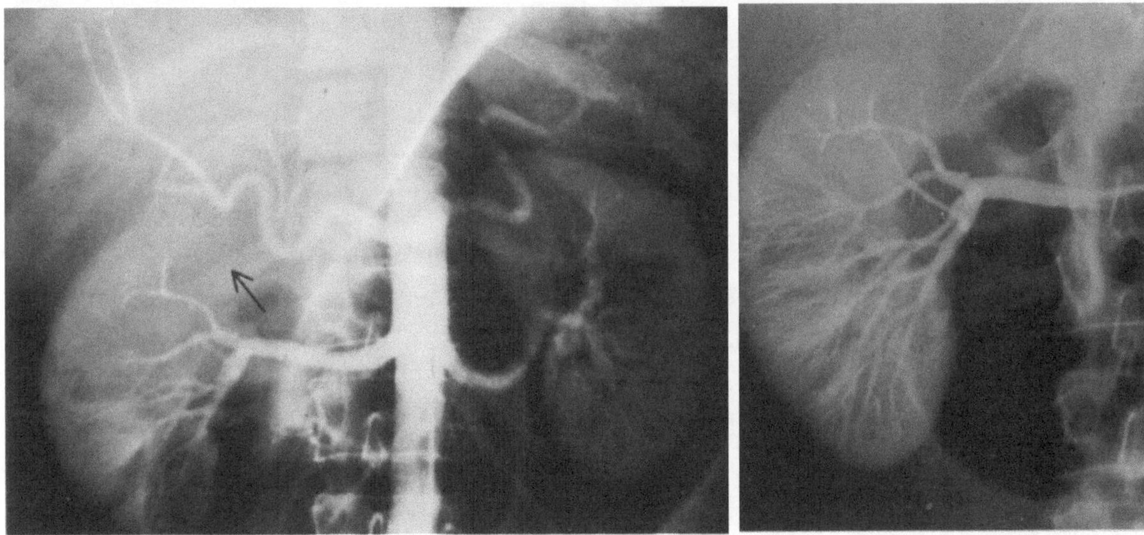

a b

Abb. 86a u. b. Stumpfes Bauchtrauma — retroperitoneales Hämatom. a Unauffällige Verteilung der Aortenäste bei extrem geblähtem Magen. Fehlende Darstellung des medialen oberen Nierenanteiles rechts (Pfeil). Katheteraortographie. b Identischer Befund an der rechten Niere auch bei der selektiven Nierenangiographie rechts. Bei der Operation ausgedehntes retroperitoneales Hämatom rechts mit Kompression der rechten oberen Nierenregion

Abb. 87a u. b. Ruptur der re. Colonflexur. Stumpfes Bauchtrauma mit unklaren Beschwerden im re. Oberbauch. Keine eindeutigen Zeichen einer freien Perforation. a Unregelmäßige Begrenzung der Dickdarmwand in Höhe der Flexura hepatica mit korkzieherartigem Gefäßverlauf in der Nachbarschaft (Pfeil). Selektive Angiographie der A. mesenterica sup. b In der Parenchymphase wird die Konturunterbrechung deutlicher (Pfeil). Bei der Laparotomie ausgedehntes Hämatom in der Umgebung der re. Colonflexur mit gedeckter Perforation

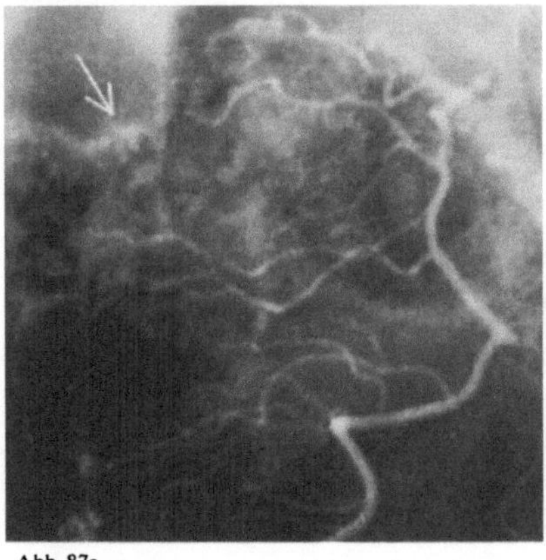

Abb. 87a

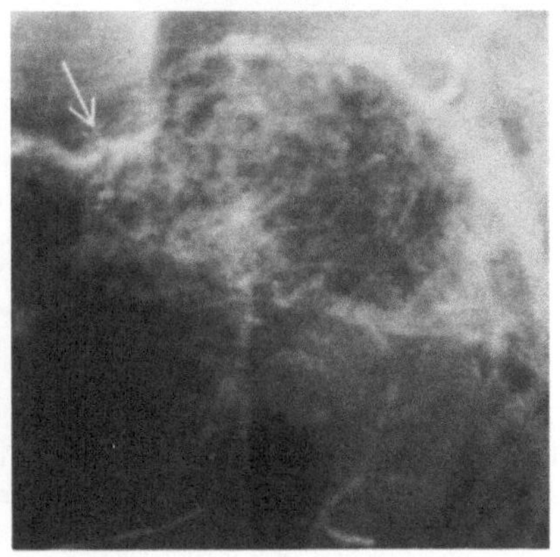

Abb. 87b

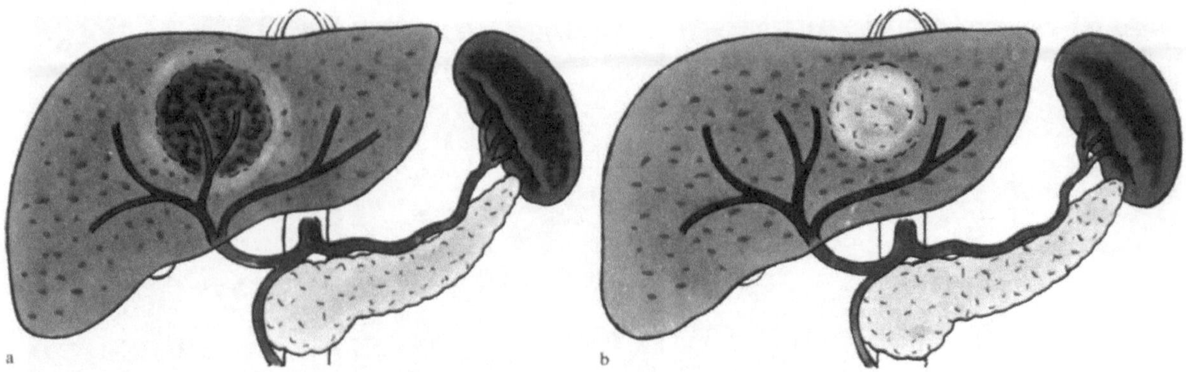

Abb. 88. a Angiographische Tumoranfärbung. b Angiographische Tumoraussparung

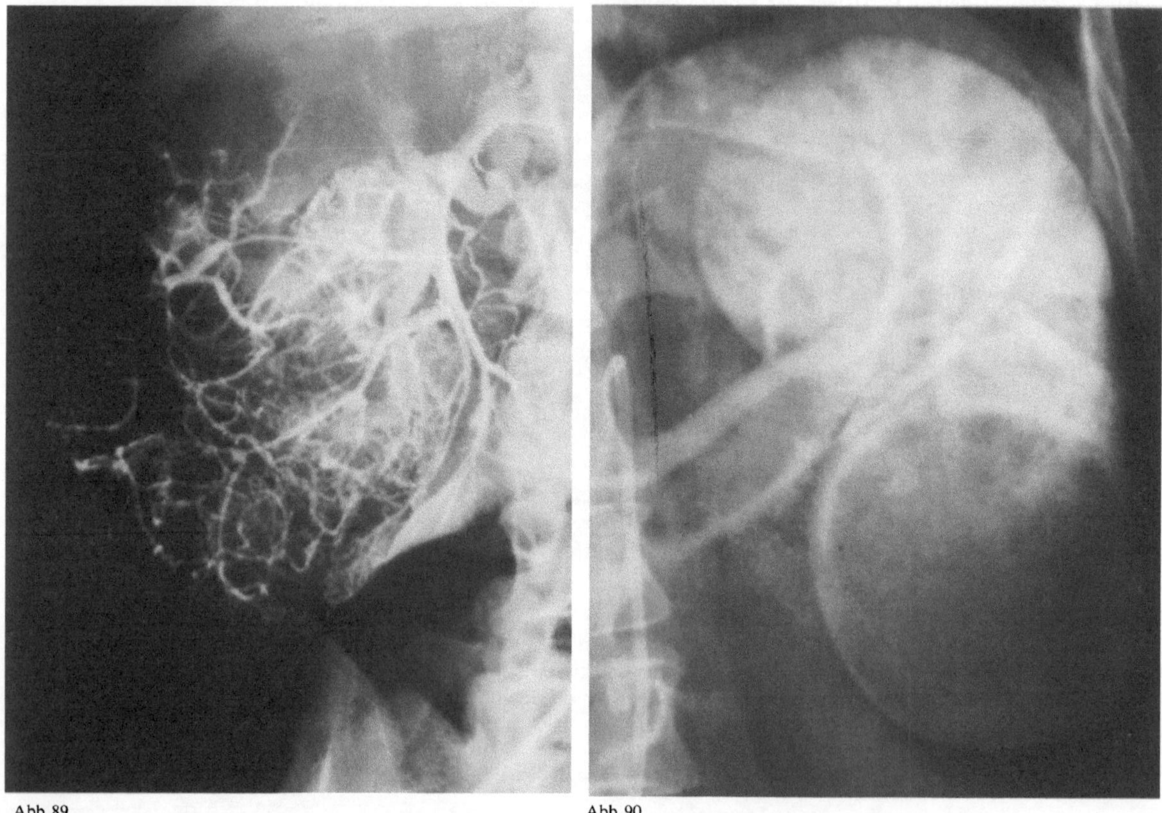

Abb. 89. Hypernephrom: Gefäßreicher Tumor mit pathologischen Gefäßen, Blutseen, arterio-venösen Kurzschlußverbindungen, Destruktion des Parenchyms und Infiltration in die Nachbarschaft. Selektive Angiographie der rechten Nierenarterie

Abb. 90. Milzcyste. Tennisballgroße Aussparung in der Parenchymphase einer superselektiven Milzarteriographie. Operation: Isolierte Cyste des unteren Milzpols

Abb. 91. Cylindrommetastase des linken Leberlappens. Zustand nach Exstirpation eines Cylindroms am linken Unterkiefer. Tastbarer Oberbauchtumor links. Die Coeliacographie zeigt eine atypisch nach links abgebogene A. hepatica sinistra, die einen gefäßreichen, kindskopfgroßen Tumor versorgt mit pathologischen Gefäßen und unscharfer Begrenzung in den caudalen Partien. Bei der Operation (Prof. Dr. E. GÖGLER) ist der linke Leberlappen von einer Cylindrommetastase durchsetzt und kann exstirpiert werden

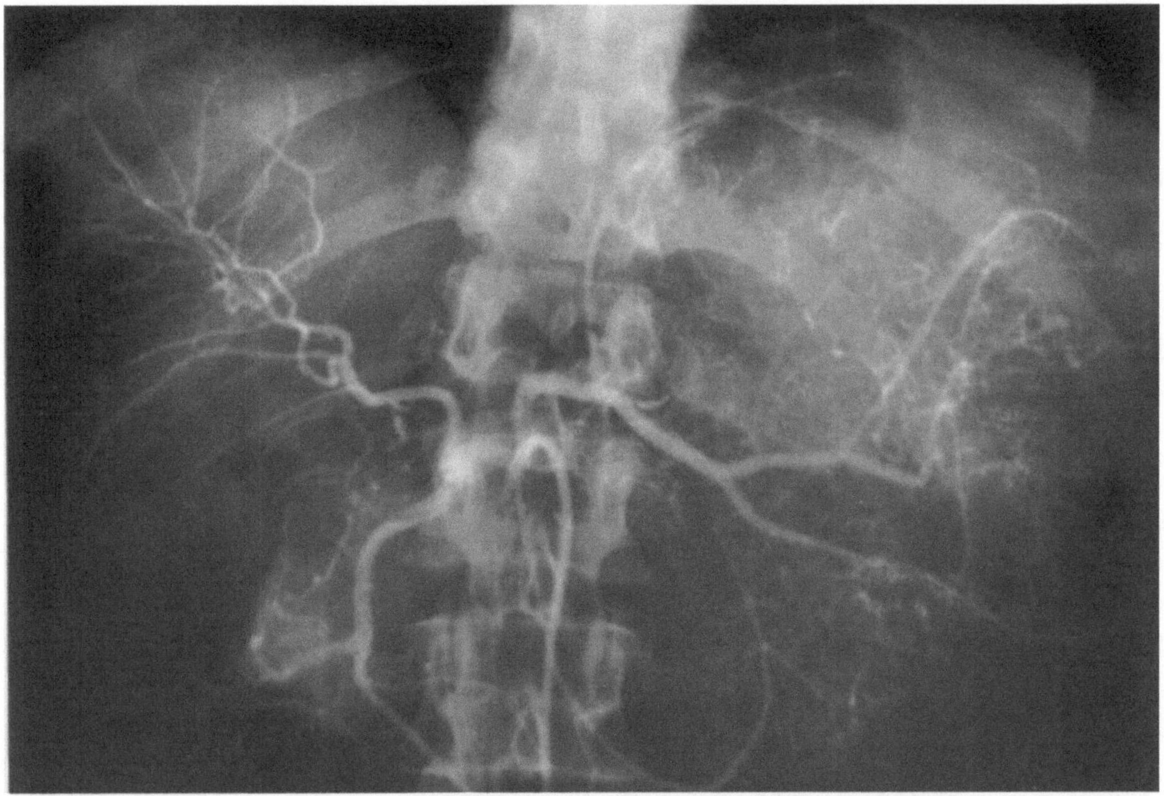

Abb. 91 (Legende s. S. 162)

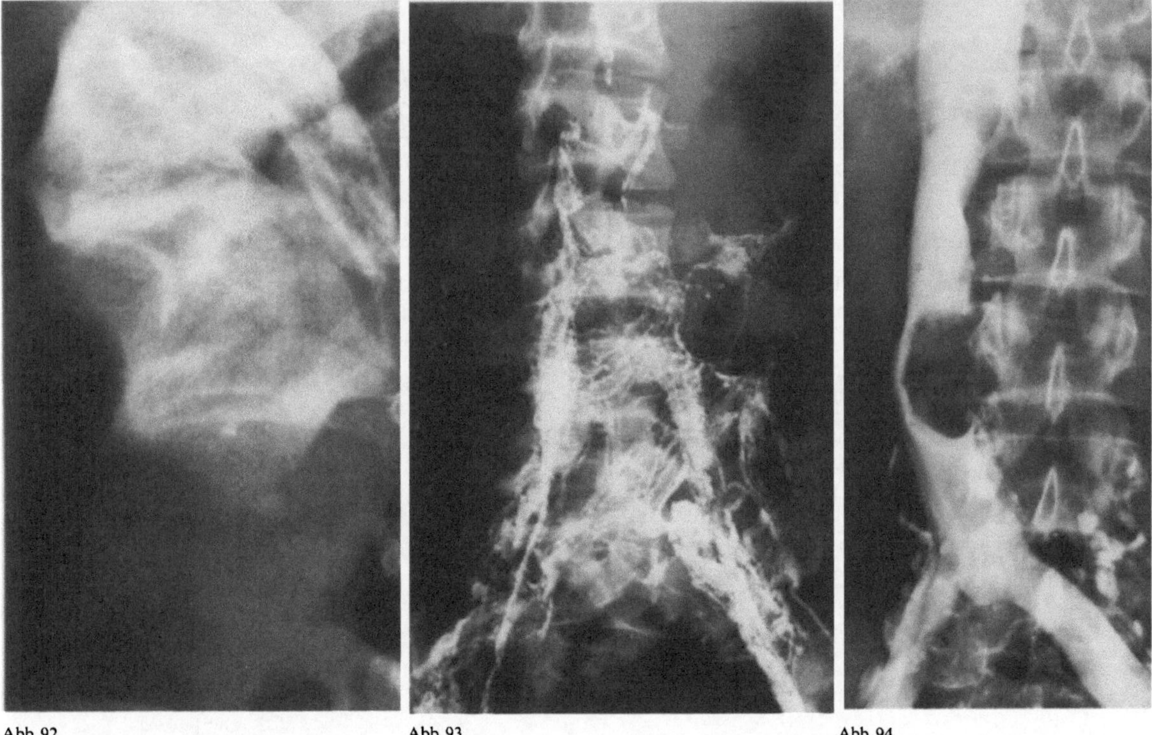

Abb. 92 Abb. 93 Abb. 94

Abb. 92. Subcapsuläre Aussparungen an der rechten Niere infolge multipler Hämatome nach Trauma während Anticoagulantientherapie. Parenchymphase einer selektiven Nierenarteriographie

Abb. 93. Paraaortale Seminommetastasen. Aussparungen und Verdrängungserscheinungen im Lymphangiogramm

Abb. 94. Metastase eines teratoiden Hodencarcinoms. Glatt begrenzte, hühnereigroße Aussparung in der unteren Hohlvene. Cavographie

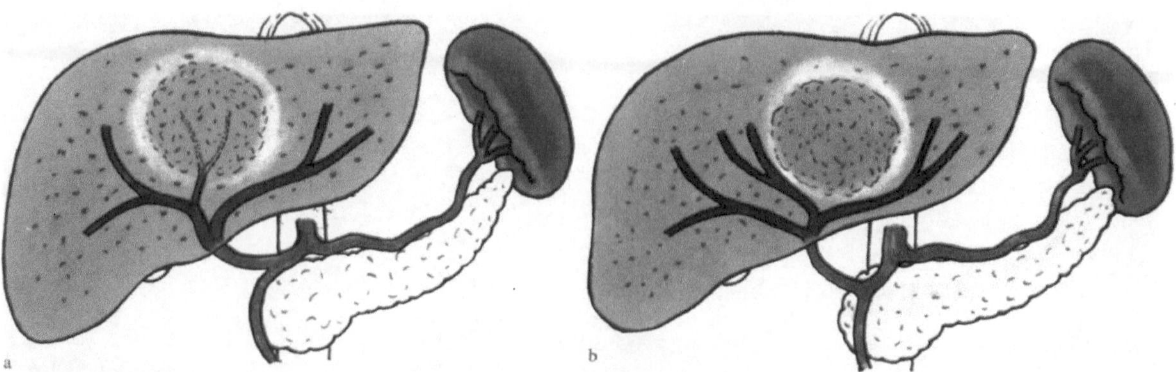

Abb. 95. a Gefäßstenosen bzw. -verschlüsse durch Tumorwachstum im Angiogramm. b Gefäßverdrängungen infolge Tumorwachstum im Angiogramm

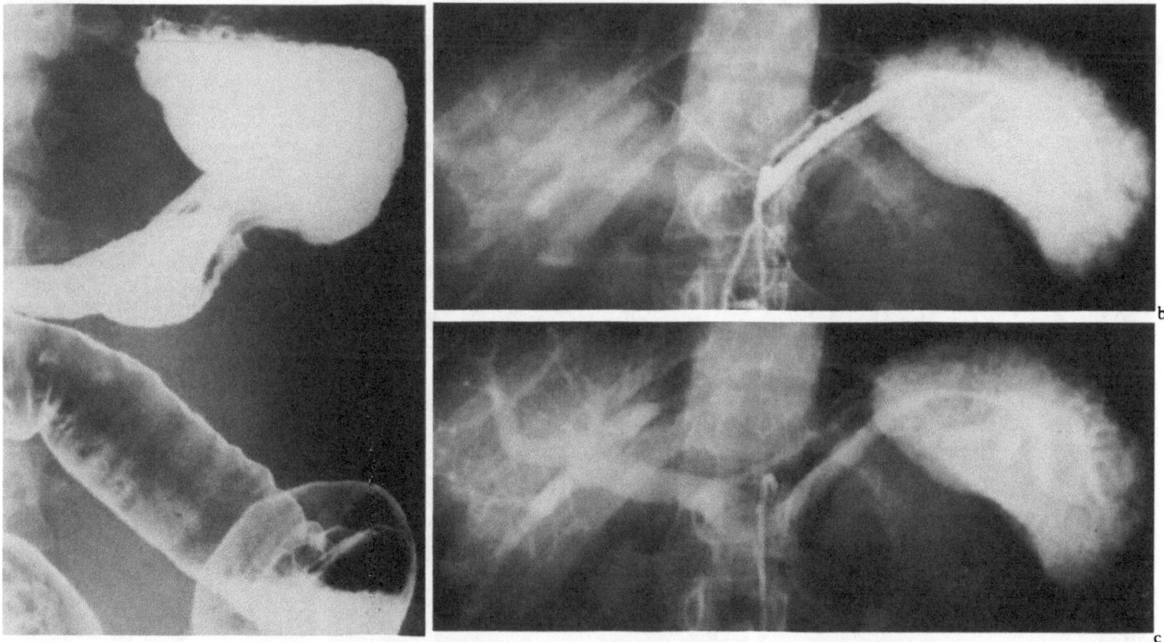

Abb. 96a—c. Pankreasschwanz-Tumor. a Simultane Kontrastdarstellung des Magens und des Colons. b Anhebung der A. lienalis. Milz nicht vergrößert. Selektive Angiographie der Milzarterie. c Im Arterioportogramm Anhebung und Kompression der Milzvene

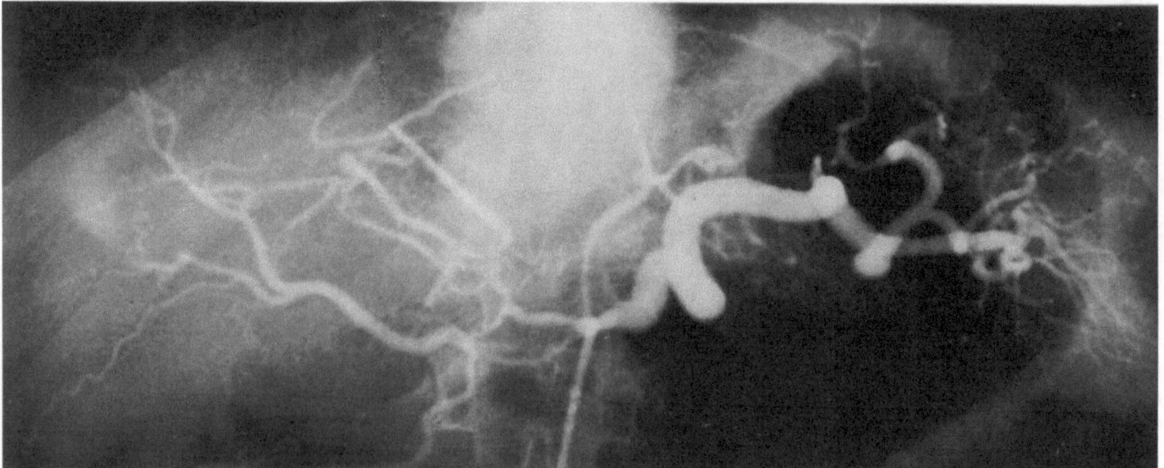

Abb. 97. Pankreascarcinom. Hochgradige Stenosierung der A. hepatica communis und des Lienalisabganges. Coeliacographie

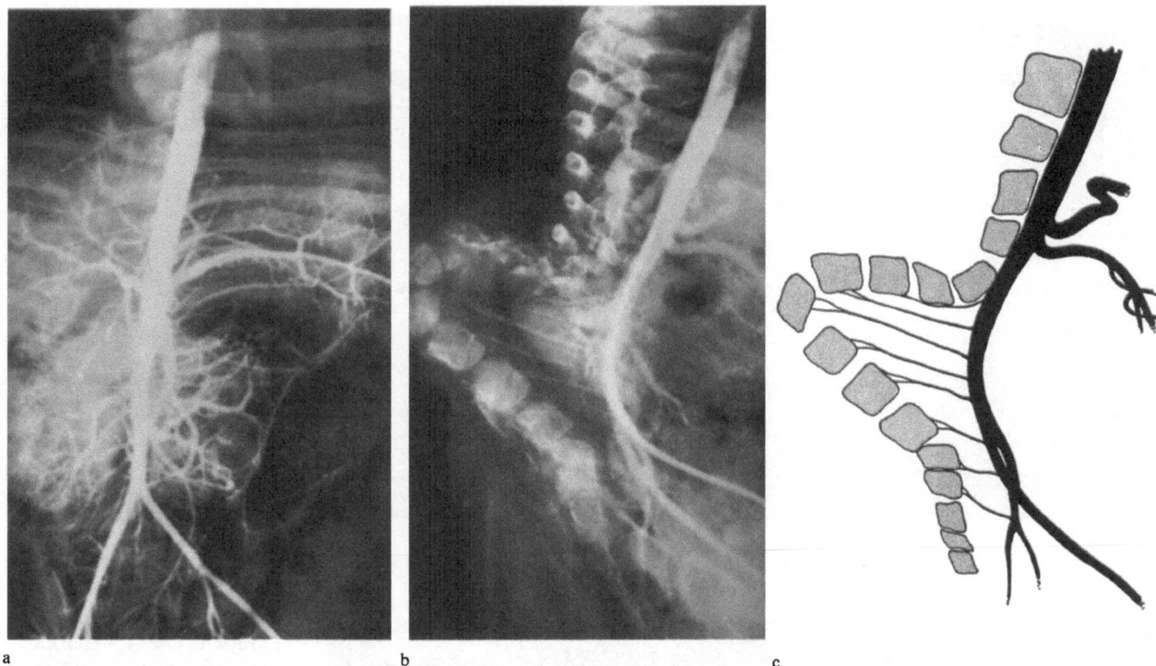

Abb. 98a—c. Schwere lumbale Kyphoskoliose bei Myelomeningocele. 4jähriges Kind, bei dem eine Aufrichtungsoperation geplant ist. a Katheteraortographie im a.-p.-Strahlengang. b Topographische Beziehung zwischen Aorta und Wirbelsäule mit den stark ausgezogenen Lumbalästen. c Schematische Darstellung

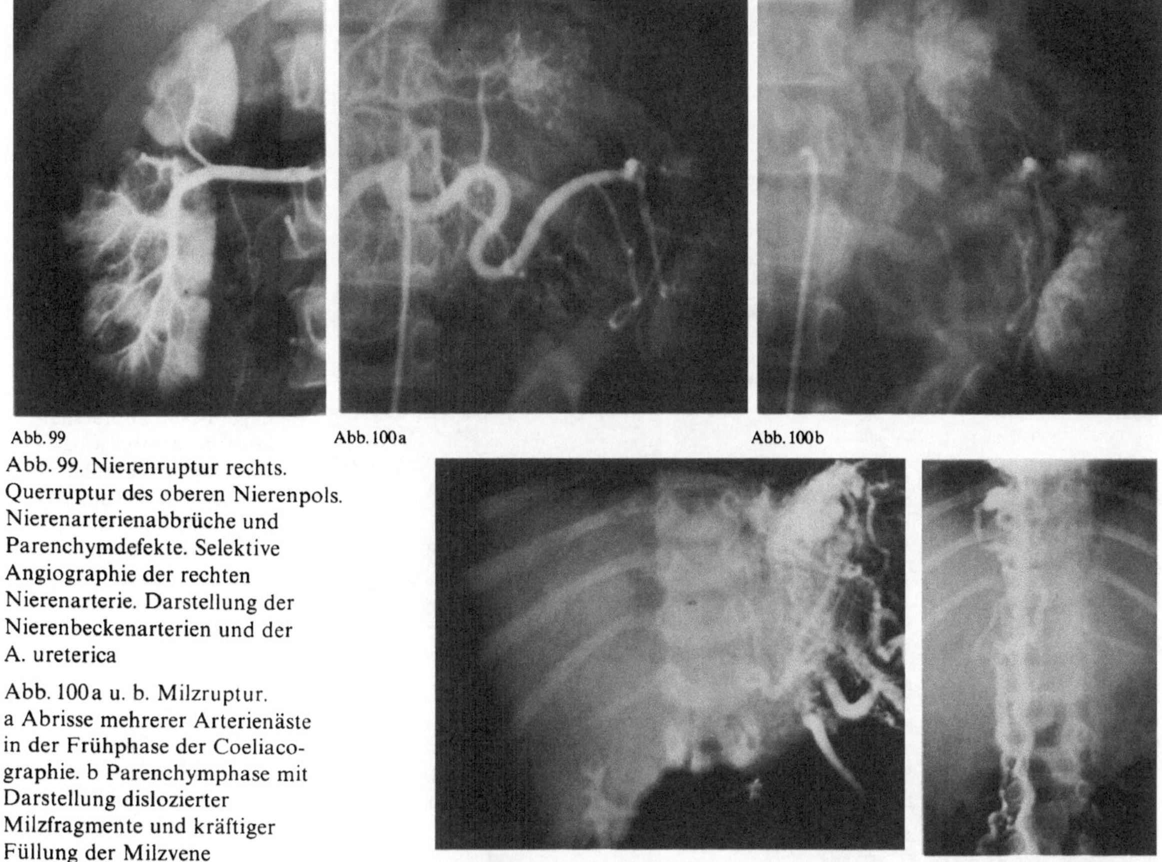

Abb. 99. Nierenruptur rechts. Querruptur des oberen Nierenpols. Nierenarterienabbrüche und Parenchymdefekte. Selektive Angiographie der rechten Nierenarterie. Darstellung der Nierenbeckenarterien und der A. ureterica

Abb. 100a u. b. Milzruptur. a Abrisse mehrerer Arterienäste in der Frühphase der Coeliacographie. b Parenchymphase mit Darstellung dislozierter Milzfragmente und kräftiger Füllung der Milzvene

Abb. 101a u. b. Primäres Lebercarcinom. a Totalverschluß der Pfortader unter Darstellung zahlreicher Kollateralvenen bei vergrößertem Leberschatten. Splenoportographie. b Totalverschluß der unteren Hohlvene durch den Lebertumor. Strickleiterförmige Kollateralen vorwiegend vertebraler Äste

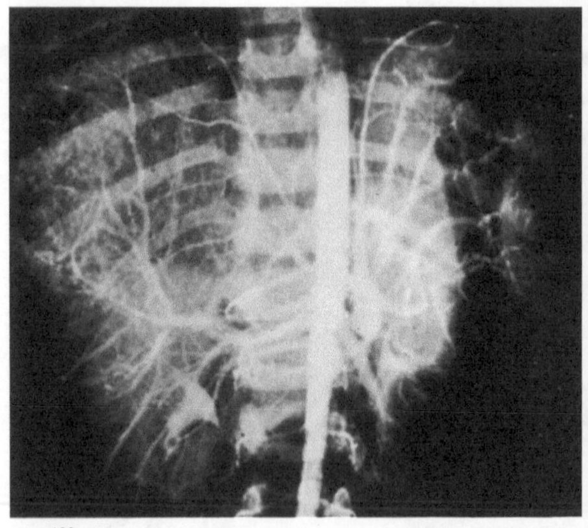
Abb. 102a

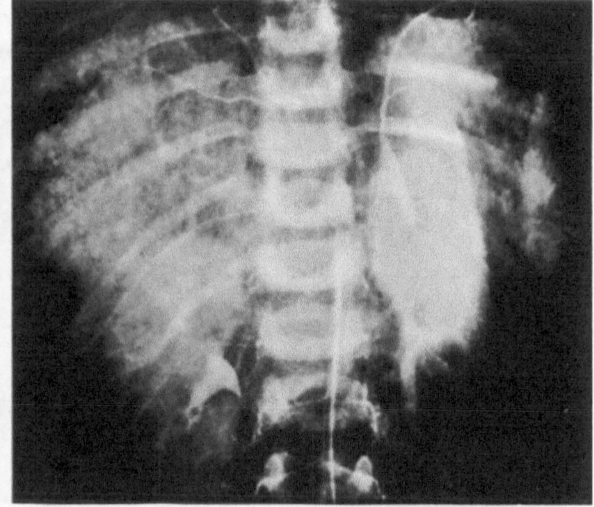
Abb. 102b

Abb. 102a u. b. Maligne Teratom-Metastasen der Leber. a Übersichtsaortographie. Die A. hepatica communis ist bogenförmig nach caudal abgedrängt. Darstellung pathologischer Gefäße über die A. hepatica in der deutlich vergrößerten Leber. b Inhomogene Leberparenchymanfärbung; in der venösen Phase Blutseen und Kontrastmittelaussparungen

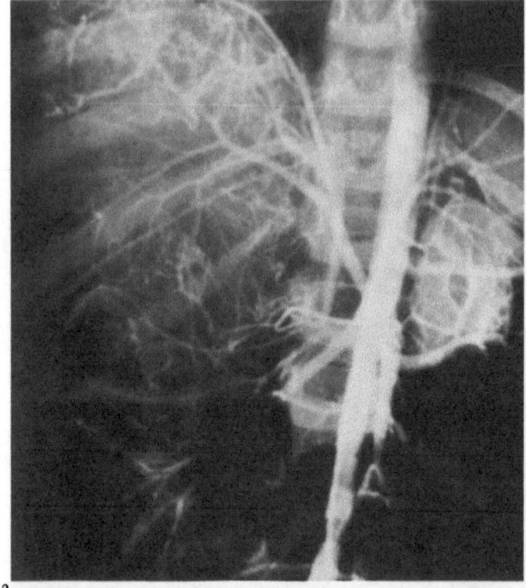
a

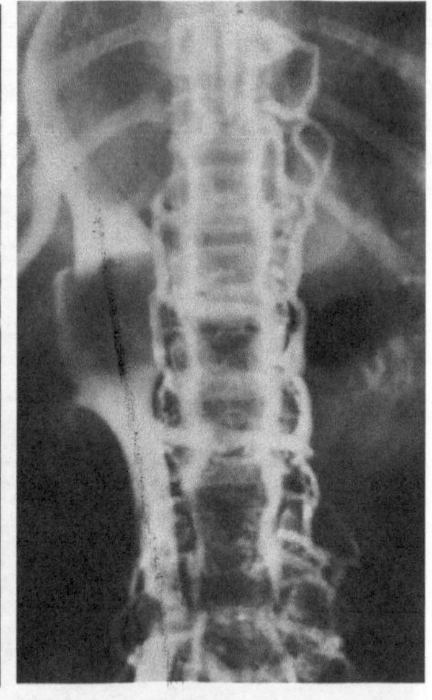
c

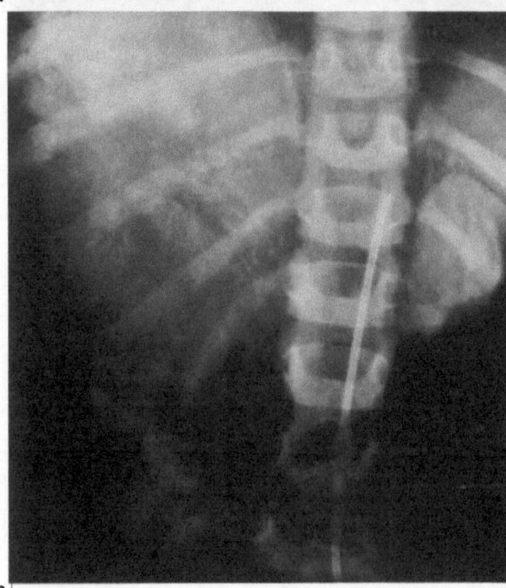
b

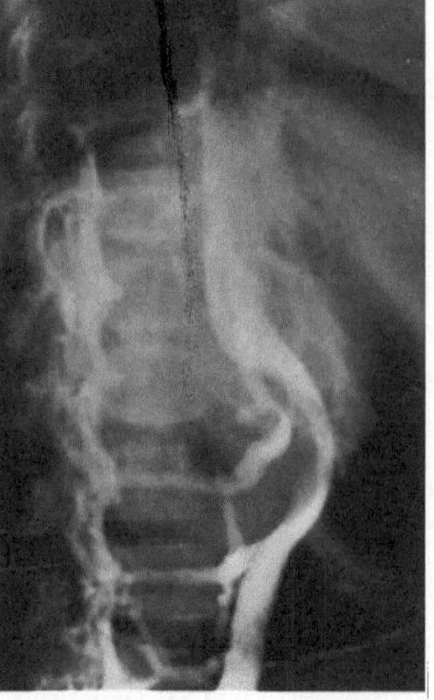
d

Abb. 103a—d. Nebennierencarcinom. a Gefäßreicher, kindskopfgroßer Tumor, der sich auf das rechte Hypochondrium projiziert und von fingerdicken Suprarenalarterien versorgt wird. Katheteraortographie. b Inhomogene Tumoranfärbung mit scholligen Kalkeinlagerungen. Parenchymphase. c 3 Jahre nach Tumorexstirpation paraaortale Lymphknotenmetastasen mit Impression der unteren Hohlvene. Glatt begrenzter, hühnereigroßer Verdrängungsbezirk in Höhe des 1. und 2. LWK bei der Cavographie. d Abdrängung der unteren Hohlvene mit Kompression von dorsal her im Seitbild

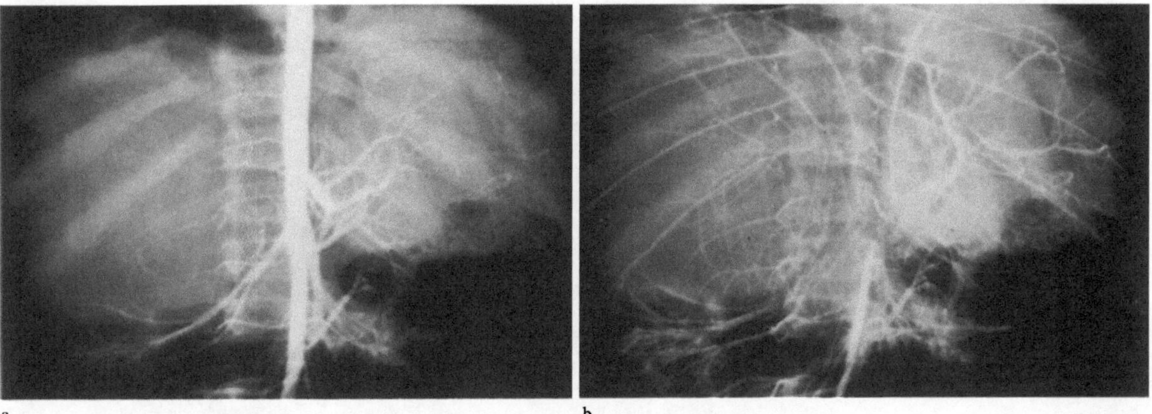

Abb. 104a u. b. Sympathicoblastom re. a Kindskopfgroßer Tumor, der die Leber- und Nierengefäße nach caudal verdrängt. Katheteraortographie. b Tumorversorgung vorwiegend über Aa. intercostales et lumbales et suprarenales

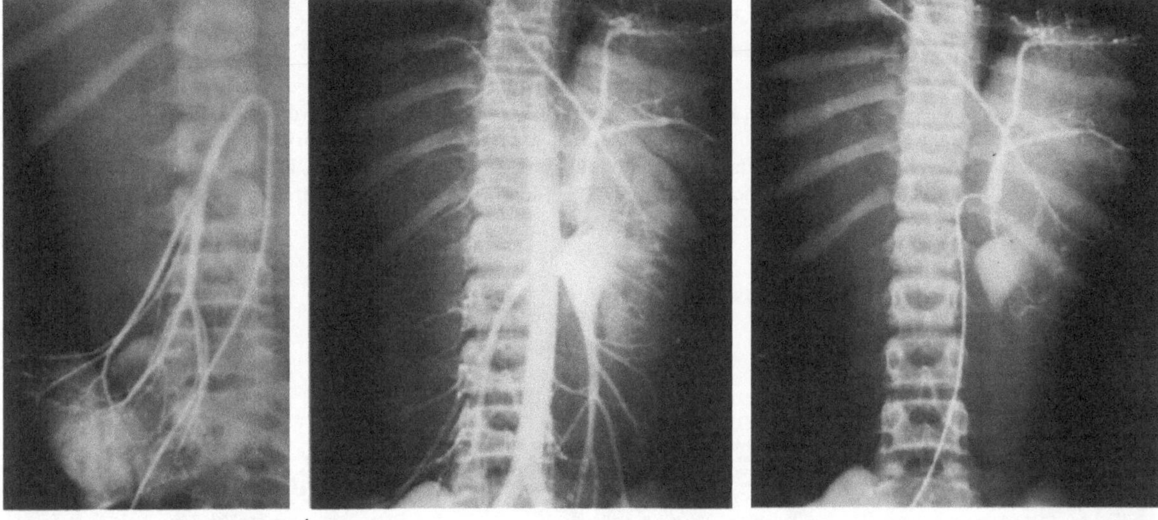

Abb. 105a—c. Riesige Nierencyste rechts. a Selektive Nierenangiographie. Nach caudal gestreckt verlaufende Nierenarterie re. Die Niere ist gekippt und von cranial durch die große Cyste imprimiert. b Übersichtsaortographie. Verlagerung des Truncus Halleri nach li. Hochgradige Abdrängung der re. A. hepatica unter das Zwerchfell. Die rechte Niere kommt in Projektion auf den rechten Beckenkamm zur Darstellung. c Coeliacographie. Die A. coeliaca zieht nach links. Die re. A. hepatica ist unter das Zwerchfell verlagert. Bei der Operation fand sich eine 5 Liter fassende Nierencyste re.

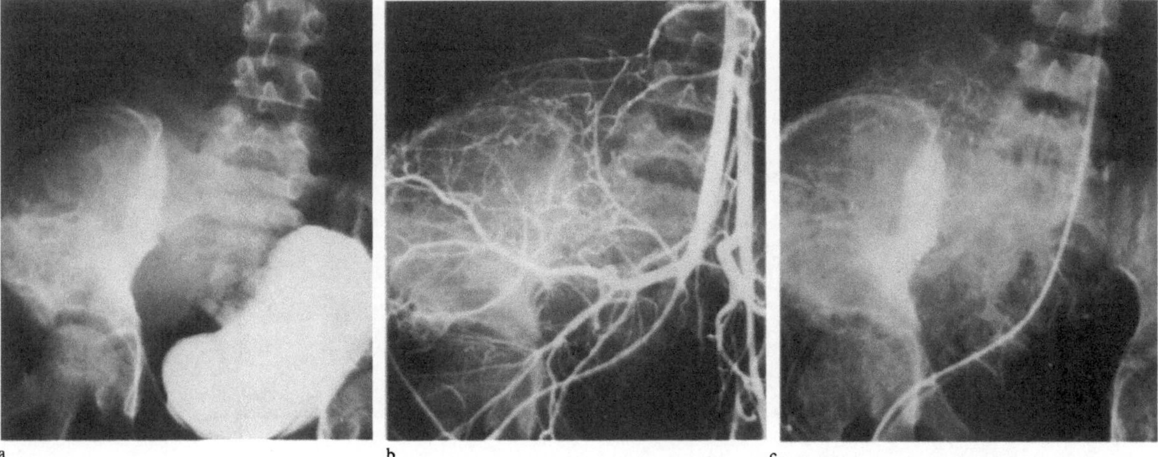

Abb. 106a—c. Hämangioblastom des rechten Beckens. a Ausgedehnter osteolytischer Knochendefekt der rechten Beckenschaufel. Kindskopfgroßer Tumorweichteilschatten mit Abdrängung der rechten Blasenwand. b Starke Vascularisation des Tumors über Äste der A. iliaca interna. Der Stamm der Beckenarterie ist nach links abgedrängt. Katheteraortographie. c Kräftige „Tumoranfärbung" in der Parenchymphase

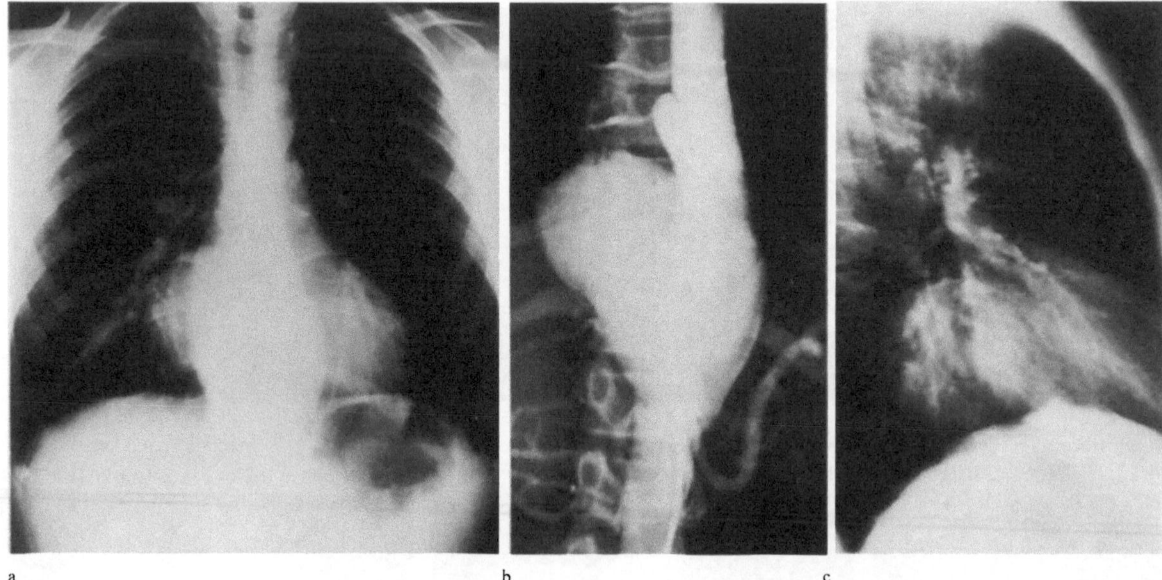

Abb. 107a—c. Kongenitales, thorako-abdominales Aortenaneurysma (sog. Aortendivertikel). a Tumorartige Vorbuckelung am rechten Herzrand. Lungenübersichtsaufnahme. b Spindelförmiges Aneurysma oberhalb des Coeliacaabganges, das sich vornehmlich nach rechts ausdehnt. Weiter proximal umschriebener, knospenartiger Vorsprung an der Aorta descendens. Katheraortographie. c Der tumorverdächtige Aneurysmaschatten in der seitlichen Thoraxübersicht

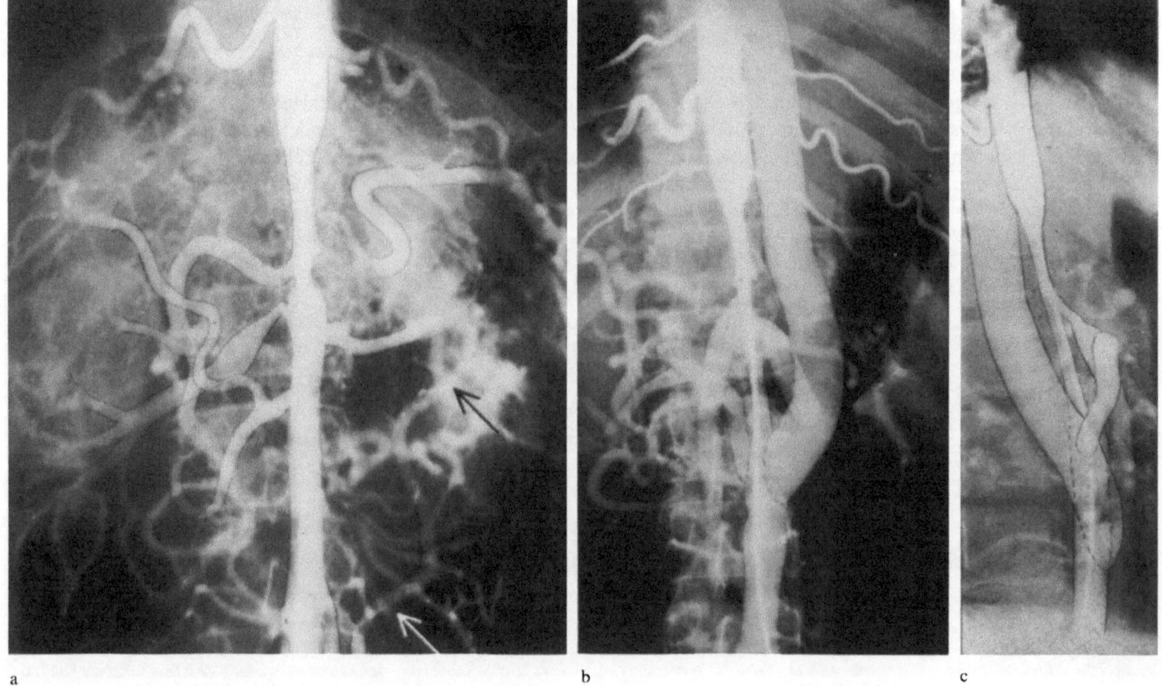

Abb. 108a—c. Coarctatio aortae abdominalis. a Segmentäre, spindelförmige Einengung des Aortenlumens, die den Coeliacaabgang mit einbezieht. Coeliacastenose und Mesenterica superior-Stenose. Stenose der rechten Nierenarterie. Weitgestellte Kollateralen (Intercostalarterien und Riolansche Anastomose; s. Pfeil). Katheteraortographie. b Überbrückung der Stenose durch Dacron-Prothese (Prof. Dr. J. VOLLMAR). Katheteraortographie. c Seitbild

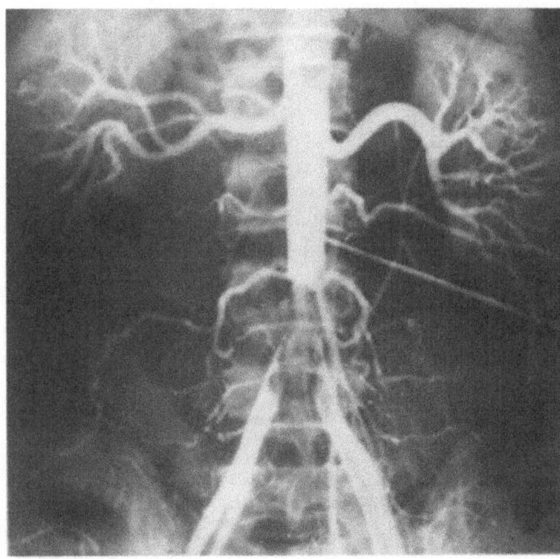

Abb. 109. Bifurkationsembolie. „Reitender Embolus“ in Höhe der Bifurkation. Lumbale Aortographie

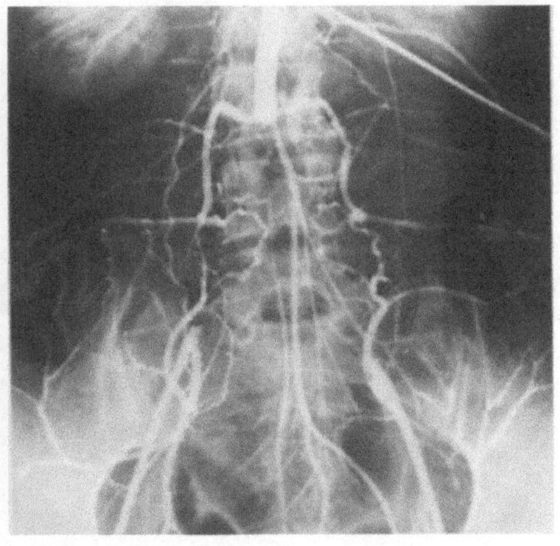

Abb. 110. Thrombose der distalen Bauchaorta und der Aa. iliacae communes. Kollateralisation vornehmlich über lumbale Äste. Hohe lumbale Aortographie

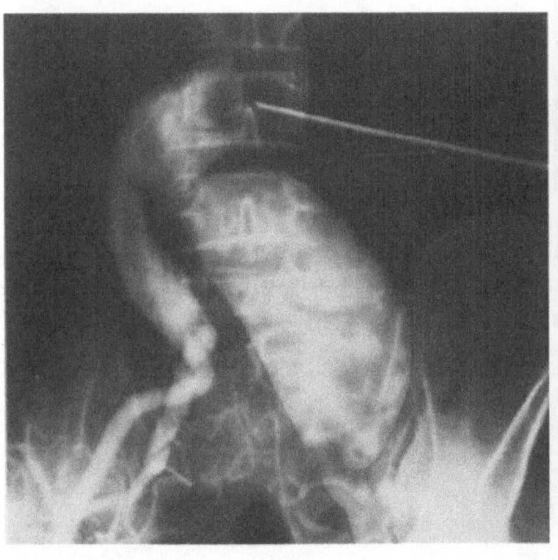

a

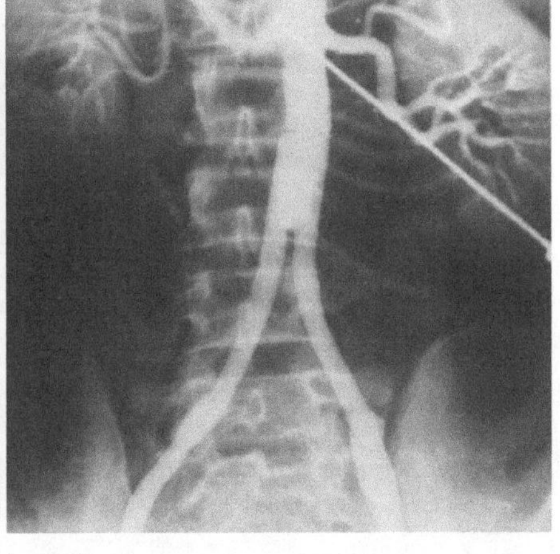

b

Abb. 111. a Aorten-Beckenarterienaneurysma. Das Aneurysma setzt sich links bis zur Leistenregion fort. Lumbale Aortographie. b Postoperative Kontrolle nach Exstirpation des Aneurysmas und aortofemoralem Bypass (Prof. VOLLMAR)

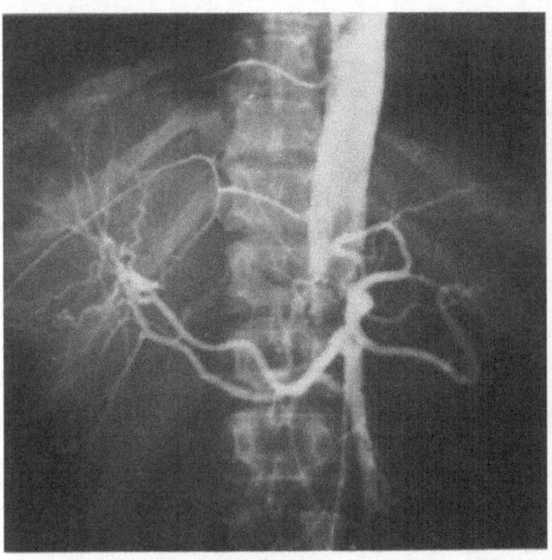

a

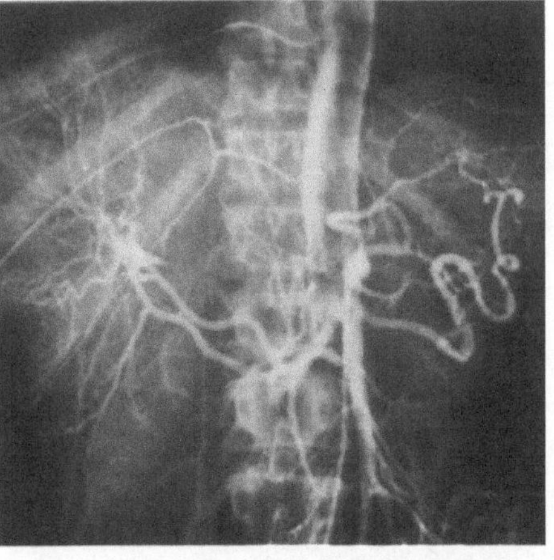

b

Abb. 112. a Dissezierendes Aneurysma der Aorta. Kontrastierung der Aorta descendens, rechtsseitiger Intercostalarterien, des Truncus coeliacus und der A. mesenterica superior. Katheteraortographie. b In der Spätphase Doppellumen innerhalb der thorakalen Aorta. Fehlende Kontrastierung der Bauchaorta und ihrer Äste unterhalb des Mesenterica superior-Abganges

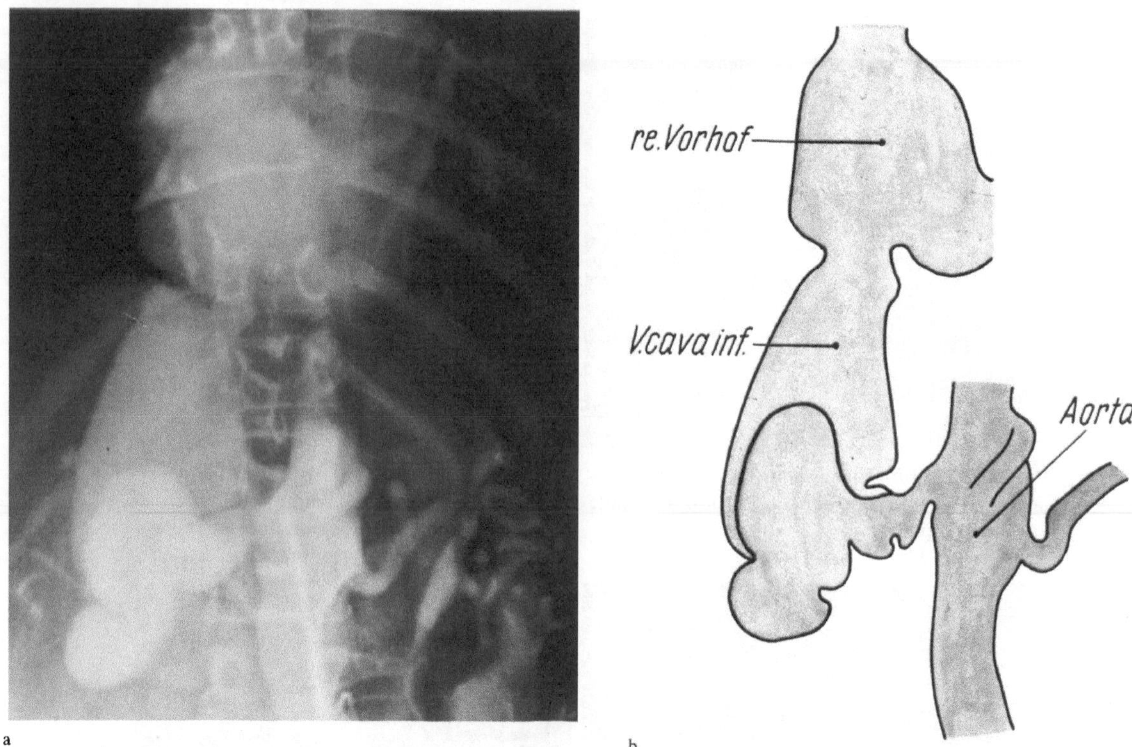

a b

Abb. 113a u. b. Aortocavale Fistel. a 19 Jahre nach Nephrektomie rechts. Maschinengeräusch im Mittelbauch. Angiographisch Kurzschluß zwischen Aorta abdominalis und aneurysmatisch erweiterter unterer Hohlvene über den Stumpf der Nierenarterie. Katheteraortographie. b Schematische Darstellung

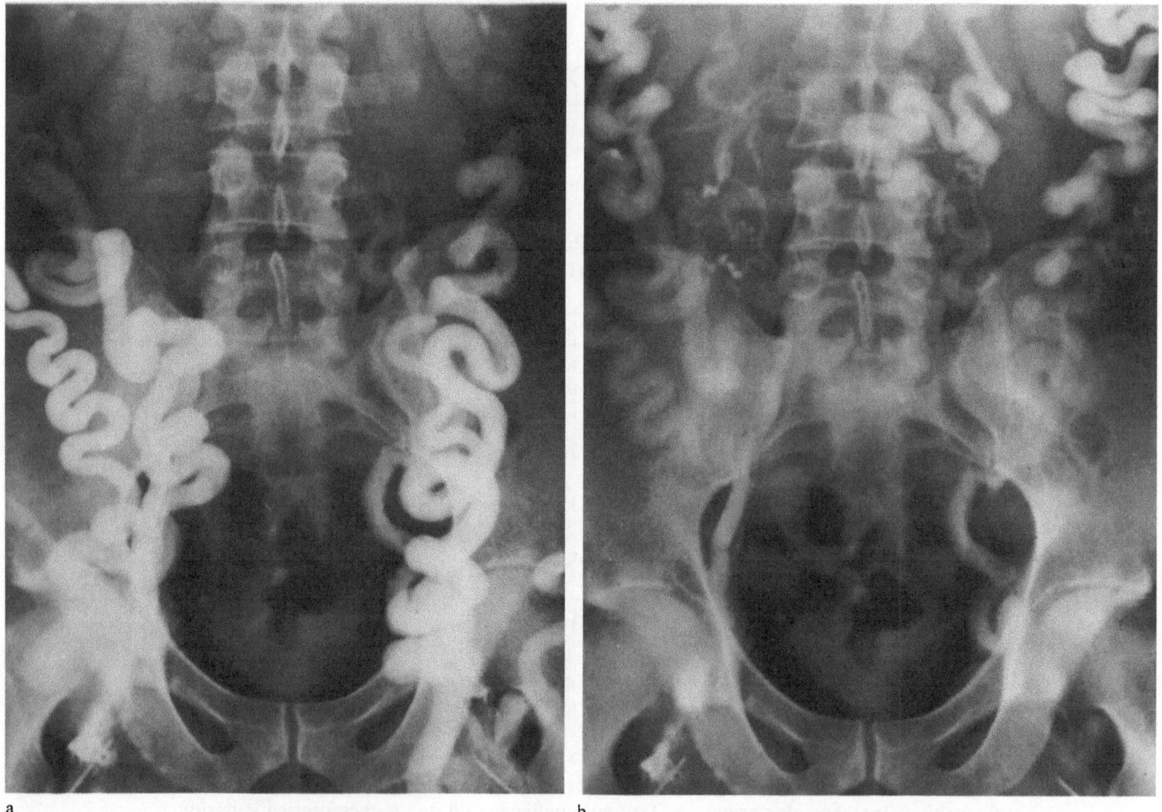

a b

Abb. 114a u. b. Totalverschluß der unteren Hohlvene und der Beckenarterien. a Darstellung mächtig erweiterter Kollateralgefäße der Bauchwand, die sich girlandenartig cranialwärts füllen. Beckenvenographie beidseits. b Auch in der Spätphase keine Kontrastierung der V. lumbalis ascendens bzw. vertebraler Venen

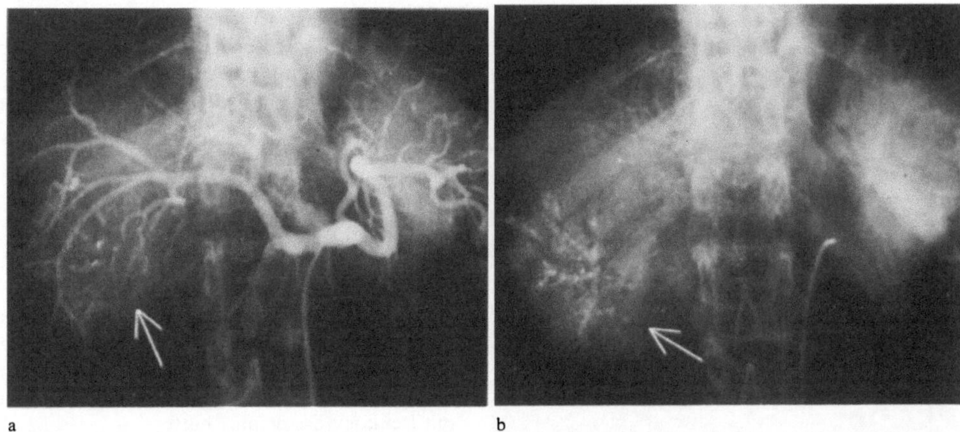

a b

Abb. 115a u. b. Gefäßreicher Lebertumor (ohne Histologie). a Im Ausbreitungsbereich der A. hepatica dextra bogenförmiger Verlauf des Hauptastes. Zahlreiche Gefäßneubildungen mit winzigen Kontrastmittelpolen. Unscharfe Tumorbegrenzung (Pfeil). Coeliacographie. b Parenchymphase mit Darstellung persistierender Kontrastmittelansammlungen im Tumor (Pfeil)

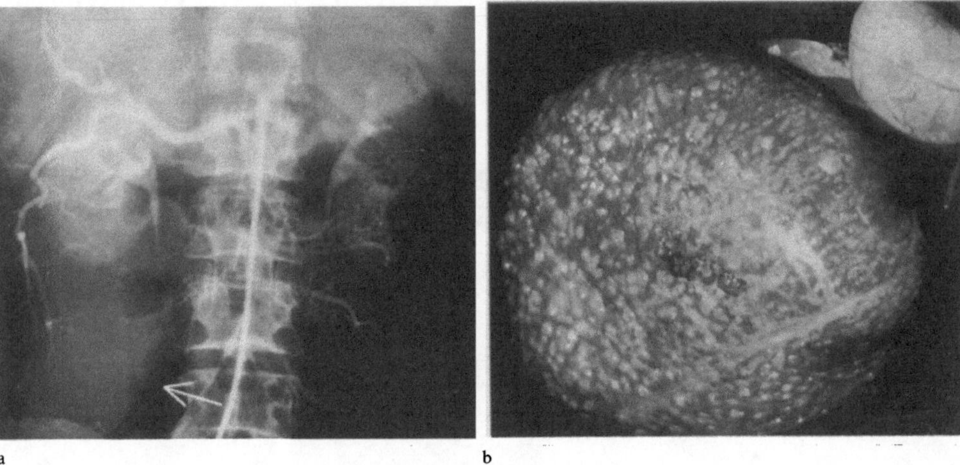

a b

Abb. 116a u. b. Lymphosarkom der Leber. a Die rechte Leberarterie geht aus der A. mesenterica superior ab und reicht mit einem gestreckten Ast innerhalb des mächtig elongierten rechten Leberlappens bis in Höhe des Beckenkammes. Keine Parenchymanfärbung, so daß der rechte Leberlappen transparenter erscheint als die übrige Leber. Selektive Angiographie der A. mesenterica superior. b Operationssitus (Prof. Dr. E. GÖGLER): Kleinhöckeriger Tumor, der sich auf den rechten Leberlappen beschränkt und histologisch überraschend einem Lymphosarkom entspricht. 3 Jahre symptomfrei.

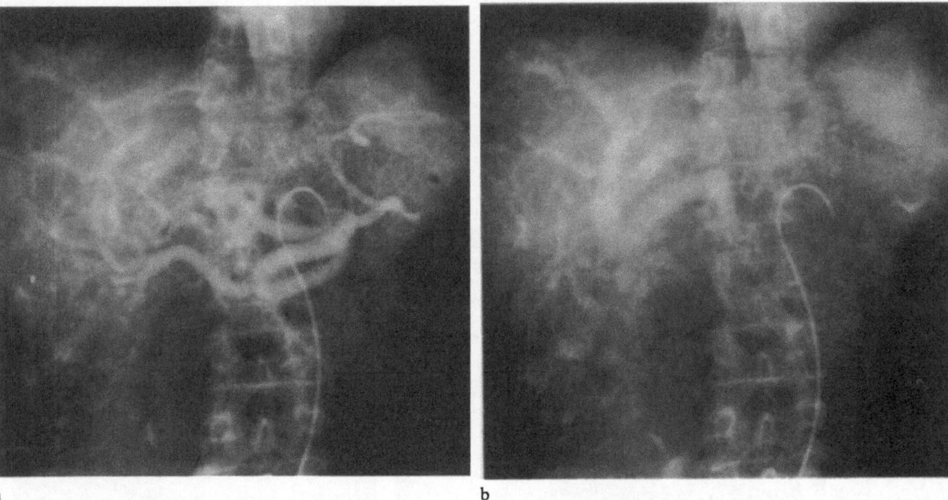

a b

Abb. 117a u. b. Generalisierte Hämangiomatose der Leber. a Riesige Lebervergrößerung. Weitgestellte zuführende Arterien zum linken und rechten Leberlappen. Kontrastierung größerer, unregelmäßig angeordneter Hohlräume in der ganzen Leber. Coeliacographie. b In der Spätphase Kontrastmittelpersistenz in den cavernösen Räumen. Diagnose laparoskopisch gesichert. Patient lebt noch 2 Jahre nach Stellung der Diagnose

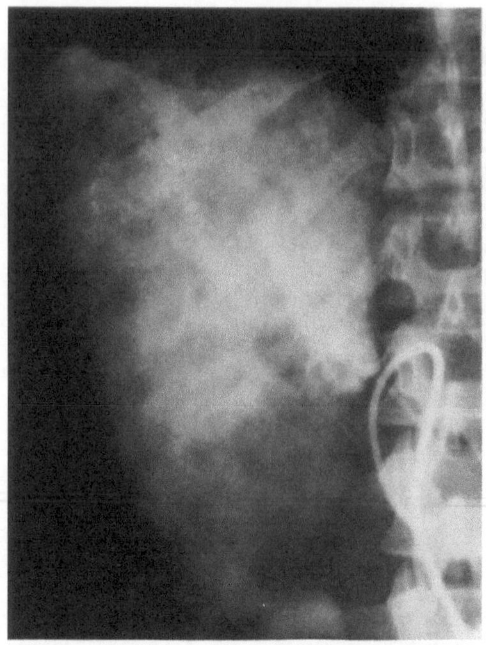

Abb. 118. Metastasenleber bei Bronchialcarcinom. Schweizerkäseähnliche Durchlöcherung der Leber in der Spätphase einer Omphaloportographie. Anschließend über den in der desoblitierten Nabelvene liegenden Katheter Infusionen mit Cytostatica

Abb. 119a u. b. Leberabsceß. a Hühnereigroßer Hohlraum (Pfeil) im rechten Leberlappen während der Coeliacographie. b Parenchymphase. Bei der Operation Eröffnung eines großen Abscesses, der wochenlang zu rezidivierenden Fieberschüben mit Leukocytose geführt hatte

Abb. 120a u. b. Subcapsuläres Leberhämatom nach stumpfem Bauchtrauma. a Abdrängung der Leber (Pfeil). Superselektive Angiographie der A. hepatica. b Der Befund wird in der Parenchymphase noch deutlicher. Teile der komprimierten und abgedrängten Kapsel lassen sich differenzieren. Bei der Laparotomie ausgedehntes, vorwiegend subcapsuläres Hämatom mit subphrenischer Blutansammlung

Abb. 119a

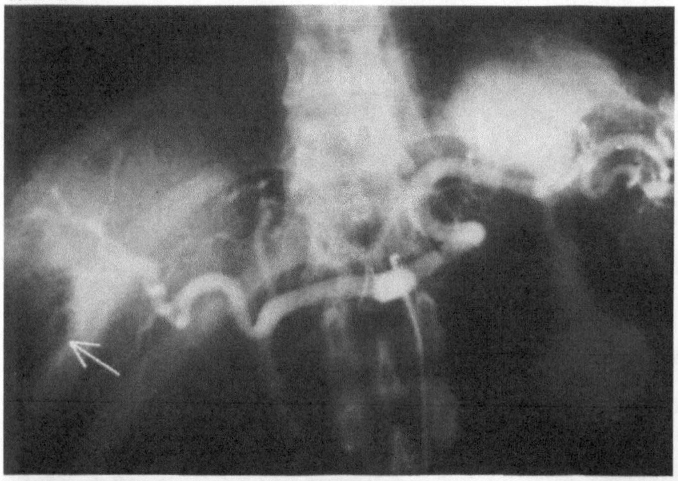

Abb. 119b

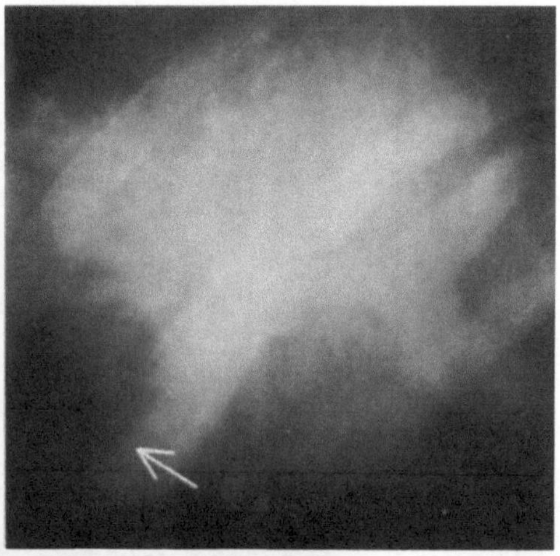

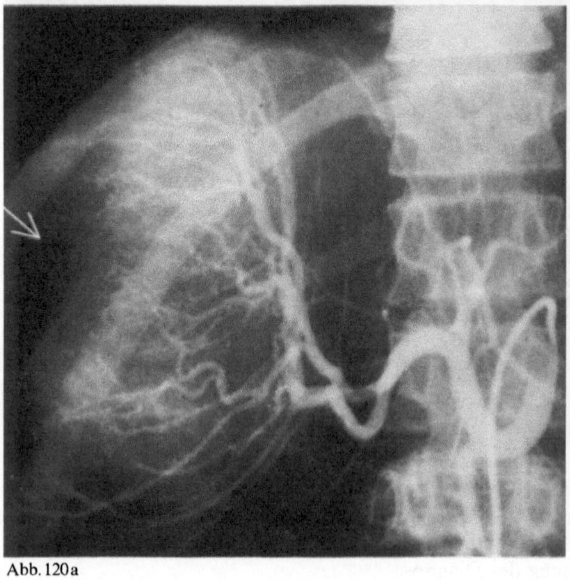

Abb. 120a

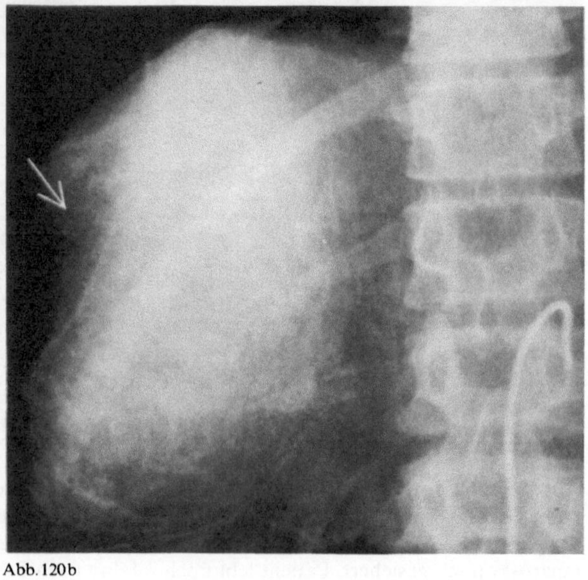

Abb. 120b

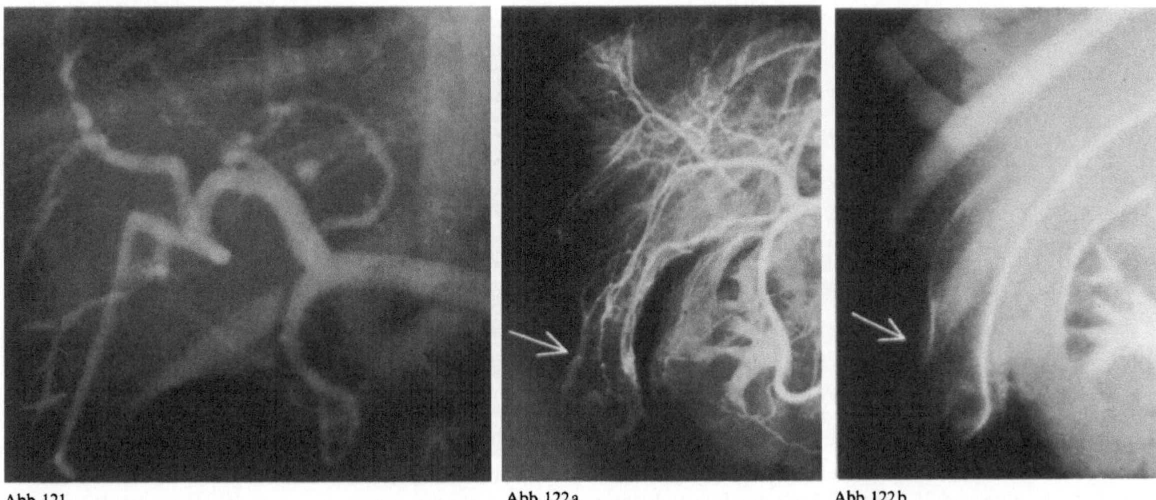

Abb. 121. Leberarterienaneurysmen. Bei der Coeliacographie stellen sich mehrere intrahepatische bis kirschkerngroße Leberarterienaneurysmen dar

Abb. 122a u. b. Angiographische Darstellung der Gallenblase. a Superselektive Angiographie der A. hepatica communis. Abgang der A. cystica aus der A. hepatica dextra mit normaler Verzweigung. b Parenchymphase mit guter Anfärbung der Gallenblasenwand (Pfeil)

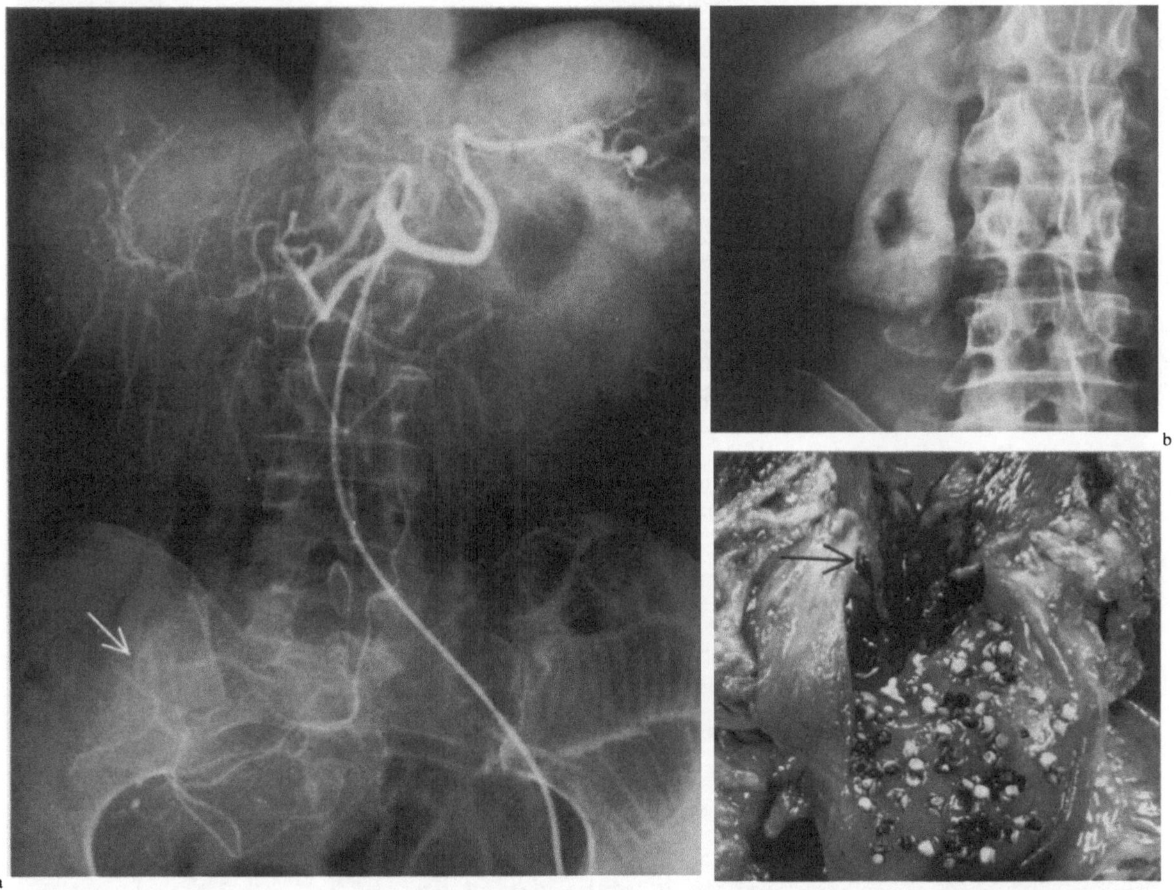

Abb. 123a—c. Gallenblasencarcinom. a Bei unauffälliger Verzweigung der Leber- und Milzarterie verläuft ein aus der A. gastro-duodenalis entspringender Ast caudalwärts und verteilt sich in einem tastbaren Tumor, der sich auf die rechte Sacroiliacalfuge projiziert (Pfeil). Coeliacographie. b Cholecystographie. Teildarstellung der Gallenblase mit unregelmäßiger Kontrastmittelbegrenzung infolge zahlreicher Konkremente. Der Gallenblasenfundus ist nicht kontrastiert und entspricht bei der Durchleuchtung einem tastbaren Tumor. c Operationspräparat. Ausgedehntes Gallenblasencarcinom (Pfeil) auf dem Boden einer Steingallenblase

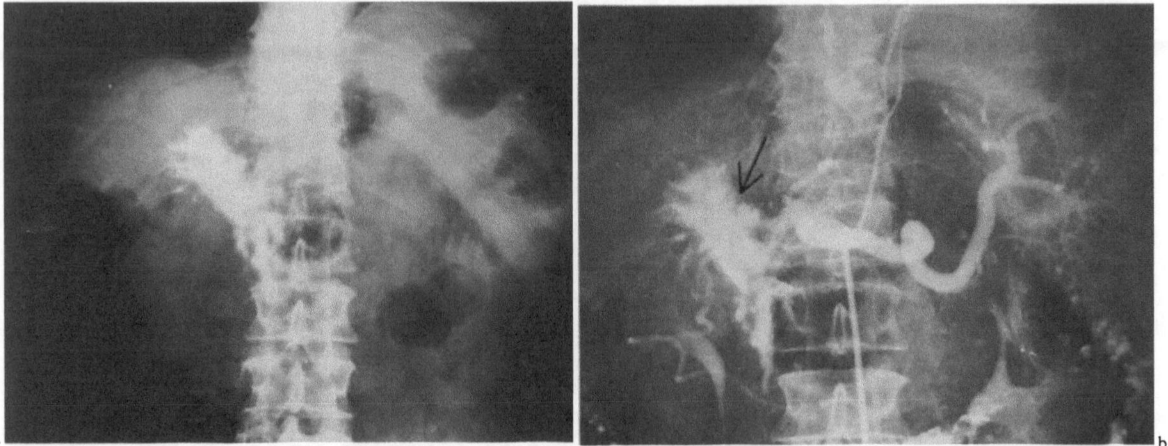

Abb. 124a u. b. Thorotrastinduziertes Gallengangscarcinom. a Thorotrastparavasat nach mißglückter, intraoperativer Cholangiographie vor 25 Jahren. Abdomenübersichtsaufnahme. b Abbruch der A. hepatica in Höhe des Paravasats (Pfeil). Coeliacographie. Bei der Laparotomie inoperables, von den äußeren Gallengängen ausgehendes Carcinom

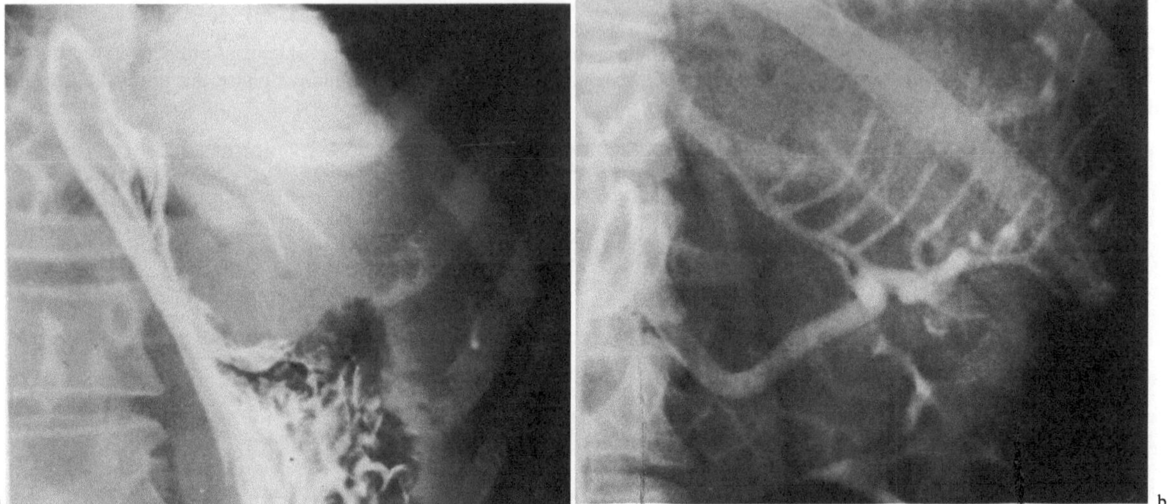

Abb. 125a u. b. Chronischer, subphrenischer Absceß links. a Raumverdrängender Prozeß des linken Hypochondriums mit faustgroßer Aussparung am Magenfundus. Mäßiger Zwerchfellhochstand. Magenpassage. b Gestreckter Verlauf der A. lienalis. Die intralienalen Äste verlaufen merkwürdig parallel und scheinen ein cystisches Gebilde zu umgeben. Sie sind nach dem Zwerchfell zu auffallend unscharf. Keine eindeutige Milzbegrenzung, Coeliacographie, unter der angiographischen Diagnose eines cystischen Milztumors. Laparotomie. Dabei Nachweis eines chronischen, jauchigen subphrenischen Abscesses bei intakter Milz

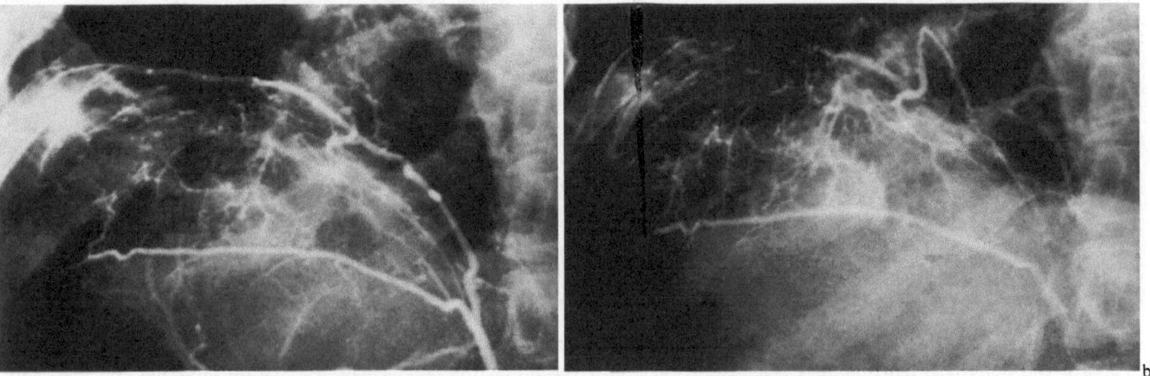

Abb. 126a u. b. Zustand nach subphrenischem Absceß. Selektive Angiographie der rechten A. phrenica ascendens, die sich über die gesamte Zwerchfellregion fächerförmig verteilt. Verlaufsanomalien und stellenweise Ausbildung gefäßreicher Regionen demonstrieren ausgedehnte Restzustände nach subphrenischem Absceß. Ein größeres Hohlraumsystem kommt nicht zur Darstellung

Abb. 127a u. b. Milzmetastase eines Schilddrüsencarcinoms. Klinisch zunächst Milzvergrößerung nachgewiesen. Rasche Gewichtsabnahme. Druckgefühl im linken Oberbauch. a Darstellung eines gefäßreichen Tumors, der vorwiegend von der Milzarterie, aber auch von der Gastrica sinistra versorgt wird. Coeliacographie. b In der Spätphase Kontrastmittelpools im Bereich des Tumors, der den größten Teil der Milz völlig zerstört hat. Angiographisch Verdacht auf primären, malignen Milztumor. Autopsie: Metastase eines kleinen Schilddrüsencarcinoms

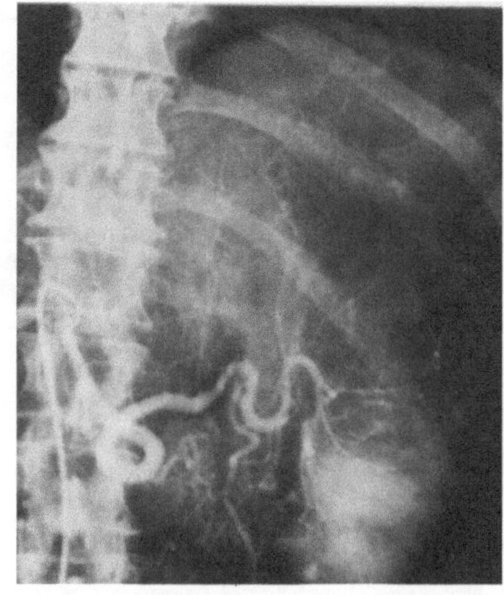

Abb. 127a

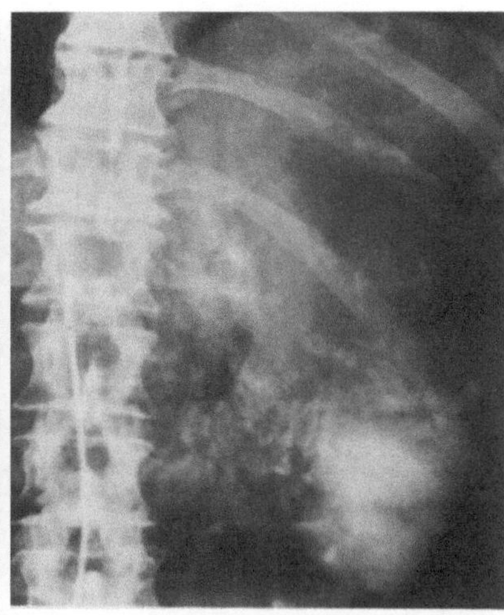

Abb. 127b

Abb. 128a u. b. Hämangiomatose der Milz. a Sehr kräftig ausgebildete Milzarterie, deren Organaufzweigungen stark gespreizt sind. Die Milz ist erheblich vergrößert. Superselektive Angiographie der Milzarterie. b In der Parenchymphase zahlreiche watteartige Kontrastmittelansammlungen mit dazwischenliegenden, unregelmäßig großen Aussparungen, so daß das Organ ein geschecktes Aussehen erhält. Leber zu diesem Zeitpunkt nicht vergrößert. 1 Jahr später Exitus bei exzessiver Hepatosplenomegalie. Obduktion: Hämangiomatose von Milz und Leber

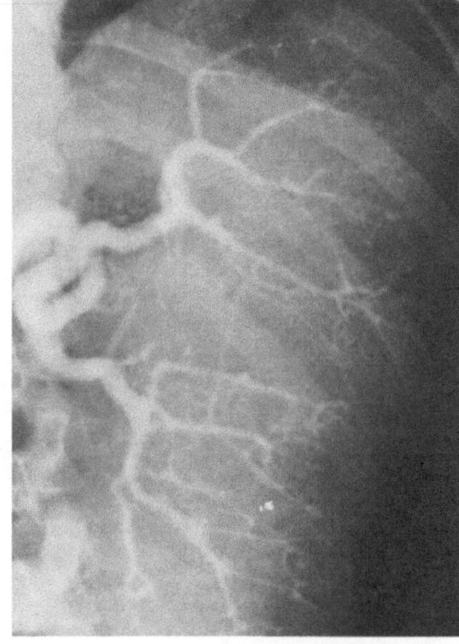

Abb. 128a

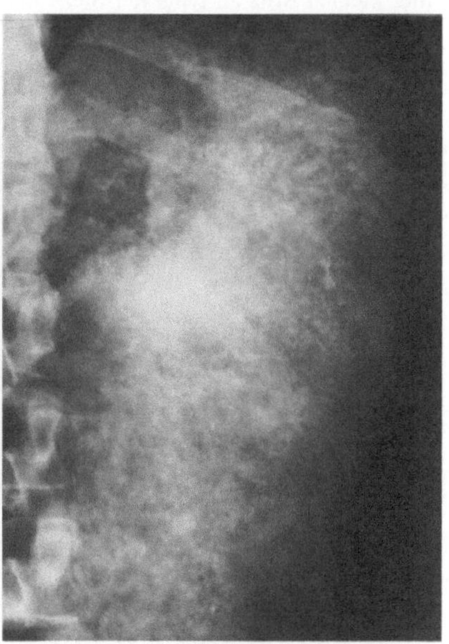

Abb. 128b

Abb. 129a u. b. Milzcyste. a Hochgradige Abdrängung der Milzarterie nach caudal. Die Arterienäste sind gespreizt und verlieren sich körbchenartig in der Kapsel eines sich nicht anfärbenden Tumors. Coeliacographie. b Kindskopfgroßer Tumor mit gut ausgebildeter Kapsel, welcher die obere Milz und das gesamte Hypochondrium links einnimmt. Unterer Milzpol intakt. Op.: Große Milzcyste

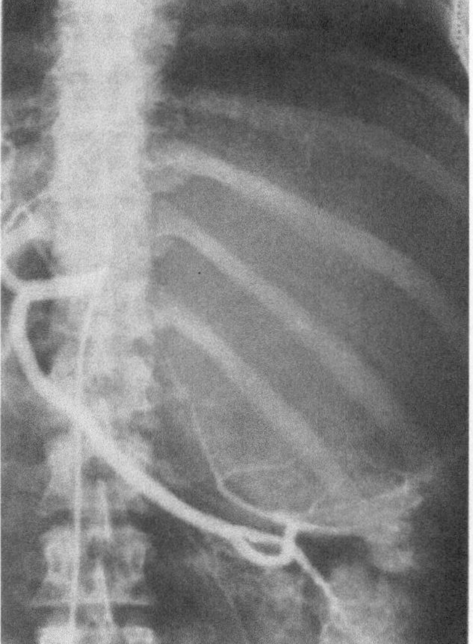

Abb. 129a

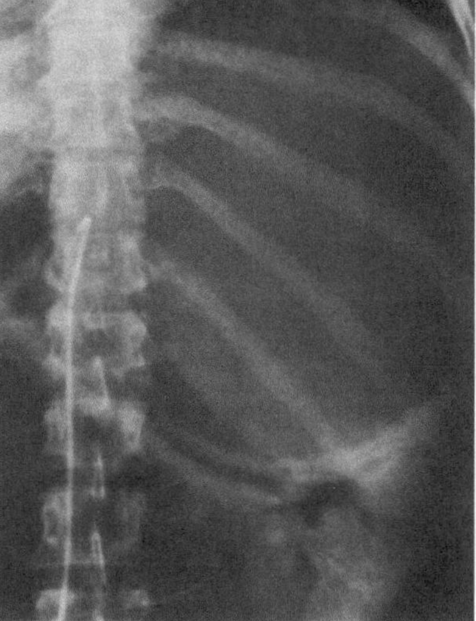

Abb. 129b

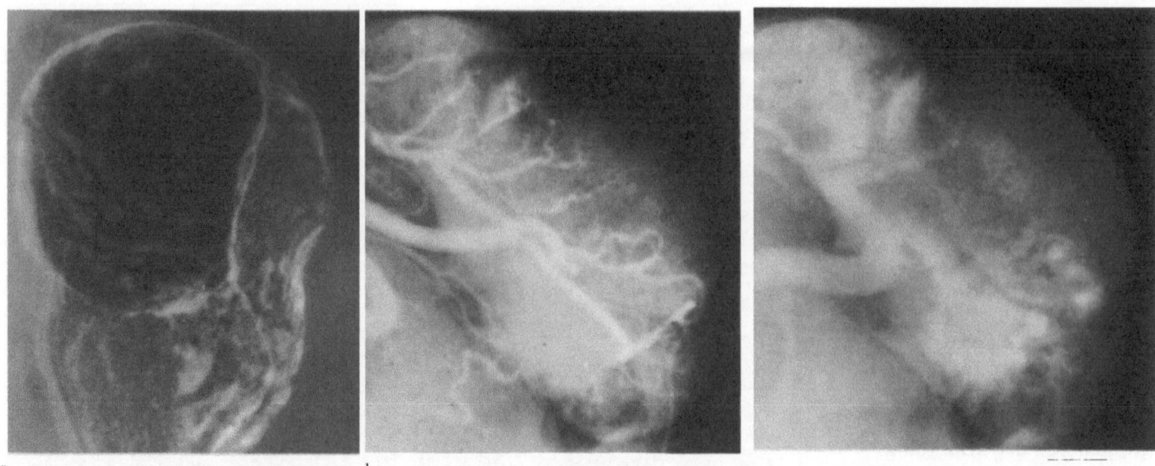

Abb. 130a—c. Traumatische Milzcyste. a Konstante Impression des Fundus ventriculi von lateral MDP. b Darstellung einer kleinen Milz an typischer Stelle bei selektiver Milzangiographie. c In der Parenchymphase hebt sich im lateralen, mittleren Milzdrittel eine apfelsinengroße Cyste ab. Zustand nach Verkehrsunfall mit Sturz auf den linken unteren Thorax

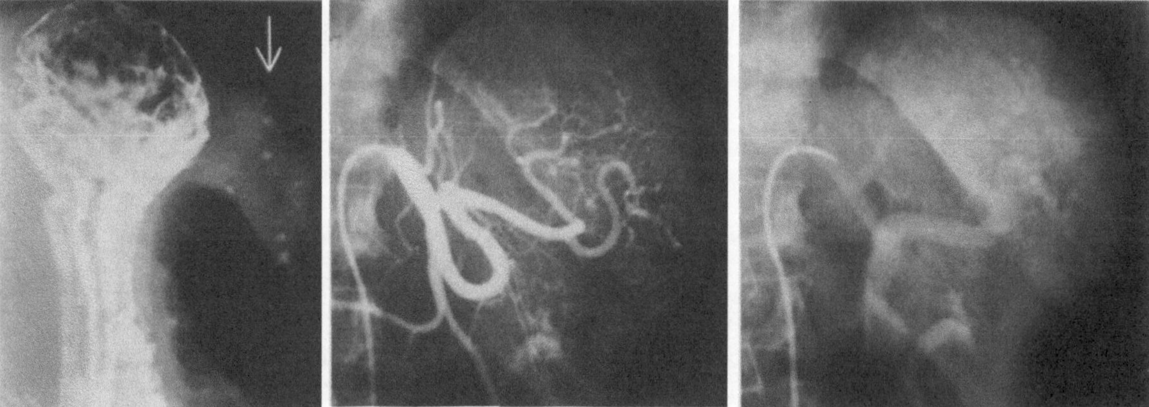

Abb. 131a—c. Milztuberkulose. a Bei der Magenpassage links neben dem Fundus multiple bis zu erbsgroße Kalkeinlagerungen (Pfeil). b Normales Milzarteriogramm bei verstärkter Schlängelung der Arterie. c Die Kalkherde werden innerhalb des Milzparenchyms sichtbar. Sonst keine pathologischen Parenchymveränderungen

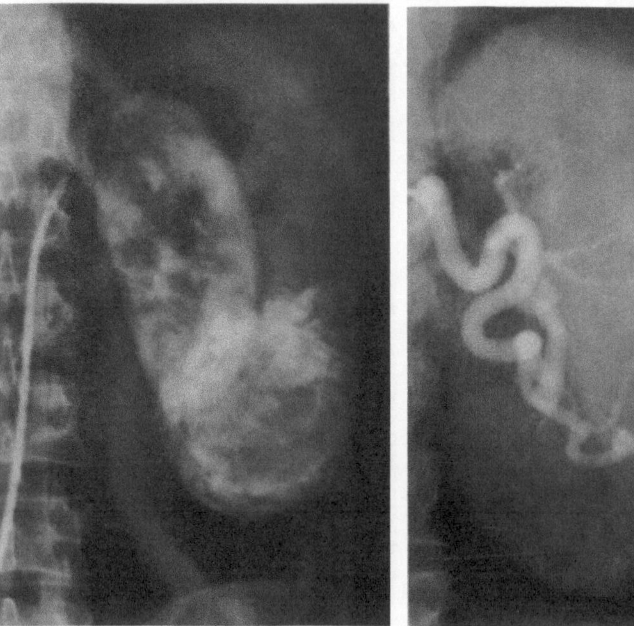

Abb. 132 Abb. 133

Abb. 132. Tuberkulom am unteren Milzpol. Orangengroße Kalkeinlagerung, die sich im Spätbild der Katheteraortographie von der Niere abgrenzen läßt und den unteren Milzpol einnimmt. Splenektomie: Verkäsende Tuberkulose des unteren Milzpoles mit ausgeprägter Verkalkung

Abb. 133. Malariamilz mit Nebenmilz. Griechischer Gastarbeiter mit Lebercirrhose und portaler Hypertension. Malariaanamnese. Erhebliche Milzvergrößerung mit einem nierenförmigen, von der Milzarterie gespeisten, akzessorischen Anteil, der bei der Operation dem unteren Milzdrittel anliegt. Histologisch Malariamilz mit Stauungserscheinung. Nebenmilz

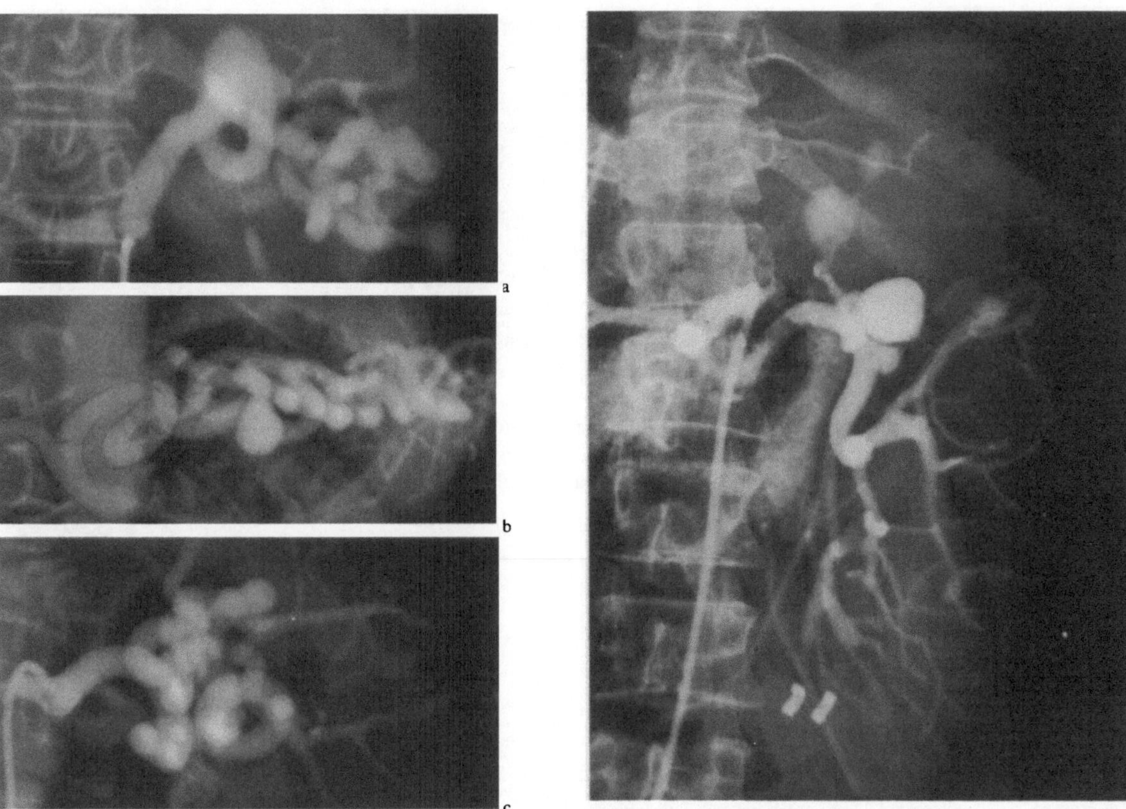

Abb. 134a—c. Verlaufsvariationen der Milzarterie. a Extralienales Milzarterienaneurysma mit zarter Kalkeinlagerung bei Lebercirrhose. Coeliacographie. b Extrem geschlängelter Verlauf der Milzarterie mit beginnender aneurysmatischer Ausweitung. Katheteraortographie. c Schlängelung und knäuelartiger Verlauf der extralienalen Arterie bei Milzvergrößerung unklarer Genese. Superselektive Angiographie der Milzarterie

Abb. 135. Multiple extra- und intralienale Milzaneurysmen bei Splenomegalie. Coeliacographie

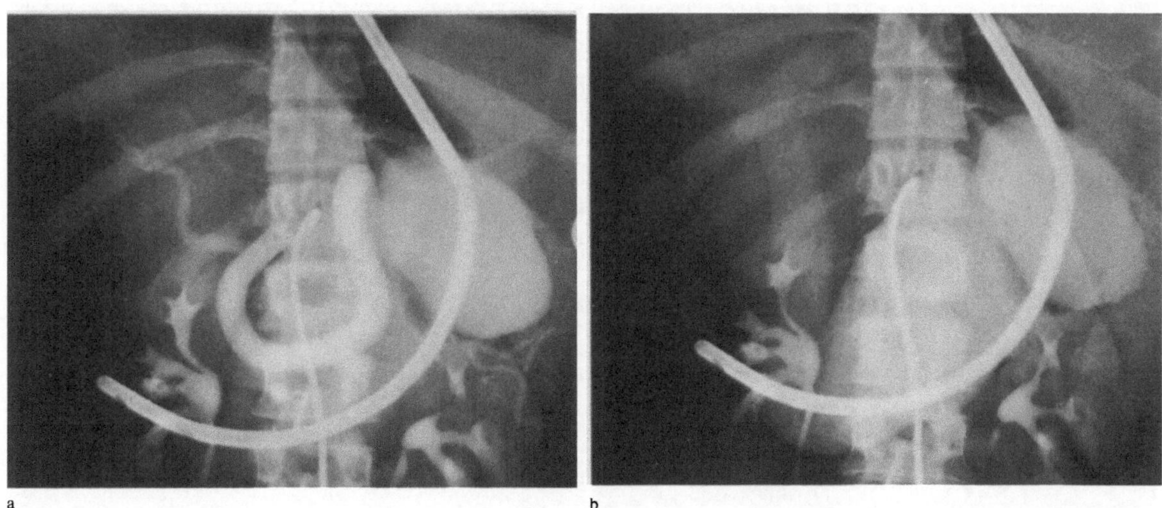

Abb. 136a u. b. Arterio-portale Fistel. a 27jährige Patientin mit akuter Gastrointestinalblutung. Maschinengeräusch im linken Oberbauch. Ballonsonde in Oesophagus und Magen wegen der Varicenblutung. Weitgestellte, geschlängelte Milzarterie, die in einem apfelgroßen Aneurysmasack endet. Superselektive Angiographie der Milzarterie. b In der venösen Phase Übertritt des Kontrastmittels aus dem Aneurysma in die monströs erweiterte Milzvene und Pfortader. Splenektomie unter Mitnahme des Aneurysmas: Kongenitale Fistel zwischen A. und V. lienalis (Prof. Dr. F. LINDER)

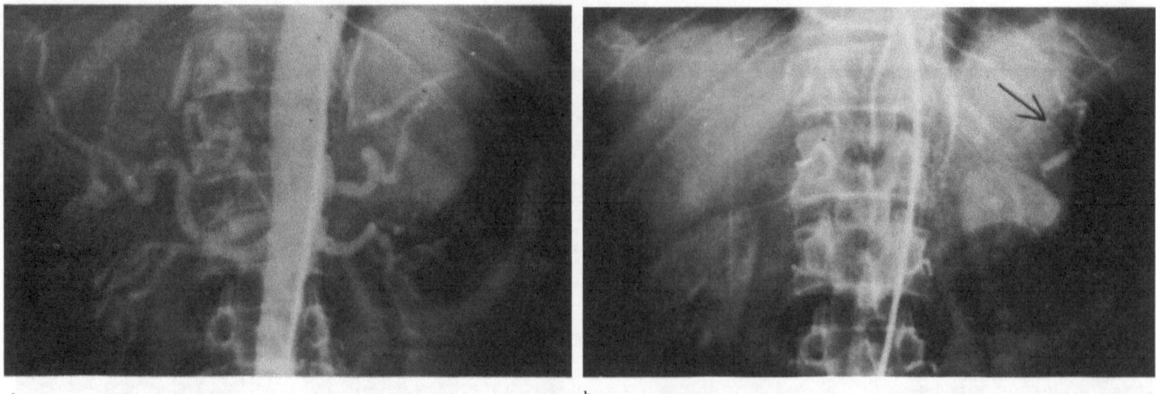

a b

Abb. 137a u. b. Teilverschluß der Milzarterie durch Magencarcinom. a Die Milzarterie füllt sich nur im proximalen Drittel. In ihrer Umgebung rundlicher Tumorschatten von der kleinen Magenkurve ausgehend. Katheteraortographie. b In der Spätphase Füllung der intralienalen Milzarterie über Kollateralen mit deutlicher Phasenverschiebung (Pfeil)

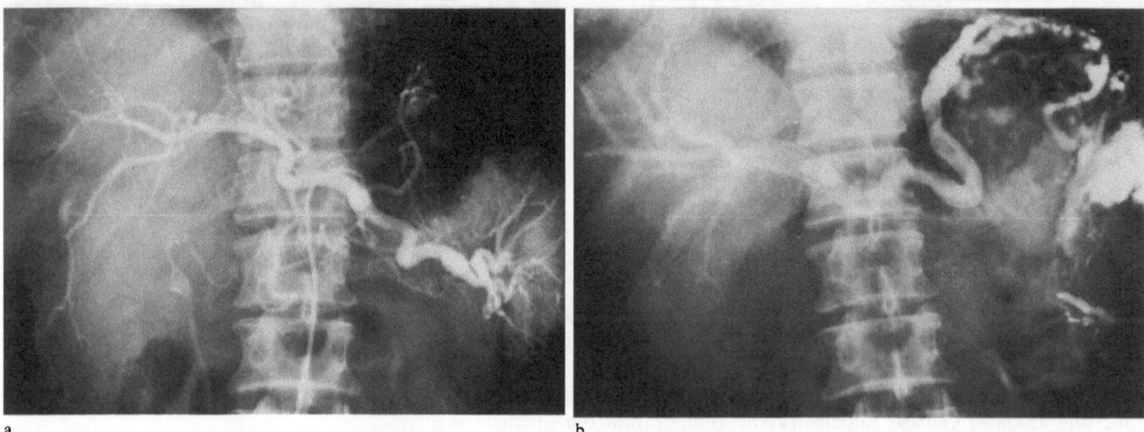

a b

Abb. 138a u. b. Teilverschluß der Milzvene durch Pankreasschwanz-Carcinom. a Waagebalkenartiger Verlauf der A. hepatica und A. lienalis mit deutlicher Caudalverlagerung der Milz. Coeliacographie. b Im Splenoportogramm Verschluß der milznahen Hauptvene. Kollateralisation über weitgestellte Magenvenen mit vollständiger Auffüllung der Milzvene in der Nachbarschaft zur Pfortader. Im unterbrochenen Milzvenenbereich wird ein apfelsinengroßer Tumor sichtbar. Op.: Pankreasschwanz-Carcinom mit Ummauerung der Milzvene

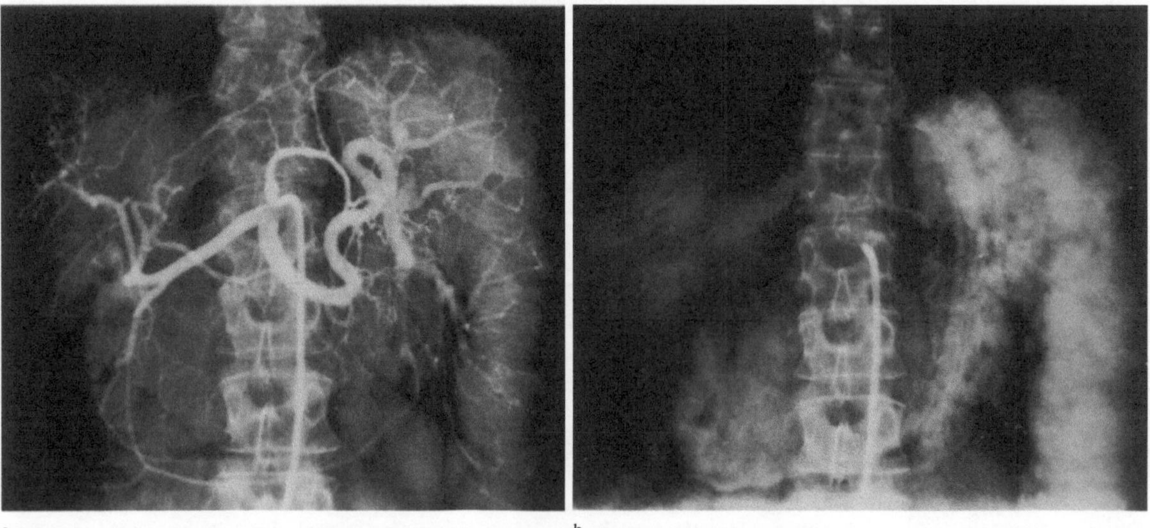

a b

Abb. 139a u. b. Lebercirrhose, portale Hypertension, Milzvenenthrombose. a Im Arteriogramm Darstellung einer erheblich vergrößerten Milz; typisch korkzieherartiger Verlauf rarefizierter, intrahepatischer Äste. Abgangsstenose der A. gastrica sinistra. Coeliacographie. b Im Spätbild Persistenz des Kontrastmittels in der vergrößerten Milz und in zahlreichen Venen entlang des Magens. Op.: Milzvenenthrombose

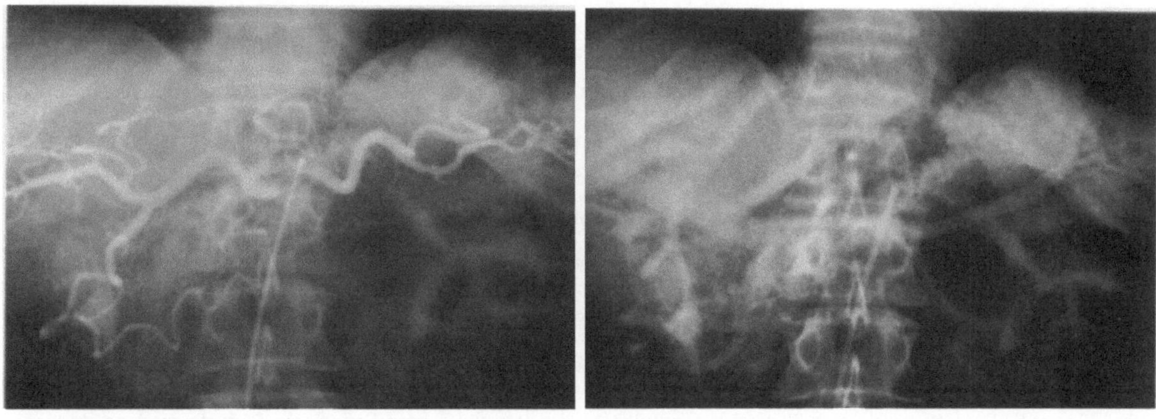

Abb. 140a u. b. Normale Darstellung des Pankreas im Angiogramm. a Schon in der spätarteriellen Phase wird die Region des Pankreaskopfes durch zahlreiche kleine Gefäße aus den Pankreasarkaden sichtbar. Coeliacographie. b Venöse Phase: V. lienalis und V. portae dargestellt. Neben Milz- und Leberschatten kommt die Bauchspeicheldrüse weichteildicht zur Darstellung

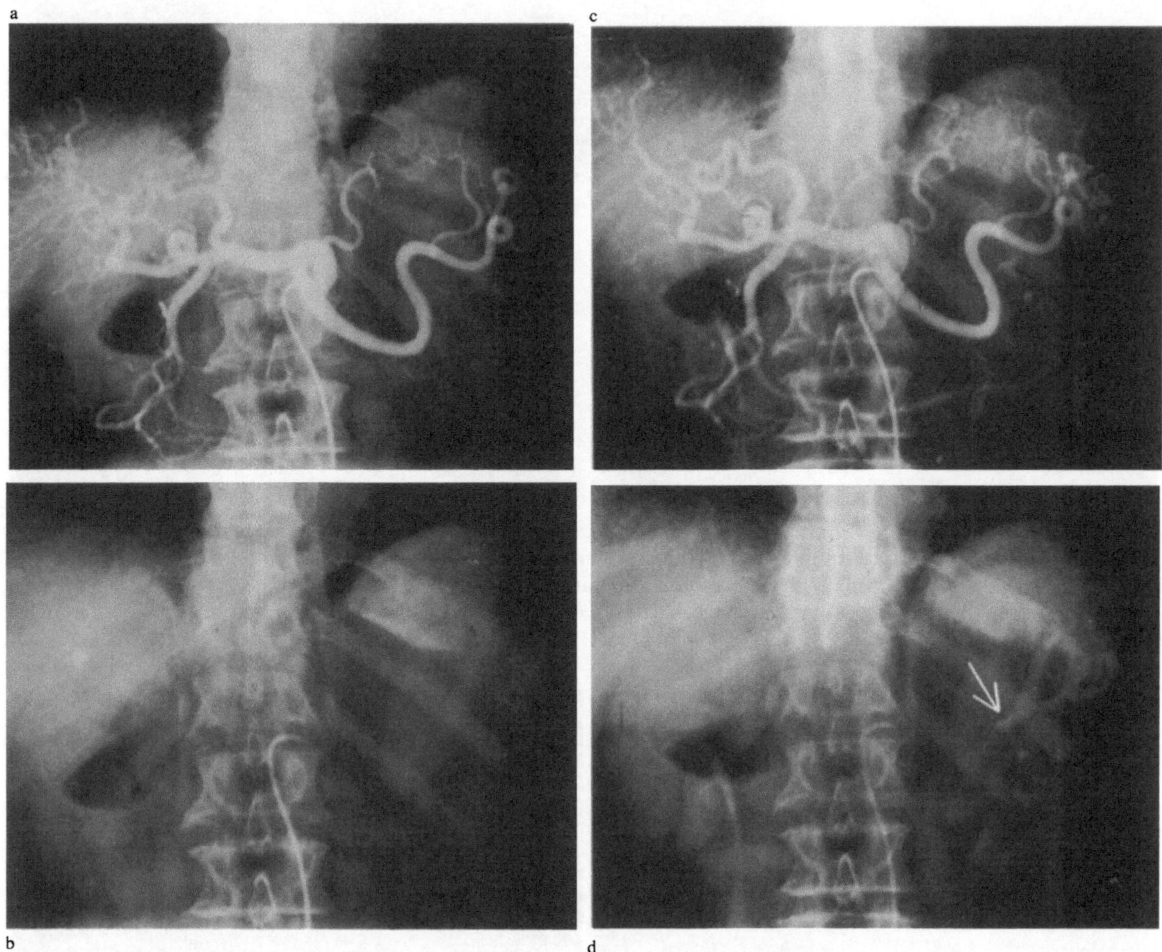

Abb. 141a—d. Pankreasschwanz-Tumor, Pharmakoangiographie. a Früharterielle Phase der Coeliacographie. b Venöse Phase. c Wiederholung der Coeliacographie unter gleichen technischen Bedingungen nach Glucoseinfusion unter Erhöhung des Blutzuckerspiegels auf 350 mg-%. Kräftigere Darstellung peripherer Gefäße bei insgesamt geringgradig erweiterten, größeren Zuflußästen. d Die in b nicht eindeutig zu differenzierende Milzvenenthrombose kommt jetzt (Pfeil) zur Darstellung. Eine Verbesserung der Pankreasparenchymkontrastierung besteht nicht

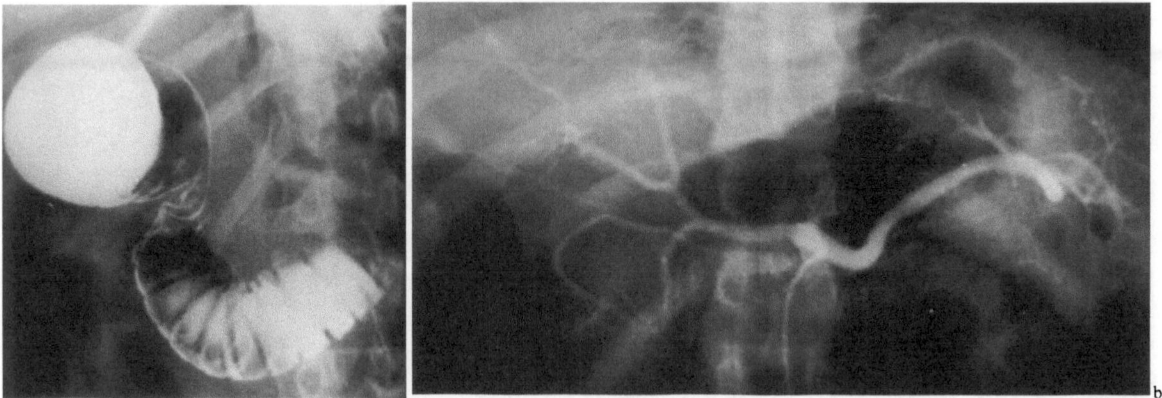

Abb. 142a u. b. Pankreasanulare. a Typische postbulbäre, exzentrische Kompression der Pars descendens duodeni. Hypotone Duodenographie. b Ringförmiger Verlauf der Pankreasarkade. Die Aa. pancreatico-duodenales verlaufen atypisch von der A. gastroduodenalis aus in einem Bogen nach rechts und cranial. Coeliacographie

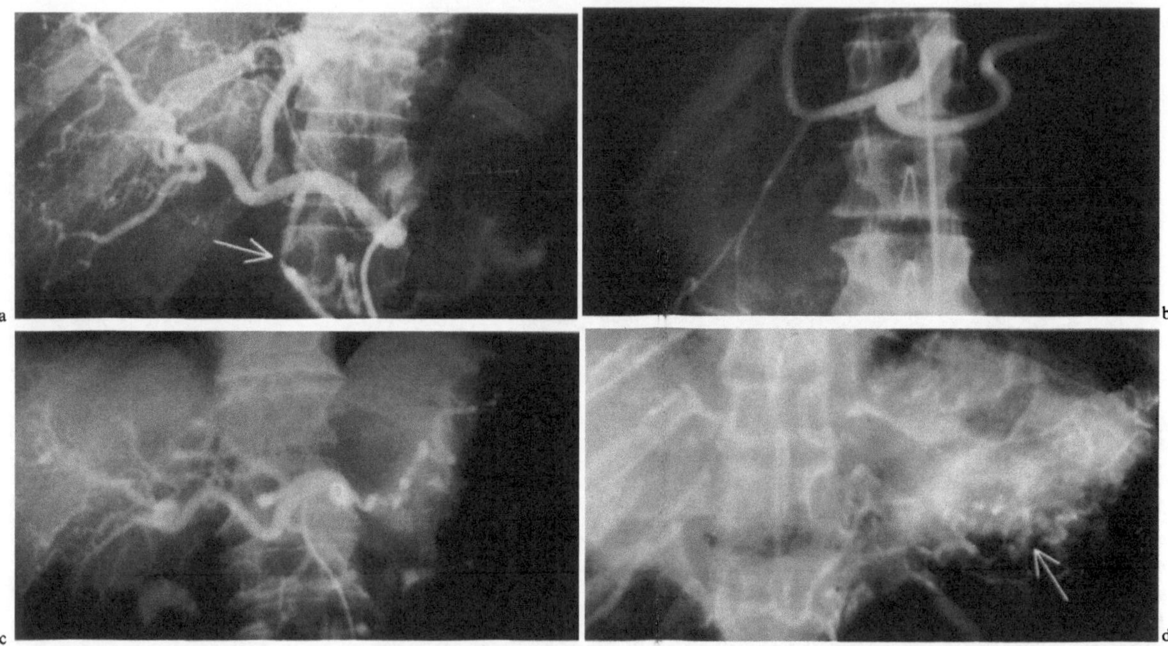

Abb. 143a—d. Angiographische Hinweise auf das Pankreascarcinom. a Umschriebene Stenose der A. gastro-duodenalis als einziger objektiver Hinweis auf ein Pankreaskopfcarcinom (Pfeil). Superselektive Angiographie der A. hepatica. b Streckung der A. gastro-duodenalis mit Impressionen im mittleren Drittel bei Pankreaskopfcarcinom. Coeliacographie. c Stenosierung im Anfangsteil der A. lienalis bei Corpuscarcinom des Pankreas. Coeliacographie. d Pathologische Gefäße und Kontrastierung eines Pankreasschwanztumors (Pfeil)

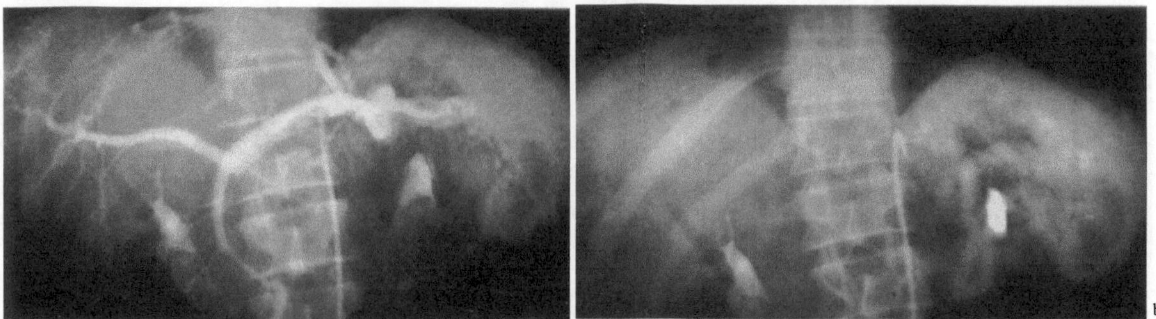

Abb. 144a u. b. Ausgedehntes Pankreascarcinom. a Bogenförmige Verdrängung der A. hepatica communis und der A. gastro-duodenalis. Coeliacographie. b In der venösen Phase ein Konvolut geschlängelter Venen vor dem Milzhilus bei Verschluß der Milzvene

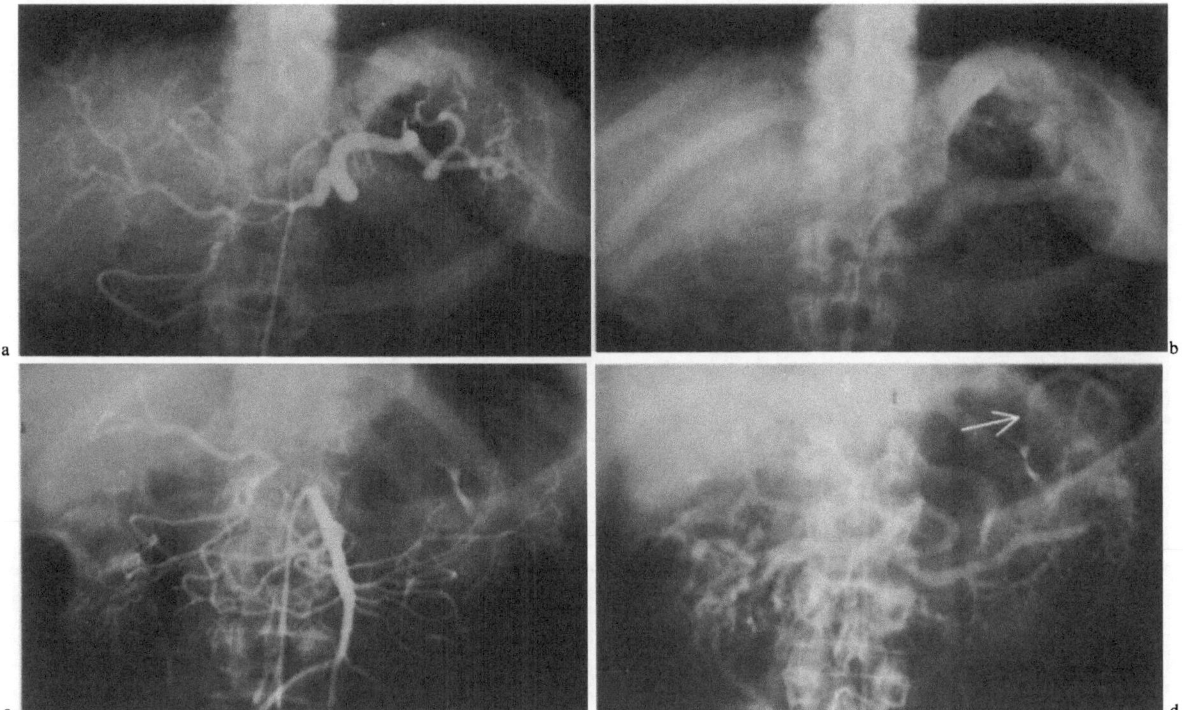

Abb. 145a—d. Pankreaskopfcarcinom. a Hochgradige Stenosierung der A. hepatica communis und A. gastro-duodenalis sowie des Anfangsteiles der A. gastricasinistra und der A. lienalis. Coeliacographie. b In der venösen Phase keine Darstellung des Pfortaderstammes. Kontrastmittelabfluß über die Milzvene zur V. coronaria ventriculi. c Kollateralkreislauf von der A. mesenterica superior über die Pankreasarkaden in den stenosierten Bezirk der Leberarterie. Selektive Angiographie der A. mesenterica superior. d In der venösen Phase Abflußbehinderung der V. mesenterica superior. Weitgestellte Mesenterialvenenknäuel, die sich in Richtung Milz und Magen einen Abfluß suchen (Pfeil)

Abb. 146a—d. Liposarkom des Pankreas. a Ausweitung der duodenalen C-Schleife mit Impressionseffekten. Magenpassage. b Darstellung des raumverdrängenden Prozesses in der Spätphase der Coeliacographie im Seitbild. Der mit Luft aufgeblähte Magen wird ventralwärts abgedrängt. c Mäßige Anhebung der A. hepatica communis bei fehlender Füllung der A. gastro-duodenalis. Coeliacographie. d In der Spätphase Darstellung zahlreicher Venenkonvolute im linken Oberbauch bei fehlender Kontrastierung der V. lienalis. Op.: Ausgedehntes Liposarkom, ausgehend vom Pankreaskopf; inoperabel

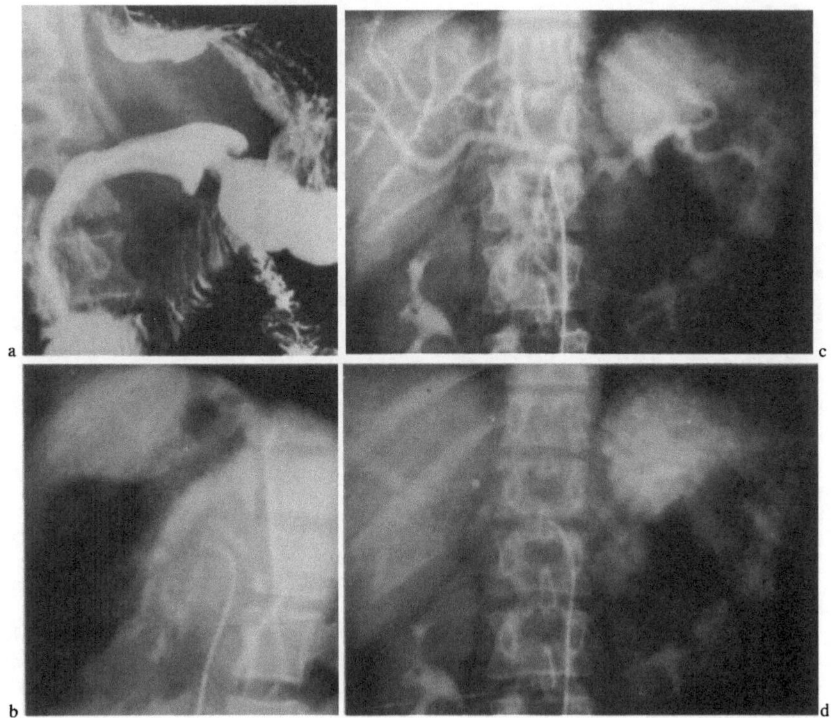

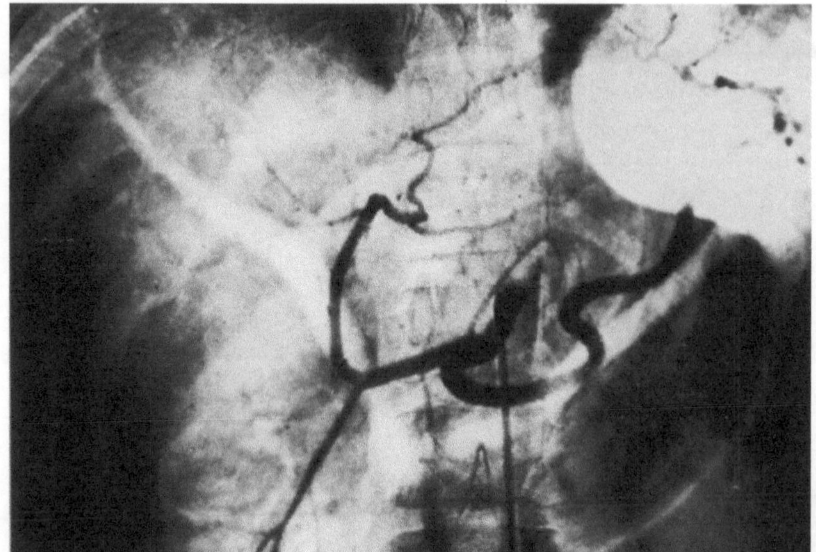

Abb. 147. Vom Pankreaskopf ausgehendes Carcinom. Subtraktionsbild. Arterielle und venöse Phase der Coeliacographie nebeneinander dargestellt. Man beachte die weit ausgezogene A. gastroduodenalis mit multiplen Stenosen und das Nebeneinander von arteriellem Gefäßsystem und der V. lienalis mit der Pfortader (Tumorimpression)

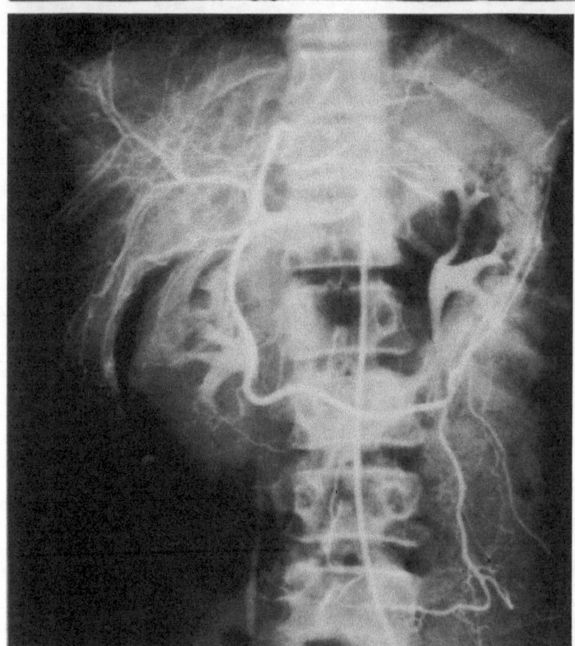

a

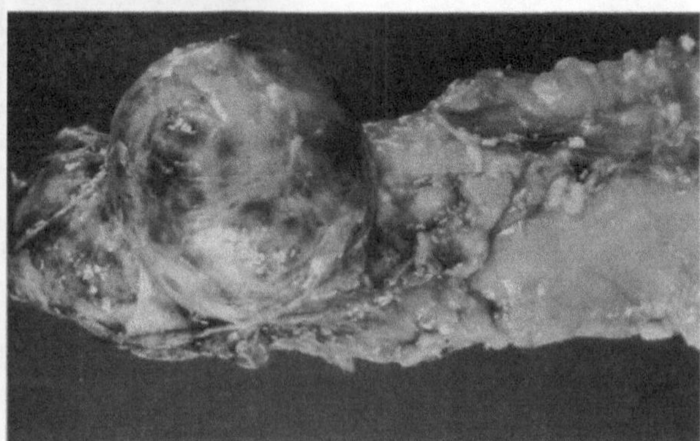

b

Abb. 148 a u. b. Cystadenoma pancreatis. a Ausweitung der Schleife, die von der A. gastro-duodenalis gebildet wird. Von ihr ausgehend zahlreiche kaliberstarke Arterien, die einen rundlichen Tumor umgeben. Superselektive Angiographie der A. hepatica. b Operationspräparat

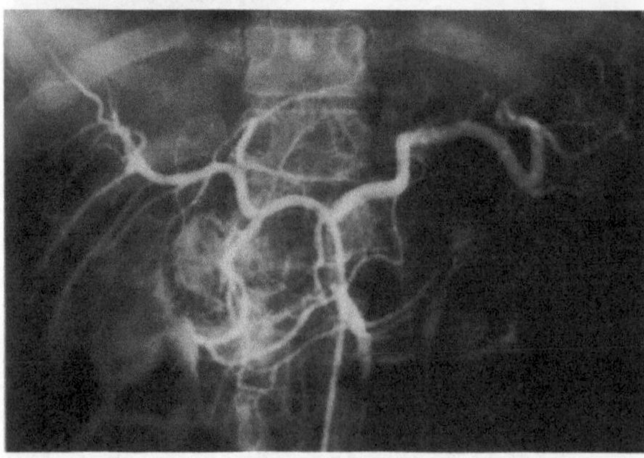

a

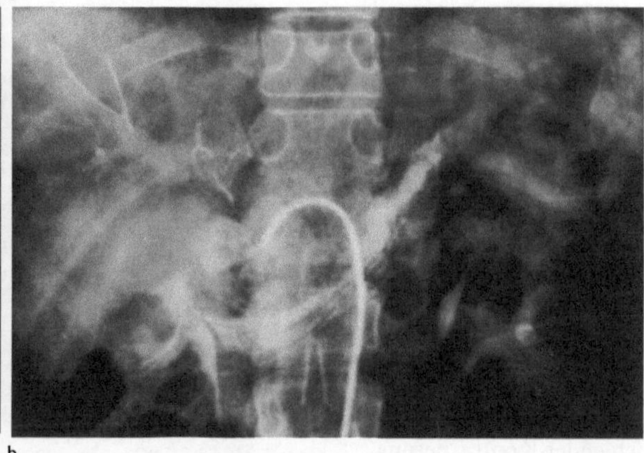

b

Abb. 149 a u. b. Insulinom. a Frühzeitige Tumoranfärbung im Coeliacogramm. Kräftige Kollateralisation über die Pankreasarkaden zur Mesenterica superior, die teilweise kontrastiert wird. Die Katheterspitze liegt vor dem Abgang der A. gastro-duodenalis. b In der Spätphase gute Abgrenzbarkeit des kreisrunden kontrastierten Tumors im Pankreaskopf (operativ gesichert)

Abb. 150. Chronische Pankreatitis mit akutem Schub. Darstellung der gesamten Bauchspeicheldrüse zu Beginn der Parenchymphase

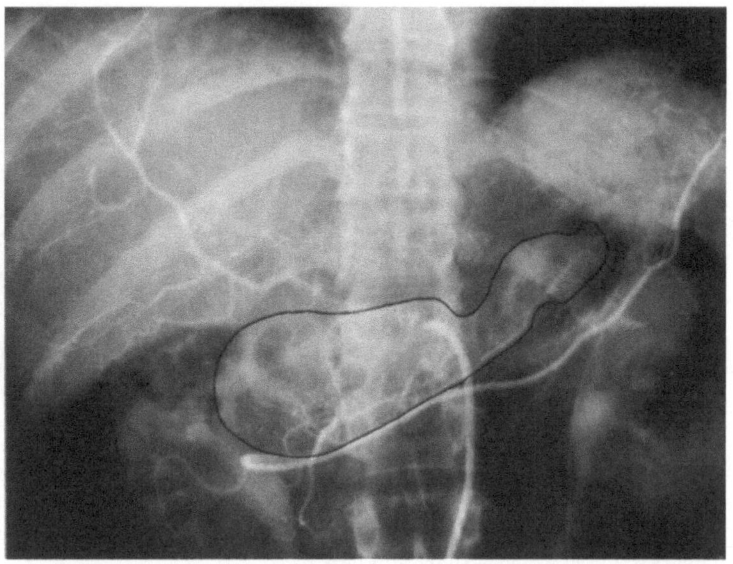

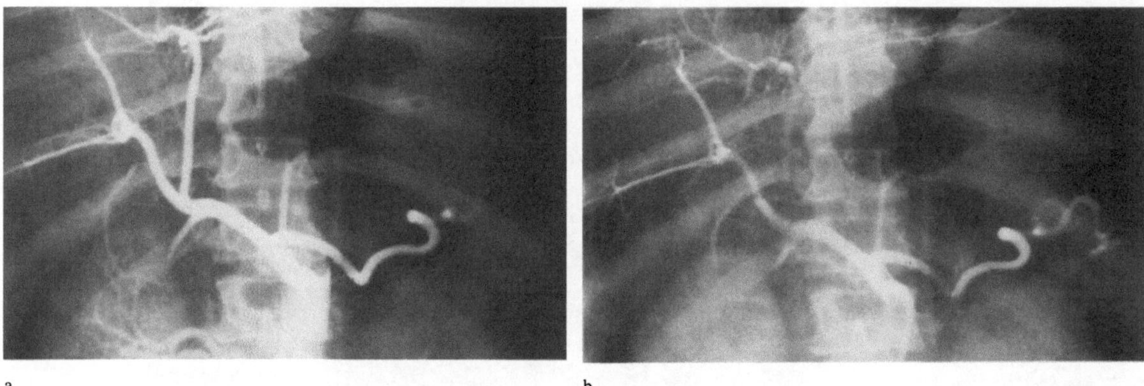

a b

Abb. 151 a u. b. Akute, nekrotisierende Pankreatitis. a Hochgradige Rarefizierung der vom Truncus coeliacus ausgehenden Gefäßäste. Coeliacographie mit massivem Kontrastmittelreflux in die Aorta. b. 20 sec p.i. persistiert das Kontrastmittel im arteriellen Schenkel. Obduktion: Akut nekrotisierende Pankreatitis mit Pfortaderthrombose

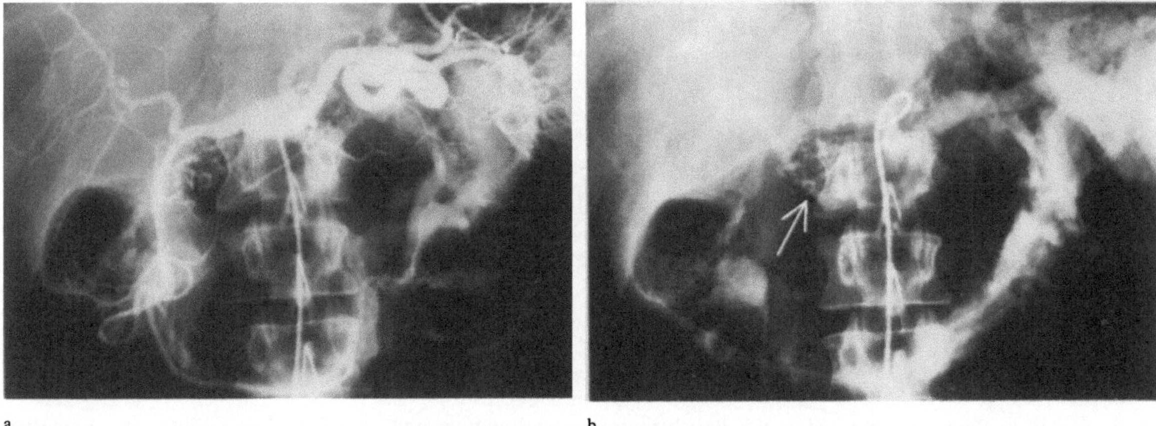

a b

Abb. 152 a u. b. Akute Pankreatitis. a Atonische Weitstellung des Magens und Duodenums mit entsprechender Ausziehung der zugehörigen Arterienäste. Coeliacographie. b In der Spätphase keinerlei Darstellung des Pankreasparenchyms. Pfortadersystem offen. Nebenbefund: Schollige Kalkeinlagerungen im Pankreaskopf (Pfeil). Klinisch akuter Schub einer chronischen Pankreatitis

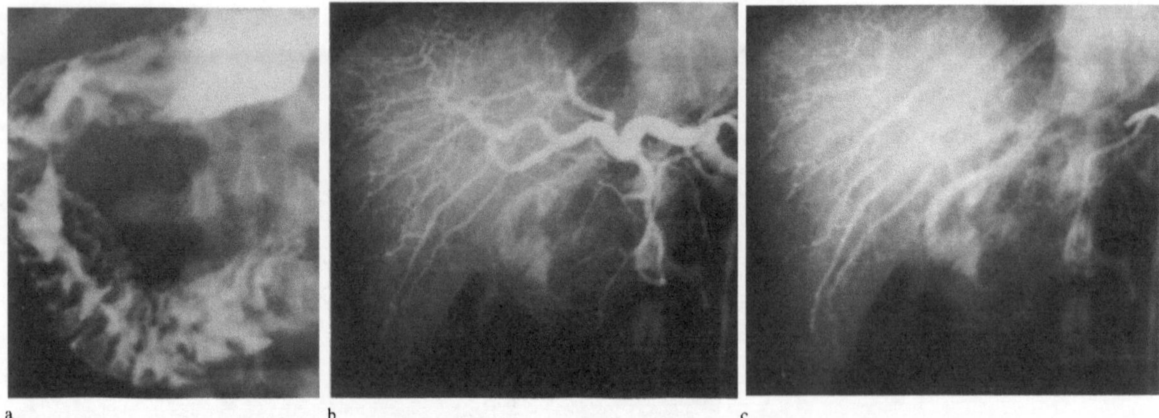

Abb. 153a—c. Chronische Kopfpankreatitis mit kleiner Cyste. a Hypotone Duodenographie mit Impressionseffekt am oberen Duodenalknie und unregelmäßiger Begrenzung der Pars descendens duodeni. b Verlagerung der A. gastroduodenalis nach links. Die Pankreasarkadengefäße umgeben körbchenartig den vergrößerten Pankreaskopf mit cystischer Aufhellung im cranialen, rechten Quadranten. Coeliacographie. c Der gut kontrastierte, entzündlich vergrößerte Pankreaskopf in der spätarteriellen Phase

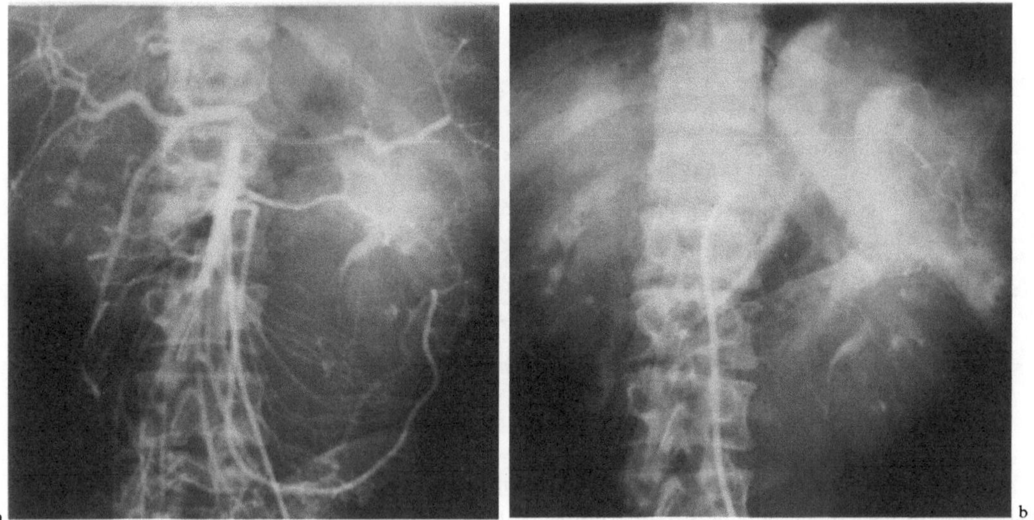

Abb. 154a u. b. Große, postpankreatitische Cyste. Im linken Mittelbauch eine kindskopfgroße Geschwulst mit glatter Begrenzung. a Starke Ausweitung und Verlagerung der oberen Jejunaläste nach caudal. Simultane Darstellung der Coeliaca über die Pankreasarkaden. Selektive Angiographie der A. mesenterica superior. b In der venösen Phase keine Darstellung der Milzvene, die durch den raumfordernden Prozeß weitgehend komprimiert ist. Op.: Milzvergrößerung infolge Abflußbehinderung der Milzvene durch große Pankreasschwanzcyste bei chronischer Pankreatitis

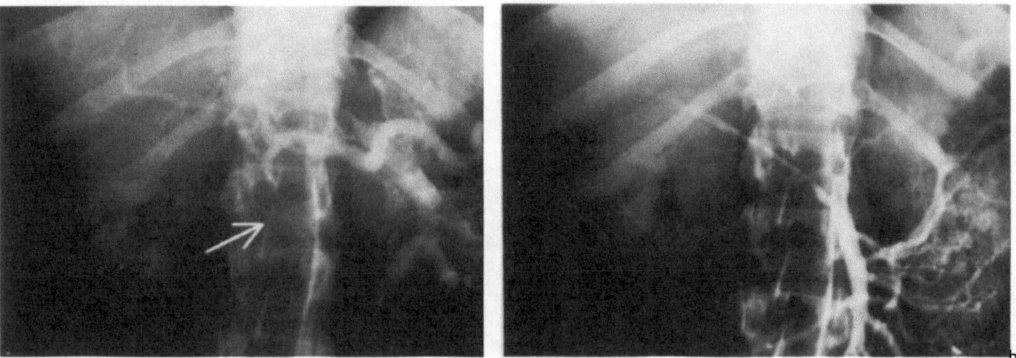

Abb. 155a u. b. Pankreasruptur. Stumpfes Bauchtrauma. a Abdrängung und unvollständige Füllung der A. gastroduodenalis im Coeliacogramm (Pfeil). b Die rechte Leberarterie geht aus der Mesenterica superior ab, zeigt eine filiforme Einengung in der Nähe des Abganges und füllt sich nicht bis zur Peripherie. Diese Veränderungen werden als Verletzungsfolge in Höhe des Pankreaskopfes gedeutet. Op.: Teilabriß des Pankreaskopfes und seiner Arterien mit dem Choledochus (Prof. Dr. E. Gögler)

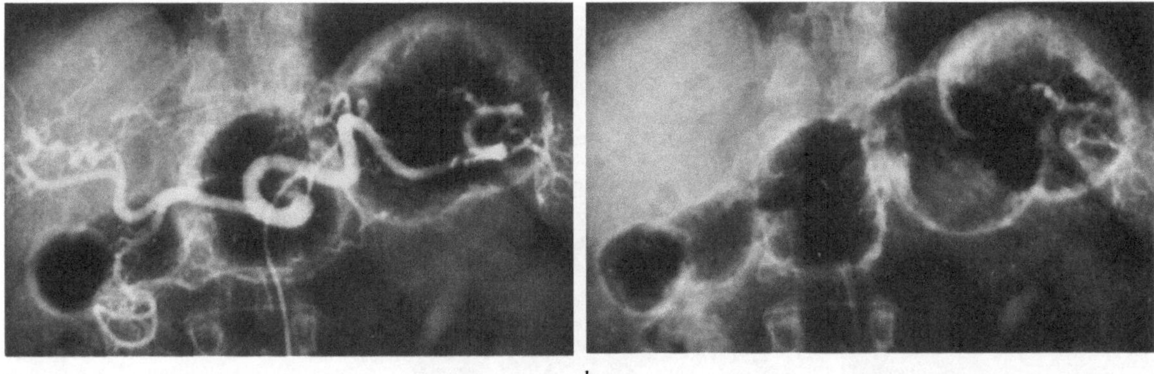

Abb. 156a u. b. Magen und Duodenum im Angiogramm. a Coeliacographie. b Spätphase mit kräftiger Darstellung der Wand des Hohlorgans

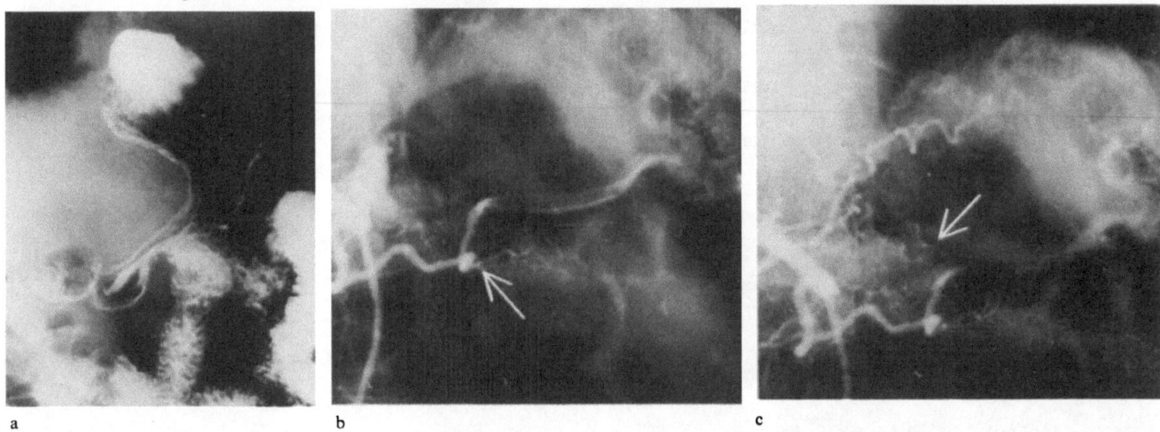

Abb. 157a—c. Scirrhus ventriculi. a Typische Einengung des Korpus-Antrumbereiches mit Wandstarre. Magenpassage mit Doppelkontrast. b Unterbrechung des Anfangsteiles der A. lienalis (Pfeil), die über die Pancreatica dorsalis peripher wiederaufgefüllt wird. Coeliacographie. c In der Parenchymphase pathologische Gefäße im Bereich des Magentumors (Pfeil)

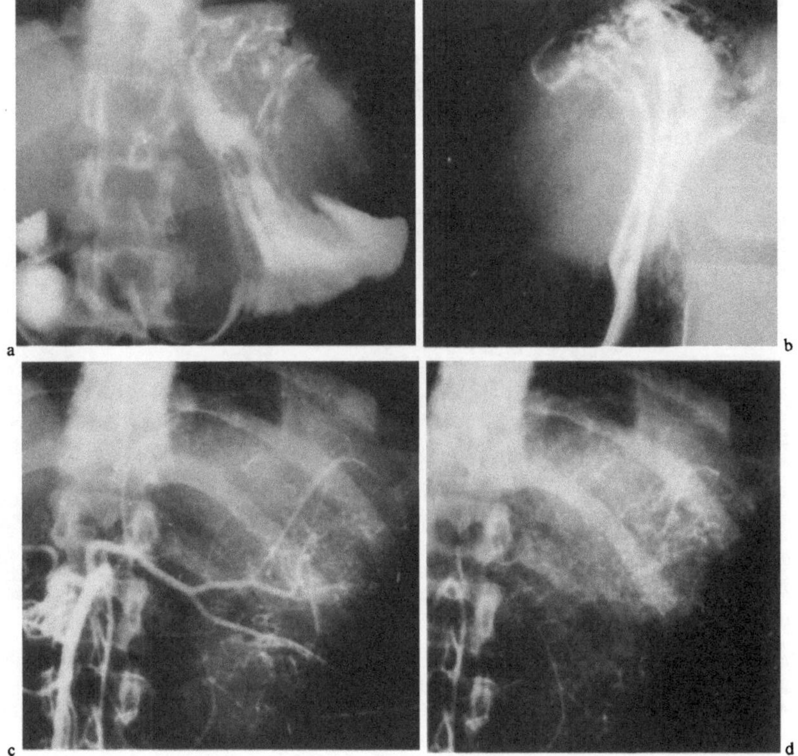

Abb. 158a—d. Metastatischer Tumor des linken Leberlappens. a Füllungsdefekt im lateralen Anteil des Corpus ventriculi. Magenpassage, a.-p.-Strahlengang. b Der Tumor findet sich an der Vorderseite des Magens. Magenpassage, Seitbild. c Atypischer Abgang der linken Leberarterie aus der Mesenterica superior unter Kontrastierung eines riesigen Tumors im linken Hypochondrium. Selektive Angiographie der Mesenterica superior. d Pathologische Tumorgefäße, unregelmäßige Kontrastmittelaustritte und unscharfe Tumorbegrenzung als Ausdruck eines reich vascularisierten, sarkomatösen Tumors des linken Leberlappens, der bei der Magenpassage eher als Magentumor imponierte

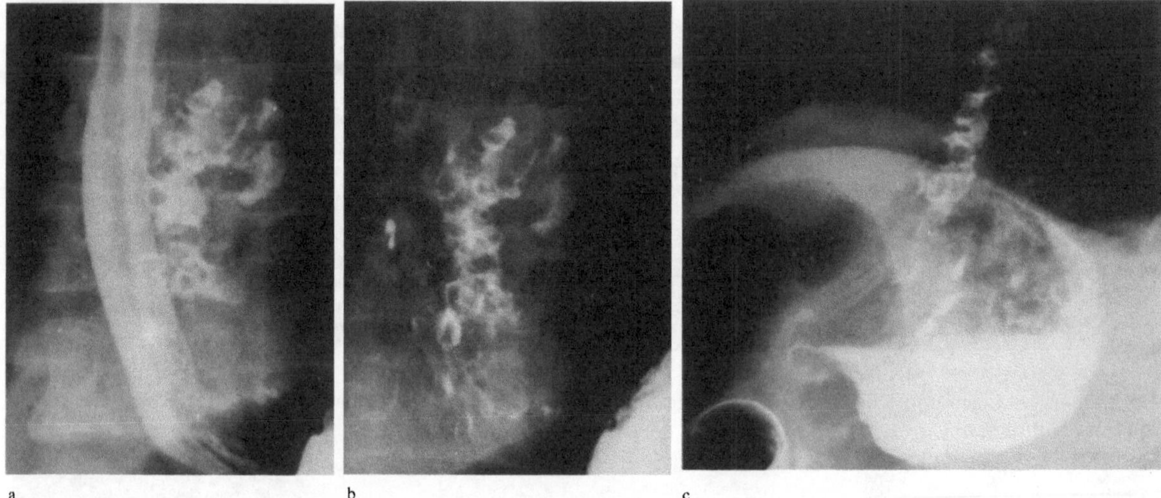

a b c

Abb. 159a—c. Boerhaave-Syndrom. a Parakardiale Ruptur des Magens mit mediastinalem Kontrastaustritt. Magenpassage. b Persistenz des Kontrastmittels im mediastinalen Absceß. c Seitbild. Das akute Geschehen ging mit einer Magenblutung einher. Chronischer Alkoholabus

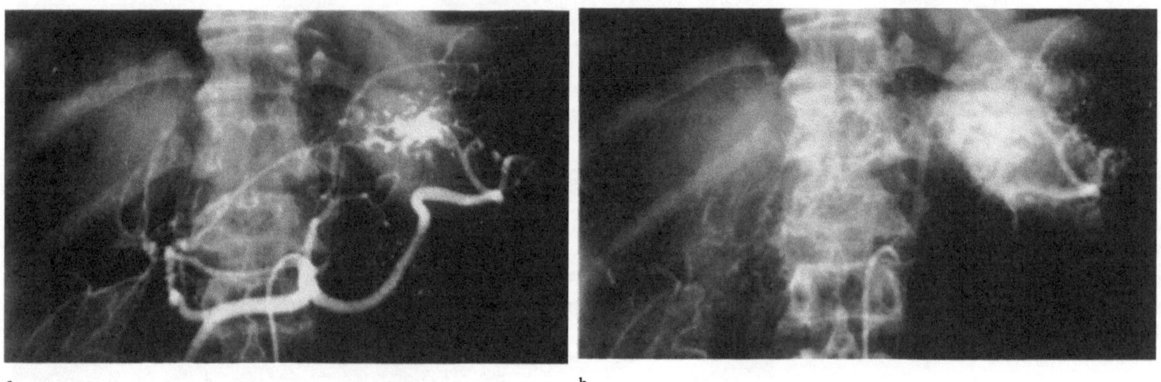

a b

Abb. 160a u. b. Mallory-Weiss-Syndrom. Akute Gastrointestinalblutung aus einer Magenerosion. a Kontrastmittelaustritt aus einem Ast der A. gastrica sinistra im Fundus ventriculi unter Darstellung eines Schleimhautareals. Coeliacographie. b In der Spätphase Vergrößerung des Kontrastdepots. Op.: Spritzendes Gefäß aus einer subkardial gelegenen Erosion. Umstechung

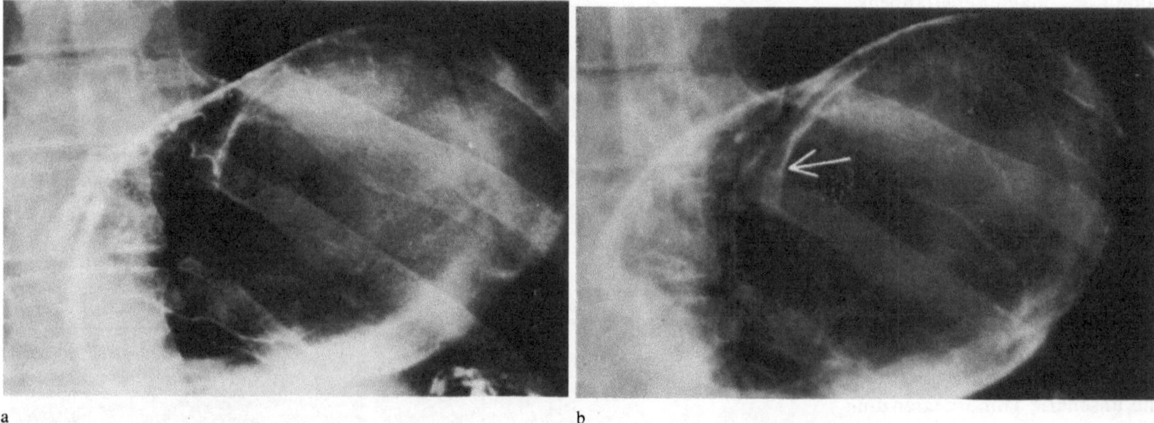

a b

Abb. 161a u. b. Magenblutung bei Ulcus Dieulafoy. Hämatemesis. Blutungsquelle bei der Laparotomie nicht nachgewiesen. a Darstellung der Gefäße im Fundus nach Luftaufblähung des Magens. Superselektive Angiographie der A. gastrica sinistra. b Im Spätbild verteilt sich Kontrastmittel (Pfeil) in einer Magenfalte in aboraler Richtung. Relaparotomie und Umstechung eines blutenden Gefäßes aus einer akuten Erosion

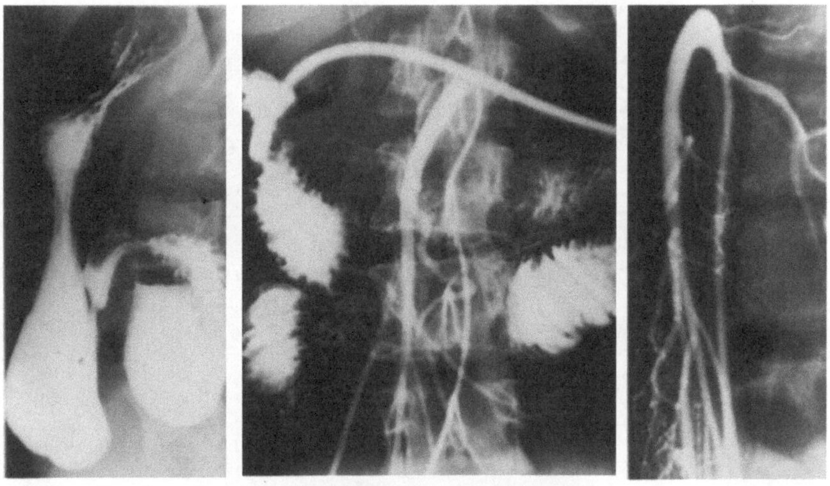

Abb. 162a—c. Arteriomesenteriale Duodenalkompression. a Erweiterung und Elongation des Magens, des Duodenums und Kontrastmittelretention in der Pars ascendens duodeni. Magenpassage, Seitbild. b Kompressionseffekt durch die A. mesenterica superior. Rückenlage. Simultane Duodenographie und Angiographie der A. mesenterica superior. c Spitzer Winkel zwischen Aorta und Mesenterica superior. Seitbild

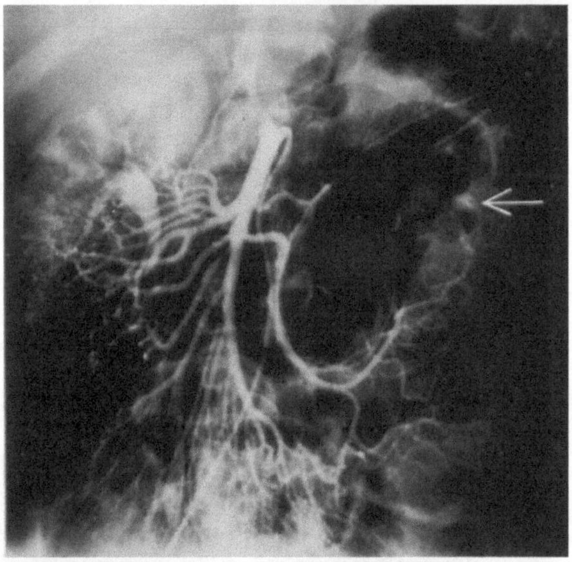

a b c

Abb. 163. Appendicitischer Absceß bei Malrotation. Spiegelbildlich verkehrte Anordnung der Mesenterialäste. Im Ausbreitungsbereich der A. ileo-colica im linken Mittelbauch (Pfeil), umschriebene Kontrastanreicherung, die bei der Operation einem appendicitischen Absceß bei Malrotation entspricht

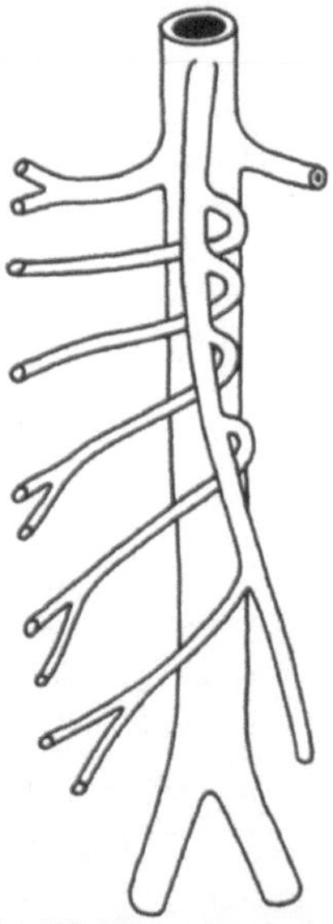

Abb. 164. Schematische Darstellung des Verlaufs der Mesenterica superior-Äste bei einer paraduodenalen Hernie. (Nach MEYERS; 1970)

Abb. 163

Abb. 164

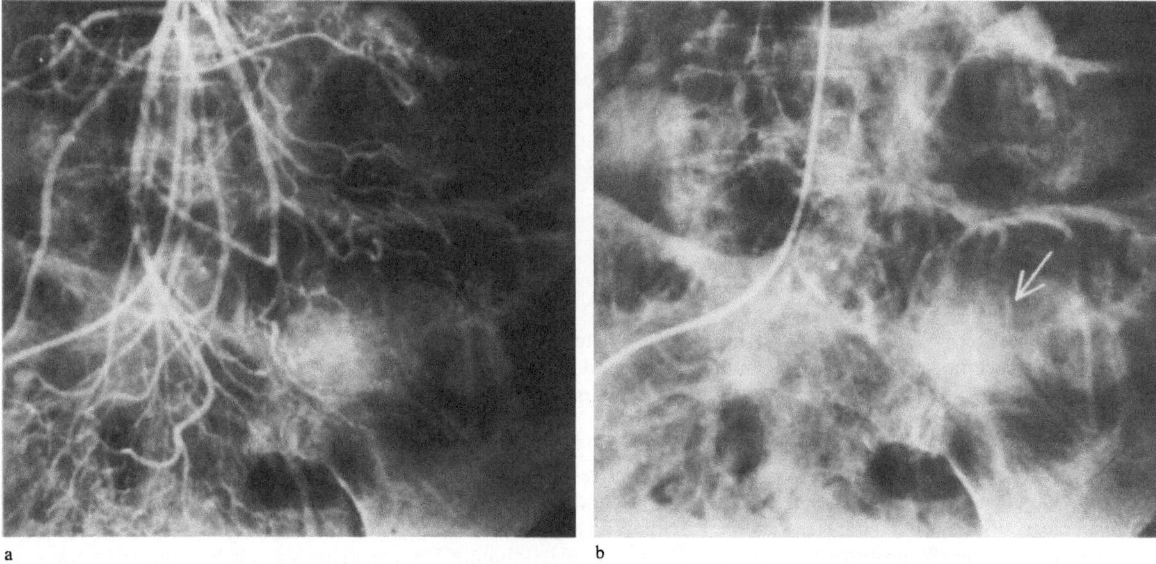

Abb. 165a u. b. Jejunalcarcinom. a Am Übergang zwischen Jejunum- und Ileumästen Gefäßspreizung und -unterbrechung. Neubildung winziger Gefäße. Selektive Angiographie der Mesenterica superior. b Der Tumor ist in der venösen Phase gut abgegrenzt sichtbar (Pfeil)

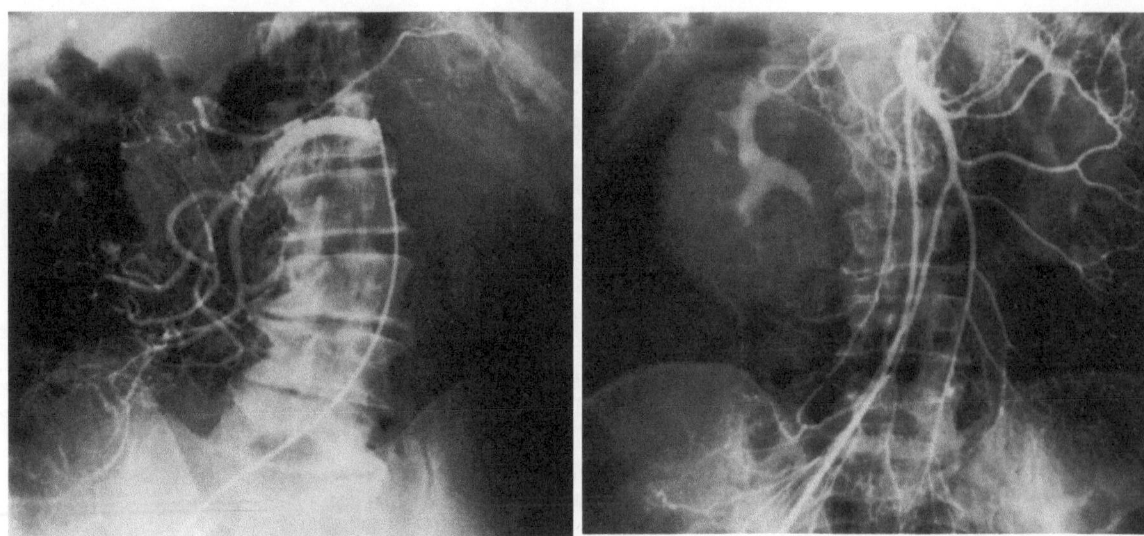

Abb. 166 Abb. 167

Abb. 166. Jejunal-Sarkom. Riesiger Tumor des linken Mittelbauches mit Verlagerung der Mesenterialäste nach rechts über die Mittellinie hinweg. Gefäßursprung: Jejunaläste. Keine Tumoranfärbung. Selektive Angiographie der Mesenterica superior

Abb. 167. Mesenterialsarkom. Kindskopfgroßer Tumor des rechten Mittelbauches, der seine Gefäße aus dem Arkadennetz des rechten Colons aufnimmt. Keine Tumoranfärbung in der Spätphase. Selektive Angiographie der Mesenterica superior

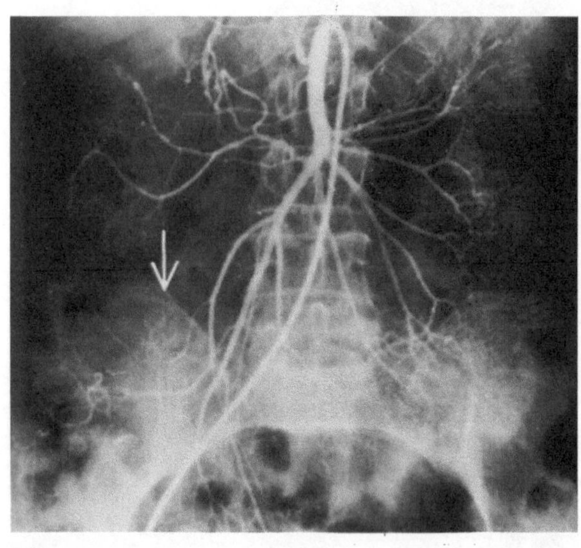

a

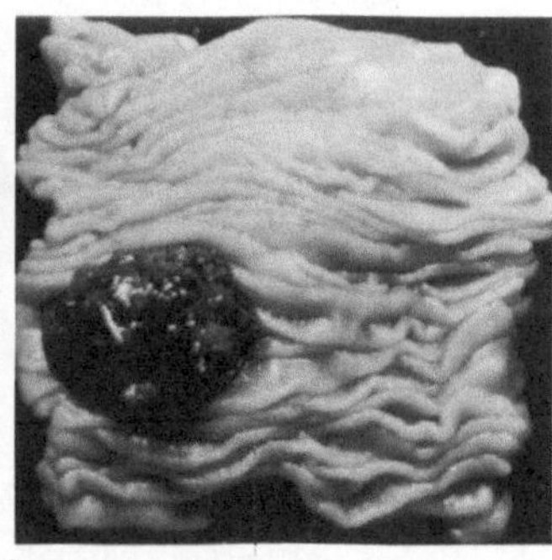

b

Abb. 168 a u. b. Gemmangiommetastase des terminalen Ileums. 57jährige Frau mit abundanten Gastrointestinalblutungen unklarer Herkunft. 26 Transfusionen, 12 Röntgenuntersuchungen des Magen-Darmtraktes, 10 Endoskopien! a Umschriebene, gitterförmige Tumordarstellung im Ausbreitungsbereich der A. ileocolica (Pfeil). Selektive Angiographie der A. mesenterica superior. b Operationspräparat mit der Metastase eines 4 Jahre vorher operierten Gemmangioms der Glutaealregion

Abb. 169 a u. b. Entero-Colitis fistulans. a Ausgedehntes Fistelsystem zwischen Recto/Sigma und terminalem Ileum, das weitgehend geschrumpft ist. Schwere entzündliche Schleimhautveränderungen. Colon-Kontrasteinlauf. b Außer einer mäßigen Rarefizierung der Arterien im befallenen Abschnitt mit Spreizung einiger Äste im Angiogramm keine Besonderheiten. Selektive Angiographie der Mesenterica superior

Abb. 170 a—d. Enteritis Crohn. a Im Vergleich zu den gestreckt verlaufenden, zarten Arterien des oralen Dünndarmes, sind die Gefäße des Ileo-Colons stärker gewunden, z. T. korkzieherartig deformiert. Selektive Angiographie der Mesenterica superior. b Deutlich verstärkter venöser Rückfluß aus dem Ileocoecalwinkel bei inhomogener Parenchymphase dieser Region. c Völlige Wandstarre des terminalen Ileums mit Fistelbildung, Stenose an der Valvula Bauhini und schweren entzündlichen Veränderungen des rechten Colons. Kontrasteinlauf. d Operationspräparat mit Luftaufblähung und Darstellung der A. ileo-colica. Im rechten Bildabschnitt normale Verhältnisse, links die Gefäßveränderungen in Höhe der dichten Schleimhautpolster

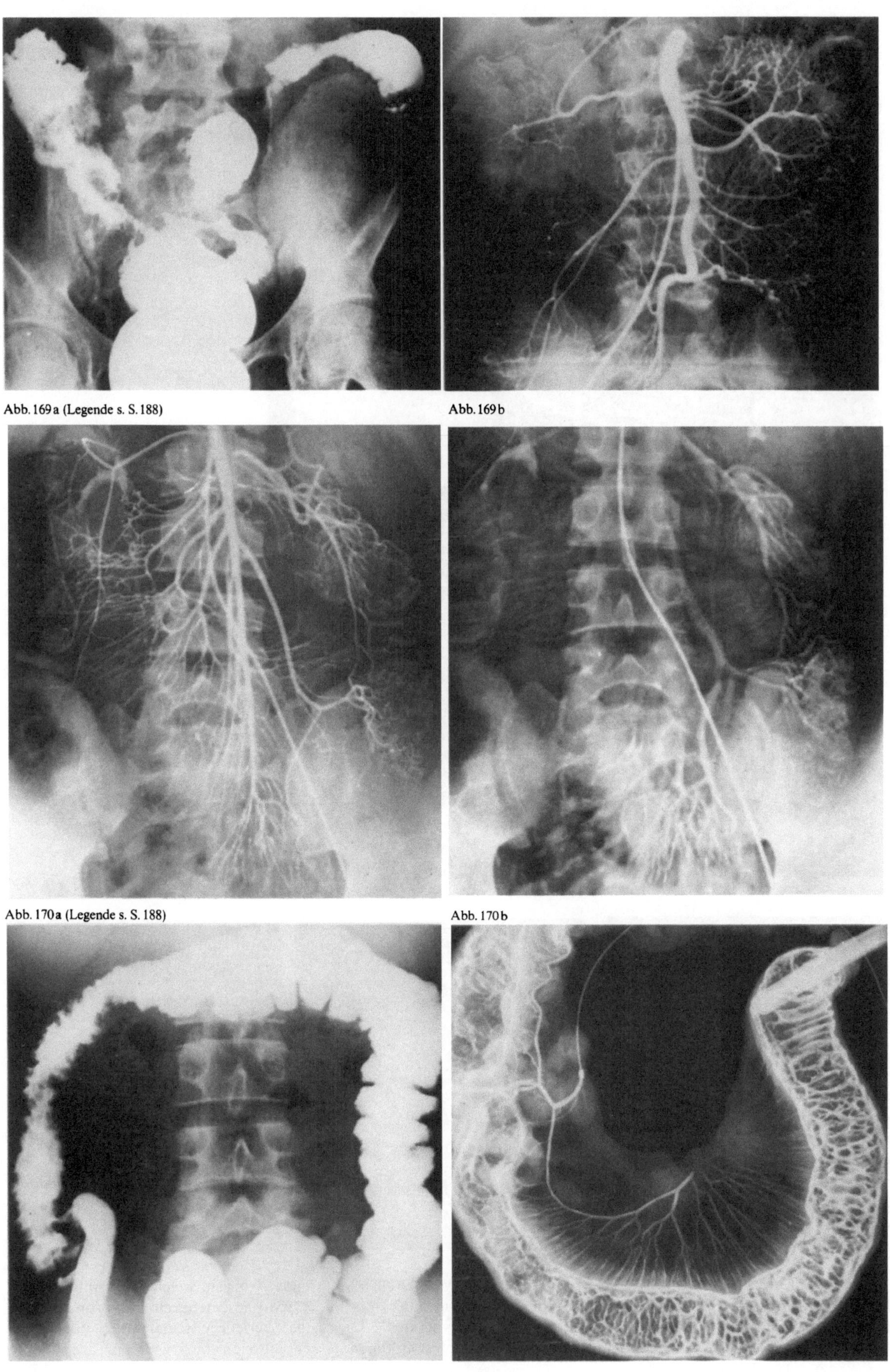

Abb. 169a (Legende s. S. 188)

Abb. 169b

Abb. 170a (Legende s. S. 188)

Abb. 170b

Abb. 170c

Abb. 170d

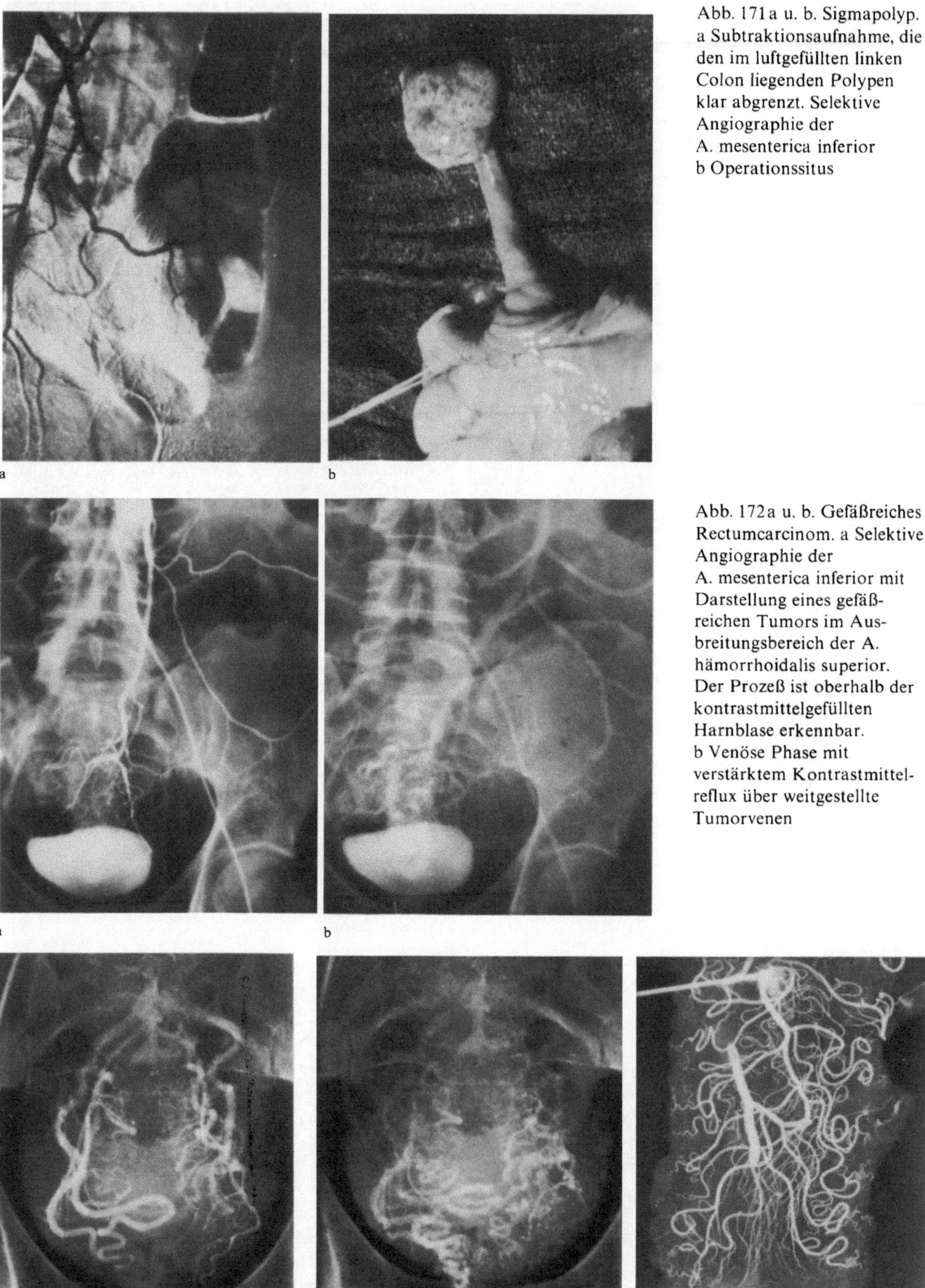

Abb. 171a u. b. Sigmapolyp. a Subtraktionsaufnahme, die den im luftgefüllten linken Colon liegenden Polypen klar abgrenzt. Selektive Angiographie der A. mesenterica inferior b Operationssitus

Abb. 172a u. b. Gefäßreiches Rectumcarcinom. a Selektive Angiographie der A. mesenterica inferior mit Darstellung eines gefäßreichen Tumors im Ausbreitungsbereich der A. hämorrhoidalis superior. Der Prozeß ist oberhalb der kontrastmittelgefüllten Harnblase erkennbar. b Venöse Phase mit verstärktem Kontrastmittelreflux über weitgestellte Tumorvenen

Abb. 173a—c. Arteriovenöse Mißbildung des Rectums. a Weitgestellte zuführende Arterien, welche die Ampulla recti kranzförmig umfassen. Selektive Angiographie der Mesenterica inferior. b In der Spätphase nebeneinander von Arterien und Venen, die ein außerordentlich gefäßreiches Muster hervorrufen. c Die reiche arterielle Vascularisation eines Teiles der resezierten Dickdarmwand. Klinisch: Schwere Dickdarmblutung, deren Ursache jahrelang nicht geklärt werden konnte

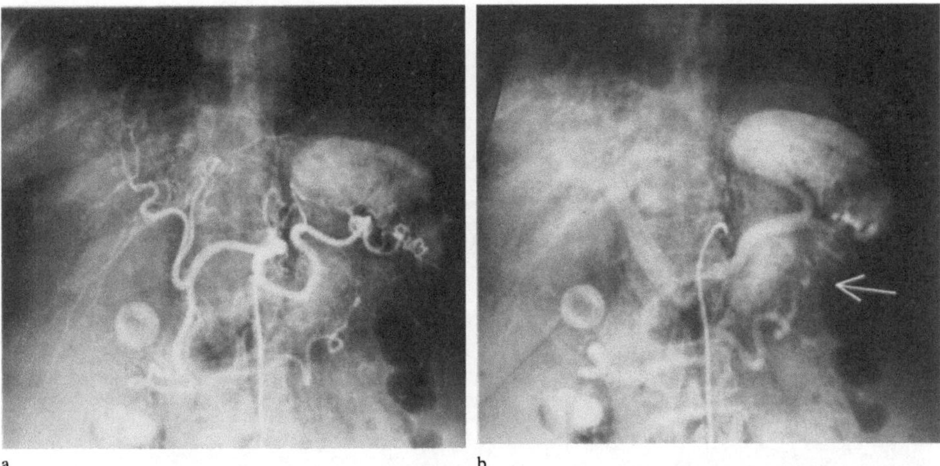

a b

Abb. 174a u. b. Peritonitis carcinomatosa. Ovarialcarcinom. Ascites. Gallenblasensolitaerstein. a Unauffälliger Verlauf der Coeliacaäste. Coeliacographie. b In der Spätphase konstanter Füllungsdefekt an der linken lateralen Milzkontur. Impressionseffekte an der Milzvene. Umschriebene Anfärbung eines länglichen, weichteildichten Gebildes entlang der Milzvene. Auffallend weitgestellte, atypisch verlaufende V. gastro-epiploica (Pfeil). Autopsie: Grobknotige Peritonitis carcinomatosa bei Ovarial-Carcinom

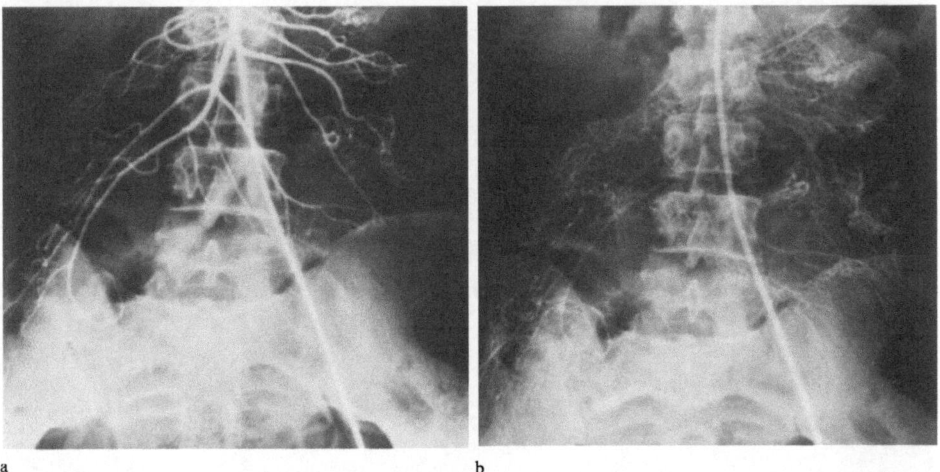

a b

Abb. 175a u. b. Endometriose. a Unter der Verdachtsdiagnose eines Mesenterialtumors Angiographie der Mesenterica superior. b Auch im Spätbild Verdrängung von Mesenterialästen durch einen nahezu das ganze Becken einnehmenden, raumverdrängenden Prozeß. Ursache: Uterusvergrößerung bei Endometriose

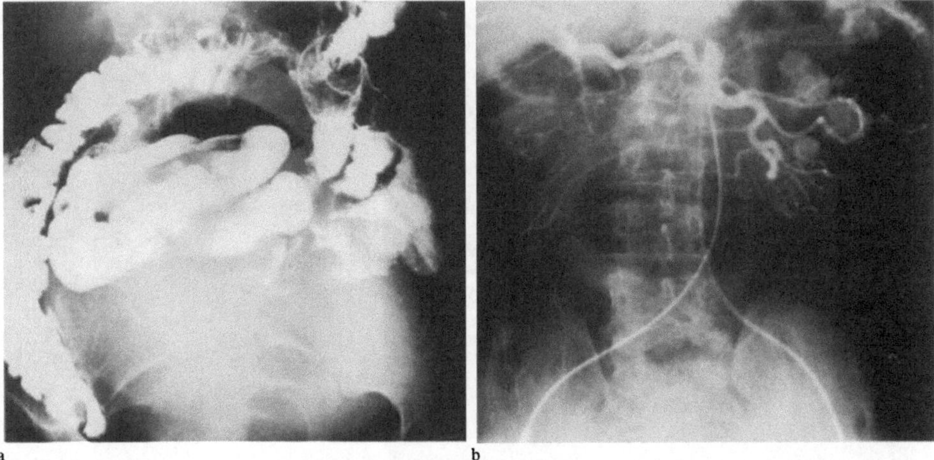

a b

Abb. 176a u. b. Mesenterialcyste. a Abdrängung des Colons und der Dünndarmschleifen durch einen Prozeß, ausgehend vom mittleren Unterbauch. Magen-Darmpassage. b Verdrängung der von der Mesenterica superior versorgten Gefäßäste nach cranial. Keine Tumoranfärbung. Atypischer Abgang der rechten Leberarterie von der Mesenterica superior. Es liegt ein zweiter Katheter in der Aorta zur Druckmessung. Op.: Kindskopfgroße Mesenterialcyste

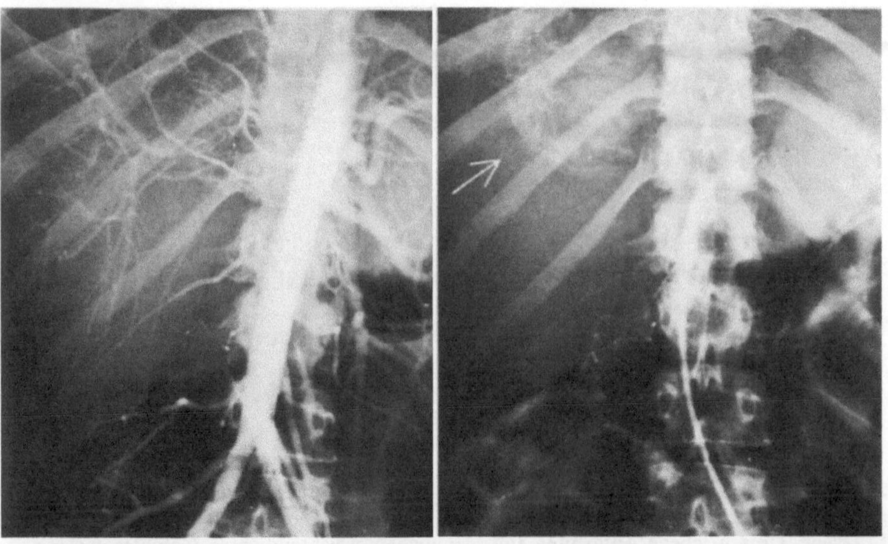

Abb. 177a u. b. Dystopes Phäochromocytom. a Atypische Gefäßansammlung in Projektion auf den Leberschatten. Katheteraortographie. Lumbaldystope rechte Niere. b Umschriebene Anfärbung eines kleinapfelgroßen, gefäßreichen Tumors in gleicher Höhe (Pfeil). Bei der Op. (Prof. LINDER) kann ein Phäochromocytom aus umgebendem Lebergewebe entfernt werden

Legende zu den Abb. 178a—d s. S. 193

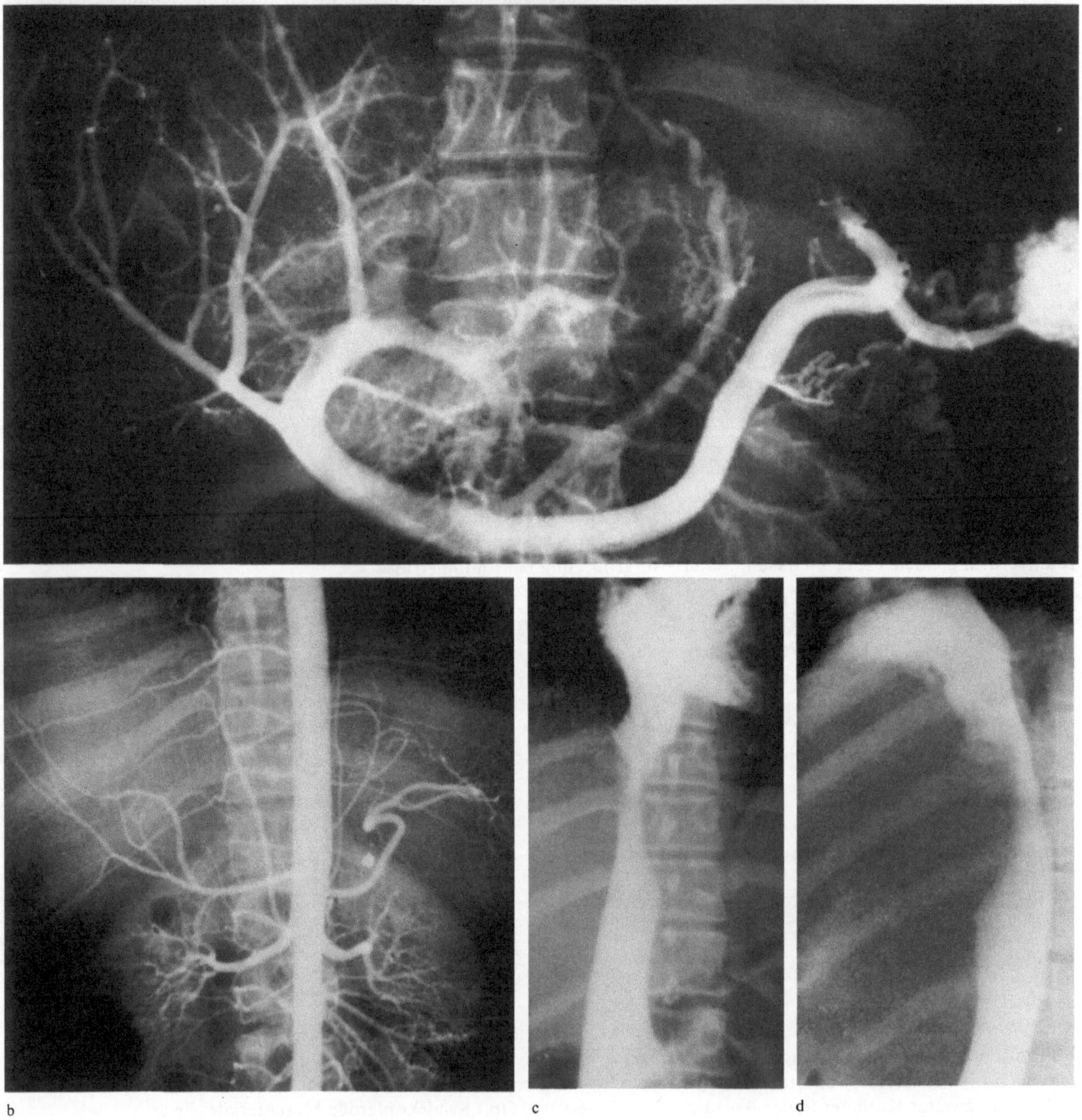

a b c d

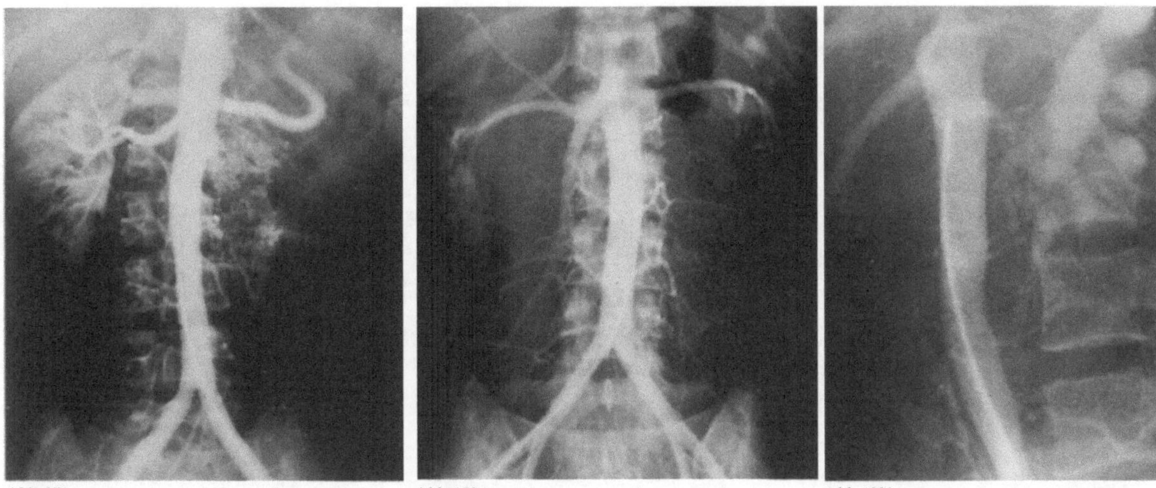

Abb. 179. Retroperitoneales Carcinom links mit vollständiger Unterbrechung der linken Nierenarterie und Kontrastmittelansammlungen paraaortal zwischen der Milzarterie und der A. lumbalis III

Abb. 180a u. b. Retroperitoneales Sarkom. a Symmetrische Anhebung der beiden Nierenarterien durch einen bilateral wachsenden, raumverdrängenden Prozeß unter lateraler Abdrängung der Nieren. Der Tumor wird von Lumbalarterien versorgt. Katheteraortographie. b Im Seitbild Abdrängung der A. mesenterica superior nach ventral. Histologie: Fibro-Sarkom

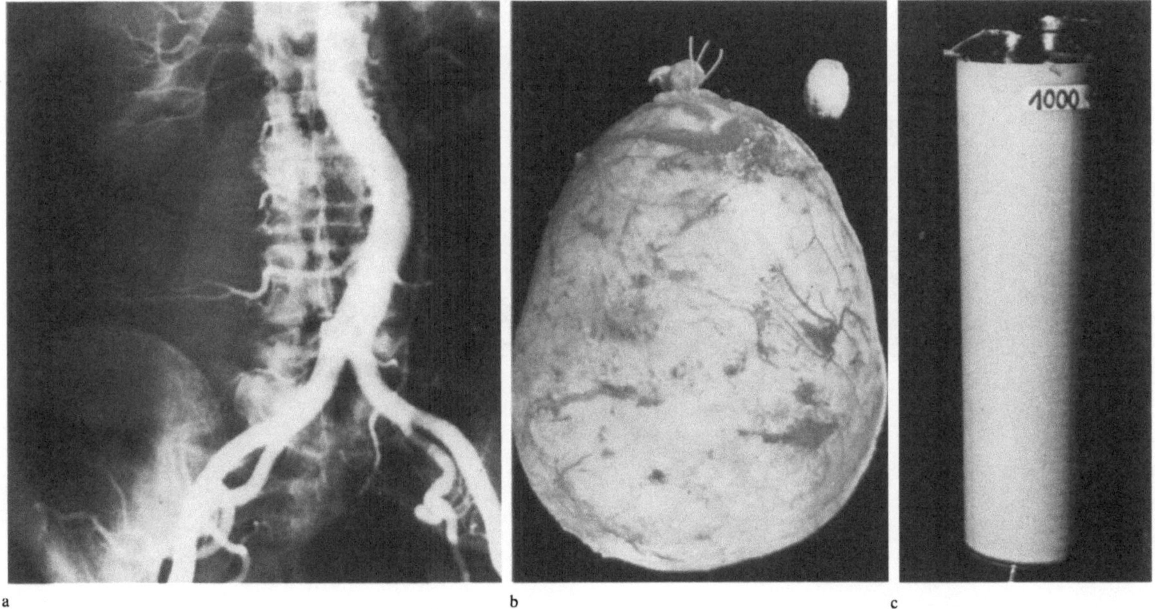

Abb. 181 a—c. Als retroperitonealer Tumor verkanntes Gallenblasenempyem. a Katheteraortographie mit „Impression" von rechts her. Kaliberstarke Lumbalarterien. b Das große Gallenblasenempyem mit dem Cysticusstein. (Prof. Dr. F. LINDER). c Der eitrige Inhalt

Abb. 178 a—d. Budd-Chiari-Syndrom bei retroperitonealem Tumor. a Umgehungskreislauf über die V. coronaria ventriculi bei venöser Abflußbehinderung, portale Hypertension. Splenoportographie. b Spreizung der Leberarterienäste bei deutlich vergrößerter Leber. Katheteraortographie. c Hochgradige Einengung der unteren Hohlvene in Höhe der Leberveneneinmündung. Cavographie. d Füllungsdefekt ventral. Cavogramm im Seitbild. Op.: Ausgedehnter retroperitonealer Tumor mit Ummauerung der Hohlvene in Höhe der Leberveneneinmündung

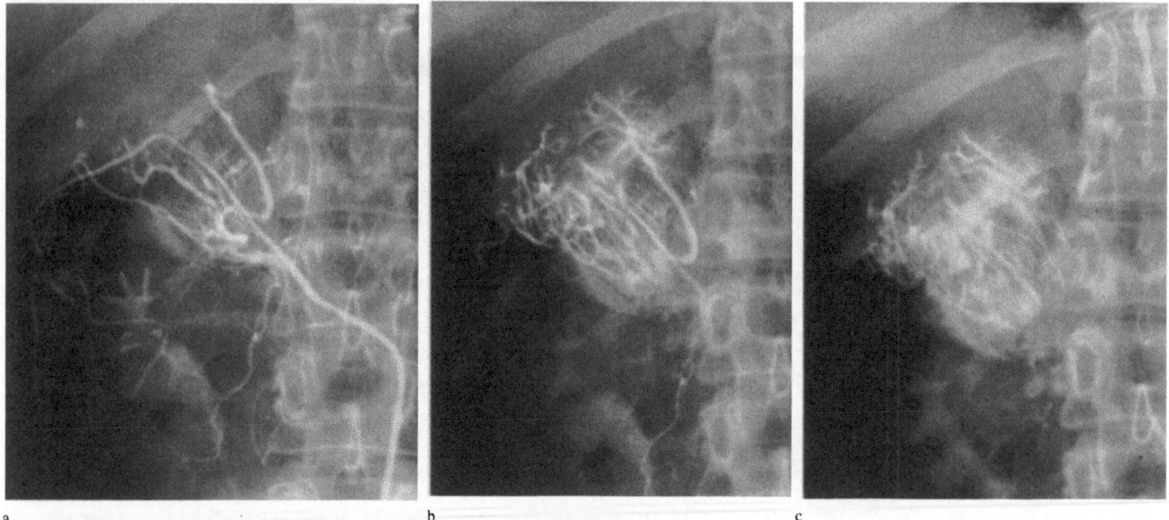

Abb. 182a—c. Nebennieren-Carcinom. a Superselektive Sondierung der A. suprarenalis medialis rechts. b Pathologische Gefäßansammlung, Gefäßabbrüche, unregelmäßige Tumorbegrenzung. c In der Spätphase kräftige Anfärbung des Tumors, der sich nach latero-cranial nicht scharf abgrenzen läßt. Avasculäre Bezirke sprechen für Nekrose. Histologie: Nebennierencarcinom

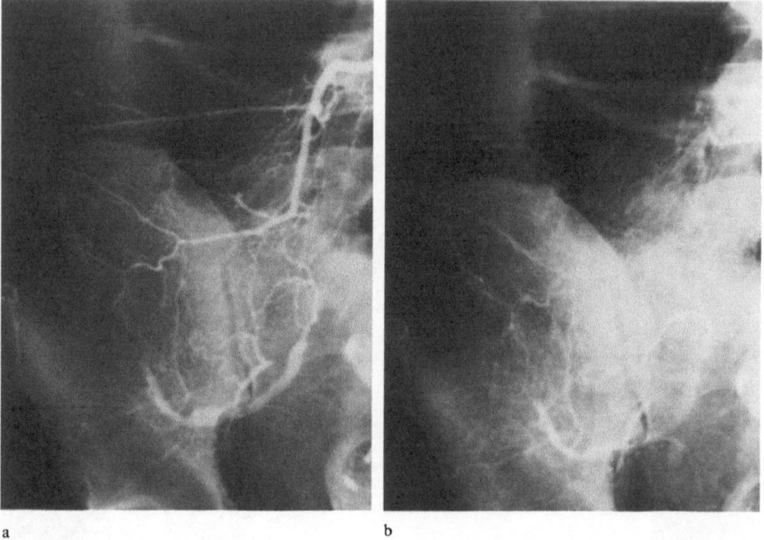

Abb. 183a u. b. Transplantatabstoßung. Zustand nach Nierentransplantation wegen chronischer Nephritis. Störung der arteriellen Durchblutung. a Darstellung eines reich vascularisierten Kapselbereiches, der von einer Lumbalarterie versorgt wird. Selektive Angiographie der A. lumbalis IV rechts. b Spätbild ohne Parenchymanfärbung der Transplantatniere

VIII Literaturverzeichnis

AAKHUS, T.: The value of angiography in superior mesenteric artery embolism. Brit. J. Radiol. **39**, 928—932 (1966).

AAKHUS, T.: Angiography in experimental strangulating obstruction of the small intestine in dogs. Acta radiol. (Diagn.) **6**, 337—347 (1967).

AAKHUS, T., BRABRAND, G.: Angiography in acute superior mesenteric arterial insufficiency. Acta radiol. (Diagn.) **6**, 1—12 (1967).

AAKHUS, T., ENGE, J.: Angiography in traumatic rupture of the spleen. Brit. J. Radiol. **40**, 855—861 (1967).

AAKHUS, T., HOFSLI, M., VESTAD, E.: Angiography in acute pancreatitis. Acta radiol. (Diagn.) **8**, 119—128 (1969).

ABEATICI, S., CAMPI, L.: Visualizzazione radiologica della porta per via splenica. Minerva med. **92**, 593—598 (1951).

ABEATICI, S., CAMPI, L.: Les caractéristiques splénoportographiques des tumeurs du foie de l'abdomen supérior. Acta chir. belg. **59**, 803—834 (1960).

ABEATICI, S., CAMPI, L.: La morphologie de la porte dans les hépatides chroniques. Čs. Radiol. **19**, 318—323 (1965).

ABRAMS, H.L. (edit.): Angiography, vol. 1. 2. Boston, Mass.: Little, Brown & Comp. 1961.

ABRAMS, H.L.: Altered drug response of tumour in man. Nature (Lond.) **201**, 167 (1964).

ABRAMS, R.M., BERANBAUM, E.R., BERANBAUM, S.L., NGO, N.L.: Angiographic studies of benign and malignant cystadenoma of the pancreas. Radiology **89**, 1028—1032 (1967).

ABRAMS, R.M., BERANBAUM, E.R., SANTOS, J.S., LIPSON, J.: Angiographic features of cavernous hemiangioma of liver. Radiology **92**, 308—312 (1969).

ABRAMS, R.M., MENG, CH.H., FIROOZUIA, H., BERANBAUM, E.R., EPSTEIN, H.Y.: Angiographic demonstration of carcinoma of the gallbladder. Radiology **94**, 277—282 (1970).

ADOLPH, K.: Gallengangs- und Pankreasdiagnostik. Leitfaden der hypotonen Duodenographie und perkutanen, transhepatischen Cholangiographie. Stuttgart: Enke 1968.

AHLBERG, N.E., BARTLEY, O., CHIDEKEL, N.: Venous arteriography. A modified technique and indications for its use. Acta radiol. (Diagn.) **7**, 321—330 (1968).

ALFIDI, R.J., RASTOGI, H., BUONOCORE, E., BROWN, C.H.: Hepatic arteriography. Radiology **90**, 1136—1142 (1968).

ANACKER, H.: Röntgenanatomie des Pankreas. Fortschr. Röntgenstr. **94**, 1—13 (1961).

ANACKER, H.: Die pathologischen Veränderungen des Pankreasgangsystems im Röntgenbild. Fortschr. Röntgenstr. **96**, 455—470 (1962).

ANACKER, H.: Kritische Bewertung der röntgenologischen Untersuchungsmethoden zur Pankreasdiagnostik. Radiologe **5**, 312—318 (1965).

ANACKER, H.: Anomalien und Variationen des Pankreas. Radiologe **7**, 41—52 (1967).

ANACKER, H.: Schwerpunkte der röntgenologischen Pankreasdiagnostik. Dtsch. med. Wschr. **21**, 1127—1132 (1969).

ANACKER, H.: In: TESCHENDORF, W., Lehrbuch der röntgenologischen Differentialdiagnostik, Bd. 2. Erkrankungen der Bauchorgane. Stuttgart: Thieme 1964.

ANACKER, H., LINDEN, G., HUMPERT, R.: Die chronischen Pankreaskrankheiten im Splenoportogramm. Fortschr. Röntgenstr. **99**, 129—142 (1963).

ANACKER, H., MORINO, F., RÖSCH, J., SCHUMACHER, W., ZUPPINGER, A.: Röntgendiagnostik der Leber. Berlin-Göttingen-Heidelberg: Springer 1959.

ANDREN, L., FRIEDBERG, S., WELIN, S.: Roentgen diagnosis of small polyps in the colon and rectum. Acta radiol. (Stockh.) **43**, 201—208 (1955).

ANGERSTEIN, W., KRUG, W., RAKOW, A.: Eine Methode zur Erzeugung farbiger Röntgenbilder. Fortschr. Röntgenstr. **100**, 257—263 (1964).

ANNES, G., CAPLAN, L.H., HEIMLICH, H.: Upper gastrointestinal hemorrhage. Undetced site localized by selective arteriography. Arch. Surg. **94**, 44—45 (1967).

ARONSEN, K.F., LUNDERQUIST, A., NYLANDER, G.: The comparison of celiacography and direct portography in the diagnostic evaluation of liver diseases. Radiology **92**, 313—322 (1969).

ASANG, E., MITTELMEIER, H.: Die stenosierenden und obliterierenden Gefäßerkrankungen der inneren Organe. Münch. med. Wschr. **98**, 1604 (1956).

BACHMANN, D.: Arterieller Spasmus als Fehldeutungsmöglichkeit bei der Angiographie. Röntgen-Bl. **19**, 478—481 (1966).

BACHMANN, D.: Angiographie der Milz. Methoden und Ergebnisse. Internist **8**, 371—376 (1967).

BACHMANN, D., FRANKE, H.: Die Splenoportographie als diagnostische Sofortmaßnahme bei akuter Massenblutung aus Oesophagusvarizen. In: Angiographie und ihre Leistungen. Hrsg. von K.E. LOOSE, S. 139—141. Stuttgart: Thieme 1968.

BACHMANN, D., HAASNER, E., EL-SALLAB, R.A.: Zur Angiographie von Aortenaneurysmen. Fortschr. Röntgenstr. **104**, 670—676 (1966).

BACKMUND, H., DECKER, K., LOY, W.: Photographische Subtraktion — eine radiologische Routinemethode. Fortschr. Röntgenstr. **104**, 408 (1966).

BALTAXE, H.A., FLEMING, R.J.: The angiographic appearance of hydatid disease. Radiology **97**, 599—604 (1970).

BÁNG, I.: Ein angiographisch diagnostizierter Fall von Cystadenoma Pancreatis. Radiologe **5**, 287—288 (1965).

BARTEL, J., WIERNY, L.: Zur Agnesie der Vena cava candalis. Fortschr. Röntgenstr. **99**, 467—473 (1963).

BARTLEY, O., EDLUND, Y., HELANDER, C. G.: Angiography in primary hepatic carcinoma. Acta radiol. (Diagn.) **6**, 81—90 (1967).

BARTLEY, O., BENGTSSON, U., CEDERBOM, G.: Die Nierenfunktion vor und nach Urographie und Angiographie mit großen Dosen von Kontrastmitteln. Acta radiol. (Diagn.) **8**, 9 (1969).

BARTLEY, O., HELANDER, C.-G., ROSENGREN, B., STATTIN, S.: Scintigraphy and angiography in demonstration of hepatic tumours. Acta radiol. (Diagn.) **8**, 161—167 (1969).

BAUM, S.: Hepatic arteriography. Amer. J. Gastroent. **51**, 151—153 (1969).

BAUM, S., ABRAMS, H. L.: A J-shaped catheter for retrograde catheterization of tortuous vessels. Radiology **83**, 436—437 (1964).

BAUM, S., GREENSTEIN, R. H., NUSBAUM, M., BLAKEMORE, W. S.: Diagnosis of ruptured noncalcified splenic artery aneurysm by selective celiac arteriography. Arch. Surg. **91**, 1026—1028 (1965).

BAUM, M., HOWE, C. T.: Hypotonic duodenography in the diagnosis of carcinoma of the pancreas and its further use when combined with percutaneous cholangiography and pancreatic scintiscanning. Amer. J. Surg. **115**, 519—525 (1968).

BAUM, S., NUSBAUM, M.: The control of gastrointestinal hemorrhage by selective mesenteric arterial infusion of vasopressin. Radiology **98**, 497—505 (1971).

BAUM, S., NUSBAUM, M., BLAKEMORE, W. S., FINKELSTEIN, A. K.: Preoperative radiographic demonstration of intra-abdominal bleeding from undetermined sites by percutaneous selective celiac and superior mesenteric arteriography. Surgery **58**, 797—805 (1965).

BAUM, S., NUSBAUM, M., KURODA, K., BLAKEMORE, W. S.: Direct serial magnification arteriography as an adjuvant in the diagnosis of surgical lesions in the alimentary tract. Amer. J. Surg. **117**, 170—176 (1969).

BAUM, S., ROY, R., FINKELSTEIN, A. K., BLAKEMORE, W. S.: Clinical application of selective celiac and superior mesenteric arteriography. Radiology **84**, 279—295 (1965).

BAUM, ST., STEIN, G. N., NUSBAUM, M., CHAIT, A.: Selective arteriography in diagnosis of hemorrhage in gastrointestinal tract. Radiol. Clin. N. Amer. **7**, 131—145 (1969).

BAUM, ST., WARD, ST., NUSBAUM, M.: Stress bleeding from mid-duodenum: often unrecognized source of gastrointestinal hemorrhage. Radiology **95**, 595—602 (1970).

BAYINDIR, S.: Angiographie der Leber und des Pankreas. In: Angiographie und ihre Leistungen. Hrsg. von K. E. LOOSE, S. 115—116. Stuttgart: Thieme 1968.

BAYINDIR, S.: Der Wert der kombinierten perkutanen transhepatischen Cholangiographie und Zöliakographie bei der Diagnostik des tumorbedingten Verschlußikterus. Fortschr. Röntgenstr. **109**, 16—23 (1968).

BAYINDIR, S., GRAEBNER, H.: Arteriovenöse Fistel zwischen Arteria und Vena lienalis nach Splenektomie. Fortschr. Röntgenstr. **105**, 279—282 (1966).

BAYINDIR, S., HEGER, N., SCHIRMER, H. F., STECKENMESSER, R.: Die percutane transhepatische Cholangiographie bei ikterischen und anikterischen Patienten. Bericht über 179 Untersuchungen. Fortschr. Röntgenstr. **111**, 315—329 (1969).

BAYINDIR, S., SCHULTIS, K.: Der Wert der perkutanen transhepatischen Cholangiographie in der präoperativen Diagnostik. In: Der Ikterus. Hrsg. von K. BECK, S. 373. Stuttgart-New York: Schattauer 1968.

BEALL, A. C., COOLEY, D. A., MORRIS, G. C., DEBAKEY, M. E.: Perforation of arteriosclerotic aneurysms into the vena cava. Arch. Surg. **86**, 809—818 (1963).

BEALL, A. C., Jr., MORRIS, G. C., Jr., GARRETT, H. E., HENLY, W. S., HALLMAN, G. L., CRAWFORD, E. S., COOLEY, D. A., DEBAKEY, M. E.: Translumbar aortography. Present indications and techniques. Ann. intern. Med. **60**, 843—856 (1964).

BECKER, V.: Leberstruktur und Blutkreislauf. Ärztl. Wschr. **11**, 829—835 (1956).

BEDUHN, D.: Röntgendiagnostik des Verschlußikterus mit experimentellen Untersuchungen zur röntgenologischen Symptomatologie. Med. Habil.-Schr. Heidelberg 1970.

BEDUHN, D.: Angiographischer Nachweis einer traumatisch bedingten Intimaeinrollung an der Nierenarterie. Fortschr. Röntgenstr. **112**, 828—829 (1970).

BEDUHN, D.: Angiographie beim kindlichen Trauma. Z. Kinderchir. **11** (Suppl.) 562—574 (1972).

BEDUHN, D., HALLWACHS, O.: Selektive Nierenangiographie über die implanierte Milzarterie. Fortschr. Röntgenstr. **113**, 133—137 (1970).

BEDUHN, D., VOLLMAR, J.: Arterio-portale Fistel nach Magenresektion. Radiologe **10**, 304—309 (1970).

BEDUHN, D., WENZ, W.: Abdominale Gefäßuntersuchungen im Kindesalter. Fortschr. Röntgenstr. **113**, 753—759 (1970).

BELAN, A., KOČANDRLE, V., POSPICHAL, J., BERÁNEK, J.: Komplikationen bei verschiedenen arteriographischen Untersuchungsmethoden. Fortschr. Röntgenstr. **110**, 57—64 (1969).

BENGMARK, S., ENGEVIK, L., ROSENGREN, K.: Angiography of the regenerating human liver after extensive resection. Surgery **65**, 590—596 (1969).

BENNEK, J.: Die diagnostische Bedeutung des Kavogramms bei retroperitonealen Tumoren im Kindesalter. Z. Kinderchir. **3**, 511—519 (1966).

BENNET, J., BIGOT, R.: Arteriography in primitive tumours of the liver. Ann. Radiol. **11**, 837—845 (1968).

BENNET, J., BRIAND, L., CHÉRIGIÉ, ED., DOYON, D.: Artériographie sélective du tronc coeliaque et tumeur splénique. J. Radiol. Électrol. **47**, 823—825 (1966).

BENNET, J., CHÉRIGIÉ, E., CAROLI, J., DOYON, D., ECONOMOPOULOS, P., PLESSIER, J., STOOPEN, M.: La pancréatographie après stimulation par la sécrétine intraartérielle; à propos de 33 cas. Ann. Radiol. **10**, 617—625 (1967).

BENNET, J., MUSSY, F.: Le diagnostic artériographie préopératoire des anévrismes de l'artère hépatique. Ann. Radiol. **13**, 33—41 (1970).

BENNET, J., CHALUT, J., PARAF, A., PROT, D.: L'artériographie hépatique dans le diagnostic des tumeurs du foie. Presse méd. **72**, 877—882 (1964).

BENKÖ, G.: Tumorähnliche Schatten des normalen Magens und des Zwölffingerdarms im Angiogramm. Fortschr. Röntgenstr. **110**, 322—328 (1969).

BENKÖ, G.: Das angiographische Bild des entzündlichen Netztumors und anderer Prozesse des Netzes. Röntgen-Bl. **24**, 289—292 (1971).

BENKÖ, G., SALT, J.: Malignes Paragangliom mit Riesenmetastasen in der Leber. Fortschr. Röntgenstr. **113**, 678—681 (1970).

BERCHTOLD, R., FUCHS, W. A.: Zur Lokalisationsdiagnostik einer recidivierenden, massiven Intestinalblutung. Helv. chir. Acta **33**, 56—58 (1966).

BERDON, W. E., BAKER, D. H.: Giant hepatic hemangioma with cardiac failure in the newborn infant. Value of high-dosage intravenous urography and umbilical angiography. Radiology **92**, 1523—1528 (1969).

BERGERHOFF, W.: Farbige Röntgenbilder. In: Handbuch der medizinischen Radiologie, Bd. III, S. 508—517. Berlin-Heidelberg-New York: Springer 1967.

BERK, R. N., WHOLEY, M. H.: The application of splenic arteriography in the diagnosis of rupture of the spleen. Amer. J. Roentgenol. **104**, 662—667 (1968).

BERKOWITZ, D.: (1954) zit. nach WENZ, W. (1969).

BERT, J. M., LAMARQUE, J. L., BALMES, J. L., GINESTIA, J. F.: La place de l'artériographie sélective dans l'identification des tumeurs digestives abdominales. Ann. Radiol. **11**, 788—791 (1968).

BIEBER, W. P., ALBO, R. J.: Cystadenoma of the pancreas: Its arteriographic diagnosis. Radiology **80**, 776 (1963).

BIERMAN, H. R., BYRON, R. L., Jr., KELLY, K. H., GRADY, A.: Studies on the blood supply of tumors in man. Vascular patterns of the liver by hepatic arteriography in vivo. J. nat. Cancer Inst. **12**, 107—132 (1951).

BIERMAN, H. R., KELLY, K. H., BYRON, R. L., Jr.: Hepatic arteriography. In: Angiography, vol. 2, Edit.: H. L. Abrams. Boston: Little, Brown & Comp. 1961.

BIERMAN, H. R., MILLER, E. R., BYRON, R. L., Jr., DOD, K. S., KELLY, K. H., BLACK, D. H.: Intraarterial catheterization of viscera in man. Amer. J. Roentgenol. **66**, 555—568 (1951).

BIRKE, G., ENGSTEDT, L.: Melena and hematemesis; follow-up investigation, with special reference to bleeding of unknown origin. Gastroenterologia (Basel) **85**, 97—115 (1956).

BÖCK, G.: Farbige Röntgenbilder im Dienst der Dosisminderung bei Aufnahmen im Gonadenbereich. Fortschr. Röntgenstr. **107**, 799—802 (1967).

BÖRGER, G.: Portaler Hochdruck. In: HELLNER, H., NISSEN, R., VOSSSCHULTE, K., Lehrbuch der Chirurgie, S. 722. Stuttgart: Thieme 1962.

BOIJSEN, E.: Selective visceral angiography using a percutaneous axillary technique. Brit. J. Radiol. **39**, 414—421 (1966).

BOIJSEN, E.: Angiographische Untersuchungen über die Wirkung vasoaktiver Substanzen auf die viscerale Zirkulation. In: Angiographie und ihre Leistungen. Hrsg. von K. E. LOOSE. S. 129—134. Stuttgart: Thieme 1968.

BOIJSEN, E., ABRAMS, H.: Roentgenologic diagnosis of primary carcinoma of the liver. Acta radiol. (Diagn.) **3**, 257—277 (1965).

BOIJSEN, E., EFSING, H. O.: Intrasplenic arterial aneurysms following splenoportal phlebography. Acta radiol. (Diagn.) **6**, 487—496 (1967).

BOIJSEN, E., EFSING, H. O.: Aneurysm of the splenic artery. Acta radiol. (Diagn.) **8**, 29—41 (1969).

BOIJSEN, E., EKMAN, C. A.: Angiography inportal hypertension. J. cardiovasc. Surg. (Torino), Suppl. 5—18 (1965).

BOIJSEN, E., EKMAN, C. A., LUNDH, G.: Selective splanchnic angiography. Adv. Surg. (Chic.) **3**, 13—73 (1968).

BOIJSEN, E., EKMAN, C. A., OLIN, T.: Coeliac and superior mesenteric angiography in portal hypertension. Acta chir. scand. **126**, 315—325 (1963).

BOIJSEN, E., GÖTHLIN, J., HALLBÖCK, T., SANDBLOM, P.: Preoperative angiographic diagnosis of bleeding aneurysms of abdominal visceral arteries. Radiology **93**, 781—791 (1969).

BOIJSEN, E., JUDKINDS, M., SIMAY, A.: Angiographic diagnosis of hepatic rupture. Radiology **86**, 66—72 (1966).

BOIJSEN, E., OLIN, T.: Zöliakographie und Angiographie der A. mesenterica superior. In: Ergebnisse der medizinischen Strahlenforschung, S. 112. Stuttgart: Thieme 1964.

BOIJSEN, E., REDMAN, H. C.: Effect of bradykinin of celiac and superior mesenteric angiography. Invest. Radiol. **1**, 422—430 (1966).

BOIJSEN, E., REDMAN, H.: Effect of epinephrine on celiac and superior mesenteric angiography. Invest. Radiol. **2**, 184—199 (1967).

BOIJSEN, E., REUTER, S. R.: Mesenteric angiography in the evaluation of inflammatory and neoplastic disease of the intestine. Radiology **87**, 1028—1036 (1966).

BOIJSEN, E., REUTER, S. R.: Angiography in the diagnosis of chronic unexplained melena. Radiology **89**, 413—419 (1967).

BOIJSEN, E., REUTER, M. S.: Combined percutaneous transhepatic cholangiography and angiography in the evaluation of obstructure jaundice. Amer. J. Roentgenol. **99**, 153—161 (1967).

BOIJSEN, E., WEILAND, P. O.: Dissecting aneurysm of the aorta in Marfan's syndrome. Acta radiol. (Diagn.) **3**, 89—96 (1965).

BOIJSEN, E., WILLIAMS, C. M., JUDKINS, M. P.: Angiography of pheochromocytoma. Amer. J. Roentgenol. **98**, 225—232 (1966).

BOISSON, J., HERNANDEZ, C., PARTURIER-ALBOT, M.: L'artériographié mésentérique dans la rectocolite ulcérohémorragique. (Incidences pratiques, diagnostiques, pronostiques et thérapeutiques, à propos de 10 cas.) Arch. Mal. Appar. dig. **55**, 63—76 (1966).

BOLEY, S. J., COHEN, M. I., WINSLOW, P. R., BECKER, N. H., TREIBER, W., MCNAMARA, H., VEITH, F. J.. GLIEDMAN, M. L.: Mesenteric ischemia: a cause of increased gastric blood flow, hyperacidity, and acute gastric ulceration. Surgery **68**, 222—230 (1970).

BOLEY, S. J., SCHWARTZ, S., LASCH, J., STERNHILL, V.: Reversible vascular occlusion of the colon. Surg. Gynec. Obstet. **116**, 53—60 (1963).

BONAKDARPOUR, A.: Angiography of mesenteric arterial occlusion. Invest. Radiol. **5**, 316—328 (1970).

BONANN, L. J., DOWDY, A. H.: Log etronic simplification in simulated color radiography. Radiology **70**, 585—587 (1958).

BOOKSTEIN, J. J.: Vergrößerungstechnik, experimentelle Untersuchungen. In: Röntgendiagnostik. Hrsg. von W. A. FUCHS, E. VOEGELI. (Aktuelle Probleme der Röntgendiagnostik. Bd. 1, S. 12—23.) Bern-Stuttgart-Wien: Huber 1971.

BOOKSTEIN, J. J., OBERMAN, H. A.: Appraisal of selective angiography in localizing islet-cell tumors of the pancreas. Radiology **86**, 682—685 (1966).

BOOKSTEIN, J. J., REUTER, S. R., MARTEL, W.: Angiographic evaluation of pancreatic carcinoma. Radiology **93**, 757—764 (1969).

BOSNIAK, M. A., BYCK, W.: Wandering spleen diagnosed preoperativly by intravenous aortography. Amer. J. Roentgenol. **84**, 898—901 (1960).

BOSNIAK, M. A., WILLIAMS, L. F., Jr., HASIOTIS, CH. A., BYRNE, J.J., SCHAPIRO, J. H.: In vivo magnification arteriography of the bowel wall. Amer. J. Surg. **114**, 359—362 (1967).

BRAHME, F.: Mesenteric angiography in regional enterocolitis. Radiology **87**, 1037—1042 (1966).

BRAUNSTEIN, H.: Pathogenesis of dissecting aneurysm. Circulation **28**, 1071—1078 (1963).

BREEDIS, C., YOUNG, G.: The blood supply of neoplasms in the liver. Amer. J. Path. **30**, 969 (1954).

BREHM, H. v., HOEFFKEN, W., GEHL, H.: Präoperative angiographische Darstellung eines blutenden Dünndarmkarzinoms. Fortschr. Med. **85**, 233—235 (1967).

BREIT, A.: Angiographie der Uterustumoren und ihrer Rezidive. Stuttgart: Thieme 1967. (Fortschr. Röntgenstr. Erg.-Bd. **98**.)

BREIT, A.: Arteriographie vor und nach Tumorbestrahlung. Fortschr. Röntgenstr. **111**, 329—344 (1969).

BRICK, J. B., PALMER, E. D.: One thousand cases of portal cirrhosis of the liver. Implications of esophageal varices and their management. Arch. intern. Med. **113**, 501—511 (1964).

BRON, K. M., REDMAN, H. C.: Splanchnic artery stenosis and occlusion. Incidence; arteriography and clinical manifestations. Radiology **92**, 323—328 (1969).

BRON, K. M., RILEY, R. R., GIRDANY, B. R.: Pediatric arteriography in abdominal and extremity lesions. Radiology **92**, 1241—1255 (1969).

BRON, K. M., STROTT, C. A., SHAPIRO, A. P.: The diagnostic value of angiographic observations in polyarteritis nodosa. A case of multiple aneurysms in the visceral organs. Arch. intern. Med. **116**, 450—454 (1965).

BRON, K. M., WESTERMAN, M. P., JENKINS, J. L.: The diagnosis of a lienunculus. J. Amer. med. Ass. **203**, 1139—1140 (1968).

BROWN, R. B., RICE, B. H., SZAKAS, J. E.: Intestinal bleeding and perforation complicating treatment with vasoconstrictors. Ann. Surg. **150**, 790 (1959).

BROY, H.: Die Querschnittslähmung, eine fatale angiographische Komplikation, Kasuistik und Übersicht. Fortschr. Röntgenstr. **114**, 353—366 (1971).

BRÜNNER, S., LUNDERQUIST, A.: Arteriographische Probleme bei Crohn-Syndrom und Colitis ulcerosa. Ann. Radiol. **12**, R 224 (1969).

BÜCHELER, E.: Die direkte Angiographie der Vertebralplexus, der lumbalen Venen und des Azygosvenensystems. In: Ergebnisse der medizinischen Radiologie, Bd. III. Hrsg. GLAUNER, R., RÜTTIMANN, A., u.a. Stuttgart: Thieme 1971.

BÜCHELER, E., BELTZ, L., DÜX, A., THURN, P.: Zur Röntgenuntersuchung des Retroperitonealraumes. Radiologe **5**, 217—231 (1965).

BÜCHELER, E., DÜX, A.: Pathologische Veränderungen an den unpaaren Ästen der abdominellen Aorta und ihrer Verteilerarterien. Dtsch. Röntgenkongr. **48**, 53—55, 1967 (1968) (Fortschr. Röntgenstr. Beih.).

BÜCHELER, E., DÜX, A., ROHR, H.: Mesenteric-Steal-Syndrom. Fortschr. Röntgenstr. **106**, 313—320 (1967).

BÜCHELER, E., DÜX, A., SOBBE, A.: Die renolumbale Anastomose im direkten retroperitonealen Veno- und selektiven Azygogramm. Fortschr. Röntgenstr. **109**, 712—719 (1968).

BÜCHELER, E., DÜX, A., THURN, P.: Zur röntgenologischen Früherkennung lokaler Tumorrezidive im Retroperitonealraum. Fortschr. Röntgenstr. **105**, 448—457 (1965).

BÜCHELER, E., DÜX, A., THURN, P.: Die Stenose der abdominellen Aorta. Fortschr. Röntgenstr. **104**, 22—33 (1966).

BÜCHELER, E., DÜX, A., THURN, P.: Membranöser Verschluß und Agenesie der Vena cava inferior. Fortschr. Röntgenstr. **105**, 806—818 (1966).

BÜCHELER, E., DÜX, A., THURN, P.: Die Röntgendiagnostik der primären retroperitonalen Tumoren. Fortschr. Röntgenstr. **107**, 735—747 (1967).

BÜCHELER, E., SCHULZ, D., DÜX, A.: Angiographische Darstellung des Pfortadersystems nach Shunt-Operationen. Fortschr. Röntgenstr. **114**, 740—752 (1971).

BÜCHELER, E., THELEN, M.: Superselektive Angiographie der Äste des Truncus coeliacus. Röntgen-Bl. **24**, 11—25 (1971).

BÜCHELER, E., THELEN, M., THURN, P.: Indikationen und Ergebnisse der Coeliacographie. Dtsch. med. Wschr. **96**, 43—46 (1971).

BULGRIN, J. G., JACOBSEN, G.: Aortographic demonstration of an aortocaval fistula. A case report. Radiology **71**, 409—411 (1958).

BUNNAG, T. S., KAOPARISUTHI, V., ARTHACHINTA, S., CHIENPRADIT, K., BINBAKAYA, L.: Percutaneous splenic portography in amebic liver abcess. Amer. J. Roentgenol. **80**, 324—329 (1958).

BUONOCORE, E., MEANY, T. F., SKILLERN, P. G., GUIK, G.: Functioning pancreatic islet-cell adenoma diagnosed preoperatively by means of splanchnic arteriography. Arch. intern. Med. **116**, 824—827 (1965).

BURCKHARDT, D., VERA, C. A., LADUE, J. S., STEINBERG, I.: Enzyme activity following angiography. Amer. J. Roentgenol. **22**, 446—450 (1968).

BURCKHARDT, H., MÜLLER, W.: Versuche über die Punktion der Gallenblase und ihre Röntgendarstellung. Dtsch. Z. Chir. **162**, 168—197 (1920/21).

BURGENER, F., FUCHS, W. A., BETTEX, W.: Die angiographische Diagnostik der abdominellen Neuroblastome. Fortschr. Röntgenstr. **114**, 752—758 (1971).

BURY, P.: In: A. KAPPERT: Lehrbuch und Atlas der Angiologie, 4. Aufl. Bern-Stuttgart-Wien: Huber 1969.

CACCIARI, C., PISI, E., CAVALLI, G.: Splenoportographie. Sci. med. ital., (dtsch. Ausg.) **7**, 349—402 (1958).

CANDY, J., GRAINGER, K., GRUYER, P. B.: Aortoduodenal fistula complicating translumbar aortography. Brit. J. Surg. **52**, 312—313 (1965).

CAPLAN, L. H., SIMON, M.: Nonparasitic cysts of the liver. Amer. J. Roentgenol. **96**, 421—428 (1966).

CARTER, R. F., SAYPOL, G. M.: Transabdominal cholangiographie. J. Amer. med. Ass. **148**, 253—255 (1952).

CASTIGLIONI, G. C., PETRONIO, R.: Percutaneous intrahepatic cholangiography as a diagnostic aid in post hepatic jaundice. Surgery **56**, 635—643 (1964).

CELLINA, M.: Medionecrosis disseminata aortae. Virchows Arch. path. Anat. **280**, 65—86 (1931).

CEN, U., KÄMMERER, K., NEEF, H.: Verschluß der drei unpaaren Eingeweidearterien ohne klinische Symptomatik. Dtsch. med. Wschr. **97**, 197—199 (1972).

CEN, U., ROSENBUSCH, G.: Zöliakographie mit Adrenalin. (Möglichkeiten der Pharmakoangiographie in der Pankreasdiagnostik.) Fortschr. Röntgenstr. **111**, 82—92 (1969).

CEN, U., ROSENBUSCH, G., DIHLMANN, W., FRICK, W.: Cavographie, indirekte und direkte Nephrophlebographie nach intraarterieller Adrenalinapplikation und ihre Anwendung beim Nierenkarzinom. Dtsch. med. Wschr. **95**, 1251—1254 (1970).

CEN, U., ROSENBUSCH, G., FRICK, W., KALFF, G.: Pharmakoangiographie des Pankreas mit Sekretin und Adrenalin. Dtsch. med. Wschr. **94**, 1970—1972 (1969).

CHAIT, A., MARGULIES, M.: Splenic arteriovenous fistula following percutaneous splenoportography. Radiology **87**, 518—520 (1966).

CHAVÉZ, C. M.: Aorto-arteriography and splenoportography with a teflon catheter-needle. J. cardiovasc. Surg. (Torino) **9**, 319—322 (1968).

CHAVÉZ, C. M., MORA, L. O., CONN, J. H., FAIN, W. R.: Congenital atresia of the celiac axis. Arch. Surg. **93**, 667—670 (1966).

CHAVÉZ, C. M., MORA, L. O., FAIN, W. R., CONN, J. H.: Imagenes tumorales intra-abdominales falsas en la angiografia. Radiologia (Panamá) **17**, 145—150 (1967).

CHAVÉZ, C. M., MORA, L. O., FAIN, W. R., CONN, J. H.: False intra-abdominal tumoral images with angiography. Angiology **18**, 248—255 (1967).

CHÉRIGIÉ, E., DOYON, D., BIGOT, R., MOYON, S.: Intérêt de la soustraction éléctronique en radiologie vasculaire abdominale. Ann. Radiol. **10**, 537—542 (1967).

CHÉRIGIÉ, E., MELLIÈRE, D., BENNET, J., DOYON, D., CHENARD, J. C.: Anatomie radiologique de la vascularisation du pancréas. J. Radiol. Électrol. **48**, 346—352 (1967).

CHEVROT, L., ROUX, G., DOR, P., CHERRY, M., KANDELMAN, M., KREUZER, J.: La couleur en radiodiagnostic. (Techniques et essais en radiologie thoracique.) J. Radiol. Électrol. **50** (Suppl.) 11—13 (1969).

CHIENE, J.: Complete obliterations of the coeliac and the mesenteric arteries, the viscera receiving their blood supply through the extraperitoneal system of vessels. J. Anat. (Paris) **3**, 65 (1968).

CHILDERS, R. W., RANNIGER, K., RABINOWITZ, M.: Intrahepatic arteriovenous fistula with pulmonary vascular obstruction in Osler-Rendu-Weber disease. Amer. J. Med. **43**, 304—312 (1967).

CHOU, C. C., FROHLICH, E. D., TEXTER, E. C.: A comparative study of the effects of Bradykinin, Kallidin II, and Eledoisin on segmental superior mesenteric resistance. J. Physiol. (Lond.) **176**, 1—11 (1965).

CHUDÁČEK, Z.: Zum splenoportographischen Bild des Budd-Chiari-Syndroms. Fortschr. Röntgenstr. **100**, 644—666 (1964).

CHUDÁČEK, Z.: Zöliakographie und Angiographie der Arteria mesenterica superior bei ikterischen Kranken. Fortschr. Röntgenstr. **108**, 1—9 (1968).

CHUDÁČEK, Z.: Grenzen der transparietalen Cholangiographie und die Möglichkeit einer Kombination dieser Cholangiographie mit anderen Röntgenuntersuchungsmethoden. Fortschr. Röntgenstr. **110**, 601—615 (1969).

CHVOJKA, J.: Ein Beitrag der gezielten Angiographie zur Diagnostik der Pankreasverletzungen. Fortschr. Röntgenstr. **113**, 336—339 (1970).

CLARA, M.: Die arteriovenösen Anastomosen. Leipzig: Barth 1939.

CLARK, R. A., RÖSCH, J.: Arteriography in the diagnosis of large bowel bleeding. Radiology **94**, 83—88 (1970).

CLEMETT, A. R., PARK, W. M.: Arteriographic demonstration of pancreatic tumor in the Zollinger-Ellison syndrome. Radiology **88**, 32—34 (1967).

COLAPINTO, R. F.: Arteriography in the diagnosis of liver tumours. Canad. med. Ass. J. **99**, 1175—1185 (1968).

COOK, F. E., Jr., FLAHERTY, R. A., WILLMARTH, C. L., LANGELIER, P. R.: Chylothorax. A complication of translumbar aortography. Radiology **75**, 251—253 (1960).

COPE, D. J.: The radiographic management of closed injuries to the chest and abdomen. Radiography **35**, 55—61 (1969).

CORDAY, E., IRVING, D. W., GOLD, H., BERNSTEIN, H., SKELTON, R. B. T.: Mesenteric vascular insufficiency. Intestinal ischemia induced by remote circulatory disturbances. Amer. J. Med. **33**, 365—376 (1962).

CORMIER, J. M., HERNANDEZ, C., KIENY, R., NATALI, J.: Aortographie abdominale. Tronc et collatérales. Paris: Masson 1966.

COUTINHO, S. G., SAAD, E. A., DA SILVA, J. R.: Segmental hepatic angiography. A prelim. report. Amer. J. dig. Dis., N.S. **12**, 685—695 (1967).

CRUVEILHIER, J. C.: Anatomie pathologique du corps humain, T. 1—2. Paris: Baillière 1829/42.

CZEMBIREK, H., GRÖZINGER, K. H.: Nachweis einer „Malrotation" im Angiogramm. Wien. klin. Wschr. **82**, 917—918 (1970).

CZEMBIREK, H., KÜHN, P. M., ROTH, F.-J., WENZ, W.: Das Mesenterikogramm im experimentellen haemorrhagischen Schock. Fortschr. Röntgenstr. **114**, 43—49 (1971).

DALICHAU, H., UNGEHEUER, E., SCHADE, G.: Die massive Ulkusblutung. Fortschr. Med. **86**, 686—689 (1968).

DANFORD, R. O., DAVIDSON, A. J.: The use of glucagon as a vasodilator in visceral angiography. Radiology **93**, 173—175 (1969).

DAUM, R.: Straßenunfälle: offene und stumpfe Verletzungen von Thorax und Bauch. Therapiewoche **21**, 3599—3607 (1971).

DE BAKEY, M. E., HENLY, W. S., COOLEY, D. A., CRAWFORD, E. S., MORRIS, G. C., Jr.: Surgical treatment of dissecting aneurysm of the aorta. Analysis of 72 cases. Circulation **24**, 290—303 (1961).

DEBRAY, A., LEYMARIOS, J.: L'artère mésentérique supérieure. Paris: Masson 1965.

DEBRAY, C., LEYMARIOS, J., HERNANDEZ, C.: L'artériographie sélective dans les tumeurs de l'estomac, du grêle et du colon. Ann. Radiol. **11**, 806—812 (1968).

DEBRAY, CH., LEYMARIOS, J., HERNANDEZ, CL., MARCHE, CL., HARDOUIN, J.-P., PIRONNEAU, A.: Tumeur bénigne de l'intestin grèle (Léiomyome) diagnostiquée par artériographie mésentérique supérieure. Presse méd. **72**, 3005—3008 (1964).

DEBRAY, CH., LEYMARIOS, J., MORIN, G., HERNANDEZ, CL.: La splénoportographie par artériographie sélective coelique. Sem. Hôp. Paris **41**, 1347—1349 (1965).

DEBRUN, G., GASQUET, C.: Explorations vasculaires des tumeurs abdominales de l'enfant. [Ann. Radiol. (Paris) Monogr. 4.]. Paris: Expansion Scient. Franç. 1970.

DECKER, K., BACKMUND, H.: Angiographie des Hirnkreislaufs. Stuttgart: Thieme 1968.

DECKER, K., LINCKE, H. O., OOSTERKAMP, W. J.: Die Beurteilung von Röntgenbildern und ihre Erleichterung durch Farbsubstraktion. Deutsch. Röntgenkongr. **48**, 78—79, 1967 (1968). (Fortschr. Röntgenstr., Beih.)

DEIMER, E.: Die perkutane Hepatographie. Fortschr. Röntgenstr. **114**, 84—102 (1971).

DELORME, G., STAFFEN, J., TAVERNIER, J., MAS, J. P., ROUSSEAU, J.: La phlébographie sushépatique par cathétérisme fémoral. Ann. Radiol. **6**, 581—587 (1963).

DENNIS, E.W., KINARD, S.A., Jr., MCCALL, B.W., DE BAKEY, M.E., HOWELL, J.F., GARRET, H.E.: Aneurysms of the aorta. A consideration of pre- and postoperative medical management. Progr. cardiovasc. Dis. **7**, 544—564 (1965).

DESGREZ, H., LEDOUX-LEBRARD, G., HEITZ, F.: Manuel d'anatomie radiologique. Paris: Masson 1962.

DEUTSCH, V.: Cholecysto-angiography. Visualization of the gallbladder by selective celiac and mesenteric angiography. Amer. J. Roentgenol. **101**, 608—616 (1967).

DIEMEL, H., RAU, G., SCHMITZ-DRÄGER, H.-G.: Die Riolansche Kollaterale. Ihre diagnostische Bedeutung für die Angiographie bei Verschlußkrankheiten der Mesenterialarterien. Fortschr. Röntgenstr. **101**, 253—264 (1964).

DIEMEL, H., SCHMITZ-DRÄGER, H.-G.: Intraabdominale Kollateralbahnen bei Verschlußkrankheiten der Eingeweidearterien. Zugleich ein Beitrag zur Auswertungsmethodik der abdominalen Aortographie. Fortschr. Röntgenstr. **103**, 652—664 (1965).

DIEMEL, H., SCHMITZ-DRÄGER, H.-G.: Komplikationen der abdominalen Aortographie. Vergleichende Gegenüberstellung der translumbalen und transfemoralen Technik. Radiologe **8**, 54—65 (1968).

DINGENDORF, W., SWART, B., HABERICH, H.: Imkomplette Mesenterialgefäßverschlüsse als mögliche Ursache der Enteritis regionalis Crohn. Radiologe **11**, 37—42 (1971).

DINSMORE, R.E., ROURKE, J.A., DE SANCTIS, R.D., HARTHORNE, J.W., AUSTEN, W.G.: Angiographic findings in dissecting aortic aneurysms. New Engl. J. Med. **275**, 1152—1157 (1966).

DI RIENZO, A.J.: Langzeittherapie. Radiologe **10**, 342—344 (1970).

DJINDJIAN, R., FAURE, C.: Accidents médullaires de l'aortographié. J. belge Radiol. **50**, 207—213 (1967).

DOERR, W.: Spezielle pathologische Anatomie II. (Heidelberger Taschenbücher. 70a.) Berlin-Heidelberg-New York: Springer 1970.

DOERR, W., QUADBECK, G.: Allgemeine Pathologie. (Heidelberger Taschenbücher. 68.) Berlin-Heidelberg-New York: Springer 1970.

DOMBROWSKI, H.: Zur Kathetertechnik bei der direkten Splenoportographie. Radiologe **8**, 95—97 (1968).

DOMBROWSKI, H., HUPE, K., KORB, G.: Zur differentialdiagnostischen Bedeutung angiographischer Untersuchungen bei entzündlichen Dünn- und Dickdarmerkrankungen. Langenbecks Arch. klin. Chir. **327**, 103—109 (1970).

DOPPMAN, J.L., FRIED, L.C., DICHIRO, G.: Absent constrictive response of wound vessels to intra-arterial vasopressors: angiographic observations. Radiology **93**, 57—62 (1969).

DOPPMAN, J., SHAPIRO, R., CONTE, M.: Aneurysm of the hepatic artery. The importance of angiographic visualization. Amer. J. Roentgenol. **90**, 578—582 (1963).

DOROSHOW, L.W., YOON, H.Y., ROBBINGS, M.A.: Intrathecal injection, an unusual complication of translumbar aortography: case report. J. Urol. (Baltimore) **88**, 438—439 (1962).

DOS SANTOS, R.: Arteriography in bone tumors. J. Bone Jt Surg. **32**b, 17—29 (1950).

DOS SANTOS, R., LAMAS, A., PEREIRA-CALDAS, J.: Arteriographia da Aorta dos abdominais. Med. contemp. **47**, 93 (1929).

DOS SANTOS, R., LAMAS, A.C., CALDOS, J.P.: Artériographie des membres et de l'aorte abdominale. Paris: Masson 1931.

DOS SANTOS, R., DOS SANTOS, J.C.: Aspects normeaux de l'artériographie des membres de l'aorte abdominale sur le vivant. C.R. Ass. Anat. 599—611 (1933).

DOTTER, C.T., FRISCHE, L.H., JUDKINS, M.P., MUELLER, R.: The "non-surgical" treatment of iliofemoral arteriosclerotic obstruction. Radiology **86**, 871—875 (1966).

DOUTRE, L.-P., DELORME, G., TAVERNIER, J., PÉRISSAT, J., PACCALIN, J.: Complications thromboemboliques de l'artériographie rétrograde transcutanée par la méthode de Seldinger. Arch. Mal. Appar. dig. **59**, 703—708 (1970).

DOW, J., ROEBUCK, E.J., COLE, F.: Dissecting aneurysms of the aorta. Brit. J. Radiol. **39**, 915—927 (1966).

DRAPANAS, TH., YATES, A.J., BRICKMAN, R., WHOLEY, M.: Syndrome of occult rupture of spleen. Arch. Surg. **99**, 298—306 (1969).

DUBARRY, J.J., BLANQUET, P., TAVERNIER, J., BÉRAUD, CL., BECK, CL., LE BRAS, M., PIGNEUX, A., QUINTON, A.: Intérêt de l'examen couplé dans l'exploration pancréatique: artériographie et scintigraphie pancréatique. J. Radiol. Électrol. **50**, 703—706 (1969).

DÜX, A.: Splenoportographie. In: Lehrbuch der Röntgendiagnostik. Hrsg. SCHINZ, H.R., BAENSCH, W., u.a. 6. Aufl., Bd. 1, S. 355—362. Stuttgart: Thieme 1965.

DÜX, A.: Die Röntgendiagnostik der Leber. Dtsch. med. Wschr. **91**, 1669—1673 (1966).

DÜX, A.: Fortschritte in der Diagnostik chirurgischer Krankheitsbilder durch selektive Angiographie. Langenbecks Arch. klin. Chir. **327**, 65—88 (1970).

DÜX, A., BÜCHELER, E., BARTSCH, W.M., SOBBE, A.: Die direkte lumbale Venographie bei Magentumoren. Fortschr. Röntgenstr. **109**, 1—15 (1968).

DÜX, A., BÜCHELER, E., DOHMEN, U., FELIX, R.: Die direkte retrograde Azygographie. Fortschr. Röntgenstr. **107**, 309—328 (1967).

DÜX, A., BÜCHELER, E., THURN, P.: Der arterielle Kollateralkreislauf der Leber. Fortschr. Röntgenstr. **105**, 1—17 (1966).

DÜX, A., BÜCHELER, E., THURN, P.: Die indirekte Splenoportographie: Methodik, Indikationen und Ergebnisse. Fortschr. Röntgenstr. **106**, 183—197 (1967).

DÜX, A., WINKLER, C., ESSER, G., BÜCHELER, E.: Vergleichende angiographische und szintigraphische Untersuchungen bei Lebertumoren. Fortschr. Röntgenstr. **106**, 502—524 (1967).

EATON, S.B., FLEISCHLI, D.J., POLLARD, J.J., NEBESAR, R.A., POTSAID, M.S.: Comparison of current radiologic approaches of the diagnosis of pancreatic disease. New Engl. J. Med. **279**, 389—396 (1968).

ECOFFIER, J.: La practique de l'angiographie. Méthode anatomo-clinique d'exploration de l'appareil circulatoire et techniques opératoires. Paris: Masson 1966.

EDSMAN, G.: Malign tumour of the spleen diagnosed by lienal arteriography. Acta radiol. (Stockh.) **42**, 461—464 (1954).

EFSEN, F.: Spinal cord lesion as a complication of abdominal aortography. Report of 4 cases. Acta radiol. (Diagn.) **4**, 47—61 (1966).

EFSEN, F., MUNKNER, T.: Influence of abdominal aortography on arterial blood pressure, cardiac output and heart rate. Invest. Radiol. **1**, 6—14 (1968).

EGER, H., FIEHRING, H.: Die abdominale Aortenkoarktation in der Differentialdiagnose der Oberbaucherkrankungen. Radiol. diagn. (Berl.) **8**, 557—564 (1967).

EMMRICH, J., FRENCHS, H.: Klinische und angiographische Befunde bei Inselzelladenomen. Fortschr. Röntgenstr. **110**, 358—365 (1969).

ENCKE, H.J., ROTH, F.-J., LOHÖLTER, H., DRÜNER, H.U.: Röntgenologische Nachuntersuchungen der Rektumresthöhle nach sacro-abdominaler Rektumexstirpation 1972 (im Druck).

ENGE, I., KNUTRUD, O., NORMANN, R.: Central rupture of the liver with traumatic haemobilia. A pre- and postoperative angiographic study. Brit. J. Radiol. **41**, 789—791 (1968).

ENGEVIK, L., BENGMARK, S.: Einwirkung auf die Leber nach selektiver Leberangiographie. Langenbecks Arch. klin. Chir. **313**, 917—922 (1965).

EPSTEIN, H.Y., ABRAMS, R.M., BERANBAUM, E.R., LOCALIO, S.A.: Angiographic localization of insulinomas: high reported success rate and two additional cases. Ann. Surg. **169**, 349—354 (1969).

ERDHEIM, S.: (1929) zit. nach DOERR, W. (1970).

ERIKSON, U., FAGERBERG, S., KRAUSE, U., OLDING, L.: Angiographic studies in Crohn's disease and ulcerative colitis. Amer. J. Roentgenol. **110**, 385—392 (1970).

ERNST, D.: Elektronische Bildsubstraktion bei der Coeliaco- und Mesenteriacographie. Med. Diss. Heidelberg 1971.

EYLER, W.R., CLARK, M.D.: Dissection aneurysms of the aorta: roentgen manifestations including a comparison with other types of aneurysms. Radiology **85**, 1047—1057 (1965).

FADHLI, H.A.: Congenital diaphragmatic obstruction of the aorta and the celiac artery. A new surgical Enetity. J. thorac. cardiovasc. Surg. **55**, 431—433 (1968).

FAHRLÄNDER, H., GLOOR, F.: Akute regionäre Enteritis. Dtsch. med. Wschr. **92**, 1891—1896 (1967).

FARMAN, J.: Vascular lesions of the colon. Brit. J. Radiol. **39**, 575—582 (1966).

FELIX, R., HAHN, N., DÜX, A., BECKER, H., DRAZININ, N.: Hämodynamik nach Kontrastmittelinjektion in den rechten Vorhof. Tierexperimentelle Untersuchungen mit Urovison und Urografin. Fortschr. Röntgenstr. **110**, 164—177 (1969).

FINE, J.: Vergleich verschiedener Formen des experimentellen Schocks. In: Schock, Pathogenese und Therapie. Hrsg. BOCK, K.D., S. 27. Berlin-Göttingen-Heidelberg: Springer 1962.

FISCHER, A.W.: Über die Röntgenuntersuchung des Dickdarms mit Hilfe einer Kombination von Lufteinblasung und Kontrasteinlauf (kombinierte Methode). Langenbecks Arch. klin. Chir. **134**, 209—269 (1925).

FISCHER, H., SPANN, W.: Pathologie des Trauma. München: Bergmann 1967.

FISCHER, H.W.: Viscosity, solubility and toxicity in the choice of an angiographic contrast medium. Angiology **16**, 759—766 (1965).

FISCHER, H.W.: Hemodynamic reactions to angiographic media; a survey and commentary. Radiology **91**, 66—73 (1968).

FISCHER, J.F., GERSHON-COHEN, J.: Color translation and contrast enhancement of roentgenograms by television techniques. J.A. Einstein med. Cent. **5**, 116—176 (1957).

FISCHER, J.F., GERSHON-COHEN, J.: Television techniques for contrast enhancement and color translation of roentgenograms. Amer. J. Roentgenol. **79**, 342 (1958).

FODA, M.T., CASTILLO, C.A., CORLISS, R.J., MCKENNA, D.H., CRUMPTON, C.W., ROWE, G.G.: The intravascular pressure response in man to contrast substance used for angiocardiography. Amer. J. med. Sci. **50**, 390 (1965).

FOEX, P., LAMBERT, H., MENTHA, C.: Les complications médullaires de l'aortographie abdominale. Arch. Mal. Cœur **57**, 142—157 (1964).

FOLKOW, B.: Vom Nervensystem ausgehende Einflüsse auf die Strombahn unter besonderer Berücksichtigung der vasomotorisch wirkenden Nervenfasern. In: Schock, Pathogenese und Therapie. Hrsg. BOCK, K.D., S. 69. Berlin-Göttingen-Heidelberg: Springer 1962.

FONTAINE, R., KIENY, R., JAPY, CL., WARTER, P.: Etude angiographique des oblitérations de l'artère mésentérique supérieure. J. Radiol. Électrol. **47**, 6 (1966).

FONTAINE, R., PIETRI, J., JAPY, C., BABIN, S., LAMPERT, M.: L'angiographie sélective dans le diagnostic des traumatismes fermes de la rate. J. Chir. (Paris) **95**, 587—598 (1968).

FORSSMANN, W.: (1928) entnommen aus: SAVORY, P.B.: Arteriography: Principles and techniques. Illinois med. J. **138**, 215—221 (1970).

FREDENS, M.: Angiography in primary hepatic tumors in children. Acta radiol. (Diagn.) **8**, 193—200 (1969).

FREDENS, M., EGEBLAD, M., HOLST-NIELSEN, F.: The value of selective angiography in the diagnosis of tumors in pancreas and liver. Radiology **93**, 765—769 (1969).

FREEARK, R.J., LOVE, L., BAKER, R.J.: The role of aortography in the mangement of blunt abdominal trauma. J. Trauma **8**, 557—571 (1968).

FREY, C.F., ERNST, C., LINDENAUER, M., BARLETT, J., BOOKSTEIN, J.: Use of arteriography in the diagnosis of occult gastrointestinal and traumatic intraabdominal hemorrhage. Amer. J. Surg. **113**, 137—148 (1967).

FREY, CH.F., REUTER, ST.R., BOOKSTEIN, J.J.: Localization of gastrointestinal hemorrhage by selective angiography. Surgery **67**, 548—555 (1970).

FREY, H.S., NORMAN, A.: Radiographic substraction by color addition. Radiology **84**, 123 (1965).

FRICK, W.: Farbszintigraphie und farbige Röntgenbilder. Fortschr. Röntgenstr. **103**, 227—228 (1965).

FRIEDENBERG, H.J., POLK, H.C., Jr., MCALISTER, W.H., SHOCHAT, S.J.: Superior mesenteric arteriography in experimental mesenteric venous thrombosis. Radiology **85**, 38—45 (1965).

FRIEDMAN, P.J., GREENSPAN, R.H.: Observations on magnification radiography. Visualisation of small blood vessels and determination of focal spot size. Radiology **92**, 549—557 (1969).

FUCHS, W.A.: Der diagnostische Wert der Cavographie. Radiol. clin. (Basel) **30**, 129—149 (1961).

FUCHS, W.A.: Vena cava inferior. In: Handbuch der medizinischen Radiologie. Hrsg. von L. DIETHELM, O. OLSSON u.a. Bd. X, 3, S. 371—399. Berlin-Göttingen-Heidelberg: Springer 1964.

FUCHS, W.A., MESSERSCHMID, U.: Die elektronische Detailverdeutlichung beim Röntgenfernsehen. Fortschr. Röntgenstr. **105**, 260—273 (1965).

FUCHS, W. A.: Elektronische Detailverdeutlichung bei der Röntgenfernsehdurchleuchtung. In: Röntgentechnik. Hrsg. von W. A. FUCHS, E. VOEGELI. (Aktuelle Probleme der Röntgendiagnostik. Bd. 1, S. 7—11.) Bern-Stuttgart-Wien: Huber 1971.

FUCHS, W. A., VÖGELI, E., SCHWEGLER, N., HÜNIG, R., RÖSLER, H.: Angiographie, Szintigraphie und Ultraschalltomographie der Leber. Schweiz. med. Wschr. **101**, 1180—1186 (1971).

GAJEWSKI, H., GOERING, U., WENZ, W.: Eine technisch einfache Röntgen-Stereo-Einrichtung und ihr diagnostischer Wert für die viszerale Serienangiographie. In: Abstr. 2nd Congr. Europ. Assoc. Radiol. Amsterdam 1971. Amsterdam: Excerpta Medica 1971.

GAZES, P. C., HOLMES, C. R., MOSELEY, V., PRATT-THOMAS, H. R.: Acute hemorrhage and necrosis of the intestines associated with digitalization. Circulation **23**, 358—364 (1961).

GEINDRE, M., VALOIS, J., COULOMB, M.: Exploration artériographique et splénoportographique du «syndrome bantien». Presse méd. **75**, 2229—2234 (1967).

GEINDRE, M., VALOIS, J., RACHAIL, M., COULOMB, M.: Variations des aspects artériographiques dans les cirrhosos hépatiques. Ann. Radiol. **10**, 373—381 (1967).

GEORGI, M., SCHEIDEL, A., AKISADA, M.: Experimentelle und klinische Untersuchungen zur stereometrischen Auswertung von Angiographien. Fortschr. Röntgenstr. **113**, 157—163 (1970).

GEORGI, M., ZUM WINKEL, K., PRPIC, B.: Zöliakographie und Szintigraphie in der radiologischen Diagnostik von Lebermetastasen. Strahlentherapie **127**, 405—417 (1965).

GEORGI, U., BECKER, J., JAHUS, E.: Untersuchungen über die Kontrastmittelpassagezeit von intraarteriell applizierten ^{131}J-Urografin bei der Leberarteriographie. Fortschr. Röntgenstr. **108**, 482—486 (1968).

GIRARD, J. C., ECOIFFIER, J.: Stereo-angiographie des petits vaisseaux. Nouvelle approche technique. Abstr. Int. Congr. Radiol. **12**, 260 (1969).

GÖBBELER, T., LÖHR, E.: Abdominelle Aortenverschlüsse und deren Umgehungskreisläufe unter besonderer Berücksichtigung angiographischer Untersuchungstechnik. Fortschr. Röntgenstr. **109**, 471—478 (1968).

GÖGLER, E.: Unfallopfer im Straßenverkehr. Series chirurgica. Documenta Geigy No. 5, Basel 1962.

GOERTTLER, KL.: Das Gefäßsystem im Bauchraum aus der Sicht des Pathologen. In: Aktuelle Gastroenterologie. Hrsg. BARTHELHEIMER, H., HEISIG, N. Stuttgart: Thieme 1968.

GOERTTLER, KL., PFLIEGER, H., ZAHN, D. G. H.: Lokalisation arteriosklerotischer Schäden an den großen Eingeweideschlagadern und begünstigende Wandfaktoren. Verh. Dtsch. Ges. Path. **53**, 441—447 (1969).

GORE, I.: Pathogenesis of dissecting aneurysm of the aorta. Arch. Path. **53**, 142—159 (1952).

GORE, I., SEIWERT, V. J.: Dissecting aneurysm of the aorta. Arch. Path. **53**, 121—141 (1952).

GOULD, H. R., CLEMETT, A. R., ROSSI, P.: Radiologic diagnosis of splenic metastasis. Amer. J. Roentgenol. **109**, 755—760 (1970).

GRAHAM, J. C., WEIDNER, W. A., VINIK, U.: Angiographic features of organizing splenic hematoma. Amer. J. Roentgenol. **107**, 430—433 (1969).

GRAY, R. K., RÖSCH, J., GROLLMANN, J. H.: Arteriography in diagnosis of islet-cell tumors. Radiology **97**, 39—44 (1970).

GREEN, W. H., KERNISH, A. J., WOHL, G. T.: Percutaneous selective arteriography in abdominal emergencies. Amer. J. Roentgenol. **107**, 803—811 (1969).

GRENZMANN, M., THURN, P.: Der Wert der Röntgenuntersuchung bei inkretorisch wirksamen Nebennieren-Erkrankungen. Fortschr. Röntgenschr. **111**, 353—374 (1969).

GRÖZINGER, K.-H., JANSEN, H. H., WENZ, W.: Solitäre pseudocystische Spätmetastase der Milz. Ein Beitrag zur Differentialdiagnose der Milzzysten. Bruns' Beitr. klin. Chir. **216**, 88—95 (1968).

GRÖZINGER, K.-H., WENZ, W.: Arterielle Perfusion des Pankreas mit Trasylol bei akuter Pankreatitis. Z. Gastroent. **3**, 77—80 (1965).

GROH, F., HAENDLE, J.: Harmonisierung und Farbsubtraktion. Electromedica **3**, 71—74 (1968).

GROSSE-BROCKHOFF, F.: Pathologische Physiologie. Berlin-Heidelberg-New York: Springer 1969.

GRÜNERT, R. D.: Lebervenenkatheterung und Splenoportographie in der Diagnostik des portalen Hochdrucks. Chirurg **31**, 534—539 (1960).

GRUSS, J. D., WENZ, W., HEILMANN, K.: Zur Problematik der retrograden Aortendissektion. Dtsch. med. Wschr. **96**, 338—343 (1971).

GSELL, O.: Wandnekrosen der Aorta als selbständige Erkrankung und ihre Beziehung zur Spontanruptur. Virchows Arch. path. Anat. **270**, 1—36 (1928).

GUIEN, CL., HODGKINSON, J., PADOVANI, J., LEGRÉ, J.: Variations anatomiques découvertes par angiographie sélective du tronc cœliaque et de l'artère mésentérique supérieure. J. Radiol. Électrol. **48**, 203—206 (1967).

HABIGHORST, L. V., ALBERS, P., ZEITLER, E.: Die Gefäße der Gallenblase im postmortalen Angiogramm. Fortschr. Röntgenstr. **103**, 63—70 (1965).

HABIGHORST, L. V., WELKER, H., ZEITLER, E.: Vergleichende postmortale Untersuchungen zur Leberangiographie. Fortschr. Röntgenstr. **100**, 681—701 (1964).

HABIGHORST, L. V., WELKER, H., ZEITLER, E.: Zur Technik der vergleichenden post-mortal-angiographischen Darstellung der Lebergefäßsysteme. Acta hepato-splenol. (Stuttg.) **11**, 341—346 (1964).

HÄRTEL, M.: Die Röntgendiagnostik des Aneurysma dissecans der Aorta. Schweiz. med. Wschr. **101**, 965—968 (1971).

HAFFERL, A., THIEL, W.: Lehrbuch der topographischen Anatomie. Berlin-Heidelberg-NewYork: Springer 1969.

HAGER, C., MICHAELSEN, L.-M., SCHMID, F.: Zur Problematik der intravasalen Kontrastmittelanwendung. Fortschr. Med. **84**, 961—964 (1966).

HALES, M. R., ALLEN, J. S., HALL, E. M.: Injection-corrosion studies of normal and cirrhotic livers. Amer. J. Path. **35**, 909—927 (1959).

HALL, B.: Blutdruckänderungen während der Aorto-Arteriographie. Med. Diss. Heidelberg 1970.

HALL, K., HARTWEG, H., KAUTHEIM, J., MÜHRER, A., SCHMID, E., WINKLER, E.: Atraumatische komplette Ruptur des terminalen Oesophagus. (Boerhaave-Syndrom). Z. Gastroent. **9**, 23—35 (1971).

HALLORAN, J. F., KAHN, P. C.: Concomitant aortography and inferior vena cavography in patients with abdominal masses. Arch. Surg. **98**, 341—343 (1969).

HALPERN, M.: Percutaneous transfemoral arteriography. An analysis of the complications in 1000 consecutive cases. Amer. J. Roentgenol. **92**, 918—934 (1964).

HALPERN, M., TURNER, A., CITRON, P.: An angiographic study of abdominal visceral angiodysplasias associated with gastrointestinal hemorrhage: hereditary, hemorrhagic telangiectasia. Radiology **90**, 1143 (1968).

HAMMERSEN, F., GROSS, D.: (Hrsg.) Aktuelle Probleme in der Angiologie. 2. Bd. Die arterio-venösen Anastomosen. Anatomie, Physiologie, Pathologie, Klinik. Bern-Stuttgart: Huber 1968.

HANNAN, J. R., JACKSON, B. F., PIPIK, P.: Fibrosis and stenosis of the descending colon and sigmoid following occlusion of the inferior mesenteric artery. Amer. J. Roentgenol. **91**, 826—832 (1964).

HANSER, R.: Atrophie, Nekrose, Ablagerungen und Speicherungen. In: Handbuch der speziellen pathologischen Anatomie und Histologie, Hrsg. von F. HENKE, O. LUBARSCH. Bd. 5, 1, S. 132—243. Berlin: Springer 1930.

HASSE, H. M.: Diskussion. In: Die Gefäßthrombosen nach Katheterangiographie. Hrsg. von E. ZEITLER. (Aktuelle Probleme in der Angiographie. Bd. 10.) Bern-Stuttgart-Wien: Huber 1970.

HAUBRICH, R.: Zwerchfellpathologie im Röntgenbild. Berlin-Göttingen-Heidelberg: Springer 1956.

HAUBRICH, R.: Zwerchfell. In: Handbuch der medizinischen Radiologie, Hrsg.: DIETHELM, L., OLSSON, O., u. a. Bd. IX, 6, S. 1—192. Berlin-Heidelberg-New York: Springer 1970.

HEBERER, G., GIESSLER, R., MARQUARDT, H.: Zur Erkennung und Behandlung von Bauchaortenaneurysmen. Erfahrungsbericht über 100 Kranke in 11 Jahren. Dtsch. med. Wschr. **94**, 699—708 (1969).

HEBERER, G., RAU, G., LÖHR, H. H.: Aorta und große Arterien. Berlin-Heidelberg-New York: Springer 1966.

HEGER, N., BAYINDIR, S., RISTIG, W.: Zur angiographischen Lokalisation von Inselzellgeschwülsten des Pankreas. Med. Welt., N.F. **20**, 1999—2003 (1969).

HEGER, N., BAYINDIR, S., STECKENMESSER, R., HEBERLEIN, H.: Komplikationen bei Katheterarteriographien nach Seldinger-Technik. Fortschr. Röntgenstr. **111**, 124 (1969).

HEGER, N., MUSSMANN, J., SCHIRMER, H.: Angiographischer Nachweis eines hypoglykämisierenden sekundären Lebersarkomes. Fortschr. Röntgenstr. **111**, 809—814 (1969).

HEINRICH, P., OSCHATZ, R.: Chirurgisch behandelte Komplikationen bei der indirekten Angiographie nach dem Seldinger-Verfahren. Zbl. Chir. **94**, 12—22 (1969).

HEINZ, E. R.: Stereoangiography. A simple system. Amer. J. Roentgenol. **104**, 220—222 (1968).

HELENON, CH.: L'artériographie en pathologie digestive abdominale. Cah. Méd. **11**, 1165—1189 (1970).

HELLNER, H., NISSEN, R., VOSSSCHULTE, K. (Hrsg.): Lehrbuch der Chirurgie, 5. Aufl. Stuttgart: Thieme 1967.

HENTSCHEL, M.: Untersuchungen zur Blutversorgung des Pankreas. In: Angiographie und ihre Leistungen, hrsg. von K. E. LOOSE, S. 223. Stuttgart: Thieme 1968.

HEPP, J., HERNANDEZ, C., MOREAUX, J., BISMUTH, H.: L'artériographie dans les affections chirurgicales du foie, du pancréas et de la rate. Paris: Masson 1968.

HEPP, J., MOREAUX, J., BISMUTH, H., HERNANDEZ, C.: L'intérêt de l'artériographie sélective dans la chirurgie pancréatique. Ann. Chir. **20**, 465—472 (1966).

HERNANDEZ, C.: La radiologie vasculaire des tumeurs du foie. Vie méd. Specialité **48**, 1171—1186 (1967).

HERNANDEZ, C.: Angiographie pancréatique: intérêt et limites, à propos de 800 examens. Arch. Mal. Appar. dig. **59**, 687—696 (1970).

HERNANDEZ, C., CACHIN, M.: Méthodes morphologiques d'étude de la circulation hépatique. Artériographie sélective, portographie et cavographie. Rev. int. Hépat. **17**, 719—752 (1967).

HERNANDEZ, C., HÉLÉNON, CH.: Les tumeurs pancréatique langerhansiennes. Exploration vasculaire. J. Radiol. Électrol. **48**, 339—346 (1967).

HERNANDEZ, C., MORIN, G., ECARLAT, B.: L'embol pulsé en artériographie sélective digestive. Presse méd. **73**, 2889—2894 (1965).

HERNANDEZ, C., NATALIE, J.: Die Angiographie des Verdauungstraktes. In: Angiographie und ihre Leistungen. hrsg. von K. E. LOOSE, S. 123. Stuttgart: Thieme 1968.

HERNANDEZ, CL., BELLIN, A.: Angiographie digéstive et chirurgie abdominale. Ann. Radiol. **11**, 792—800 (1968).

HERNANDEZ, CL., ECARLAT, B., BISMUTH, V.: L'artérioportographie des affections pancréatique. J. Radiol. Électrol. **48**, 327—338 (1967).

HERRMANN, H.: Über die erste Arteriographie. Eine angiologische Reminiszenz zum 70. Jahrestag der Entdekkung der Röntgenstrahlen. Münch. med. Wschr. **107**, 2259—2260 (1965).

HERSCHMAN, A., BLUM, R., LEE, Y. C.: Angiographic findings in polyarteritis nodosa. Radiology **94**, 147—148 (1970).

HETTLER, M.: Angiographische Probleme und Möglichkeiten. I. Fortschr. Röntgenstr. **92**, 97—106 (1960).

HETTLER, M.: Angiographische Probleme und Möglichkeiten. II. Der perkutane Arterienkatheterismus an der Spitze verschlossener Katheter als Grundlage der Etagen-Aortographie. Fortschr. Röntgenstr. **92**, 198—206 (1960).

HETTLER, M.: Angiographische Probleme und Möglichkeiten. III. Fortschr. Röntgenstr. **92**, 420—433 (1960).

HETTLER, M.: Die Stereoangiographie. Ein Beitrag zur Situation der Röntgenstereoskopie. Fortschr. Röntgenstr. **95**, 482—492 (1961).

HETTLER, M. G.: Die differenzierte Angiographie der Aorta und ihrer Äste. Abh. IX. Int. Congr. Radiol. München 1959. **1**, 520 (1961).

HETTLER, M. G.: Die percutane Kathetermethode nach Hettler. Fortschritte in Technik und Instrumentarium — Ergebnisse. Fortschr. Röntgenstr. **110**, 553—563 (1969).

HEUCK, F.: Der Beitrag der Röntgendiagnostik zur Früherkennung von Pankreastumoren. Dtsch. Röntgenkongr. **45**, 160—163, 1964 (1965). Fortschr. Röntgenstr., Beih.

HIERONYMI, G.: Angiometrische Untersuchungen venöser und arterieller Gefäße verschiedenen Lebensalters. Frankfurt. Z. Path. **69**, 18—36 (1958).

HILLER, H. G.: Paediatric hepatic arteriography. Ann. Radiol. **11**, 30—33 (1967).

HÖHMANN, H., GEBHARDT, E., WAGNER, H. E.: Primärer bösartiger Milztumor. Zbl. Chir. **95**, 497—503 (1970).

HOLSTEN, D. R., ALEXANDER, K.: Zum Mesenteric-Steal-Syndrom. Fortschr. Röntgenstr. **108**, 253—255 (1968).

HONDA, K., KOSEKI, M., HOSHINO, S.: Significance of the left gastric arteriogram in stomach diseases. Surg. Ther. (Osaka) **18**, 247—253 (1968).

HONJO, I., SUZUKI, T., YOSHITOMI, G.: L'artériographie pancréatique. Sa valeur dans les cancers du pancréas. Lyon chir. **64**, 587—595 (1968).

HOPF, M.A., FUCHS, W.A.: Die Lymphographie, Cavographie und Urographie als Kombinationsuntersuchung. Radiologe **10**, 280—288 (1970).

HORNYKIEWYTSCH, TH., BARGON, G.: Die Gefahren und Schäden bei der modernen röntgenologischen Diagnostik und Strahlentherapie. Internist **3**, 487—498 (1962).

HUARD, P., DO XUAN-HOP: La ponction transhépatique des caneaux biliaires. Bull. Soc. méd.-chir. Indochine **15**, 1090—1100 (1937).

HUGHES, J.T., BROWNELL, B.: Paraplegia following retrograde abdominal aortography. An example of toxic myelitis. Arch. Neurol. (Chic.) **12**, 650—657 (1965).

HURWITT, E.S., SEIDENBERG, B.: The nonoperative management of two cases of catheter perforation of the aorta. Amer. J. Surg. **110**, 452—455 (1965).

ICHIKAWA (1936) aus: TASAKA, A.: Selective angiography. Tokio: Igaku Shoin Ltd. 1967.

IDEZUKI, Y., SUGIURA, M., HATANO, S., KIMOTO, S.: Hepatography for detection of small tumor masses in liver: experience with oily contrast medium. Surgery **60**, 565—572 (1966).

IMBERT, P., MERCIER, CL., JUHAN, CL., LENA, A.: Les accidents du cathétérisme artériel rétrograde. Ann. Radiol. **13**, 45—47 (1970).

IMPERATI, L., TOMMASEO, T.: Chirurgia della arterie mesenteriche. Roma: Edizione mediche e scientifiche 1960.

ISHIKAWA, H., KATSUBE, Y.: Catheterization needle for pediatric angiography. Rinshô Hôsha **13**, 549—542 (1968).

ISHIKAWA, H., KATSUBE, Y., NISHIO, T.: Experiences with abdominal aortography in children. Rinshô Hôsha **13**, 914—919 (1968).

JACOB, A., MEYERHÖFER, H.: Unsere Erfahrungen mit der percutanen transhepatischen Cholangiographie kombiniert mit der hypotonen Duodenographie (140 Fälle). Abstr. Int. Congr. Radiol. **12**, 250 (1969).

JACOBS, J.B., HAMMOND, W.G., DOPPMANN, J.L.: Arteriographic localization of suprahepatic abscesses. Radiology **93**, 1299—1300 (1969).

JACOBSSON, B., BERGENTZ, S.E., LJUNGQVIST, M.: Platelet adhesion and thrombus formation on vascular catheters in dogs. Acta radiol. (Diagn.) **8**, 221—227 (1969).

JACOBSSON, B., PAULIN, S., SCHLOSSMAN, D.: Thromboembolism of the leg following percutaneous catheterization of the femoral artery for arteriography: Symptomes and signs. Acta radiol. (Diagn.) **8**, 97—108 (1969).

JACOBSSON, B., SCHLOSSMAN, D.: Angiographic investigation of formation of thrombi on vascular catheters. Radiology **93**, 355—359 (1969).

JACOBSSON, B., SCHLOSSMAN, D.: Thromboemblism of leg following percutaneous catheterisation of femoral artery for angiography. Predisposing factors. Acta radiol. (Diagn.) **8**, 109—118 (1969).

JAFFÉ, B.F., YONKER, J.E., MARGULIS, A.R.: Aortographic localization of controlled gastrointestinal hemorrhage in dogs. Surgery **58**, 984—988 (1965).

JOHNSSON, K.-Å.: Abdominal aortography via the axillary arteries. Indications, technique and complications. Abstr. Int. Congr. Radiol. **12**, 255 (1969).

JONES, F.A., READ, A.E., STUBBE, J.L.: Alimentary bleeding of obscure origin. Brit. med. J. **1**, 1138—1142 (1959).

JONES, H.V., HARLEY, H.R.S.: Traumatic cyst of the liver. Brit. J. Surg. **57**, 468—470 (1970).

JUDKINS, M.P., KIDD, H.J., FRISCHE, L.H., DOTTER, C.T.: Lumenfollowing safety J-guide for catheterization of tortuous vessels. Radiology **88**, 1127—1130 (1967).

JÜRGENS, J.: Diskussion. In: Gefäßthrombosen und Katheterangiographie. Hrsg. ZEITLER, E. (Aktuelle Probleme in der Angiologie. Bd. 10.) Bern-Stuttgart-Wien: Huber 1970.

JUNGHANNS, K., WENZ, W., KOLIG, G., BEDUHN, D.: Percutane transhepatische Cholangiographie. Ihre Bedeutung für die Diagnostik des Verschlußikterus. Dtsch. med. Wschr. **94**, 24—27 (1969).

JUST, O.: Behandlung und Prophylaxe von Kontrastmittelzwischenfällen. Röntgenpraxis (1972) (im Druck).

KAHN, P.C.: Selective angiography of the inferior phrenic arteries. Radiology **88**, 1—8 (1967).

KAHN, P.C.: Contrast-vasoconstrictor mixtures in angiography. Amer. J. Roentgenol. **105**, 772—776 (1969).

KAHN, P.C., ABRAMS, H.L.: Inferior mesenteric arterial patterns. An angiographic study. Radiology **82**, 429—442 (1964).

KAHN, P.C., ALEXANDER, F.K.: Total hepatic angiography and vascular dynamics in liver disease. Amer. J. Gastroent. **52**, 317—325 (1969).

KAHN, P.C., CALLOW, A.: Selective vasodilatation as an aid to angiography. Amer. J. Roentgenol. **94**, 213—220 (1965).

KAHN, P.C., CALLOW, A.D.: Catheter arteriography in the evaluation of abdominal aortic aneurysms. Amer. J. Roentgenol. **98**, 879—887 (1966).

KAHN, P.C., FRATES, R.E.: The value of angiography of the small branches of the abdominal aorta. Amer. J. Roentgenol. **102**, 407—417 (1968).

KAHN, P.C., FRATES, W.J., PAUL, R.E., Jr.: The epinephrine effect in angiography of gastrointestinal tract tumours. Radiology **88**, 686—690 (1967).

KAHN, P.C., O'HALLORAN, J.F., PAUL, R.E.: Improved portography by delayed postepinephrine celiac and mesenteric arteriography. Radiology **92**, 86—89 (1969).

KAHN, P.C., WISE, H.M.: Simulation of renal tumor response to epinephrine by inflammatory disease. Radiology **89**, 1062—1064 (1967).

KAICK, G. VAN, WENZ, W., BEDUHN, D.: Die angiographische Diagnostik der Milzruptur. Fortschr. Röntgenstr. **112**, 633—640 (1970).

KAMMERER, V., DEINIGER, H.-K., PIEPGRAS, U.: Passagerer vollständiger Verschluß einer Nierenhauptarterie im Verlauf einer Arteriographie. Fortschr. Röntgenstr. **114**, 843—846 (1971).

KANTNER, J.E., SCHWARTZT, A.J., FLEMING, R.J.: Localisation of bleeding point in chronic and acute gastrointestinal hemorrhage by means of selective visceral arteriography. Amer. J. Roentgenol. **103**, 386—399 (1968).

KAPPERT, A.: Lehrbuch und Atlas der Angiologie, 5. Aufl. Bern-Stuttgart-Wien: Huber 1970.

KATZ, A.M.: Hemorrhagic duodenitis in myocardial infarction. Ann. intern. Med. **51**, 212 (1959).

KATZ, D., DOUVERS, P., WEISBERG, H., CHARM, R., MCKINNON, W.: Sources of bleeding in upper gastrointestinal hemorrhage: A re-evaluation. Amer. J. dig. Dis. **9**, 447 (1964).

KATZ, M.C., MENG, C.-H.: Angiographic evaluation of traumatic intrahepatic pseudoaneurysm and hemobilia. Radiology **94**, 95—99 (1970).

KATZ, N., STRENGE, W. VON: Untersuchungen über die arteriovenösen Anastomosen des Mesenterialkreislaufes. Arch. klin. Chir. **191**, 618—631 (1938).

KAUDE, J.: Angiographischer Nachweis eines Insuloms und einer akzessorischen Milz. Fortschr. Röntgenstr. **111**, 130—131 (1969).

KAUDE, J. V., WEIDENMIER, C. H., AGEE, O. F.: Decomprission of bile ducts with the percutaneous transhepatic technic. Radiology **93**, 69—71 (1969).

KEISER, D. VON, MÜLLER, H.: Die Cavographie und Phlebographie der Venae iliacae in der Diagnostik maligner Tumoren und deren Metastasen. Fortschr. Med. **81**, 847—852 (1963).

KAISER, D. VON, WENZ, W., BEDUHN, D.: Die Bedeutung der Katheterangiographie der Bauchaorta und ihrer Äste für die chirurg. Abdominaldiagnostik. Langenbecks Arch. klin. Chir. **311**, 191—208 (1965).

KELLEY, H. G., GRANT, G. N., ELLIOT, D. W.: Massive gastroduodenal hemorrhage. Arch. Surg. **87**, 6 (1963).

KERK, L., MÜLLER, H.: Beitrag zur Angiographie der Nierentumoren im Kindesalter. Z. Kinderchir., Suppl.-Bd. **6**, 153—165 (1969).

KETTLER, L.-H.: Die Leber. In: Lehrbuch der speziellen und pathologischen Anatomie. Hrsg. von E. KAUFMANN, M. STAEMMLER. Bd. 2, T. 2, S. 913—1260. Berlin: de Gruyter 1958.

KIDO, C., SASAKI, T., KANEKO, M.: Hepatic angiography in metastatic cancer of the liver. Rinshô Hôsha **13**, 173—180 (1968).

KIDO, C., SASAKI, T., KANEKO, M.: Hepatic angiography in primary liver neoplasms. Rinshô Hôsha **13**, 289—292 (1968).

KILLEN, D. A., FOSTER, J. H.: Spinal cord injury as a complication of contrast angiography. Surgery **59**, 969—981 (1966).

KING, E. G., MILLER, J. D. R.: Celiac scintiangiography. Amer. J. Med. **46**, 394—400 (1969).

KING, M. C., GLICK, W., FREED, A.: The diagnosis of splenic cysts. Surg. Gynec. Obstet. **127**, 509—512 (1968).

KINMOUTH, J. B.: Lymphography in man. Clin. Sci. **11**, 13—20 (1952).

KITTREDGE, R. D., COLAIACE, W. M., KANIK, V., FINBY, N.: Angiography in hemmorrhage. Amer. J. Roentgenol. **107**, 181—190 (1969).

KLEIN, H. J., ALFIDI, R. J., MEANEY, T. F., POIRIER, V. C.: Angiography in the diagnosis of chronic gastrointestinal bleeding. Radiology **98**, 83—91 (1971).

KLEINERT, H. E., ROMERO, J.: Blunt abdominal trauma. Review of cases admitted to a general hospital over a 10 year period. J. Trauma **1**, 226—240 (1961).

KLOSTER, F. E., BRISTOW, J. D., GRISWOLD, H. E.: Femoral artery occlusion following percutaneous catheterization. Amer. Heart J. **79**, 175—180 (1970).

KLÜKEN, N.: (Hrsg.) Ergebnisse der Angiologie. Jahrestag der Dtsch. Ges. Angiologie Düsseldorf. Bd. 2. Stuttgart-New York: Schattauer 1968.

KÖHLER, P. R., SALMON, R. B.: Angiographic localization of unknown acute gastrointestinal bleeding sites. Radiology **89**, 244—249 (1967).

KOIKKALAINEN, K.: Haemodynamically significant stenosis in the coeliac and superior mesenteric arteries. An experimental study. Ann. Chir. Gynaec. Fenn. **60**, 25—30 (1971).

KOLLATH, J., SPITZ, P.: Probleme der Kontrastmittelverteilung bei Anwendung der Kathederhochdruckangiographie. Fortschr. Röntgenstr. **109**, 81—92 (1968).

KOTTKE, B. A., FAIRBAIRN, J. F., DAVIS, G. D.: Complications of aortography. Circulation **30**, 843—847 (1964).

KREEL, L., FRESTON, J. W., CLAIN, D.: Vascular radiology in the Budd-Chiari syndrome. Brit. J. Radiol. **40**, 755—759 (1967).

KREEL, L., JONES, E. A., TAVILL, A. S.: A comparative study of arteriography and scintillation scanning in space-occupying lesions of the liver. Brit. J. Radiol. **41**, 401—411 (1968).

KRIESSMANN, A.: Die Eingeweidearterien und ihre Kollateralen. Dtsch. Röntgenkongr. **48**, 51—53, 1967 (1968) (Fortschr. Röntgenstr. Beih.).

KRUSZEWSKI, S.: Experimental studies on development of collateral circulation in stenosis or occlusion of the inferior vena cava. [Polnisch, mit engl. Zusammenfassung.] Rozpr. Wydz. Nauk med. pol. Akad. Nauk **8**, 293—315 (1963).

KUNNEN, M.: Kleurradiografie, Kleurcineradiografie, Kleurbeeldversterkerfotografie. Gent: Rijksuniv. Gent, Lab. Röntgendiagn. 1969 (Proefschrift).

LAGERGREN, C., LINDERBOM, A., SODBERG, G.: Hypervascularisation in chronic inflammation demonstrated by angiography. Acta radiol. (Stockh.) **49**, 441—452 (1958).

LAMESCH, A.: Die Bedeutung der Angiographie bei Nierenruptur. Langenbecks Arch. klin. Chir. **305**, 168—173 (1964).

LANG, E. K.: A survey of the complications of percutaneous retrograde arteriography: Seldinger technic. Radiology **81**, 257—263 (1963).

LANG, E. K.: Prevention and treatment of complications following arteriography. Radiology **88**, 950—956 (1967).

LAOVIC, P., FERREIRA, V., LÉGARÉ, A., VIALLET, A.: Phlébographie sélective splénique, mésentérique ou portale par voie ombilicale. Presse méd. **74**, 2607—2608 (1966).

LAUBACH, K.: Noteingriff beim akuten Visceralarterienverschluß. Therapiewoche **21**, 3277—3283 (1971).

LAUFMAN, H., BERGGREN, R. E., FINLEY, T., ANSON, B. J.: Anatomical studies of the lumbar arteries: with reference to the safety to translumbar aortography. Ann. Surg. **152**, 621—634 (1960).

LAWSON, T. L., STEWART, E. T., RAMBO, O., GOMEZ, J., MARGULIS, A. R.: Canine ulcerating colitis, a radiographic and pathologic correlation. Abstr. Int. Congr. Radiol. **12**, 246 (1969).

LECHNER, G., POKIESER, H., ZAUNBAUER, K., BRÜCKE, P.: Zur angiographischen Diagnose des Pankreaskarzinoms. Fortschr. Röntgenstr. **113**, 340—348 (1971).

LEGER, L.: Splenoportographie. Paris: Masson 1955.

LEGER, L.: La cholangiographie et drainage biliare par ponction transpaneto-hépatique. Chirurgie du Pancréas. Paris: Masson 1956.

LEGER, L., CHALMEAU, M., BROU, R., MOULLÉ, P., CHAPUIS, Y., LEMAIGRE, G.: Sténose ostiale de l'artère hépatique. Syndrome clinique, cure chirurgicale. Presse méd. **75**, 1283—1288 (1967).

LEGER, L., MOUKTAR, M.: Angiomégalies portales. Presse méd. **72**, 1859—1864 (1964).

LEGER, L., PRÉMONT, M., ALPÉROVITCH, R.: Ruptures spléniques aprés spléno-portographie. Étude d'une série personnelle de 2000 examens. J. Chir. (Paris) **87**, 107—121 (1964).

LEGER, L., PRÉMONT, M., LEFORT, J.: Phlébographie sushépatique par injection dans le parenchyme hépatique. Presse méd. **70**, 1855—1857 (1962).

LEGRÉ, J., CLÉMENT, J.-P., GUIEN, C., PIETRI, H.: Circulation de suppléance dans deux cas de thrombose ostiale des branches digestives de l'aorte abdominale. Ann. Radiol. **13**, 49—54 (1970).

LEMAITRE, G., RÉINY, J., HERMINÉ, C. L., DIONNET, J. L.: Étude de la vésicule biliaire au cours de l'artériographie hépatique. J. Radiol. Électrol. **50**, 837—840 (1969).

LENZ, H., DÜX, A.: Diagnosis of arteriomesenteric duodenal compression by means of hypotonic duodenography, angiography of the superior mesenteric artery, and cineradiography. Surg. Dig. **6**, 25 (1971).

LEPASOON, J., OLIN, T.: Angiographic diagnosis of splenic lesions following blunt abdominal trauma. Acta radiol. (Diagn.) **11**, 257—273 (1971).

LINDBOM, A.: Venographie der Vena cava inferior. In: Ergebnisse der medizinischen Strahlenforschung, Bd. I. Hrsg. SCHINZ, H. R., GLAUNER, R., RÜTTIMANN, A. Stuttgart: Thieme 1964.

LINDER, F., GRÖZINGER, K.-H., WAWERSIK, J., WENZ, W.: Fortschritte in der Diagnostik chirurgischer Krankheitsbilder. Langenbecks Arch. klin. Chir. **327**, 13—48 (1970).

LINDER, F., VOLLMAR, J., KRUMHAAR, D.: Die arterio-venösen Fisteln des Pfortadergebiets. Langenbecks Arch. klin. Chir. **320**, 50—63 (1968).

LINDGREN, A. G. H.: Vascular supply of tumors with special reference to capillary angioarchitecture. Acta path. microbiol. Scand. **22**, 493—521 (1945).

LIPCHIK, E. O., ROB, C. G., SCHWARTZBERG, S.: Obstruction of the abdominal aorta above the level of the renal arteries. Radiology **82**, 443—446 (1964).

LIPSHUTZ, B.: A composite study of the coeliac axis artery. Ann. Surg. **65**, 159—169 (1917).

LÖHR, E., GÖBBELER, T.: Über das Verhalten des Aortentracks bei angiographischen Untersuchungen. Fortschr. Röntgenstr. **109**, 156—163 (1968).

LÖHR, E., HALLER, J.: Angiographische Darstellung von Aortenaneurysmen. Fortschr. Röntgenstr. **110**, 71—78 (1969).

LOOSE, K. E. (Hrsg.): Angiographie. Methoden — Indikation — Ergebnisse. Vorträge der Angiographietagung 18.—20. November 1965 in Baden-Baden. Stuttgart: Thieme 1966.

LOVE, L., GREENFIELD, G. B., BRAUN, T. W., MONCADO, R., FREEARK, R. J., BAKER, R. J.: Arteriography of splenic trauma. Radiology **91**, 96—102 (1968).

LUBARSCH, O.: Pathologische Anatomie der Milz. In: Handbuch der speziellen pathologischen Anatomie und Histologie, hrsg. von F. HENKE, O. LUBARSCH. Bd. I/2, S. 406. Berlin: Springer 1927.

LUDIN, H.: Zur Pancreasangiographie. Schweiz. med. Wschr. **98**, 283—284 (1968).

LUDIN, H.: Arteriographische Lokalisation der Blutungsquelle bei postoperativen Hämorrhagien nach Nephrektomie. Dtsch. Röntgenkongr. **48**, 55, 1967 (1968) (Fortschr. Röntgenstr. Beih.).

LUDIN, H., ELKE, M.: Bemerkungen zur Technik der femoralen Rückstrom-Aortographie. Fortschr. Röntgenstr. **103**, 606—609 (1965).

LUDIN, H., ELKE, M.: Abdominale Aortenkoarktation. Aortographische Diagnose in einem Fall. Fortschr. Röntgenstr. **104**, 34—39 (1966).

LUDIN, H., ENDERLIN, F., FAHRLÄNDER, H. J., SCHEIDEGGER, S.: Failure to diagnose Zollinger-Ellison syndrome by pancreatic arteriography. Brit. J. Radiol. **39**, 494—497 (1966).

LUDIN, H., FAHRLÄNDER, H. J., RENGGLI, I.: Zur Darstellung von Karzinoid-Lebermetastasen mittels visceraler Arteriographie. Schweiz. med. Wschr. **96**, 1642—1648 (1966).

LUDIN, H., KÜNZLI, H. F.: Resolution of angiography in detecting liver metastases. Brit. J. Radiol. **42**, 145—151 (1969).

LUDIN, H., FERNEX, M., WAIBEL, P.: Aortographic demonstration of intrathoracic para-aortic pheochromocytoma. Acta radiol. (Diagn.) **3**, 465—474 (1965).

LUKE, J., MCGRAW, J. Y.: Complications following catheter angiography. Arch. Surg. **86**, 414—418 (1963).

LUNDERQUIST, A.: Angiography in carcinoma of the pancreas. Acta radiol. (Stockh.), Suppl. **235** (1965).

LUNDERQUIST, A.: Arterial segmental supply of the liver. An angiographic study. Acta radiol. (Stockh.), Suppl. **272** (1967).

LUNDERQUIST, A., LUNDERQUIST, A.: Angiography in ulcerative colitis. Amer. J. Roentgenol. **99**, 18—23 (1967).

LUNDERQUIST, A., LUNDERQUIST, A., HOLMDAHL, K. H., CLEMENS, F.: Selective superior mesenteric arteriography in recticulum-cell sarcoma of the small bowel. Radiology **98**, 113—115 (1971).

LUNDERQUIST, A., LUNDERQUIST, A., KNUTSON, H.: Angiography in Crohn's disease of small bowel and colon. Amer. J. Roentgenol. **101**, 338—344 (1967).

LUNDERQUIST, A., LUNDERQUIST, A., NOMMESEN, N.: Angiographic changes during digestion. Amer. J. Roentgenol. **107**, 191—197 (1969).

LUNDSTRÖM, B.: Angiographic demonstration of rupture of the spleen. Acta radiol. (Diagn.) **10**, 145—150 (1970).

LUTZ, H., WENZ, W., WINKLER, J., HEILMANN, F.: Röntgenkontrastdarstellungen des Gefäßsystems in Allgemeinanaesthesie. Dtsch. med. Wschr. **93**, 291—295 (1968).

MADSEN, B.: Demonstration of pancreatic insulomas by angiography. Brit. J. Radiol. **39**, 488—493 (1966).

MADSEN, B., HANSEN, E. S.: Correlation between angiographic diagnosis and histology of pancreatic insulomas. Brit. J. Radiol. **43**, 185—192 (1970).

MALLET-GUY, P., JACQUEMET, P., MURAT, J., EJAZI, M.: Notre expérience des techniques radiologiques modernes dans les affections pancréatiques. Ann. Radiol. **11**, 857—863 (1968).

MARGOLIS, G., YERASIMIDES, T. G.: Vasopressor potentiation of neurotoxicity in experimental aortography. Implications regarding pathogenesis of contrast medium injury. Acta radiol. (Diagn.) **5**, 388—412 (1966).

MARGULIS, A. R.: Arteriography of tumors: difficulties in interpretation and the need for magnification. Radiol. Clin. N. Amer. **2**, 543—562 (1964).

MARGULIS, A. R., HEINBECKER, P.: Mesenteric arteriography. Amer. J. Roentgenol. **86**, 103—113 (1961).

MARSTON, A.: Patterns of intestinal ischeamia. Ann. roy. Coll. Surg. Engl. **35**, 150—181 (1964).

MARTELLA, M., ROSTAGNO, R., SALVIDEA, J.: Angiografia y centellografia de la hidatidosis hepatica. Pren. med. argent. **55**, 1372—1373 (1968).

MARTINEK, H., PIZA, F.: Pankreatitis als seltene Komplikation nach lumbaler Aortographie. Acta chir. Austr. **2**, 105—106 (1970).

MARTINI, G. A.: Erkrankungen der Leber und der Gallenwege. In: Lehrbuch der Inneren Medizin, hrsg. von R. GROSS u.a., S. 525. Stuttgart-New York: Schattauer 1970.

MARYNOWSKI, A.: Entzündlicher Tumor des großen Netzes, radiologisch diagnostiziert (Vasographie). Zbl. Gynäk. **90**, 831—834 (1968).

MATEEV, B., WIRBATZ, W., KIESSLING, J., WITTBRODT, S., EICHHORN, H.-J.: Die Katheterisierung der vena portae über die V. umbilicalis (transumbilikale Portohepatographie). Fortschr. Röntgenstr. **110**, 178—191 (1969).

MATTSON, O.: Practical photographic problems in radiography. Acta radiol. (Stockh.) Suppl. **120** (1955).

MAURER, H.-J., IRMER, W., RINGLER, W., JUNGBLUT, R.: Röntgenbefund und Operationsindikation bei Verschlüssen der Bauchaorta und der Beckenarterien. Dtsch. Röntgenkongr. **48**, 56—59, 1967 (1968) (Fortschr. Röntgenstr. Beih.).

MAY, R., NISSL, R.: Gefäßverschlüsse nach Angiographien. Fortschr. Röntgenstr. **110**, 64—71 (1969).

MAYALL, G. F.: Arterial waves. Clin. Radiol. **15**, 355—357 (1964).

MCAFEE, J. G.: A survey of complications of abdominal aortography. Radiology **68**, 825 (1957).

MCCONNEL, F., THOMPSON, A. G., KISS, J.: Selective celiac and superior mesenteric arteriography. Canad. J. Surg. **9**, 15—23 (1966).

MCCORT, J. J.: Infarction of the descending colon due to vascular occlusion. New Engl. J. Med. **262**, 168—172 (1960).

MCDONALD, P.: Hepatic tumors in childhood. Clin. Radiol. **18**, 74—82 (1967).

MCDONALD, P., HILLER, H. G.: Angiography in abdominal tumours in childhood with particular reference to neuroblastome and Wilm's tumour. Clin. Radiol. **19**, 1—18 (1968).

MCLOUGHLIN, M. J., HOBBS, B. B.: Selective angiography in the diagnosis of hydatid disease of the liver. Canad. med. Ass. J. **104**, 1147 (1971).

MCNULTY, J. G.: Angiographic manifestations of hydatid disease of the liver. A report of two cases. Amer. J. Roentgenol. **102**, 380—383 (1968).

MCNULTY, J. G.: High dose percutaneous transsplenic portal venography. Brit. J. Radiol. **41**, 55—58 (1968).

MEANEY, T. E., BUONOCORE, E.: Selective arteriography as a localizing and provocative test in the diagnosis of pheocromocytoma. Radiology **87**, 309—314 (1966).

MEIISEL, P., FLÖTE, F.: Fehlermöglichkeiten und Zwischenfälle bei der perkutanen transfemoralen Aortographie. Röntgenpraxis **18**, 49—58 (1965).

MERCADIER, M., CLOT, J. P., MELLIÈRE, D.: Valeur de l'arteriographic sélective dans le diagnostic des tumeurs langerhansiennes hypoglycémiantes. A propos de 3 observations. Sem. Hôp. Paris **44**, 1875—1878 (1968).

MERCIER, R., VANNENVILLE, G.: Anatomie radioloque de l'aorte abdominale et ses branches. Paris: L'Expansion Scientifique 1968.

MERKLIN, R. J., MICHELS, N. A.: The variant renal and suprarenal blood supply with data in the inferior phrenic, ureteral and gonadal arteries. Statistical analysis based on 185 dissections and review of literature. J. int. Coll. Surg. **29**, 41—47 (1958).

MEYERS, M. A.: Paraduodenal hernias: radiologic and arteriographic diagnosis. Radiology **95**, 29—37 (1970).

MEYERS, M. A., KING, M. C.: Leiomyosarcoma of the duodenum: angiographic findings and report of a case. Radiology **91**, 788—790 (1968).

MICHELS, N. A.: Blood supply of upper abdominal organs with a descriptive atlas. Philadelphia-Montreal: Lippincott 1955.

MIKKELSEN, W. P.: Intestinal angina. Its surgical significance. Amer. J. Surg. **94**, 262 (1957).

MIKKELSEN, W. P., BERNE, C. J.: Intestinal angina. Med. Clin. N. Amer. **42**, 1321—1328 (1962).

MILLER, J. D., HOWIE, P. W.: Traumatic rupture of the diaphragm after blunt injury. Brit. J. Surg. **55**, 423—428 (1968).

MILLER, W. J., REUTER, S. R., REDMAN, H. C.: Epinephrime effect in angiography of colonic carcinoma (An inconsistent aid in diagnosis). Invest. Radiol. **4**, 246—251 (1969).

MILLER, W. T., SCOTT, J., ROSATO, E. F., ROSATO, F. E., CROW, H.: Ischemic colitis with gangrene. Radiology **94**, 291—297 (1970).

MING, S. C., LEVITAN, R.: Acute hemorrhagic necrosis of the gastrointestinal tract. New Engl. J. Med. **263**, 59—65 (1960).

MONIZ, E.: (1928) entnommen aus: SAVORY, P. B.: Arteriography: Principles and techniques. Illinois med. J. **138**, 215—221 (1970).

MONIZ DE BETTENCOURT, J., RATO, J. A., SILVA CARVALHO, J.: Recherches sur l'artère hépatique. VII. L'anatomie et de débit de l'artère hépatique chez l'homme normal et dans la cirrhose du foie (étude artériographique). Arch. port. Sci. biol. **15**, 13—30 (1965).

MONTERO, V. F.: Contribución al estudio de la portografia transumbilical. Arch. Fac. Med. Zaragoza **15**, 537—561 (1967).

MORDEKHAI, M.: Unusual clinical manifestations and angiographic findings in patients with Zollinger-Ellison syndrome. Ann. intern. Med. **71**, 1133—1140 (1969).

MORINO, F.: Die Arteriographie der Arteria hepatica. In: Röntgendiagnostik der Leber. Hrsg. H. ANACKER u.a. Berlin-Göttingen-Heidelberg: Springer 1959.

MORINO, F., OLIVERO, S., ROSSI, L., PAGANELLI, F., LA VILLA, G., DECUNTIS, G.: Neoplasie primitive e metastatiche: possibilita diagnostiche dei metodi arteriografici. Minerva med. **58**, 819—840 (1967).

MORINO, F., TARQUINI, A.: Cateterismo attraverso l'arteria omerale per l'arteriografia dei rami collaterali dell'aorta addominale. Minerva med. **47**, 935—944 (1956).

MORRISH, F. H.: Color-additive subtraction. Radiology **92**, 1211—1215 (1969).

MÜNSTER, W., MÜLLER, J. A. H.: Angiographische Diagnostik chronischer abdominaler Durchblutungsstörungen. Radiol. diagn. (Berl.) **8**, 545—555 (1967).

MUSSGANG, G., PORTMANN, J.: Beckenangiographie zur präoperativen Diagnostik von Sigma-Rectum-Prozessen. Chirurg **36**, 500—504 (1965).

NEBESAR, R. A., FLEISCHLI, D. J., POLLARD, J. J., GRISCOM, N. T.: Arteriography in infants and children with emphasis on the Seldinger technique and abdominal diseases. Amer. J. Roentgenol. **106**, 81—91 (1969).

NEBESAR, R. A., KORNBLITH, P. L., POLLARD, J. J., MICHELS, N. A.: Celiac and superior mesenteric arteries. A correlation of angiograms with dissections. Boston: Little, Brown & Comp. 1969.

NEBESAR, R. A., POLLARD, J. J.: Portal venography by selective arterial catheterization. Amer. J. Roentgenol. **97**, 477—487 (1966).

NEBESAR, R. A., POLLARD, J. J.: A curved-tip guide for thoracic and abdominal angiography. Amer. J. Roentgenol. **97**, 508—510 (1966).

NEBESAR, R.A., POLLARD, J.J.: A critical evaluation of selective celiac and superior mesenteric angiography in the diagnosis of pancreatic diseases, particularly malignant tumor: facts and "artefacts". Radiology **89**, 1017—1027 (1967).

NEBESAR, R.A., POLLARD, J.J.: Catheter recoil and whipping aortography. A potentially serious hazard. Radiology **89**, 845—847 (1967).

NEBESAR, R.A., POLLARD, J.J., STONE, D.L.: Angiographic diagnosis of malignant disease of the liver. Radiology **86**, 284—292 (1966).

NEBESAR, R.A., TEFFT, M., COLODNY, A.H.: Angiography of liver abscess in granulomatous disease of childhood. A case report. Amer. J. Roentgenol. **108**, 628—631 (1970).

NEBESAR, R.A., TEFFT, M., FILLER, R.A.: Correlation of angiography and isotope scanning in abdominal disease of children. Amer. J. Roentgenol. **109**, 323—340 (1970).

NEUER, A.: Das angiographische Bild des arteriellen Aneurysmas. Med. Diss. Heidelberg 1972.

NEY, H.R.: Röntgenologischer Nachweis portovenöser und intervenöser Nebenschlüsse in der Leber. Acta radiol. (Stockh.) **49**, 227—232 (1958).

NIKOLAUS, S.: Angiographie beim stumpfen Bauchtrauma. Med. Diss. Heidelberg 1972.

NORDENSTRÖM, B.: Baloon catheters for percutaneous insertion into the vascular system. Acta radiol. (Stockh.) **57**, 411—416 (1962).

NORDENSTRÖM, B.: Percutaneous baloon-occlusion of the aorta. Acta radiol. (Diagn.) **4**, 365—374 (1966).

NORDENSTRÖM, B., TÖRNELL, G.: Possibilities of angiography during temporary occlusion of the aorta in man. Acta radiol. (Diagn.) **4**, 321—330 (1966).

NORELL, H.G.: Traumatic rupture of the spleen diagnosed by abdominal aortography. Report of a case. Acta radiol. (Stockh.) **48**, 449—452 (1957).

NUSBAUM, M., BAUM, S.: Radiographic demonstration of unknown sites of gastrointestinal bleeding. Surg. Forum **14**, 374—375 (1963).

NUSBAUM, M., BAUM, S., BLAKEMORE, W.S., FINKELSTEIN, A.K.: Demonstration of intra-abdominal bleeding by selective arteriography. J. Amer. med. Ass. **191**, 389—390 (1965).

NUSBAUM, M., BAUM, S., BLAKEMORE, W.S.: Clinical experience with the diagnosis and management of gastrointestinal hemorrhage by selective mesenteric catheterization. Ann. Surg. **170**, 506—514 (1969).

NUSBAUM, M., BAUM, S., KURODA, K., BLAKEMORE, W.S.: Control of portal hypertension by selective mesenteric arterial drug infusion. Arch. Surg. **97**, 1005—1013 (1968).

NYLANDER, G.: Vascular response to vasopressin as reflected in angiography. An experimental study in the dog. Acta radiol. (Stockh.), Suppl. **266** (1967).

ÖDMAN, P.: Percutaneous selective angiography of the main branches of the aorta. Preliminary report. Acta radiol. (Stockh.) **45**, 1—14 (1956).

ÖDMAN, P.: Percutaneous selective angiography of the coeliac artery. Acta radiol. (Stockh.), Suppl. **159** (1958).

ÖDMAN, P.: Percutaneous selective angiography of the superior mesenteric artery. Acta radiol. (Stockh.) **51**, 25—32 (1959).

O'HALLORAN, J.F., Jr., KAHN, P.C.: Concomitant aortography and inferior vena cavography in patients with abdominal masses. Arch. Surg. **98**, 341—343 (1969).

OI, I., KOBAYASHI, S., KONDO, T.: Endoscopic pancreatocholangiography. Endoscopy **2**, 103—107 (1970).

OLSSON, O.: Angiographic diagnosis of an islet cell tumor of the pancreas. Acta chir. scand. **126**, 346—351 (1963).

OLSSON, O.: Coeliacography. In: Progress in Angiography. Springfield, Ill.: Thomas 1964.

OLSSON, O.: Die Frühdiagnose von Tumoren im Abdomen mit Hilfe der Angiographie. Dtsch. Röntgenkongr. **45**, 73—74. 1964 (1965). (Fortschr. Röntgenstr. Beih.)

OLSSON, O.: Angiographie bei Pankreastumoren. Radiologe **5**, 281—285 (1965).

OLSSON, O.: Viszerale Angiographie. In: Erkrankungen der Aorta und ihrer Äste. Hrsg. von F. DEUCHER u.a. (Bibl. gastroent. Fasc. 8, S. 127—139.) Basel-New York: Karger 1965.

OLSSON, O.: Angiographie in drei Fällen von Insuloma Pankreatis. Radiologe **5**, 286—297 (1965).

OOSTERKAMP, W., VANT'T HOF, A., SCHEREN, W.: Röntgenfarbbilder: neue Möglichkeiten der Subtraktion durch die Fernsehtechnik. Dtsch. Röntgenkongr. **47**, 168—170, 1966 (1967) (Fortschr. Röntgenstr. Beih.).

OTTO, K.: Das venöse Gefäßsystem der Gallenblase. Fortschr. Med. **89**, 437—440 (1971).

PALUBINSKAS, A.J., BALDWIN, J., MCCORMACK, K.R.: Liver-cell adenoma. Angiographic findings and report of a case. Radiology **89**, 444—447 (1967).

PALUBINSKAS, A.J., RIPLEY, H.R.: Fibromuscular hyperplasia in extrarenal arteries. Radiology **82**, 451 (1964).

PATURET, G.: Traité d'anatomie humaine. Paris: Masson 1951/59.

PAUL, R.E., Jr., MILLER, H.H., KAHN, P.C., CALLOW, A.D., EDWARDS, T.L., Jr., PATTERSON, J.F.: Pancreatic angiography with application of subselective angiography of the celiac or superior mesenteric artery to the diagnosis of carcinoma of the pancreas. New Engl. J. Med. **272**, 283—287 (1965).

PAULIN, S., JACOBSSEN, B., SCHLOSSMAN, D.: Thrombembolische Komplikationen bei perkutaner Arterienkatheterung. In: Angiographie und ihre Leistungen, S. 108—114. Hrsg. LOOSE, K.E. Stuttgart: Thieme 1968.

PEIRCE, E.C.: Percutaneous arterial catheterization in dogs with special reference to aortography. Ann. Surg. **133**, 544—547 (1951).

PERNKOPF, E.: Topographische Anatomie des Menschen. Bd. 2,1. Berlin-Wien: Urban & Schwarzenberg 1941.

PICCONE, V.A., LE VEEN, H.H., WHITE, J.J., SKINNER, G.B., MACLEAN, L.D.: Transumbilical portal hepatography, a significant adjunct in the investigation of liver disease. Surgery **61**, 333—346 (1967).

PINTO, R.S., ZAUSNER, J., BERANBAUM, E.R.: Gastric tuberculosis. Report of a case with discussion of angiographic findings. Amer. J. Roentgenol. **110**, 808—812 (1970).

PLEWE, B.: Indikationen nach Komplikationen der direkten und indirekten Aortographie. Med. Diss. Heidelberg 1966.

POKIESER, H.: Angiographie bei Pankreaserkrankungen. Röntgen-Bl. **24**, 281—288 (1971).

POLLARD, J.J., NEBESAR, R.A.: Catheterization of the splenic artery for portal venography. New Engl. J. Med. **271**, 234—237 (1964).

POLLARD, J.J., NEBESAR, R.A.: Altered hemodynamics in the Budd-Chiari syndrome demonstrated by selective hepatic and selective splenic angiography. Radiology **89**, 236—243 (1967).

POLLARD, J.J., NEBESAR, R.A.: Abdominal angiography. New Engl. J. Med. **279**, 1035—1042, 1093—1100, 1148—1152 (1968).

POLLARD, J.J., NEBESAR, R.A., MATTOSO, L.F.: Angiographic diagnosis of benign diseases of the liver. Radiology **86**, 276—283 (1966).

POLLER, S., WHOLEY, M.H.: Splenic cysts: confirmation by selective visceral angiography. Amer. J. Roentgenol. **96**, 418—420 (1966).

POPPER, H., ELIAS, H., PETTY, D.E.: Vascular pattern of the cirrhotic liver. Amer. J. clin. Path. **22**, 717—729 (1952).

POPPER, H., SCHAFFNER, F.: Die Leber. Struktur und Funktion. Stuttgart: Thieme 1961.

PORSTMANN, W.: Angiographic examinations of children and especially of infants and young children. Ann. Radiol. **11**, 411—421 (1968).

POTEMPA, J., WENZ, W.: Die Indikationsstellung zur konservativen und operativen Behandlung geschlossener Nierenverletzungen. Langenbecks Arch. klin. Chir. **321**, 149—170 (1968).

PREGER, L.: Hepatic arteriovenous fistula after percutanous liver biopsy. Amer. J. Roentgenol. **101**, 619—620 (1967).

PRÉVÔT, R., LASSRICH, M.: Röntgendiagnostik des Magen-Darm-Kanals. Stuttgart: Thieme 1959.

PUGEDA, F., HINSHAW, J.R.: Preoperative diagnosis and treatment of a splenic artery aneurysm ruptured into the stomach. Amer. Surg. **36**, 473—476 (1970).

PYRAH, L.N., COWIE, J.W.: Two unusual aortograms. J. Fac. Radiol. (Lond.) **8**, 416—420 (1957).

RALL, E.: Die Milzarterie im Angiogramm. Med. Diss. Heidelberg 1971.

RANNIGER, K., MENGUY, R., KITTLE, C.F., ABRAMS, E.: Angiographic diagnosis of an intrahepatic aneurysm as a cause of unexplained bleeding. Radiology **90**, 507—509 (1968).

RANNIGER, K., ÖDMAN, P.: Angiographischer Nachweis multipler arteriovenöser Anastomosen in der Leber bei einem Patienten mit familiärer Teleangiektasie. Fortschr. Röntgenstr. **98**, 768—769 (1963).

RASTELLI, G.C., MAGNANI, L., BOCCHIALINI, C.: L'impiego dell'arteriografia nella diagnostica delle emorragie del tobo digerente. Minerva chir. **14**, 1188—1194 (1959).

RAUBER, A., KOPSCH, F.: Lehrbuch und Atlas der Anatomie des Menschen, Bd. II, 19. Aufl. Stuttgart: Thieme 1955.

REDMAN, H.C., REUTER, S.R.: Angiographic demonstration of surgically important vascular variations. Surg. Gynec. Obstet. **129**, 33—39 (1969).

REDMAN, H.C., REUTER, R.S.: Angiographic demonstration of portocaval and other decompressive liver shunts. Radiology **92**, 788—792 (1969).

REDMAN, H.C., REUTER, S.R., BOOKSTEIN, J.-J.: Angiography in abdominal trauma. Ann. Surg. **169**, 57—66 (1969).

REDMAN, H.C., REUTER, S.R., MILLER, W.J.: Improvement of superior mesenteric and portal vein visualization with tolazoline. Invest. Radiol. **4**, 24—27 (1969).

REIFFERSCHEID, A.: Chirurgie der Leber. Klinik und Technik. Stuttgart: Thieme 1957.

RESCHKE, H.: Die selective Angiographie der A. phrenica ascendens. Fortschr. Röntgenstr. **107**, 200—205 (1967).

REUTER, S.R.: Superselective pancreatic angiography. Radiology **92**, 74—85 (1969).

REUTER, S.R.: Modification of pancreatic blood flow with ballon catheters; a new approach to pancreatic angiography. Radiology **95**, 57—63 (1970).

REUTER, S.R., BOIJSEN, E.: Angiographic findings in two ileal carcinoid tumors. Radiology **87**, 836 (1966).

REUTER, S.R., KANTER, I.E., REDMAN, H.C.: Angiography in reversible colonic ischemia. Radiology **97**, 371—375 (1970).

REUTER, S.R., OLIN, T.: Stenosis of the celiac artery. Radiology **85**, 617—627 (1965).

REUTER, S.R., REDMAN, H.C., BOOKSTEIN, J.J.: Differential problems in angiographic diagnosis of carcinoma of pancreas. Radiology **96**, 93—99 (1970).

REUTER, S.R., REDMAN, H.C., JOSEPH, R.R.: Angiographic findings in pancreatitis. Amer. J. Roentgenol. **107**, 56—64 (1969).

REUTER, S.R., REDMAN, H.C., SIDERS, P.B.: The spectrum of angiographic findings in hepatoma. Radiology **94**, 89—94 (1970).

RIGLER, L.G., OLFELT, P.C., KRUMBACH, R.W.: Roentgen hepatography by injection of a contrast medium into the aorta. Radiology **60**, 363—367 (1953).

RIPLEY, H.R., LEVIN, S.M.: Abdominal angina associated with fibromuscular hyperplasia of the celiac and superior mesenteric arteries. Angiology **17**, 297—310 (1966).

ROB, CH.: Vascular diseases of the intestine. In: Modern trends in gastroentgenology. S. 252. Eds. CARD, W.J., CREAMER, B.: London: Butterworth 1970.

ROCKOFF, S.D., DOPPMAN, J., BLOCK, J.B., KETCHAM, A.: Variable response of tumor vessels to intraarterial epinephrine: an angiographic study in man. Invest. Radiol. **1**, 205—213 (1966).

RÖSCH, J.: Die Rolle der Splenoportographie in der Diagnostik der Epigastriumgeschwülste. Fortschr. Röntgenstr. **90**, 415—434 (1959).

RÖSCH, J.: Lebertumoren und Leberabszesse im Splenportogramm. In: Röntgendiagnostik der Leber. Hrsg. von H. ANACKER u.a., S. 33—56. Berlin-Göttingen-Heidelberg: Springer 1959.

RÖSCH, J.: Splenoportographie. In: Ergebnisse der medizinischen Strahlenforschung, N.F. 1, S. 143—200. Stuttgart: Thieme 1964.

RÖSCH, J.: Röntgenuntersuchungen und Einsatz der Methoden bei Pankreaserkrankungen. Radiologe **5**, 257—268 (1965).

RÖSCH, J.: Roentgenologic possibilities in spleen diagnosis. Amer. J. Roentgenol. **94**, 453—461 (1965).

RÖSCH, J.: Tumours of the spleen. The value of selective arteriography. Clin. Radiol. **17**, 183—190 (1966).

RÖSCH, J.: Roentgenology of the spleen and pancreas. Springfield, Ill.: Thomas 1967.

RÖSCH, J.: Roentgenologic diagnosis of pancreatic disease. Amer. J. Roentgenol. **100**, 664—672 (1967).

RÖSCH, J., BRET, J.: Unsere Erfahrungen mit der Milzarteriographie in der Diagnostik der Milzerkrankungen. Fortschr. Röntgenstr. **97**, 239—255 (1962).

RÖSCH, J., BRET, J.: Arteriography of the pancreas. Amer. J. Roentgenol. **94**, 182—193 (1965).

RÖSCH, J., BRET, J.: Angiographie in der Diagnostik der Epigastriumgeschwülste. Dtsch. Röntgenkongr. **45**, 81—87, 1964 (1965). (Fortschr. Röntgenstr. Beih.).

RÖSCH, J., DOTTER, CH. T.: Extrahepatic portal obstruction in childhood and its angiographic diagnosis. Amer. J. Roentgenol. **112**, 143—149 (1971).

RÖSCH, J., DOTTER, C. T., ROSE, R. W.: Röntgenologische Kontrolle akuter Magen-Darm-Blutungen. Fortschr. Röntgenstr. **114**, 729—740 (1971).

RÖSCH, J., GROLLMAN, J. H., Jr.: Superselective arteriography in the diagnosis of abdominal pathology: Technical considerations. Radiology **92**, 1008—1013 (1969).

RÖSCH, J., GROLLMANN, J. H., STECKEL, R. J.: Arteriography in the diagnosis of gallbladder disease. Radiology **92**, 1485—1491 (1969).

ROESCH, W., OTTENJANN, R.: Gastric erosions. Endoscopy **2**, 93—99 (1970).

ROSENBUSCH, G., CEN, M.: Zöliakographie mit Sekretin. Möglichkeiten der Pharmakoangiographie in der Pankreasdiagnostik. Fortschr. Röntgenstr. **110**, 639—651 (1969).

ROSENBUSCH, G., CEN, M., DIHLMANN, W.: Indirekte Portographie mit Bradykinin bei Zustand nach Splenektomie. (Möglichkeiten der Pharmakoangiographie.) Fortschr. Röntgenstr. **111**, 805—809 (1969).

ROSSI, P., GOULD, H. R.: Angiography and scanning in liver disease. Radiology **96**, 553—562 (1970).

ROSSI, P., RUZICKA, F. F.: Differentiation of intrahepatic and extrahepatic masses by arteriography. Radiology **93**, 771—780 (1969).

ROSSI, P., YOUNG, J., PANKE, W.: Techniques usefulness and hazards of arteriography of pheochromocytoma. Review of 99 cases. J. Amer. med. Ass. **205**, 547—553 (1968).

ROTH, F.-J., HORBASCHEK, H., WENZ, W.: Farbige Röntgenbilder. Fortschr. Röntgenstr. **115**, 705—717 (1971).

ROTH, F.-J., WENZ, W.: Das Farbröntgenbild. Erste Erfahrungen mit der elektronisch-photographischen Methode. Visum **13**, 119—121, 132—134 (1969).

ROTH, F.-J., WENZ, W., KRAMER, H.: Elektronische Verbesserung von Röntgenaufnahmen. Dtsch. med. Wschr. **94**, 1483—1485 (1969).

ROURKE, J., BOSNIAK, M., FERRIS, E.: Hepatic angiography in "alcoholic hepatitis". Radiology **91**, 290—296 (1968).

ROZMAN, C., PADRÓS-ARCHS, W., MARTINEZ-MUÑOZ, A.: Quiste hidatidico de bazo, diagnosticado por arteriografia. Med. clín. (Barcelona) **39**, 85—88 (1962).

RÜTTIMANN, A., BEELER, E.: 3. Diagnostik-Kurs, Kursunterlagen. Davos 1971.

RÜTTIMANN, A., PRETER, B., BIRCHER, J.: Zur percutanen transhepatischen Cholangiographie. Schweiz. med. Wschr. **98**, 278—279 (1968).

RÜTTIMANN, A., WIRTH, W.: Möglichkeiten und Grenzen der Lymphographie mit öligen Kontrastmittel. Radiologe **8**, 140—149 (1968).

RUZICKA, F. F., Jr.: Percutaneous splenography. In: Vascular roentgenology, p. 588—607. Eds. SCHOBINGER, R. A., RUZICKA, F. F., Jr. New York: MacMillan 1964.

RUZICKA, F. F., Jr., BRADLEY, E. G., ROUSSELOT, L. M.: Twophase opacification of the liver in cirrhosis. Ann. N.Y. Acad. Sci. **78**, 819—828 (1959).

RUZICKA, F. F., Jr., ROSSI, P.: Arterial portography: Pattern of venous flow. Radiology **92**, 777—787 (1969).

RUZICKA, F. F., Jr., ROSSI, P., ABRAMS, R. E., TRACHT, D. G.: Anomalous and parasitic arterial blood supply in the abdomen. Radiology **96**, 261—268 (1970).

RUZICKA, F. F., Jr., SANCHEZ-UBEDA, R.: Percutanous transhepatic cholangiography. N.Y. St. J. Med. **68**, 3034—3039 (1968).

SAKUMA, S., IKEDA, H., AYAKAWA, Y., TANAKA, Y., TAKAHASHI, S.: Angiography with direct fourfold magnification. Invest. Radiol. **4**, 310—316 (1969).

SAMMONS, B. P., NEAL, M. P., Jr., ARMSTRONG, R. H., Jr., HAGER, H. G.: Ten years experience with celiac and upper abdominal superior mesenteric arteriography. Amer. J. Roentgenol. **101**, 345—360 (1967).

SANDBLOM, P.: Hemorrhage into biliary tract following trauma: "Traumatic hemobilia". Surgery **24**, 571—586 (1948).

SANDBLOM, PH.: Gastrointestinal hemorrhage through the pancreatic duct. Ann. Surg. **171**, 61—66 (1970).

SATO, T., KOYAMA, K., SAITO, Y.: Angiography in surgical liver diseases with special reference to its diagnostic value. [Jap.] Rinshô Hôsha **13**, 163—172 (1968).

SATO, T., WATANABE, K., SAITOH, Y., KOYAMA, K., SUDA, Y.: Selective arteriography for gallbladder diseases. Evaluation with references to carcinoma of the gallbladder. Arch. Surg. **99**, 598—605 (1969).

SAUR, H, TH.: Ein Überblick über die Komplikationen bei der indirekten (perkutanen Katheter-)Methode der Aortographie. Z. Kreisl.-Forsch. **53**, 314—321 (1964).

SAVORY, P. B.: Arteriography: Principles and techniques. Illinois med. J. **138**, 215—221 (1970).

SCHEININ, T. M., VÄNTTINEN: Aneurysms of the splenic artery in portal hypertension. Ann. Clin. Res. **1**, 165—168 (1969).

SCHIMANSKI, K., SCHMIDT, H.: Klinische Erscheinungsformen der Viszeralarterieninsuffizienz. Z. Gastroent. **9**, 11—22 (1971).

SCHMIDT, H., SCHIMANSKI, K.: Die Stenose der Arteria coelica — ihre Diagnose und klinische Bedeutung. Fortschr. Röntgenstr. **106**, 1—12 (1967).

SCHMIDT, H., SCHIMANSKI, K.: Klinik und Diagnose der Angina abdominalis. In: Angiographie und ihre Leistungen. Hrsg. von K. E. LOOSE. S. 125—129. Stuttgart: Thieme 1968.

SCHMITZ, W., WENZ, W., KRUMHAAR, D.: Erfolgreiche Operation einer 52 Jahre bestehenden arteriovenösen Fistel. Langenbecks Arch. klin. Chir. **318**, 126—133 (1967).

SCHOEN, D.: Über die Gefahren bei der intravasalen Anwendung jodhaltiger Kontrastmittel. Med. Welt. **52**, 200—209 (1962).

SCHOENMACKERS, J., VIETEN, H.: Atlas postmortaler Angiogramme. Stuttgart: Thieme 1967.

SCHORN, J., STONDER, H., VOEGT, H.: Untersuchungen über die arterielle Strombahn der Leber. Langenbecks Arch. klin. Chir. **286**, 187—194 (1957).

SCHREIBER, H. W.: Indikationen zur Splenoportographie. Dtsch. med. Wschr. **90**, 1439—1440 (1965).

SCHREIBER, H. W., ACKEREN, H. VAN: Die akute Blutung aus Magen und Darm. Med. Welt 793—797 (1965).

SCHREIBER, M. H., WOLMA, F. J., MANSKE, A. O., MOORE, C. H.: Experimental visceral arteriography in blunt abdominal traume. Amer. J. Roentgenol. **104**, 732—755 (1968).

SCHRÖDER, K.: Das akute und das chronische Verschlußsyndrom der Eingeweideschlagadern. Med. Diss. Heidelberg 1966.

SCHULTE-BRINKMANN, W.: Zur Röntgendiagnostik der Milzzysten. Dtsch. med. Wschr. **93**, 1906—1910 (1968).

SCHWARTZ, S., BOLEY, S. J., ROBINSON, K., KRIEGER, H., SCHULTZ, L., ALLAN, A. C.: Roentgenologic features of vascular disorders of the intestines. Radiol. Clin. N. Amer. **2**, 71—87 (1964).

SELDINGER, S. I.: Catheter replacement of the needle in percutaneous arteriography; a new technique. Acta radiol. (Stockh.) **39**, 368—376 (1953).

SELKE, A. C., CORNELL, S. H.: Infantile hepatic hemangioendothelioma. Amer. J. Roentgenol. **106**, 200—203 (1969).

SENN, A.: Die chirurgische Behandlung der akuten und chronischen arteriellen Verschlüsse. Bern: Huber 1963.

SERVELLO, M.: L'angiographie du foie pour la mise en évidence de son système artériel, portal et sus-hépatique. Ann. Radiol. **3**, 31—71 (1960).

SHANAHAN, M. X., STEEDMAN, P. K.: Inferior mesenteric artery occlusion. Brit. J. Surg. **50**, 533—534 (1962).

SHANNON, R.: Ischaemic necrosis of the left colon following resection of a ruptured abdominal aortic aneurysm. Med. J. Aust. **2**, 756 (1962).

SHIBATA, S., IWASAKI, N.: Angiographic findings in diseases of the stomach. Amer. J. Roentgenol. **110**, 322—331 (1970).

SHIBATA, S., IWASAKI, N., MITO, M., KASAI, Y.: Radiological findings in tumor of the liver. Abstr. Int. Congr. Radiol. **12**, 254 (1969).

SHUFORD, W. W., SYBERS, R, G., WEENS, H. S.: Problems in the aortographic diagnosis of dissecting aneurysm of the aorta. New Engl. J. Med. **280**, 225—231 (1969).

SIEGELMANN, S. S., CAPLAN, L., ANNES, G.: Complications of catheter angiography. Study with oscillometry and "pollout" angiograms. Radiology **91**, 251—253 (1968).

SIELAFF, H. J.: Die radiologische Diagnostik der Dünndarmerkrankungen. Therapiewoche **20**, 3207—3215 (1970).

SMITH, R. B., STONE, H, H.: Traumatic arteriovenous fistulas involving the portal venous system. Amer. J. Surg. **119**, 570—573 (1970).

SOBOTTA, J., BECKER, H.: Atlas der deskriptiven Anatomie des Menschen. 15. Aufl., T. 2. München-Berlin: Urban & Schwarzenberg 1960.

SOLHEIM, K.: Acute intestinal infarction. Acute mesenteric vascular occlusion. Acta chir. scand. **126**, 133—143 (1963).

SOLHEIM, K.: Angiography in the surgery of trauma. Norsk Laegeforen **88**, 346—347 (1968).

SPÄH, K.: Oszillographische Kontrolluntersuchungen nach transfemoralen Katheterangiographien. Med. Diss. Heidelberg 1971.

SPALTEHOLZ, W.: Gefäßbaum und Organbildung. Arch. Entwickl.-Mech. Org. **52—97**, 480—531 (1923).

SPENCER, R.: Gastrointestinal hemorrhage in infancy and childhood: 476 cases. Surgery **55**, 718—734 (1964).

SPJUT, H. J., MARGULIS, A. R.: Micro-angiographic patterns of chronic ulcerative colitis. Dis. Colon Rect. **8**, 215—221 (1965).

SPJUT, H. J., MARGULIS, A. R., MCALISTER, W. H.: Microangiographic study of gastrointestinal lesions. Amer. J. Roentgenol. **92**, 1173—1187 (1964).

STACHENFELD, R. A., GORDIMER, H., FRIEDENBERG, R. M., LOPEZ, F. A.: Aneurysm of the left gastric artery: preoperative angiographic diagnosis. Radiology **83**, 1026—1028 (1964).

STAUBESAND, J.: Arteriovenöse Anastomosen. In: Die arteriovenösen Anastomosen. Hrsg. von F. HAMMERSEN, D. GROSS. Aktuelle Probleme in der Angiologie. Bd. 2. S. 11. Bern: Huber 1968.

STECKEL, R. J., ROSCH, J., ROSS, G., GROLLMAN, J. H.: New developments in pharmacoangiography (and arterial pharmacotherapy) of the gastrointestinal tract. Invest. Radiol. **6**, 199—211 (1971).

STECKEL, R. J., ROSS, G., GROLLMAN, J. H.: A potent drug combination for producing constriction of the superior mesenteric artery and its branches. Radiology **91**, 579—581 (1968).

STECKENMESSER, R., BAYINDIR, S., HEGER, N., RISTIG, W., SCHIEMER, H.: Die Leistungsfähigkeit der selectiven Arteriographie bei raumfordernden Prozessen der Leber. Bericht über 117 Untersuchungen. Fortschr. Röntgenstr. **114**, 58—74 (1971).

STEIN, H. L.: The diagnosis of traumatic laceration of the spleen by selective arteriography, direct serial magnification angiography and intraarterial epinephrine. Radiology **93**, 367—372 (1969).

STEIN, H. L., STEINBERG, J.: Selective aortography, the definitive technique for diagnosis of dissecting aneurysm of the aorta. Amer. J. Roentgenol. **102**, 333—348 (1968).

STEINBERG, I., FINBY, N., EVANS, J. A.: A safe and practical intravenous method for abdominal aortography, peripheral arteriography, and cerebral angiography. Amer. J. Roentgenol. **82**, 758—772 (1959).

STOCKS, L. O., HALPERN, M., TURNER, A. F.: Complete translumbar aortography. The teflon sleeve technique. Amer. J. Roentgenol. **107**, 835—839 (1969).

STOOPEN, M., CASAL, R., ELIZANDO, L., LAUDA, L.: Angiographic alterations in hepatic amebic abscesses: A study of 60 cases. Rev. mex. Radiol. **23**, 9—22 (1969).

STREICHER, H. J.: Chirurgie der Milz. Berlin-Göttingen-Heidelberg: Springer 1961.

STRICKLAND, B.: Localisation using physical divices, radioisotopes and radiographic methods. IV. The place of arteriography in tumor localisation. Brit. J. Radiol. **34**, 555—562 (1961).

STULBERG, H. J., BIERMAN, H. R.: Selective hepatic arteriography. Normal anatomy, anatomic variations and pathological conditions. Radiology **85**, 46—55 (1965).

SUNDGREN, R.: Selective angiography of the left gastric artery. Acta radiol. (Stockh.) Suppl. **299** (1970).

SWANSON, G. E.: A case of cystadenoma of the pancreas studied by selective angiography. Radiology **81**, 592—595 (1963).

SWART, B.: Die Röntgenuntersuchung des Pankreas. Fortschr. Röntgenstr. **95**, 809—820 (1961).

SWART, B.: Die Röntgendiagnostik der akuten und chronischen Pancreatitis. Dtsch. med. J. **14**, 784—787 (1963).

SWART, B., DINGENDORF, W.: Die Potenz der röntgendiagnostischen Untersuchungsmethoden bei Abflußstörungen an den Gallenwegen mit und ohne Ikterus. I. Suprapankreatische Gallenwege. Radiologe **8**, 84—90 (1968).

SWART, B., MANI, M.: Zur verbesserten angiographischen Darstellung der peripheren Nierengefäße mit Hilfe der direkten Röntgenvergrößerung. Radiologe **8**, 6—10 (1968).

TAMAO, H.: Experimental and clinical studies on the intrahepatic vascular changes in chronic liver injury. II. Radiological observations in chronic hepatitis and liver cirrhosis. Jap. Circulat. J. **30**, 297—308 (1966).

TANK, E. S., ERAKLIS, A. J., GROSS, R. E.: Blunt abdominal trauma in infancy and childhood. J. Trauma **8**, 439—448 (1968).

TASAKA, A.: Selective Angiography. Tokio: Igaku Shoin Ltd. 1967.

TAVERNIER, J., DELORME, G., LAFITTE, J., TESSIER, J., BELLET, M.: Apports de l'angiographic cœliaque et mésentérique à la radiographie pancréatique. J. Radiol. Électrol. **50**, 867 (1969).

TAVERNIER, J., DELORME, G., FAGOLA, M.: L'arteriographie «super-sélective» du pancreas. Ann. Radiol. **14**, 55—566 (1971).

TERNBERG, J. L., KOEHLER, P. R.: The use of arteriography in the diagnosis of the origin of acute gastrointestinal hemorrhage in children. Surgery **63**, 686—689 (1968).

TESCHENDORF, W.: Lehrbuch der röntgenologischen Differentialdiagnostik, 4. Aufl., Bd. 2: Erkrankungen der Bauchorgane. Stuttgart: Thieme 1964.

THOMAS, R. L., ROBINSON, A. E., JOHNSRUDE, I. S., GOODRICH, J. K., LESTER, R. G.: The demonstration of an insulin and gastrin producing pancreatic tumor by angiography and pancreatic scanning. Amer. J. Roentgenol. **104**, 64—651 (1968).

TIEDEMANN, F.: Von der Verengung und Schließung der Pulsadern in Krankheiten. Heidelberg: Groos 1843.

TILLANDER, H.: Magnetic guidance of a catheter with articulated steel tip. Acta radiol. (Stockh.) **35**, 62 (1951).

TILLANDER, H.: Selective angiography of the abdominal aorta with a guided catheter. Acta radiol. (Stockh.) **45**, 21 (1956).

TJENG, K.-L.: Angiographische Darstellung der Gallenblase bei der Coeliacographie. Med. Diss. Heidelberg 1971.

TOMCHIK, F. S., WITTENBERG, J., OTTINGER, L. W.: The roentgenographic spectrum of bowel infarction. Radiology **96**, 249—260 (1970).

TREDE, M.: Gefäßchirurg. Noteingriffe: Die Verletzung der peripheren Gefäße. Mittelrhein. Chirurgenvereinigung. Karlsruhe 1971. Bruns' Beitr. klin. Chir. (im Druck).

UDÉN, R.: Effect of secretin in celiac and superior mesenteric angiography. Acta radiol. Diagn. **8**, 497—513 (1969).

VERDURON, J., BAUDOUX, M., GAILLARD, J., HERNANDEZ, C., ROUGEULLE, J.: L'éiomyome de grêle découvert par artériographie. Sem. Hôp. Paris **45**, 1194—1196 (1969).

VIAMONTE, M.: Gastrointestinal angiography. Amer. J. Gastroent. **46**, 187—211 (1966).

VIAMONTE, M., Jr., GILSON, A.: Angioscanography. Radiology **87**, 351—352 (1966).

VIAMONTE, M., Jr., MARTINEZ, L., PARKS, R. E., WARREN, W. D., FOMON, J.: Liver shunks. Amer. J. Roentgenol. **102**, 773—775 (1968).

VIAMONTE, M., Jr., PARKS, R. E.: Progress in angiography. XII, 562 p. Springfield, Ill.: Ch. C. Thomas 1964.

VIAMONTE, M., Jr., STEVENS, R. C.: Guided angiography. Amer. J. Roentgenol. **94**, 30—39 (1965).

VIAMONTE, M., Jr., WARREN, W. D., FOMON, J. J., MARTINEZ, L. O.: Angiographic investigations in portal hypertension. Surg. Gynec. Obstet. **130**, 37—53 (1970).

VOEGELI, E.: Die Vergrößerungstechnik, klinische Anwendung. In: Röntgendiagnostik. Hrsg. FUCHS, W. A., VOEGELI. (Aktuelle Probleme der Röntgendiagnostik. Bd. 1, S. 24—31.) Bern: Huber 1971.

VOGLER, E.: Aorta abdominalis und ihre großen Äste. In: Handbuch der medizinischen Radiologie. Hrsg. von L. DIETHELM, O. OLSSON u.a. Bd. X, 3, S. 259—309. Berlin-Göttingen-Heidelberg: Springer 1964.

VOLLMAR, J.: Traumatische arteriovenöse Fisteln. Zbl. Chir. **89**, 1930—1939 (1964).

VOLLMAR, J.: Rekonstruktive Chirurgie der Arterien. Stuttgart: Thieme 1967.

VOLLMAR, J.: Steal-Syndrome. Münch. med. Wschr. **113**, 501—506 (1971).

VOLLMAR, J., HARTERT, H., HASSE, H. M., SCHRÖDER, K., COERPER, H. G.: Das chronische Verschlußsyndrom der Eingeweideschlagadern (A. coeliaca, mesenterica sup. et inf.). Angina abdominalis (BACCELLI); Dysphragia intermittens angiosclerotica (ORTHNER); Mesenteric arterial insufficiency (DERRICK); Angina intestinalis (MIKKELSEN); Syndrome d'ischémie intestinale paroxystique (LEYMARIOS). Langenbecks Arch. klin. Chir. **305**, 473—490 (1964).

WAGNER, A., WENZ, W.: Enterales Proteinverlustsyndrom bei einem Patienten mit generalisierter Dickdarmpolypose und essentiellen Teleangiektasien. Schweiz. med. Wschr. **99**, 777—781 (1969).

WAGNER, E., SCHULTIS, K., BAYINDIR, S.: Erfahrungen mit der Angiographie bei Abdominaltumoren. In: Aktuelle Gastroenterologie. Hrsg. von H. BARTELHEIMER, N. HEISIG. Stuttgart: Thieme 1968.

WALDRON, R. L., TEIXIDOR, H., MACKEN, K. L.: Celiac pancreatography. A preliminary report. Radiology **93**, 932—934 (1969).

WANKE, E.: Zit. nach HELLNER, NISSEN, VOSSSCHULTE: Lehrbuch der Chirurgie. Stuttgart: Thieme 1957.

WANNAGAT, L.: Die laparaskopische Splenographie. Klin. Wschr. **33**, 750—758 (1955).

WANNAGAT, L.: Das intrahepatische Splenoportogramm bei der Hepatitis. Med. Klin. **57**, 853—857 u. Bild. 843—845 (1962).

WANNAGAT, L.: Die direkte Cholezysto-Cholangiographie und Cholangiographie in der Differentialdiagnose des Ikterus. Aus: Der Ikterus, hrsg. von K. BECK. Stuttgart-New York: Schattauer 1968.

WARREN, I. A., BERK, J. E.: The etiology of chronic nonspecific ulcerative colitis. Gastroenterology **33**, 395—422 (1957).

WARREN, S., SOMMERS, S. C.: Pathogenesis of ulcerative colitis. Amer. J. Path. **25**, 657 (1949).

WARTER, J., STORCK, D., KIENY, R., TONGIO, J.: Sténosis congénitales du tronc coeliaque. Arch. Mal. Appar. dig. **59**, 765—780 (1970).

WATZKA, M.: Über Gefäßsperren und arteriovenöse Anastomosen. Z. mikr.-anat. Forsch. **39**, 521—544 (1936).

WEAVER, D. H., FLEMING, R. J., BARNES, W. A.: Aneurysm of the hepatic artery: The value of arteriography in surgical management. Surgery **64**, 891—896 (1968).

WEHLING, H.: Zur Frühdiagnose von Pankreastumoren. Untersuchungen zur angiographischen Darstellung des Pankreas unter Verwendung vasoaktiver Stoffe. Fortschr. Med. **89**, 1008—1011 (1971).

WEIDNER, W., FOX, P., JAMES, B. A., BROOKS, W., VINIK, M.: The roentgenographic diagnosis of aneurysms of the superior mesenteric artery. Amer. J. Roentgenol. **109**, 138—142 (1970).

WEIGERT, C.: In die Milzvene geborstenes Aneurysma einer Milzarterie. Virchows Arch. path. Anat. **104**, 26 (1886).

WEIL, F., GISSELBRECHT, P., BONNEVILLE, J. F., RICATTE, J. P., PREVOTAT, N.: Plaidoyer pour l'angiography première au cours des héinatémèses massives. Ann. Radiol. **13**, 353—361 (1970).

WEISSLEDER, H., BAUMEISTER, L., FISCHER, P., RENEMANN, H.: Die selektive Darstellung der Arteria coeliaca und mesenterica superior in der abdominalen Diagnostik. Fortschr. Röntgenstr. **104**, 137—149 (1966).

WEISSLEDER, H., RÄDEKER, U., NIEMANN, H., EMMRICH, J.: Pankreasdiagnostik durch selektive Angiographie. Röntgen-Bl. **20**, 501—511 (1967).

WELLAUER, J.: Radiologie der Aorta und der großen Gefäße. Schweiz. med. Wschr. **95**, 1640—1647 (1965).

WENZ, W.: Thorotrasttumoren. Quantitative Untersuchungen über das Dosis-Wirkungs-Problem bei der Thorotrastose. Ergebn. Chir. **46**, 81—166 (1964).

WENZ, W.: Selektive Arteriographie der Oberbauchorgane. Dtsch. med. Wschr. **90**, 643—646 (1965).

WENZ, W.: Darstellung der Vena portae über die Arteria coeliaca und Arteria mesenterica superior. Dtsch. Röntgenkongr. **46**, 70—74 (1966). (Fortschr. Röntgenstr. Beih.)

WENZ, W.: Angiographische Darstellung der Gallenblasenarterien. Fortschr. Röntgenstr. **106**, 387—392 (1967).

WENZ, W.: Die perkutane transhepatische Cholangiographie. Röntgenpraxis **20**, 66—75 (1967).

WENZ, W.: Die Röntgendiagnostik der akuten gastrointestinalen Blutung. Chirurg **40**, 100—105 (1969).

WENZ, W.: Radiographic technics in diagnosis of vascular disease. In: American College of Surgeons. Dtsche Ges. für Chirurgie. Joint meeting. Munich 1968. S. 22—31. Ed. by H. BÜRKLE DE LA CAMP, F. LINDER, M. TREDE. Berlin-Heidelberg-New York: Springer 1969.

WENZ, W.: Bedeutung der Angiographie in einem traumatologischen Zentrum. Abstr. 2nd. Congr. Europ. Assoc. Radiol. Amsterdam 1971. p. 234—235. Amsterdam: Excerpta Medica 1971.

WENZ, W., BECKENBACH, H., DAUM, R.: Die kindliche Pfortader bei Erkrankungen der Oberbauchorgane. Z. Kinderchir. **9**, 354—362 (1971).

WENZ, W., BEDUHN, D., OEFTERING, T.: Viscerale Durchblutungsstörungen. Röntgen-Bl. **24**, 423—432 (1971).

WENZ, W., BEDUHN, D., ROTH, F.-J., VAN KAICK, G., CZEMBIREK, H.: Abdominale Angiographie: Technik, Pathomorphologie, Indikationen. Röntgenpraxis **23**, 97—124 (1970).

WENZ, W., BEDUHN, D., WAWERSIK, J., VAN KAICK, G., LOHÖLTER, H.: Die Wertigkeit der Angiographie in der abdominalen Tumordiagnostik. In: Diagnostische und therapeutische Fortschritte in der Krebschirurgie. Hrsg. LINDER, F., OTT, G., RUDOLPH, H. Berlin-Heidelberg-New York: Springer 1971.

WENZ, W., KAICK, G. VAN, CZEMBIREK, H., GRUSS, J. D.: Angiogramme de rupture de rate. Signification et limites. Ann. Radiol. **14**, 883—894 (1971).

WENZ, W., KAICK, G. VAN, WEGENER, K.: Kritisches zur angiographischen „Tumoranfärbung". Fortschr. Röntgenstr. **115**, 180—185 (1971).

WENZ, W., KOLIG, G.: Fehler und Gefahren der perkutanen, transhepatischen Cholangiographie. Fortschr. Röntgenstr. **103**, 713—725 (1965).

WENZ, W., KREBS, H.: Angiographischer Nachweis eines blutenden Dünndarmneurinoms. Dtsch. med. Wschr. **92**, 2264—2267 (1967).

WENZ, W., OTT, G.: Aktuelle Thorotrastprobleme: Ein Lebersarkom mit intraperitonealer Blutung. Strahlentherapie **127**, 463—469 (1965).

WENZ, W., ROTH, F.-J., BRÜCKNER, U.: Die Angiographie bei der akuten Gastrointestinalblutung. Experimentelle Voraussetzungen und klinische Ergebnisse. Fortschr. Röntgenstr. **110**, 616—629 (1969).

WENZ, W., SPÄH, U.: Kontrolluntersuchungen nach Katheterangiographie. In: Die Gefäßthrombosen nach Katheterangiographie. Hrsg. ZEITLER, E. (Aktuelle Probleme in der Angiologie. Bd. 10, S. 20—22.) Bern-Stuttgart-Wien: Huber 1970.

WEXLER, L., ABRAMS, H. L.: Hamartoma of the spleen. Angiographic observations. Amer. J. Roentgenol. **92**, 1150—1155 (1964).

WEYER, K. H. VAN DE, KÖSSLING, F. K., HABIGHORST, L. V., ALBERS, P. B.: Experimentelle Untersuchungen zur Technik und Risiko der Pankreasangiographie. Fortschr. Röntgenstr. **108**, 733—740 (1968).

WEYER, K. H. VAN DE, MAPPES, G.: Präoperative angiographische Darstellung eines Aneurysmas der Arteria gastro-duodenalis. Fortschr. Röntgenstr. **108**, 740—745 (1968).

WHIPPLE, A. O.: Problems of portal hypertension in relation to hepatosplenopathies. Ann. Surg. **122**, 449—475 (1945).

WHOLEY, M. H., BRON, K. M., HALLER, J. D.: Selective angiography of the colon (Symposium). Surg. Clin. N. Amer. **45**, 1283—1291 (1965).

WHOLEY, M. H., JACKMAN, V.: A new instrument: controllable guide for angiography. Amer. J. Roentgenol. **97**, 500—503 (1966).

WHOLEY, M. H., STOCKDALE, R., HUNG, T. K.: A percutaneous ballon catheter for the immediate control of hemorrhage. Radiology **95**, 65—71 (1970).

WIRBATZ, W.: Der transumbilikale Katheterismus der Vena portae und seine Bedeutung für die Onkologie. (Diagnostik und Therapie von Lebermetastasen.) Med. Habil.-Schr. Humboldt-Univ. Berlin 1971.

WISE, L. K., GANSON, J.: Subtraction technic. Video and color methode. Radiology **86**, 814—821 (1966).

WITT, H., KOURIK, W.: Gemeinsame Versorgung des Gastrointestinaltraktes sowie der Leber und Milz durch erweiterte, schleifenförmig verlaufende A. mesenterica caudalis. Fortschr. Röntgenstr. **111**, 92—95 (1969).

WOODRUFF, J. H., OTTOMAN, R. E., SIMONTON, J. H., AVERBROOK, B. D.: The radiological differential diagnosis of abdominal trauma. Radiology **72**, 641—650 (1959).

YATES, L. N., CLAUSEN, E. G.: Simple nonspecific ulcess of the sigmoid colon. Arch. Surg. **81**, 535—541 (1960).

YOUNG, J. R., BRITTON, R. C., DE WOLFE, V. G., HUMPHRIES, A. W.: Intestinal ischemic necrosis following abdominal aortic surgery. Surg. Gynec. Obstet. **115**, 615—620 (1962).

YÜ, C.: Primary carcinoma of the liver (hepatoma). Its diagnosis by selective celiac arteriography. Amer. J. Roentgenol. **99**, 142—149 (1967).

ZAHN, D. G. H., GOERTTLER, KL.: Über die Sklerose der Eingeweidearterien. Pathomorphologische Befunde, Lokalisation und Häufigkeit. Arch. Kreisl.-Forsch. **64**, 235—272 (1971).

ZEITLER, E.: (Hrsg.) Die Gefäßthrombosen nach Katheterangiographie. (Aktuelle Probleme in der Angiologie. Bd. 10.) Stuttgart-Wien: Huber 1970.

ZENKER, R., BEDACHT, R., ZIMMERMANN, H.: Die Bedeutung der Angiographie für die Therapie bei Inselzellgeschwülsten. Münch. med. Wschr. **108**, 1691—1696 (1966).

ZEPPA, R., PETROU, H. D., WOMACK, N. A.: Collateral circulation to the liver: a case of mycotic aneurysm of the celiac artery. Ann. Surg. **163**, 233—236 (1966).

ZIEDSES DES PLANTES, B. G.: Subtraktion. Fortschr. Röntgenstr. **52**, 69—79 (1935).

ZOLLINGER, R. M., ELLISON, E. N.: Primary pectic ulcerations of the jejunum associated with islet-cell tumors of the pancreas. Ann. Surg. **142**, 709—728 (1955).

ZSEBÖK, Z. B., SZLÁRY, P. L.: Über die EKG-Veränderungen, die bei der Verabreichung von angiographischen Kontrastmittelinjektionen zu registrieren sind. Fortschr. Röntgenstr. **102**, 42—48 (1965).

ZUM WINKEL, K., KEISER, D. VON: Kombinierte Metastasensuche im Bauchraum mit der Szintigraphie des Lymphsystems und der Cavographie. Fortschr. Röntgenstr. **100**, 90—99 (1964).

IX Sachverzeichnis

Geradestehende Seitenzahlen beziehen sich auf den Text, *kursive* Seitenzahlen auf die Abbildungen im Bildteil.